癌症早诊早治及高危人群健康管理

主编 仓顺东 胡金龙 陈雪姣

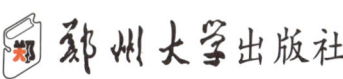

图书在版编目(CIP)数据

癌症早诊早治及高危人群健康管理 / 仓顺东,胡金龙,陈雪姣主编. -- 郑州:郑州大学出版社,2025.3. -- ISBN 978-7-5773-0851-7

Ⅰ.R73

中国国家版本馆 CIP 数据核字第 2024WM4697 号

癌症早诊早治及高危人群健康管理

AIZHENG ZAOZHEN ZAOZHI JI GAOWEI RENQUN JIANKANG GUANLI

策划编辑	张　霞	封面设计	苏永生
责任编辑	李龙传　马锦秀	版式设计	苏永生
责任校对	白晓晓	责任监制	朱亚君

出版发行	郑州大学出版社	地　　址	河南省郑州市高新技术开发区
出 版 人	卢纪富		长椿路11号(450001)
经　　销	全国新华书店	网　　址	http://www.zzup.cn
印　　刷	河南文华印务有限公司	发行电话	0371-66966070
开　　本	787 mm×1 092 mm　1/16		
印　　张	25.5	字　　数	530千字
版　　次	2025年3月第1版	印　　次	2025年3月第1次印刷
书　　号	ISBN 978-7-5773-0851-7	定　　价	128.00元

本书如有印装质量问题,请与本社联系调换。

编委名单

主　编　仓顺东　胡金龙　陈雪姣

副主编　王朝杰　牛　坡　杨红杰　卢创新
　　　　　崔勇霞　朱琰琰

编　委（按姓氏笔画排序）
　　　　　于　洋　王朝杰　牛　坡　仓顺东
　　　　　卢创新　白　冰　付　蕾　邝胜利
　　　　　朱庆尧　朱琰琰　刘明博　闫君雅
　　　　　苏路路　连利霞　杨红杰　杨思源
　　　　　吴广银　张梦怡　陈雪姣　罗执芬
　　　　　周伟巍　赵　亚　赵　阳　胡金龙
　　　　　贾　刚　钱晓燕　高未华　崔勇霞
　　　　　程　鹏　蒋　强

序

2022年我国癌症新发病例482.47万，接近一个500万的大城市的人口，癌症无疑已成为目前我国最重要的公共卫生问题之一。由于年龄是癌症发生最重要的危险因素，随着我国老龄化及预期寿命的增加，癌症的发病率在短时间内不会降低。那么，通过二级预防降低死亡率就是目前我们应对癌症的主要策略。二级预防的关键节点包括提高早诊率、早诊后及时有效的早期治疗率及高危人群的连续健康管理。其中提高早筛覆盖面是提高早诊率的第一步。为了提高筛查的覆盖率，除继续推广政府付费的人群筛查项目之外，同时应大力提倡健康体检以及门诊场景下的机会性筛查。《国务院关于实施健康中国行动的意见》明确提出"建议高危人群选择专业的体检机构进行定期防癌体检"。而在门诊及体检场景中提供机会性筛查的医务人员大多并非从事肿瘤专科，因此，指导大家如何针对不同风险度的癌症高危人群，应用比较有效的筛查技术，以及如何提供筛查后专业健康管理等医疗服务是十分必要的，也是提高体检机会性筛查早诊率的必由之路。

仓顺东主任编者团队具有丰富的肿瘤临床治疗经验，这些年来，在河南省健康管理协会和中华医学会河南省健康管理分会支持下，开展了大量肿瘤早筛工作，积累了丰富的早筛及早治经验。2021年起，仓主任团队主导了我作为秘书长的国家卫生健康委员会"慢病健康管理-癌症早诊筛查培训项目"河南省的部分项目，我看到了河南项目高质量的培训课程和高效的组织工作，该项目取得很好的培训效果。

仓顺东主任编者团队在本书中对肿瘤早诊早治的关键环节和痛点做了重点的论述，从常见肿瘤高危人群的界定、规范筛查技术的应用以及比较欠缺的高危人群的连续健康管理等方面做了详细的介绍，解决了很多从业医务人员的困惑，相信本书能够成为行业指导性的技术手册。

国家癌症中心/中国医学科学院肿瘤医院　张凯
2024年12月

前言

恶性肿瘤已成为严重威胁人类生命健康的第一杀手,国家癌症中心发布的最新癌症数据显示:在中国,每年新发癌症病例约达429万,占全球新发病例的20%,死亡约281万例。高死亡率缘于我国癌症患者到医院就诊时多偏晚期、在早癌筛查领域欠缺措施。早诊早治是提高癌症患者治愈率、减轻病患痛苦和经济负担的有效手段。2019年国务院政府工作报告指出,要着力推行癌症筛查、加强癌症早诊早治及科研攻关,解决民生痛点。该报告标志着癌症早诊早治已成为国家科学技术部的重大研发方向和主要任务,也是国家战略的一部分。

关于肿瘤早期筛查的重要性,无论怎么强调都不过分。但现有体检中,缺乏精准、高质量的肿瘤筛查项目,存在筛查人群确定不精准、筛查技术欠规范、筛查出的高危人群欠管理等问题。河南省健康管理协会、河南省医学会健康管理学分会是我省最早关注到"癌症早诊早治"的学会之一,连续三年以"专注早筛的力量"为主题专门在年会设置了"癌症筛查与早诊早治"分会场,就我国高发癌症早期筛查与防治展开深入探讨,目前我们将本领域内容整理并编写成册,期望继续在转变医生和患者的健康管理观念、提升精准早筛技术、完善学科建设,以及对高危人群的有效管理等方面为大家带来更多的指导和帮助。

本书在编写前曾在一定的读者范围内进调研,但内容仍可能有不完善之处,恳请广大读者指正!

编 者
2024年11月

目 录

第一章　中国癌症早诊早治概述 …………………………………………………… 001

第二章　肺癌早诊早治及高危人群健康管理 …………………………………… 002

第一节　肺癌发病的流行病学特征和生物学特征 ………………………… 002
第二节　肺癌发病的危险因素 ……………………………………………… 006
第三节　肺癌的高危人群 …………………………………………………… 013
第四节　肺癌的预防策略 …………………………………………………… 015
第五节　肺癌无症状高危人群的筛查策略 ………………………………… 018
第六节　肺癌筛查无症状高危人群的健康管理 …………………………… 020
第七节　肺癌有症状高危人群的早诊策略 ………………………………… 023
第八节　肺结节的早治策略 ………………………………………………… 025
第九节　肺癌有症状高危人群的健康管理 ………………………………… 031
第十节　肺癌早诊早治发展方向的探索及实践 …………………………… 037

第三章　乳腺癌早诊早治及高危人群健康管理 ………………………………… 044

第一节　乳腺癌发病的流行病学特征和生物学特征 ……………………… 044
第二节　乳腺癌发病的危险因素 …………………………………………… 047
第三节　乳腺癌的高危人群 ………………………………………………… 050
第四节　乳腺癌的预防策略 ………………………………………………… 050
第五节　乳腺癌无症状人群的筛查策略 …………………………………… 055
第六节　乳腺癌无症状人群的健康管理 …………………………………… 057
第七节　乳腺癌有症状高危人群的早诊策略 ……………………………… 058
第八节　乳腺癌有症状高危人群的早治策略 ……………………………… 061
第九节　乳腺癌有症状高危人群的健康管理 ……………………………… 064
第十节　乳腺癌早诊早治发展方向的探索和临床实践 …………………… 068

第四章　食管癌早诊早治及高危人群健康管理 ……………………… 073

- 第一节　食管癌发病的流行病学特征和生物学特征 ……………… 073
- 第二节　食管癌发病的危险因素 …………………………………… 076
- 第三节　食管癌的高危人群 ………………………………………… 078
- 第四节　食管癌的预防策略 ………………………………………… 080
- 第五节　食管癌高危人群的筛查策略 ……………………………… 081
- 第六节　食管癌癌前病变的治疗策略 ……………………………… 087
- 第七节　早期食管癌的治疗策略 …………………………………… 089
- 第八节　早期食管癌治疗后随访管理 ……………………………… 092
- 第九节　食管癌有症状高危人群的健康管理 ……………………… 093
- 第十节　食管癌早诊早治发展方向的探索 ………………………… 094

第五章　胃癌早诊早治及高危人群健康管理 ……………………………… 098

- 第一节　胃癌发病的流行病学特征和生物学特征 ………………… 098
- 第二节　胃癌发病的危险因素 ……………………………………… 101
- 第三节　胃癌的高危人群 …………………………………………… 104
- 第四节　胃癌的预防策略 …………………………………………… 105
- 第五节　胃癌无症状人群的筛查策略 ……………………………… 109
- 第六节　胃癌无症状人群的健康管理 ……………………………… 114
- 第七节　胃癌有症状高危人群的早诊策略 ………………………… 115
- 第八节　胃癌的早治策略 …………………………………………… 118
- 第九节　胃癌高危人群的健康管理 ………………………………… 127
- 第十节　胃癌早诊早治发展方向的探索与实践 …………………… 129

第六章　结直肠癌早诊早治及高危人群健康管理 ………………………… 134

- 第一节　结直肠癌发病的流行病学特征 …………………………… 134
- 第二节　结直肠癌发病的危险因素 ………………………………… 137
- 第三节　结直肠癌的高危人群 ……………………………………… 141
- 第四节　结直肠癌的预防策略 ……………………………………… 142
- 第五节　结直肠癌无症状一般风险人群的筛查策略 ……………… 144
- 第六节　结直肠癌高危人群的筛查策略 …………………………… 145
- 第七节　结直肠癌高危人群的早诊策略 …………………………… 150
- 第八节　结直肠癌高危人群的早治策略 …………………………… 152

| 第九节 | 结直肠癌高危人群的健康管理 | 154 |
| 第十节 | 结直肠癌早诊早治发展方向的探索及实践 | 155 |

第七章　肝癌的早诊早治和高危人群的健康管理　160

第一节	肝癌发病的流行病学特征和生物学特征	160
第二节	肝癌发病的危险因素	164
第三节	肝癌高危人群	165
第四节	肝癌的预防策略	167
第五节	肝癌高危人群的筛查和监测	169
第六节	无症状高危人群的健康管理	172
第七节	肝癌的临床诊断思路	175
第八节	肝癌高危人群的早治策略	178
第九节	有症状人群的健康管理	184
第十节	肝癌早诊早治的实践及探索	185

第八章　胆囊癌早诊早治及高危人群健康管理　190

第一节	胆囊癌发病的流行病学特征和生物学特征	190
第二节	胆囊癌发病的危险因素	193
第三节	胆囊癌的高危人群	195
第四节	胆囊癌的预防策略	195
第五节	胆囊癌无症状高危人群的筛查策略	197
第六节	胆囊癌相关良性疾病的高危人群的处理策略	198
第七节	胆囊癌有症状高危人群的早诊策略	199
第八节	胆囊癌的早治策略	200
第九节	胆囊癌指南中的早诊早治指导意见	202
第十节	胆囊癌早诊早治发展方向的探索及实践	203

第九章　宫颈癌早诊早治及高危人群健康管理　206

第一节	宫颈癌发病的流行病学特征	206
第二节	宫颈癌发病的危险因素	208
第三节	宫颈癌的高危人群	209
第四节	宫颈癌的预防策略	210
第五节	宫颈癌无症状高危人群的筛查策略	212
第六节	宫颈癌高危人群的健康管理	214

第七节　宫颈癌癌前病变的早诊策略 ……………………………… 215
　　第八节　浸润性宫颈癌的早治策略 ……………………………… 216
　　第九节　宫颈癌有症状高危人群的健康管理 …………………… 222
　　第十节　宫颈癌早诊早治发展方向的探索 ……………………… 223

第十章　子宫内膜癌早诊早治及高危人群健康管理 …………………… 227

　　第一节　子宫内膜癌发病的流行病学特征 ……………………… 227
　　第二节　子宫内膜癌发病的危险因素 …………………………… 228
　　第三节　子宫内膜癌的高危人群 ………………………………… 231
　　第四节　子宫内膜癌的预防策略 ………………………………… 232
　　第五节　子宫内膜癌无症状高危人群的筛查策略 ……………… 234
　　第六节　子宫内膜癌筛查高危人群的健康管理 ………………… 236
　　第七节　子宫内膜癌有症状高危人群的早诊策略 ……………… 238
　　第八节　子宫内膜癌有症状高危人群的早治策略 ……………… 240
　　第九节　子宫内膜癌有症状高危人群的健康管理 ……………… 241
　　第十节　子宫内膜癌早诊早治发展方向的探索 ………………… 242

第十一章　膀胱癌早诊早治及高危人群的健康管理 …………………… 246

　　第一节　膀胱癌的流行病学特征和生物学特征 ………………… 246
　　第二节　膀胱癌发病的危险因素 ………………………………… 249
　　第三节　膀胱癌的高危人群 ……………………………………… 251
　　第四节　膀胱癌的预防策略 ……………………………………… 251
　　第五节　膀胱癌的筛查策略和健康管理 ………………………… 252
　　第六节　膀胱癌无症状高危人群的管理策略 …………………… 254
　　第七节　膀胱癌有症状高危人群的早诊策略 …………………… 255
　　第八节　膀胱癌有症状高危人群的早治策略 …………………… 255
　　第九节　有症状高危人群的随诊管理 …………………………… 257
　　第十节　膀胱癌早诊早治发展方向的探索 ……………………… 260

第十二章　胶质瘤早诊早治及高危人群的健康管理 …………………… 262

　　第一节　胶质瘤发病的流行病学特征和生物学特征 …………… 262
　　第二节　胶质瘤发病的危险因素 ………………………………… 264
　　第三节　胶质瘤的高危人群 ……………………………………… 265
　　第四节　胶质瘤的预防策略 ……………………………………… 266

第五节　胶质瘤的早期发现 ………………………………………………………… 266
第六节　胶质瘤的诊断 ……………………………………………………………… 267
第七节　胶质瘤的早期治疗 ………………………………………………………… 270
第八节　胶质瘤患者的随访 ………………………………………………………… 272
第九节　胶质瘤早诊早治发展方向的探索及实践 ………………………………… 273

第十三章　头颈部肿瘤的早诊早治及高危人群的健康管理 ……………………… 275

第一节　头颈部肿瘤发病的流行病学特征 ………………………………………… 275
第二节　颈部肿瘤发病的危险因素 ………………………………………………… 278
第三节　头颈部肿瘤的高危人群 …………………………………………………… 279
第四节　头颈部肿瘤的预防策略 …………………………………………………… 280
第五节　头颈部肿瘤高危人群筛查及早诊策略 …………………………………… 282
第六节　头颈部肿瘤高危人群的早治策略 ………………………………………… 284
第七节　头颈部肿瘤免疫治疗的前景 ……………………………………………… 287
第八节　头颈部肿瘤患者的全程管理 ……………………………………………… 288
第九节　头颈部肿瘤患者的随访 …………………………………………………… 289

第十四章　鼻咽癌的早诊早治及高危人群的健康管理 …………………………… 291

第一节　鼻咽癌发病的流行病学特征及生物学特点 ……………………………… 291
第二节　鼻咽癌发病的危险因素 …………………………………………………… 293
第三节　鼻咽癌的高危人群 ………………………………………………………… 294
第四节　鼻咽癌的预防策略 ………………………………………………………… 295
第五节　鼻咽癌的筛查策略 ………………………………………………………… 295
第六节　鼻咽癌的早诊策略 ………………………………………………………… 297
第七节　鼻咽癌高危人群的早治策略 ……………………………………………… 300
第八节　鼻咽癌全程管理 …………………………………………………………… 302
第九节　鼻咽癌可治愈为目的治疗前景 …………………………………………… 305
第十节　鼻咽癌患者的随访 ………………………………………………………… 306

第十五章　甲状腺癌早诊早治及高危人群健康管理 ……………………………… 309

第一节　甲状腺癌发病的流行病学特征和生物学特征 …………………………… 309
第二节　甲状腺癌发病的危险因素 ………………………………………………… 313
第三节　甲状腺癌的高危人群 ……………………………………………………… 316
第四节　甲状腺癌的预防策略 ……………………………………………………… 317

第五节	甲状腺癌无症状人群的筛查策略	318
第六节	甲状腺癌筛查高危人群的健康管理	319
第七节	甲状腺癌有症状高危人群的早诊策略	321
第八节	甲状腺癌有症状高危人群的早治策略	326
第九节	甲状腺癌有症状高危人群的健康管理	332
第十节	甲状腺癌早诊早治发展方向的探索及实践	334

第十六章 软组织肉瘤早诊早治及高危人群健康管理 …… 338

第一节	软组织肉瘤发病的流行病学特征和生物学特征	338
第二节	软组织肉瘤发病的危险因素	341
第三节	软组织肉瘤的高危人群	345
第四节	软组织肉瘤的预防策略	345
第五节	软组织肉瘤无症状高危人群的筛查策略	346
第六节	软组织肉瘤筛查高危人群的管理	347
第七节	软组织肉瘤的早诊策略	348
第八节	软组织肉瘤的早治策略	360
第九节	软组织肉瘤术后复发高危人群的健康管理	371
第十节	软组织肉瘤治疗方向的探索	372

第十七章 黑色素瘤早诊早治及高危人群的健康管理 …… 375

第一节	黑色素瘤发病的流行病学特征	375
第二节	黑色素瘤发病的高危因素	378
第三节	黑色素瘤的高危人群	380
第四节	黑色素瘤的预防策略	380
第五节	黑色素瘤高危人群的筛查策略	383
第六节	高危人群的健康管理	385
第七节	黑色素瘤的早诊策略	386
第八节	黑色素瘤的早治策略	390
第九节	术后高危人群的健康管理	393
第十节	黑色素瘤早诊早治发展方向的探索及实践	394

第一章

中国癌症早诊早治概述

不同国家、不同区域的癌症发病谱是存在差异的,我国的癌谱同全球的平均发病水平并不一致,发达国家与发展中国家也不相同。总体来讲,中国人口约占全球人口的1/5,癌症每年新发病例约占全球的24%,将近1/4,死亡率约占30%,尤其一些癌种在我国发病率相对较高,如消化系统肿瘤食管癌、胃癌、肝癌,这三大肿瘤的发病率和死亡率约占全球的一半;鼻咽癌虽然是小癌种,但在我国的两广地区确为高发等。结合地域性的特点,我国不同地域的癌种发病率也各不相同。近些年,随着经济发展、生活条件改善、生活习惯等因素的改变,我国的癌症高发病种也在变化,不同癌种5年生存率评估与发达国家相比仍存在一定差距,且高发癌种的预后也相对较差,比如乳腺癌、结直肠癌等。随着国家对慢性疾病防治工作的重视、癌症三级预防的落实及在此领域相关工作的进一步深入开展,其发病率、死亡率均有一定程度改善。结合流行病学,针对高危地区的常见癌种的筛查及早诊早治是降低癌症死亡率、改善预后的有效途径。目前,我国在农村、城市、淮河流域均有国家级早癌筛查项目,且连续多年在全国31个省份同步进行基层医务人员关于癌症早诊早治的人才培养,并投入大量的经费支持,主要通过以中央和地方财政支持的公共卫生项目来推进开展,且财政支持幅度逐年增加,从国家癌症中心发布的数据显示来看,我国癌症的5年生存率有了显著的改善,从2003—2005年的30.9%,上升到了2012—2015年的40.5%,约在10年的时间,5年生存率约增长了10%。虽趋势可喜,但仍存在改善空间。这些公共卫生项目如早诊早治的实施细节、癌症普筛的效益比、如何建设具有不同流域特点的癌症防控网络、基层专业人员的培养等方面,都在逐步探索并发展出适合我国国情的运行模式。

(仓顺东)

第二章

肺癌早诊早治及高危人群健康管理

第一节 肺癌发病的流行病学特征和生物学特征

一、肺癌的流行病学特征

原发性支气管肺癌简称肺癌，是目前最常见的恶性肿瘤之一。肺腺癌起源于Ⅱ型肺泡上皮细胞，肺鳞癌起源于基底细胞。肺癌早期发生机制是正常肺泡上皮细胞去分化，干性特征增强，驱动基因突变中晚期表达增加。在全世界范围内，肺癌的发病率和死亡率均位居恶性肿瘤首位，2022年中国肺癌新发病例约为106.06万例，占当年全部新发癌症病例的22%，肺癌死亡人数为73.33万例，占当年所有癌症死亡病例的28.5%，尤其是晚期肺癌患者的远期预后较差，总体5年生存率低于10%。因此，深入了解肺癌的发生、发展，最大可能地早诊早治是肺癌患者能够长期生存的关键。

1. 性别

肺癌目前为最常见、致死率最高的恶性肿瘤。但在20世纪30年代以前，肺癌极为罕见，其后开始急剧上升，最终在20世纪中叶成为男性癌症死亡的第一位原因。肺癌在女性患者中的流行趋势紧随男性患者，发病率从20世纪60年代开始不断上升，成为女性癌症死亡的最常见原因。在经济发达国家，男性肺癌发病率在20世纪80年代开始下降；女性肺癌发病率的高峰在20世纪90年代，随后每年略有下降。然而，肺癌发病率下降的程度因国家而异。在美国，男性和女性的肺癌发病率都在下降，男性下降幅度更大。目前美国女性的肺癌发病率要高于男性。

在中国，肺癌的发病率和死亡率都很高。中国的肺癌负担与高吸烟率直接相关。尽管中国男性的吸烟率在下降，但仍然很高。中国女性的肺癌发病率正在上升，这可能与接触致癌物质相关，如空气污染或二手烟。中国不同地区的吸烟情况、肺癌发病率和死亡率存在很大差异，城市地区的肺癌发病率和死亡率较高。自2007年以来，城市地区采取公共卫生措施已经使得吸烟率下降；相反，中国农村地区的肺癌发病率和死亡率在上升。

2. 年龄

肺癌发病率随年龄的增长而逐渐增高,近年来有文献报道肺癌发病年龄有不断下降、肺癌发病率曲线向前移的倾向,即发病年龄提前5~10岁。中国已于1999年进入老龄社会,2001—2020年,中国平均每年新增596万老年人口,年均增长速度达到3.3%,因此可以预测肺癌的发病率将持续升高。在中国,肺癌起始筛查年龄应该从何计算,是一个亟待解决的问题。目前美国国家综合癌症网络(National Comprehensive Cancer Network,NCCN)指南指出,肺癌高危人群建议自50岁或55岁开始筛查;中国的专家共识认为年龄≥40岁合并任意肺癌高危因素如吸烟史等需要接受肺癌筛查。何建行教授团队通过分析已发表的随机对照试验和队列研究,发现Ⅰ期肺癌/肺癌总数的比例随年龄的上升而下降,提示更早进行筛查能够发现更多处于可治愈阶段的肺癌。基于上述研究结果,他们将广州市"爱肺计划"的起始年龄从50岁调整为40岁。随后,其课题组进一步通过广州医科大学附属第一医院数据库中18岁以上CT检查结果,分析综合肺癌发病数,以及Ⅰ期肺癌占比,提出肺癌最佳的起始筛查年龄为35岁。同时,提示35岁以下的人群不建议进行肺癌筛查。

3. 地理

肺癌在全球各地均为最常见的恶性肿瘤之一,肺癌发病率和死亡率均存在明显的地理差异。发达国家和地区肺癌高发,发展中国家则相对较低。欧美国家的肺癌发病率和死亡率都有较高水平,亚洲相对较低。肺癌发病率最高的是美国非洲裔人,最低是印度的马德拉斯。目前,肺癌的发病率和死亡率在某些发达国家(如美国)正处于下降趋势,而在发展中国家却不断上升,这主要与烟草在不同国家和地区的流行状况有关。在同一国家内,城市和工业发达地区肺癌发病率一般高于农村地区。我国肿瘤登记资料显示,肺癌发病率和死亡率最高的是上海,地理位置上有由东北向南、由东向西逐步下降的趋势。中国城市和农村的肺癌死亡率有明显差别,城市平均高于农村,城市越大死亡率越高,但农村发病率及死亡率上升趋势明显。总之,我国肺癌的发病率有上升的趋势,肺癌流行病学具有以下几个特征。

(1)肺癌年轻化:近年来,肺癌发病率有逐年上升的趋势,患者年龄平均提前了5~10岁。如北京20世纪70年代多在60岁年龄组,20世纪80年代则在50岁年龄组开始迅速上升,20世纪90年代末期则从40岁年龄组就开始上升。

(2)肺癌成为常见病、多发病:数据表明,肺癌已经成为我国常见病、多发病,中国每年大约有60万人死于肺癌。北京市肺癌发病率和死亡率居各种恶性肿瘤首位,在癌症患者群中,男性肺癌占前列位,女性为第二位,肺癌死亡率男女均占癌症死亡的首位。

(3)发病特点呈现城市化、老龄化:事实表明,国内外目前肺癌的发病呈现城市化、老龄化,一般来讲,城区高于郊县和农村,大城市高于小城市,大城市中以工业区更高。

(4)女性肺癌患者发病率呈现上升趋势:几乎所有国家和地区肺癌的发病率和死亡

率,皆是男性高于女性。一个很引人注意的趋势是近些年来发达国家中女性肺癌发病率增长速率比男性快。

二、肺癌的临床生物学特征

1. 肺癌的临床特征

肺癌的发生发展过程中出现了一系列临床、影像和分子生物学变化,这些变化不断调节肿瘤的生长,能够提示临床肿瘤的出现,也影响肺癌治疗的疗效。如何从影像、临床体征和分子生物学中寻找影响肺癌早诊早治,以及治疗疗效和预后的关键,成为研究的热点。根据肿瘤细胞的起源,以及其对放、化疗疗效,可将肺癌分为小细胞肺癌(SCLC)和非小细胞肺癌(NSCLC)两大类。小细胞肺癌约占肺癌总数的20%。非小细胞肺癌主要包括腺癌、鳞状细胞癌(简称鳞癌)和大细胞癌三种组织类型。小细胞肺癌可能起源于肺支气管黏膜上皮内的嗜银细胞,也可能起源于支气管黏膜上皮中的干细胞,癌细胞的细胞质内含有神经内分泌颗粒,具有内分泌功能,可出现类癌综合征。肺鳞癌主要起源于段和亚段支气管基底细胞,其发生一般认为与反复损伤、慢性感染、柱状上皮失去纤毛、致癌物沉积等有关;肺腺癌起源于Ⅱ型肺泡上皮细胞,可发生于各级支气管,但以小支气管为多,70%以上发生在周边,故以周围肿块常见,临床症状一般不明显,但有时隐匿性原发性肺腺癌可表现为广泛转移或累及胸膜。郭永利等研究发现:15 mm以下周围型小肺癌中,腺癌和细支气管肺泡癌占91.5%,鳞癌仅占6.8%;而16~30 mm周围型小肺癌中,腺癌和细支气管肺泡癌占62.4%,鳞癌占32.9%。所以,现在体检发现的1 cm以下的肺癌大多为肺腺癌。肺鳞癌的发生与吸烟关系密切,但肺腺癌与吸烟的关系尚无定论,与肺鳞癌细胞相比,肺腺癌细胞增殖较慢,倍增时间最长,约187 d,原始肿块较小,胸内蔓延较少,但易发生远处播散。小细胞肺癌与肺腺癌最易发生远处转移,其转移的最常见部位为脑、骨、肝、淋巴结等。在淋巴结尚未转移的Ⅰ期非小细胞癌(NSCLC)中,30%~50%的患者存在骨髓和血液循环隐匿性癌细胞播散;且早期肺腺癌患者外周血中癌细胞阳性率明显高于肺鳞癌,而血液循环癌细胞阳性率与肺腺癌的病期进展呈负相关。多项研究表明,实体肿瘤在生长早期就开始持续、恒定地向血液循环释放癌细胞,血液中出现癌细胞与肿瘤转移存在明确的因果关系。术后局部复发率鳞癌显著高于腺癌,而淋巴结和血行转移的发生率腺癌显著高于鳞癌。

2. 肺癌的分子生物学特征

肺癌早期发生是正常肺泡上皮细胞去分化、干性特征增强、驱动基因突变的连续多基因参与的极为复杂的生物学过程。因此,肺癌是一种在分子水平上存在异质性的疾病,而理解肺癌的生物学机理对开发有效诊断和治疗方法至关重要。2018年,Herbst RS在《Nature》杂志发表综述,认为与其他癌症一样,肺癌由不同细胞克隆构成,每个克隆都有自己独特的分子特征。在肺癌早期阶段的克隆中,发现能够被靶向的遗传变异,为肺癌的治疗方式带来了重大的改变。肺腺癌(LUAD)和肺鳞癌(LUSC)是最常见的遗传变异。其中鼠类肉瘤病毒(KRAS)和表皮生长因子受体(EGFR)基因出现的变异通常发生在初始克隆(founder clones)中,这意味着它们在肿瘤发生中有重要作用。通常 KRAS 和 EGFR 基因上的变异不会同时出现,但是如果同时出现,KRAS 基因突变可能带来对 EGFR 抑制剂的抗性。p53 基因上的变异通常在级别更高的肿瘤中出现,这表明它在肿瘤进一步恶化方面有作用。与此相比,KRAS 基因变异出现的频率在不同级别的肿瘤中几乎是恒定的,进一步验证了 KRAS 在肿瘤发生和早期生成方面的作用。从未吸烟的肺癌患者基因组变异状况与吸烟的肺癌患者有很大区别,吸烟肺癌患者的基因变异频率大幅度增加,其中大多为胞嘧啶与腺嘌呤(C>A)核苷酸颠换,而且有很多基因突变目前还不能靶向,如在 KRAS 和 p53 基因上的突变。而从未吸烟的肺癌患者中通常出现的是胞嘧啶向胸腺嘧啶的转换(C>T),其中更多基因突变可以被靶向,比如激活 EGFR 的突变和原癌基因1(ROS1)与间变性淋巴瘤激酶(ALK)易位(图2-1)。

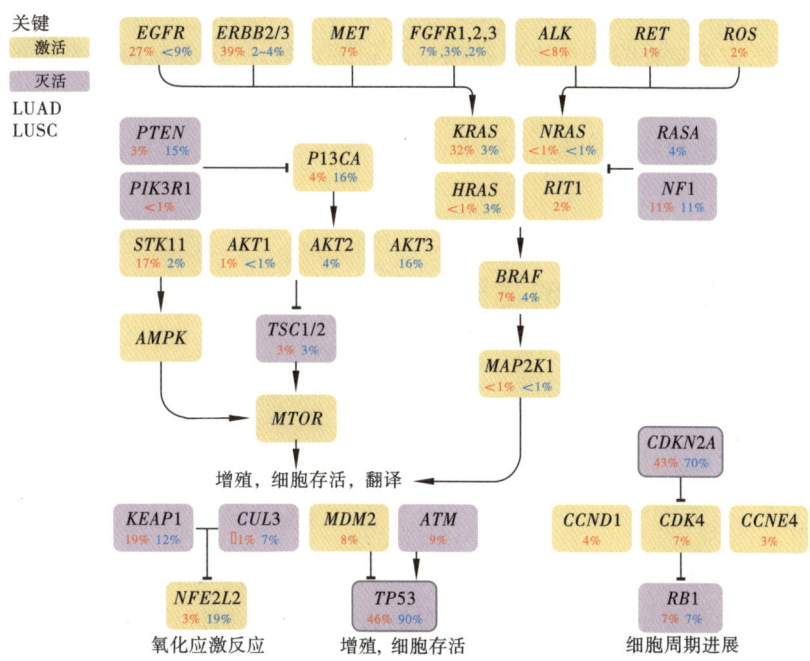

图2-1 非小细胞肺癌中常见的遗传突变

分子变异在 SCLC 的发生发展中也起到了重要作用。两个抑癌基因 TP53 和 RB1 同时失活见于大多数 SCLC 病例,单个基因失活分别见于高达90%和50%～90%的 SCLC 病例。这些分子特征与 NSCLC 的分子特征明显不同,NSCLC 中常见各种致癌驱动突变/融合(如 EGFR、KRAS、ALK、BRAF、RET、ROS1、MET、NTRK1-3、HER2/ERBB2)。促进 SCLC 发生发展的分子变异包括 MYC 家族癌基因扩增(MYC、MYCL 和 MYCN),抑癌基因

PTEN 失活,以及 Notch 信号通路突变。*MYC* 家族成员基因变异可见于 SCLC 患者,是预后不良的生物标志物。特别是 *MYCN* 变异与 SCLC 患者免疫治疗失败有关。

基于肺癌发病的分子生物学特征,已经开发并评估了用于早期发现肺癌的新型血液生物标志物,其中几个显示出有希望的结果。"液体活检"——肿瘤来源的细胞外囊泡、循环肿瘤细胞(circulating tumor cell,CTC)和循环肿瘤 DNA(circulating tumor DNA,ctDNA)等生物标志物似乎是癌症监测中很有前途的工具。例如,SCLC 细胞表达不同的肿瘤特异性标志物,包括 DLL-3,可能与 SCLC 患者预后较差有关。早期癌症患者的血液中可能已出现抗体、CTC、ctDNA、外泌体及 microRNA 等生物标志物,采用高通量测序、PCR 等液体活检技术,可检出极微量的肿瘤来源抗原、核酸等生物标志物,因此可能实现癌症的早期筛查。所以,液体活检涉及一系列精细化的问题,在探求通过血液检测来诊断肿瘤这一领域具有极高的关注度,但由于受到了费用、医疗保险覆盖、医生认知度、技术可行性等诸多方面的限制,现在的探索依然远远不够。我们期望在这方面中国能够开展自己的研究,发掘真正有效的生物标志物,这将对肿瘤的早诊早治有极大帮助。

综上所述,本节重在强调在进行肺癌预防和筛查时,一定要从肺癌发生的流行病学特征和分子生物学特征入手,结合临床特征、影像、基因检测,以及蛋白等多组学生物大数据,最终实现科学的肺癌早诊。

第二节 肺癌发病的危险因素

一、肺癌的危险因素

1. 年龄

肺癌可以出现在人类的全年龄组,目前国内最小的肺癌患者来自大连市,仅有 2 岁,高龄的 90 岁甚至 100 岁的老年人也有患肺癌的可能,所以没有特定的患癌年龄,但相对来说,老年人癌症的发病率较高。这是因为在漫长的生命历程中,老年人细胞复制的次数比年轻人多,即使没有明显的致癌因素,出错的可能性也会增加。目前认为,肺癌的高发年龄是 50~70 岁。通常应特别关注具有高风险因素的人群,其中,年龄大于 55 岁、吸烟超过 15 年者被视为肺癌的高发群,如果吸烟超过每年 20 包、年龄在 50 岁以上,而且有肺癌家族史,则亦属于肺癌的高风险因素。一般而言,建议年龄超过 40 岁的人群每年进行一次胸部低剂量 CT 筛查,能够有效发现早期的肺癌。

2. 烟草和油烟

烟草含有具体的致癌物 100 多种,包括多环芳烃类、N-亚硝胺、重金属如铬元素等。

这些致癌物单独作用时致癌性往往相对较弱,但联合作用时,其致癌力会显著增强。这些物质的致癌机制往往不同,如多环芳烃通过代谢物与 DNA 形成加合物、氧化损伤等机制造成基因突变;铬元素通过直接损伤 DNA、氧化损伤、干扰 DNA 修复等机制造成基因突变。

吸烟会破坏呼吸道黏膜上的纤毛细胞,使其清除功能减弱,不能将病原微生物、有害颗粒等物质清扫至体外。吸烟可以导致肺癌发生风险增加 20 倍,如果吸烟仅仅导致肺癌的发病率上升,而不是让人必然患癌,就有人会侥幸地吸烟,毕竟后果是很久以后才知道的事,而吸烟带来的愉快是当下的。考虑一下,吸烟后即使戒烟,患肺癌的概率仍然较高,只有完全戒烟 15 年后才与非吸烟者患癌概率相同。另外,肺癌只占吸烟造成的健康威胁的 1/3,其他的健康威胁还包括心血管事件、慢性阻塞性肺疾病、其他器官癌症(膀胱、胰腺)等,这些都是致命的,不致命的健康威胁还有性功能减退、精神障碍等。油烟中,致癌性最为显著的物质当属多环芳烃类化合物,这是一大类重要的化学物质,其中最为人所熟知的便是苯并芘,它至今仍是已知致癌性极强的物质之一。苯并芘的致癌机制主要包括两方面:一是通过形成自由基引发 DNA 氧化损伤,二是与 DNA 结合形成加合物,从而导致基因突变。多环芳烃类物质最常见于厨房烹饪过程中,尤其是当油遇热锅时产生的油烟,这些油烟会造成室内空气污染,使得家庭主妇等经常下厨的人群吸入大量致癌物质,这或许是中国不吸烟女性肺癌发病率较高的一个重要原因。

为应对这一问题,建议安装性能优良的抽油烟机,并尽量减少使用爆炒、油炸等烹饪方式,转而采用蒸、煮、炖以及小火炒等更为健康的烹饪方法。此外,除了厨房油烟,烧烤过程中产生的烟雾含有更高浓度的多环芳烃,且食物表面也会沾染更多此类物质,因此,公众应适当减少参与烧烤活动的频率。

3. 职业性因素

焦炉逸散气体、石棉、氯甲醚、毛沸石、无机砷化物、金属铬等是职业性肺癌的危险因素,它们对不少工人造成很大潜在的健康威胁。焦炉逸散气体主要成分还是多环芳烃;石棉和毛沸石是通过机械损伤肺泡,肺部细胞反复分裂增殖,基因抄写错误而发生突变;氯甲醚属于烷化剂,可直接损伤 DNA,致癌性极强;砷通过 DNA 的甲基化影响抑癌基因的功能等多种机制致癌。在工作中,工作人员需高度警觉以上各类危害因素,做好防护措施,如使用通风设施、防尘口罩、湿式作业等,遵守工作中的操作规程,远离未采取职业保护措施的岗位。

4. 放射性物质

氡气是一种具有放射性的气体,它衰变时会发出 γ 射线,这种辐射会直接损伤细胞内的 DNA,使 DNA 直接断裂或结构改变,导致基因突变。它最主要的来源是家装石材、建材等,若地下、土壤中的氡气浓度较高,一旦被释放到环境中,仍然会威胁人类健康(氡气是肺癌的第二大致癌因素,仅次于烟草)。美国每年死于肺癌的人数为 15 万左右,据报道,美国每年有 1~2 万人死于氡气引起的肺癌。人体长期摄入较高氡气时,氡气甚至会在体内持续地发出射线。国外文献报道,1870 年斯尼伯格铀矿有 650 名矿工,2 年后 150 人死于肺癌,在此后死亡人数中,肺癌占 75%。氡气可谓低调的无形杀手,那么我们要如何应对呢?如装修时,选择正规厂家生产的商品;避免长期居住在地下室,因为地下室往往容易积聚大量来自土壤的氡气,其浓度可能比室外空气高出数十倍甚至数百倍。类似的情况也存在于许多人防工程的地下空间中。

医源性辐射则是指在医院接受检查和治疗过程中,患者所接收到的辐射,尤其是影像学检查中产生的电离辐射。一般而言,普通检查如 X 射线胸片、低剂量螺旋 CT 等,患者所受的辐射剂量相对较小,处于安全范围内。然而,需要注意的是,医院放射科医生由于长期接触这种低剂量的辐射,其累积效应可能更为显著。

本底辐射则是指我们日常生活中无法避免的辐射,它源自自然界,如阳光、地磁等,辐射剂量每年为 2~3 毫希沃特(mSv)。肺癌筛查中常用的低剂量螺旋 CT,其辐射剂量仅相当于正常生活中 6 个月的剂量,而胸部 X 射线的辐射剂量更低,仅为 10 d 本底辐射的剂量。放射性最强的检查是 PET-CT,其辐射剂量相当于 8 年正常生活的剂量。然而,PET-CT 检查在发现全身转移病灶、指导治疗及延长生存期方面具有显著优势,因此,对于高度怀疑肺癌的患者以及确诊肺癌并进行分期的患者而言,尽管存在一定的辐射风险,但进行 PET-CT 检查仍然是值得的。

需要警惕的是,某些体检机构可能会鼓动普通人群使用 PET-CT 作为癌症筛查手段。一方面,PET-CT 的假阳性率较高,容易将非肿瘤的良性病变误诊为肿瘤;另一方面,其辐射剂量较大且价格昂贵,通常在 7 000 元人民币以上。因此,对于普通人群而言,并不推荐将 PET-CT 作为癌症筛查手段。

常见影像学检查的辐射剂量值见表 2-1。

表 2-1　不同影像学检查的辐射剂量值

基本检查		平均有效辐射剂量/mSv	等同累积本底辐射量
腹部	腹部和盆腔 CT	10.000	3 年
	腹部和盆腔(强化)CT	20.000	7 年
	结肠造影 CT	6.000	2 年
	静脉注射肾盂造影	3.000	1 年
	下消化道 X 射线	8.000	3 年
	上消化道 X 射线	6.000	2 年
骨骼	脊柱 X 射线	1.500	6 个月
	四肢 X 射线	0.001	3 h

续表 2-1

基本检查		平均有效辐射剂量/mSv	等同累积本底辐射量
中枢神经系统	颅脑 CT	2.000	8 个月
	颅脑（强化）CT	4.000	16 个月
	脊柱 CT	6.000	2 年
胸部	胸部 CT	7.000	2 年
	肺癌筛查 CT	1.500	6 个月
	胸部 X 射线	0.100	10 d
口腔	口腔 X 射线	0.005	1 d
心脏	CT 血管成像（CTA）	12.000	4 年
	心脏 CT 评测钙化	3.000	1 年
男性成像	骨密度测定	0.001	3 h
核医学	PET-CT	25.000	8 年
女性成像	骨密度测定	0.001	3 h
	乳腺钼靶	0.400	7 周

5. 遗传因素

遗传因素是指在肺癌的发展过程中，基因突变、染色体异常、DNA 修复机制失调等一系列遗传变异的累积作用。这些变异可以改变细胞的生长、分化和凋亡的能力，促进肿瘤细胞的生长和扩散。研究表明，遗传因素在肺癌的发展中扮演着至关重要的角色，可以影响肺癌的发生、发展、治疗和预后，并且与肺癌的发病率密切相关。许多研究表明，肺癌的发病率与家族史密切相关，家族成员中有肺癌患者的人比一般人更容易罹患肺癌。一项研究显示，如果一个人中有一位亲属患有肺癌，其罹患肺癌的风险将增加 2 倍。此外，遗传因素还可以影响肺癌的分型和临床表现，如非小细胞肺癌和小细胞肺癌的分化程度、生长速度和转移能力等。

遗传因素对肺癌的治疗和预后也有影响。例如，某些基因突变可以影响化疗药物对肺癌细胞的敏感度，导致肺癌的化疗效果不佳。一些研究表明，具有某些遗传变异的肺癌患者具有更差的预后，可能需要更积极地治疗。充分了解遗传因素在肺癌发展中的作用，能够加强对肺癌的预防和治疗的重视，提高公众对肺癌的认识和防范意识。遗传因素在肺癌发展中的机制是一个复杂的多基因过程，涉及多个信号通路和调控因子的异常表达。与肺癌发展相关的遗传变异和机制有以下几种。

（1）基因突变：是导致肺癌发生的主要遗传因素之一。突变会导致某些基因的功能发生变化，从而影响细胞的正常生长和分化。*EGFR*、*KRAS*、*ALK*、*ROS*1 和 *RET* 等基因突变与肺癌发生密切相关。例如，*EGFR* 基因突变是非小细胞肺癌中常见的突变类型之一,它可以影响细胞增殖和生长,并且影响细胞的凋亡过程。ALK基因突变在非小细胞肺癌中也较为常见,它会影响肺癌细胞的生长和扩散,从而影响肺癌的治疗效果。

(2)染色体异常:是导致肺癌发生的重要遗传因素之一,包括染色体的数目和结构异常。例如,肺癌患者的染色体常常发生缺失、重复、移位、倒位等变化。这些染色体异常可以导致基因的表达异常,从而影响细胞的生长和分化。染色体异常在肺癌的预后和治疗中也起着重要作用。

(3)基因表达和表观遗传学的变化:除了基因突变和染色体异常外,基因表达和表观遗传学的变化也是肺癌发生的重要遗传因素之一。基因表达的变化包括基因的过度表达和欠表达,以及DNA甲基化、组蛋白修饰、非编码RNA和微小RNA等表观遗传学的变化,会导致基因的表达失衡,从而促进癌细胞的增殖、侵袭和转移。

6. 雾霾

2014年世界卫生组织所属的一个国际研究机构就把可吸入颗粒物PM 2.5列为一类致癌物质,通过人群随访发现了PM 2.5对心血管、呼吸系统(如肺癌)产生的影响。雾霾主要来自机动车排放、工业排放、扬尘、居民排放等。雾霾里面含有很多致癌物,如致癌重金属、多环芳烃类(苯、苯并芘)、放射性氡气等,而且有些物质可以附着在PM 2.5颗粒上,这种颗粒有多小? 直径2.5 μm的颗粒相当于直径45 μm的发丝的1/20,进入肺部之后就一直停留在肺部或进入血液中,很难从肺部排出,持续地影响人体健康。有全球性的大型流行病研究指出雾霾严重度可能与肺癌发生有关,但在中国雾霾还不是主要的导致肺癌的因素。根据研究可知,肺癌的发生需要比较长的时间,如果长时间暴露在浓度过高的颗粒物(尤其是含有致癌物质的颗粒物)环境中,那么该人群肺癌发病率升高是意料之中的结果。

二、肺癌发生的促癌因素

前面提到的高危因素都是可以直接通过各种机制,如氧化损伤、形成加合物、直接破坏等造成基因突变,但是有了基因突变也不一定导致肺癌,还要经历一系列突变积累的过程,逃过免疫监视,如果养成健康的生活习惯,就能使突变的细胞不再继续转变成癌细胞。在癌症预防过程中,合理地避免肺癌形成的促癌因素,在癌症预防方面有着重要意义。

1. 蔬菜、水果摄入过少

致癌物质通过在体内代谢产生很多氧自由基,氧化损伤DNA,造成基因突变,容易发生癌变。而蔬菜、水果中含有较多的维生素,维生素C、维生素E、叶酸等都具有抗氧化作用,一定程度上可以降低氧化损伤。但注意不要相信维生素类保健品可以治疗癌症,基因突变已经发生,而且不断积累,已经无法通过维生素来逆转。

2. 长期熬夜、压力过大

长期的熬夜和压力过大这两个不良的生活方式会导致全身免疫状态和激素水平的改变，削弱免疫系统功能，使癌细胞进一步地生长和发展。2017年诺贝尔奖颁发给Jeffrey等四位科学家，以表彰他们发现控制生物钟的分子机制。从低等到高等的许多动物中都存在生物钟，就像身体里的时间表，调整和控制着机体的生物行为。动物实验中已经发现破坏生物钟规律会导致癌症发生。同样，大规模人群的流行病学研究也发现生活不规律、经常熬夜也可能增加癌症发生风险。2019年，国际癌症研究机构就将"倒班/上夜班"定义为2A级致癌因素，也就是"很可能有致癌风险"。比如经常上夜班的护士得乳腺癌的概率比普通人要高。流行病学研究发现，心理和社会行为可能与不同的癌症发病、进展和死亡率有关。有证据表明，压力，以及伴随的反应所产生的神经激素和递质的变化与癌症的发展有关。例如，离婚或配偶死亡使乳腺癌风险增加2倍，极端压力可以使乳腺癌发病率增加9倍。压力大可以对身体造成伤害，压力和癌症之间的联系也在很多的研究中已经被证实。从动物研究中已经证实压力可以通过调节癌症发生的相关因子的变化来促进癌症的发展，对癌症发展中肿瘤微环境的形成有着促进的作用，并且已经明确了引起这些改变的分子机制。压力对机体应对挑战能力的影响通常呈倒U形，当压力源的强度、持续时间或性质适中时，压力有助于适应自然变化，但当压力超过个体应对能力时，就会变成"有害压力"，增加机体患病风险。长期或反复的压力暴露可导致神经内分泌反馈的敏感度下降，可能导致慢性炎症，造成免疫抑制。研究就发现，应激反应诱导的β-肾上腺素水平升高可以抑制自然杀伤细胞对抗肿瘤细胞的活性（图2-2）。

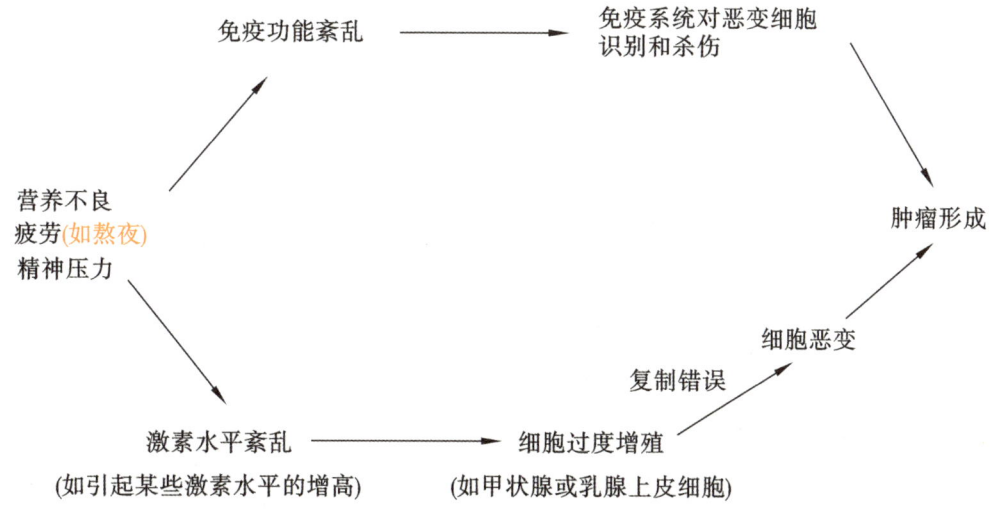

图2-2 压力暴露与免疫系统及健康问题的关联

3. 久坐、缺少运动

久坐和缺少运动可能也是压力大的一个原因，但部分职业（如司机）其本身就是需要久坐的。某大型研究就指出，司机与乘务员相比，即工作中久坐的与有适当活动的人相比患慢性疾病概率更高，早死率也更高。研究指出，如简单的洗碗活动也能改善缺少活动的情况。缺少运动一方面不能增强免疫功能，另一方面也堆积体内的脂肪，使身体处于高炎症水平、高氧化应激水平。故本书建议，即使工作、生活再忙碌，也请寻找一些途径来增加活动量。例如，工作间隙或者上班路途都可以进行简单的步行。

4. 肥胖

保持合适的体重对健康至关重要。过去有很多大规模人群的分析显示，各种癌症的患病风险随着肥胖率的升高而增加。肥胖可通过全身处于炎症状态、高血糖等机制促进癌症的发展。庆幸的是，肺癌并不在这里的"各种癌症"里面，"各种癌症"主要有结直肠癌、乳腺癌、食管癌、子宫内膜癌等。世界癌症杂志一个足够大的系统综述显示超重或许是肺癌的保护因素，尤其是对于有吸烟史的人来说，超重保护作用比较明显。这也显示了人体的复杂性，不排除是由于对吸烟敏感的人，体重会下降明显，肺部损伤也大，我们印象中有一些老烟民也是十分消瘦；而对吸烟不敏感、比较耐受的人，体重不怎么下降，就显得比较重了。因此，这里超重可能不是预防肺癌的原因，只是因为对吸烟不敏感而已，比较能耐受吸烟而已。对此还需要有更多的研究，在研究结果出来之前还是要注意保持健康的体重，因为你肯定不想根据这个不太直接的证据通过增重来预防肺癌，与此同时增加其他癌症的风险，还有心血管疾病（中风、冠心病等）、代谢性疾病（糖尿病、痛风等）。

5. 健康意识弱，不体检、不筛查

这一点很容易理解，如果自己有很明显的危险因素，不去了解，也不尽早体检，就留给肿瘤细胞充分的时间，让它发展，甚至出现转移，成为晚期癌症。特别是对于肺癌的高危人群，都推荐进行一个低剂量螺旋CT的筛查。要注意是高危人群，而不是普通大众全部都要做筛查，因为高危人群里面，肺癌患者的比例较高，更容易被CT正确地诊断，而普通人群里，肺癌患者比例很低，很可能筛查后，找到很多假阳性的患者（没有肺癌，属于其他病变，如肺炎、结核等，却有可疑肺癌的影像学表现），这样会造成过度诊断和治疗，给患者带来很多不必要的恐惧。要提醒的是，肺癌筛查，用低剂量螺旋CT足矣，而不必筛查就使用昂贵的PET-CT，后者作用主要是判断肺癌的分期与发现病灶，而且PET-CT的辐射要远超过低剂量螺旋CT。

总之，本节主要是从肺癌发生的高危因素及相关的促癌因素入手，让大家了解癌症发生是一系列过程，在这个过程中，如果引起足够的重视并采取科学合理的手段，癌症是可防可控的。

第三节 肺癌的高危人群

肺癌筛查,最关键的是准确识别并定位肺癌的高危人群,以便医务人员能够有效开展预防相关工作,从而降低肺癌的发病率。整体上,肺癌的高危人群是老年人、长期吸烟者、吸二手烟者、粉尘环境工作人员和有肺部基础疾病者,深入地了解高危人群的具体情况,将会为肺癌的筛查提供更加精准的人群识别信息。

一、肺癌的高危人群界定

我国肺癌高危人群定义为年龄≥40岁,且具有以下任一危险因素者:①吸烟量≥20包/年,或曾经吸烟量≥20包/年(或400支/年),戒烟时间、有环境或高危职业暴露史(如石棉、氡气等接触者);②合并慢性阻塞性肺疾病、弥漫性肺纤维化或既往有肺结核病史者;③既往患恶性肿瘤或有肺癌家族史者。

1. 中老年人

中老年人属于肺癌的高发人群。一般来讲,55岁以上的人群,肺癌发病率会随着年龄的增长而逐渐上升,45岁以上的肺癌发病率明显较高,75~80岁时达到最高峰。因此,建议40岁以上人群在常规体检时做胸部CT检查。

2. 吸烟人群

就诊的肺癌患者中询问其病史即可知绝大多数都有吸烟史,医学上在衡量烟民吸烟量时,一般把每天吸烟的支数乘以吸烟的年数称之为"吸烟指数",例如,一位烟民平均每天吸烟20支,吸烟20年,那么其吸烟指数就是$20\times20=400$。"吸烟指数"大于400的烟民被列为肺癌的高危人群。研究表明吸烟者发生肺癌的概率是非吸烟者的5.75倍。有些人虽不主动吸烟,但家里有吸烟的人,他们就变成了被动吸烟者,同样有着患肺癌的风险。被动吸烟女性的肺癌发病率比不吸烟女性增长了50%,可见爱自己和家人的重要举措就是戒烟。

3. 有肺癌家族史的人群

如果一、二级亲属中有患恶性肿瘤的,尤其是肺癌,应该特别注意。虽然目前尚无临床证据证实肺癌具有遗传性,但遗传因素在肺癌的发生和发展中具有重要作用。一项涉及28项研究的Meta分析显示,一级亲属(父母、子女、兄弟姐妹)中有人患肺癌,其肺癌风险升高88%。相比于一级亲属中没有人患肺癌的人群,有1~2人和至少3人患肺癌的人群,其患肺癌的风险分别升高了157%和324%。此外,一级亲属中,不同的人患肺癌,对其他人的影响也不同。父母中有肺癌者,患肺癌的风险为父母无肺癌者的1.6倍;

兄弟姐妹有肺癌者,患肺癌的风险为兄弟姐妹无肺癌者的1.78倍;子女有肺癌者,患肺癌的风险是子女无肺癌者的1.95倍。

4. 高危职业暴露和环境暴露人群

肺癌患者就诊时医务人员必须了解的项目是职业和环境接触史,因为肺癌的发生与环境和职业接触相关。石棉能显著增加肺癌的危险性,尤其是吸烟者更为显著。其他重金属如砷、镍、铬等均可导致肺癌发生。厂矿和车辆排放的废气、粉尘被人们直接吸入气管,也会对肺功能造成严重的损害。通风系统中的可吸入颗粒物,它们既是病毒的载体,又能滋生、散播微生物,近68%的呼吸道疾病就是它们的"功劳"。

现已证明以下8种职业环境致癌物会增加肺癌的发生率:铝制品的副产品、砷、石棉、铬化合物、焦炭炉、芥子气、含镍的杂质、氯乙烯。此外,长期接触铍、镉、硅、福尔马林等物质也会增加肺癌的发病率;空气污染,特别是工业废气均能引发肺癌。各种装修材料中最常见的甲醛也是肺癌的高危因素。还有烹调时产生的油烟,也与女性肺癌的发病相关。

5. 有肺部基础疾病的人群

既往有肺部基础疾病的人群,如患慢性阻塞性肺疾病(COPD)、弥漫性肺纤维化或肺结核者,发生肺癌危险性增加。有慢性支气管炎者较无此病者的肺癌发病率高1倍;2011年台湾的研究表明,肺结核患者得肺癌的概率是普通人群的11倍。如果该类患者有吸烟史,其比例还会进一步增大。已愈合的结核灶瘢痕中可发生腺癌。有结核病史,尤其是结核瘢痕者,男性患肺癌的危险是正常人群的5倍,女性患肺癌的危险是正常人群的11倍。此外,病毒和真菌感染、机体免疫功能下降、内分泌失调、家族遗传、硒和锌含量降低也可能与肺癌发生有关。

6. 胸部接受过放疗的人群

根据放射治疗和肿瘤学的一项新研究,接受胸部放射治疗后,肺癌的发病率会增高,有吸烟史的患者会更高。乳腺癌女性可能面临更高的肺癌风险,因为该人群通常会进行局部乳房手术,然后针对整个乳房每日进行多次放射治疗。然而,尽管小心翼翼地照射,但仍有少量的辐射会波及肺部。一项称为电离辐射生物效应(BEIR)Ⅶ的复杂预测模型表明,在接受乳房放射治疗后,患肺癌的风险会逐渐增加。肺癌风险是困扰早期乳腺癌患者的一个重要问题,尤其是原位导管癌(DCIS)这种非侵入性癌症,患者可能会长期遭受其治疗副作用的折磨。

二、亚洲肺癌的高危人群的进一步探索

目前指导肺癌筛查的研究证据多来自西方人群。美国预防医学工作组(USPSTF)建议50~80岁、具有20包/年吸烟史、目前吸烟或戒烟不足15年人群进行肺癌筛查,筛查内容为每年进行低剂量CT。然而随着流行病学研究的深入开展,逐渐发现亚洲人群肺癌

流行病特征和西方人群不同。亚洲 NSCLC 患者中年轻、不吸烟、女性患者占比较高。且西方肺癌以实性结节为主要表现,而东亚患者肺癌中磨玻璃结节(GGO)表现者明显较多。基于这些肺癌流行病学、人口学特征和影像学表现差异,亚洲患者应采用不同于西方的筛查策略。2023 版 NCCN 肺癌筛查指南建议肺癌高危人群每年进行肺癌筛查,而亚洲患者中,我们提出更为有效的"低龄、低频"筛查策略。患者可以在任何年龄段进行基线筛查,如果未发现异常,可根据不同的年龄段和高危因素,选择间隔 5~15 年后再次进行筛查。

第四节 肺癌的预防策略

癌症是一种由异常细胞在身体内不受控制地生长和扩散而引起的疾病。这些异常细胞通常是由基因突变、环境因素或生活方式等多种因素引起的。通过采取有效的预防措施,可以降低癌症的发病率,减少其对人类健康的影响。早期发现和积极治疗可以提高癌症的治愈率。通过预防癌症的发生和发展,可以减轻医疗资源压力,并提高患者的生活质量。

一、肺癌预防的策略与措施

(一)保持健康生活方式

1. 保持饮食均衡

高脂肪饮食会增加乳腺癌、结肠癌、直肠癌、肺癌、子宫内膜癌等风险。从癌症预防角度看饮食应包含足够的蔬菜、水果、全谷类、蛋白质(如鱼、豆类、坚果和种子),以及适量的健康脂肪(如橄榄油、鱼油和椰子油)。控制糖分摄入,尽量避免高糖食品和饮料,以控制血糖和胰岛素水平。全谷类、蔬菜、水果和豆类的摄入,可提供足够的膳食纤维。适量食用红肉,建议选择瘦肉并搭配豆类、蔬菜等食用。

2. 运动与癌症预防

研究表明,适量的运动可以降低患癌症的风险,特别是乳腺癌、结肠癌、肺癌等。运动可以促进新陈代谢,减少体内毒素积累,提高免疫力;可以增强免疫系统的功能,提高身体的抵抗力,有助于防止癌症的发生;还可以帮助人们释放压力,减轻心理负担,有助于降低因压力诱发的癌症风险。

(1)适量运动的建议:每周至少 150 min 的中等强度有氧运动,有氧运动可以帮助人们燃烧脂肪,增强心肺功能,有助于预防癌症。增加日常活动量除了专门安排的运动时间,人们还可以通过日常活动来增加运动量,如散步、爬楼梯、做家务等。为了获得全面的健康效益,人们应该尝试多样化的运动形式,包括力量训练、瑜伽、游泳等。

(2)防癌运动的推荐与实施方法:①制定运动计划:为了有效地预防癌症,人们应该制定科学的运动计划,根据个人情况设定具体的运动目标、时间和频率。②合理安排运动时间和强度:运动时间和强度应该根据个人情况来安排。③坚持长期运动:预防癌症需要长期坚持运动,不能一蹴而就。人们应该逐渐适应运动,保持运动的持续性。

(二)避免高危因素

1. 戒烟与癌症预防

(1)吸烟对癌症的影响:吸烟与多种癌症密切相关。吸烟可以增加患肺癌、喉癌、食管癌、胃癌、肝癌等多种癌症的风险。长期吸烟会削弱免疫系统的功能,使身体更容易受到癌症和其他疾病的侵袭。

(2)戒烟的重要性与实施方法:戒烟可以显著降低患各种癌症的风险,尤其是肺癌和喉癌。制定明确的戒烟计划,包括设定戒烟日期、逐渐减少吸烟量、避免接触烟草等。也可寻求医生的帮助和建议,使用戒烟药物或心理咨询等手段来帮助戒烟。

(3)无烟环境建设与维护:通过立法禁止在公共场所吸烟,提供无烟工作环境,如设立吸烟室或制定吸烟政策。亦可通过宣传和教育活动,提高公众对吸烟危害的认识,鼓励更多人戒烟。

2. 控制室内和大气污染

改善工作场所的通风条件,降低空气中的有害物质浓度,改造生产工艺的流程,减少有害物质产生,公民也应当自觉地保护室内和大气免受污染,如减少汽车尾气排放,使用清洁型燃料,改变食物烹饪方法,科学合理地进行室内装修等。在粉尘污染环境中工作者,应戴好口罩或其他防护面具以减少有害物质的吸入。

(三)遗传咨询与监测

肺癌是一种高发疾病,其发病原因多种多样,其中家族遗传因素在一部分肺癌患者中起着重要作用。家族遗传肺癌是指在同一家庭中,多位血缘关系亲密的成员患有肺癌的情况。这种情况表明了肺癌的遗传风险可能与某些遗传变异有关。有研究表明,肺癌与一些关键基因的突变密切相关,如 *EGFR*、*KRAS* 和 *ALK* 等。遗传易感性是指某些人的基因组存在一些特定的变异,使得他们相对易患肺癌。这些遗传易感性变异可能是通过影响个体的 DNA 修复机制、细胞凋亡等多种途径来促进肺癌发生。

(1)肺癌的遗传咨询:家族遗传肺癌在某些家庭中具有较高的风险,因此遗传咨询在这些家庭中显得尤为重要。遗传咨询可以帮助家庭成员了解个体的遗传风险,为肺癌的早期筛查和预防提供重要参考。

(2)应进行遗传咨询的人群:遗传咨询适用于家族中有 2 个或 2 个以上近亲患有肺癌的人群。此外,对于已经患有肺癌的家庭成员,也应该主动接受遗传咨询,了解其子女的遗传风险。

(3)遗传咨询的内容:主要包括家族病史调查、遗传风险评估,以及遗传咨询师的建议等。家族病史调查是为了了解家族中是否有肺癌患者,以及他们的具体情况。遗传风险评估是通过分析遗传变异情况,判断个体的遗传风险。遗传咨询师会根据评估结果,给出相应的建议,如进一步的筛查、预防措施等。

(4)遗传咨询的意义:遗传咨询可以帮助家庭成员了解自己的遗传风险,从而采取相应的预防措施。对于已经患有肺癌的家庭成员,遗传咨询还可以为其子女提供更早的干预机会,以降低遗传风险。

家族遗传肺癌是一种较为常见的遗传病例,对于这些家庭成员来说,接受遗传咨询显得尤为重要。遗传咨询可以帮助他们了解个体的遗传风险,从而采取相应的预防措施。

(四)定期筛查

1. 早期发现对癌症预防的意义

(1)提高治愈率:早期发现的癌症通常比晚期发现的癌症更容易治疗,治愈率也更高。

(2)减少治疗成本:早期治疗的成本通常比晚期治疗的成本要低得多,因此可以减少医疗支出。

(3)提高生存率:早期发现并治疗的癌症患者通常有更高的生存率,生活质量也更好。

2. 提高筛查率的措施与方法

(1)加强宣传教育:通过各种渠道宣传癌症筛查的意义和重要性,提高公众的认知度和参与度。

(2)提供便捷服务:建立便捷的筛查服务网络,方便患者前往接受检查。

(3)加强医生培训:对医生进行癌症筛查和诊断的培训,提高他们的专业水平和责任心。

二、肺癌的化学预防策略与措施

癌症化学预防是通过饮食或药物干预措施延缓或逆转癌前病变进展为浸润癌。肿瘤发生是一个复杂的过程,涉及致癌物质暴露和激活、DNA复合物的形成、炎症、氧化应激、基因突变和表观遗传的改变。癌症具有鲜明的生物学特征,包括持续的增生信号、生长抑制逃逸、细胞死亡抵抗、永生化细胞扩增、血管生成、侵袭或转移、能量代谢重组,以及免疫逃逸。所有这些特点可导致基因的不稳定性。化学预防应针对所有的致癌过程和癌症的这些固有特征。腺癌和鳞状细胞癌的基因都很复杂,且呈异源性,因此针对特定基因突变的化学预防药物不可能广泛起效,除非是靶蛋白突变明确的癌前病变类型。

鳞癌和腺癌最常见的突变可能是 p53 抑癌基因功能的缺失,但修复 p53 功能尚没有转变为治疗手段。最有效的癌症预防方法应针对癌症的一般特点,如抑制炎症,干扰自分泌或旁分泌生长刺激,修复上皮细胞分化和极性,增强细胞凋亡,提高免疫力监控和抑制肿瘤浸润或血管生成。

化学预防工作分为 3 个不同的阶段:一级预防、二级预防和三级预防。一级预防针对癌症风险增加,但无肿瘤病史的患者。二级化学预防研究招募的是癌症风险极高且有明显癌前病变的患者。对于肺癌患者,这些癌前病变通常是指痰细胞学异型性和(或)支气管发育不良。近期的研究也比较关注 CT 扫描呈毛玻璃状提示原位腺癌或腺瘤性异型增生的患者。三级化学预防试验的研究终点是在有烟草诱发的肿瘤病史的患者中发现第二原发肿瘤。过去二十年报道了一些包括一级预防、二级预防和三级预防的Ⅲ期化学预防试验。不幸的是,肺癌化学预防Ⅲ期临床试验结果可以简洁地概括:阿司匹林、视黄基棕榈酸酯、顺式-视黄酸、维生素 E、多种维生素和矿物质补充剂及 selenium 都是无效的;β-胡萝卜素似乎对于当前吸烟患者甚至是有害的。针对肺癌的预防,高危人群可以根据简单的临床特征识别,然而目前尚没有发现药物或饮食干预能够降低肺癌的风险。戒烟是目前唯一已知的有效干预措施。

第五节　肺癌无症状高危人群的筛查策略

目前,低剂量螺旋 CT(Low-Dose Spiral CT,LDCT)筛查是降低肺癌死亡率的最有效方法。2011 年美国国家肺癌筛查试验(NLST)结果表明,相较于 X 射线胸片,在肺癌高风险人群中,低剂量螺旋 CT 筛查可将肺癌死亡率降低 20%。为此,世界各国将 LDCT 作为肺癌筛查的主要方法。过去几十年中,中国也在肺癌筛查方面作出了巨大努力。对于肺癌的 LDCT 筛查,本节内容提供了关于筛查合格个体的选择、成像和图像解释的质量、筛查检测结果的管理,以及戒烟干预措施的有效性的建议。参照赫捷等编写的《中国肺癌筛查与早诊早治指南(2021,北京)》,我们作以下筛查策略。

一、肺癌筛查的年龄确定

建议在 50~74 岁的人群中开展肺癌筛查。2021 年美国预防服务工作组发表在美国医学会杂志(JAMA)一篇文章提出,年龄在 50~80 岁,吸烟量 20 包/年,戒烟在 15 年内者,被认定为肺癌筛查高危人群。与 2013 年的界定(年龄 55~74 岁,吸烟量在 30 包/年,戒烟在 15 年内),相比已有所更改。我国也有 LDCT 肺癌高危人群的筛查推荐,《2018 年中国肺癌筛查专家共识》与《2021 年中国肺癌筛查与早诊早治指南》中,建议将年龄在50~74岁,吸烟量20包/年,戒烟在5年内者,作为高危人群开展肺癌筛查。何建行教授主持的广州市"爱肺计划"根据研究结果将筛查的起始年龄从50岁调整为40岁。其后,该课题组进一步通过广州医科大学附属第一医院数据库中18岁以上CT检查结果,分析综合肺癌发病数,以及Ⅰ期肺癌占比,提出肺癌最佳的起始筛查年龄为35岁。同时,提示35岁以下的人群不建议进行肺癌筛查,以免出现过度诊疗并增加患者的心理负担。所以本策略建议筛查的年龄在50~74岁,吸烟量20包/年,戒烟在5年内者作为高危人群开展肺癌筛查,筛查年龄最低可至35岁。

二、肺癌筛查高危人群的界定

肺癌高风险人群应符合以下几点。①吸烟:吸烟量≥30包/年,包括曾经吸烟量≥30包/年,但戒烟不足15年。②被动吸烟:与吸烟者共同生活或同室工作≥20年。③患有慢性阻塞性肺疾病(COPD)。④有职业暴露史(石棉、氡气、铍、铬、镉、镍、硅、煤烟和煤烟尘)至少1年。⑤有直系亲属(FDR)确诊肺癌,即年龄50~74岁,并且至少合并以下任意1条危险因素。a. 累计吸烟量≥20包/年。b. 环境或职业暴露(氡气、硅、镉、砷、铍、铬、镍、石棉、柴油烟雾、煤烟、放射性元素)。c. 一级亲属肺癌家族史。d. 合并慢性阻塞性肺疾病、弥漫性肺纤维化或陈旧性肺结核。e. 既往恶性肿瘤史。f. 长期吸入二手烟(家庭或室内工作场所,>2 h/d,至少10年)或长期暴露于厨房油烟中(炒、煎、炸等烹饪)。

建议对肺癌高危人群进行肺癌筛查。在非常严重的共病阶段,可以清楚地看出LDCT筛查是不适用的(例如,晚期肝病、COPD伴低通气和缺氧、NYHA Ⅳ级心力衰竭),因为竞争性死亡率限制了潜在的益处,危害也被放大。在不太严重的阶段,很难确定个体的共病是否严重到不应接受LDCT筛查。所以对于患有对筛查结果的评估产生不利影响的共病患者,或对早期筛查肺癌的治疗产生不利影响的患者,或严重限制其预期寿命的患者,不建议进行LDCT筛查。

三、肺癌筛查的技术要求

目前在全球发表的肺癌筛查指南或共识中,均推荐采用LDCT作为筛查手段。LDCT能明显增加肺癌(尤其是Ⅰ期肺癌)的检出率,同时降低肺癌相关死亡率。"指南"制定工作组对近5年内发表的肺癌筛查随机对照试验进行Meta分析,结果显示与未筛查人群相比,LDCT筛查的Ⅰ期肺癌检出率提高了4.73倍[比值比(OR)= 5.73;95%置信区间(CI)为3.37~9.76],而肺癌相关死亡率降低了24.0%(OR = 0.76;95% CI 0.66~0.88)。在采用LDCT进行肺癌筛查时,有条件的医疗机构建议使用16排及以上的多排螺旋CT。操作时,受检者仰卧,双手上举,采取吸气末单次屏气扫描;扫描范围应为肺尖至后肋膈角尖端水平(包括全肺和两侧胸壁,女性受检者还需包括全乳腺);螺旋扫描模式,螺距设定≤1,机架旋转时间≤0.8 s,建议选用设备的最短扫描时间。建议扫描矩阵设定不低于 512×512;没有迭代重建技术的建议使用 120 kVP、30～50 mAs 的扫描参数,有新一代迭代重建技术的建议使用 100～120 kVP、<30 mAs 作为扫描参数;建议采用肺算法和标准算法,或仅用标准算法进行重建,建议重建层厚在 1.00～1.25 mm 之间。若重建层厚≤0.625 mm,建议无间隔重建,若重建层厚介于 1.00～1.25 mm 之间,建议重建间隔不大于层厚的 80.0%。扫描时宜开启"dose report(剂量报告)"功能。和常规 CT 相比,对肺内小结节的检出率敏感度也比较高。LDCT 阳性反应的阈值为直径 4 mm、5 mm 或 6 mm,结节直径是在同一矢状面、冠状面或横切面上获得的长轴和短轴直径的平均值。对于部分实性结节,结节直径应根据结节实性成分的大小而定。Lung-RADS 结构化报告系统目前在基线扫描时使用 6 mm,如果在实体结节的年度扫描中发现新结节,则使用 4 mm;在基线扫描时为 6 mm,如果在部分实性结节的年度扫描中发现新结节,则为任意大小。

四、多学科协同是肺癌防控未来方向

由于肺癌本身的复杂性,以及肺癌的诊断、治疗和预防,控烟、改善室外空气环境、预防慢性疾病与多学科有关。对于诊断,要有影像科医生参与。对于治疗,选择外科手术切除还是放射治疗等方法。过去,我们对于小结节基本上只能手术治疗。现在对于单个小结节,使用立体定向放疗几乎不损伤肺功能,5 年生存率和手术切除以后的结果几乎一样。多学科团队对于早期肺癌的诊疗是从预防、诊断、治疗、康复,到共病的交互作用的考虑。研究上也要讲究整合,不论基础研究、临床研究,还是药物研究、技术研究等,都要多学科发展。对于筛查出来的肺结节,并非都是恶性结节,我们既要把它甄别出来,同时又要避免造成患者紧张的情绪。在真正甄别时,现在有一系列影像学技术的进展,又有一系列生物标志物的进展能帮助我们判断。在治疗方面,除了过去传统的外科手段,又有新技术,比如微创胸腔镜手段和立体定向放射治疗、质子刀等设备。另外,在靶向和免疫治疗时代,对于某些诊断明确、基因背景清楚的肺小结节,如果有驱动基因突变,加上分子靶向治疗;如果无基因突变加上免疫治疗,后期的治愈率可能会明显提高。

第六节 肺癌筛查无症状高危人群的健康管理

2023 版 NCCN 肺癌筛查指南建议对无钙化的肺部结节或病灶进行 LDCT 检查。其依据是根据病灶的类型和大小进行分类(如实性、部分实性及非实性)并制定不同的筛查和随访策略。实性病灶为最常见病灶,其次为亚实性结节。亚实性结节可进一步分为非实性结节,又称磨玻璃病灶(ground-glass opacity,GGO)或者磨玻璃结节(ground-glass nodule,GGN);部分实性结节,又称混杂结节,同时具有实性和磨玻璃的成分。根据患者在随访过程中病灶发生的相应变化,新版"指南"制定了不同的随访策略。

1. 推荐每隔 1 个月进行低剂量螺旋 CT 随访

对于支气管腔内实性结节,建议 1 个月内复查低剂量螺旋 CT,如无变化,建议行支气管镜检查。

2. 推荐每隔 3 个月进行低剂量螺旋 CT 随访

对于初始 LDCT 筛查发现实性结节≥8 mm 或对于≥6 mm,且实性成分为 6~7 mm 的部分实性结节高度怀疑肺癌的患者,以及随访或每年 1 次的 LDCT 扫描发现疑似炎性反应的新结节,如果随访发现圆形、不透明且直径最大为 3 cm 的实性结节、部分实性结节或非实性结节,应进一步筛查随访,并推荐间隔 3 个月进行低剂量螺旋 CT 随访。新版指南推荐初始筛查检测到的实性、部分实性及非实性结节与随访检测到的新或生长中的结节应采用不同的大小分界值。对高度怀疑新的或生长中的结节,采用较小的分界值。对于实性和部分实性结节,新版指南对阳性的定义是平均直径≥6 mm;对于实性结节,定义为平均直径≥20 mm。同时,对于初始 LDCT 筛查发现部分实性结节伴实性成分≥8 mm 的患者,新版指南推荐应报告所有≥6 mm 的部分实性结节,并测量实性区域。由于非实性结节难以测量,NCCN 肺癌筛查组不为增加的部分实性结节的非实性成分提供建议。

3. 推荐每隔 6 个月进行低剂量螺旋 CT 随访

对于初始 LDCT 筛查发现 6~7 mm 实性结节、对于≥6 mm 且实性成分≤5 mm 的部分实性结节、≥20 mm 非实性结节,以及随访或每年 1 次的 LDCT 扫描发现疑似感染/炎性反应的新结节的患者,如果 LDCT 随访发现圆形、不透明且直径最大为 30 mm 的实性结节、部分实性结节或非实性结节,推荐间隔 6 个月进行低剂量螺旋 CT 随访。并根据患者体型调整所有用于筛查和随访的胸部 CT 扫描使用阈值:对于中等体型的患者,均应使用阈值≤3 mGy 的容积 CT 剂量值;对于体型偏小或偏大的患者,均应调整参数。在 LDCT 应用中,体型较小的患者辐射剂量应该降低,体型较大的患者辐射剂量应升高,在不影响结节检测的图像质量情况下,尽可能地减少患者的辐射剂量。

4. 推荐每隔 12 个月进行低剂量螺旋 CT 随访

对于≤5 mm 的实性结节、≤5 mm 的部分实性结节、≤19 mm 的非实性结节、初始 LDCT 发现实性结节≥8 mm 的高度怀疑肺癌的患者,如果活检或手术切除证实为非肺癌结节,应每年进行 1 次 LDCT,理想情况下每年 1 次的 LDCT 应在首次或间隔扫描后 12 个月进行。

对于随访或每年 1 次的 LDCT 扫描发现的实性、部分实性或非实性结节,新版"指南"提出:结节应当在 CT 肺窗上进行评估和测量,并以平均直径(结节最长直径及其垂直直径的平均值)报告;对于圆形结节,仅需要测量其直径单一数值。这些建议涉及 CT 上的结节大小测量,因为目前所有的肺癌筛查指南基本上都是基于结节大小或其变化决定的。在软组织窗上观察时,所有结节的大小将被低估,甚至有些结节看不见,尤其是非实性结节和小结节,因此应该在肺窗上进行测量。

5. LDCT首次发现病灶的随访策略汇总表

参考《2020版NCCN肺癌筛查指南》和《2023版NCCN肺癌筛查指南》,以及《中国肺癌筛查与早诊早治指南(2021,北京)》对肺结节的随访做出以下简表,以便操作起来更为简便(表2-2)。

表2-2 肺结节的随访策略

结节性质		随访策略
实性结节	≤5 mm的实性结节	每年进行LDCT筛查,直至筛查对象不再为潜在肺癌患者
	6~7 mm的实性结节	间隔6个月进行LDCT随访
	8~14 mm的实性结节	间隔3个月进行LDCT随访或者直接进行正电子发射计算机断层显像(PET-CT)筛查,PET-CT高度怀疑恶性者考虑活检或者手术切除,而恶性低可能性者推荐间隔3个月进行LDCT随访
	>15 mm的实性结节	进行常规剂量增强CT和(或)PET-CT筛查,同样高度怀疑恶性者,考虑活检或者手术切除,而恶性低可能性者推荐间隔3个月进行LDCT随访
	支气管腔内实性结节	建议1个月内复查LDCT,如无变化,建议行支气管镜检查
部分实性结节	≤5 mm的部分实性结节	每年进行LDCT随访,直至筛查对象不再为肺癌潜在患者
	≥6 mm,实性成分≤5 mm的部分实性结节	间隔6个月进行LDCT随访
	≥6 mm,实性成分为6~7 mm的部分实性结节	间隔3个月进行LDCT随访或者直接进行PET-CT筛查,对于PET-CT高度怀疑恶性者,考虑活检或者手术切除,而恶性低可能性者推荐间隔3个月进行LDCT随访
	实性成分≤8 mm	无论其结节大小,指南推荐进行常规剂量增强CT和(或)PET-CT筛查,高度怀疑恶性者,考虑活检或者手术切除而恶性低可能性者推荐间隔3个月进行LDCT随访
非实性结节	≤19 mm的非实性结节	每年进行LDCT随访,直至筛查对象不再为肺癌潜在患者
	≥20 mm的非实性结节	间隔6个月进行LDCT随访。即使因高度怀疑为恶性肿瘤行活检或手术切除明确为良性,此类人群仍然需要每年进行LDCT筛查,直至筛查对象不再为肺癌潜在患者

第七节 肺癌有症状高危人群的早诊策略

在 LDCT 筛查项目中，在 LDCT 检查前应通过教育推广、提供临床工具或者与患者会面的检查者应询问确认需要进行诊断性检查的症状，以确定患者是否有提示肺癌存在的症状，有症状的患者不进入筛查计划，而是接受适当的诊断测试。

一、早期肺癌的症状

早期肺癌几乎没有症状，中晚期肺癌可以有以下几种临床表现：原发性肿瘤引起的症状和体征；肿瘤局部扩展引起的症状和体征；肿瘤远处转移引起的症状和体征；副肿瘤综合征等。如若出现以下临床表现时要高度警惕肺癌可能。

1. 持续出现不明原因的刺激性干咳

肺癌咳嗽和一般的刺激性咳嗽不同，它是由恶性肿瘤引起的，病程相对更长。初期可能只有咳嗽症状，常常没有痰或痰较少；中晚期表现为刺激性、阵发性的干咳，较剧烈，而且痰中会伴有血丝，尤其是在凌晨、深夜或躺下时咳嗽会加重。除了咳嗽外，还会伴有呕吐、骨痛、头痛、面部水肿等症状。针对肺癌导致的咳嗽，普通镇咳药效果不佳。对于晚期出现恶病质体质者，影像学检查时会发现有占位性病变，多合并有肺内淋巴结肿大。

2. 痰中带血或咯血

肺癌患者可能出现咯血或痰中带血的症状。咯血是指喉部以下的呼吸器官出血，经咳嗽动作从口腔排出。而痰中带血是指痰中混有血液，出现红色或暗红色。肺癌咯血的特征为间断性或持续性、反复少量的痰中带血丝。偶因较大血管破裂、大的空洞形成或肿瘤破溃入支气管与肺血管，也会导致难以控制的大咯血。痰中带血或咯血亦是肺癌的常见症状，通常与病情严重程度有一定的关系。肺癌早期时，肺黏膜受损比较轻微，可能出现痰中带血的情况。而晚期时，肺黏膜受损比较严重，就有可能出现咯血的症状，并且会伴随咳嗽、喘鸣、胸痛、声嘶、发热等现象。但并不是所有的肺癌都会出现咯血或痰中带血，有些其他疾病也可能导致咯血，因此在临床上应鉴别诊断。

3. 气短或喘鸣

导致气短、喘鸣发生的原因主要是肺癌的病变造成了气管或支气管管腔的阻塞。当气体通过狭窄的腔道时，由于通气量不足等，可以导致患者气短、喘鸣症状发生，听诊可闻及局限性或固定性哮鸣音，患者阻塞严重时还会出现严重的呼吸困难。有的患者并发了阻塞性肺炎，患者的气短、喘鸣症状会加重。

4. 持续发热

临床经常遇到患者出现持续发热，怀疑是感染，但经过抗生素治疗效果不明显；虽然持续发热并不一定是肺癌的征兆，但在某些情况下，它确实可能与肺癌有关。肺癌患者可能会因为肿瘤引发的炎症反应或并发感染而出现发热症状。此外，如果肺癌阻塞了气道，也可能导致肺部感染和发热。总的来说，持续发热不退是一个需要高度重视的症状，建议尽快就医进行全面检查，以便排除或确认肺癌及其他可能的疾病。及时的诊断和治疗对于疾病的预后至关重要。

5. 不明原因的消瘦

肺癌消瘦可能是由于营养不良、低蛋白血症、肿瘤转移等原因导致的。肺癌患者通常会出现食欲缺乏、恶心等症状，导致无法正常进食，进而引起营养不良、出现消瘦的症状。肺癌属于一种消耗性疾病，如果病情没有得到控制，可能会导致患者出现低蛋白血症，从而引起身体消瘦。如果肺癌患者出现肿瘤转移，可能会导致身体中的营养物质被大量消耗，从而引起消瘦。

6. 肺癌的肺外表现

部分肺癌患者在临床表现中可以出现少见的症状和体征，而这些症状和体征表现于胸部以外的脏器，并不是由于肿瘤直接作用或者转移所引起的，所以称为副肿瘤综合征，属于肺癌的一种肺外表现。在早期出现的肺癌外表现的症状可能包括杵状指（趾）、非游走性肺性关节疼痛、男性乳腺增生、皮肤黝黑或皮肌炎等。

7. 肿瘤的侵犯和转移表现

在中晚期，由于肿瘤的侵犯和转移，还可能出现一些局部侵犯及转移的体征，如声带麻痹、上腔静脉阻塞综合征、霍纳（Horner）综合征等。同时，还可能出现肺上沟瘤综合征及锁骨上窝淋巴结肿大等症状。需要注意的是，这些人群仅是基本的风险群体，具体的筛查标准还需根据个体情况和医生建议确定。

二、早期肺癌的检查

1. 无创检查

对于疑诊早期肺癌患者伴咳嗽、咳痰时，可行痰脱落细胞学检查，若痰细胞学检查结果阳性，应进一步行胸部薄层CT加三维重建后处理、电子支气管镜等检查明确病灶。人工辅助痰细胞病理诊断系统可有效提高肺癌细胞病理学诊断效率，但最后诊断结果仍需病理医师确认。原发性肺癌血清肿瘤标志物有癌胚抗原（CEA）、神经元特异性烯醇化酶（NSE）、细胞角蛋白片段19（CYFRA21-1）、胃泌素释放肽前体（Pro-GRP）和鳞状上皮细胞癌抗原（SCC），推荐作为肺癌诊断、随访及疗效评估的参考。支气管肺泡灌洗液肿瘤标志物检测对于诊断早期肺癌的敏感度和特异性偏低，不作为早期肺癌患者推荐检查项目。新型肺癌标志物中，可选择性行肺癌血清7种自身抗体、循环肿瘤细胞、循环肿瘤

DNA、DNA甲基化及呼出气肺癌标志性成分等检测。

2.有创检查

经胸壁肺穿刺活检术主要用于肺外周病变特别是外周肺结节的穿刺和活检,不推荐用于直径<10 mm 的肺内结节。对于疑诊早期中央型肺癌患者,推荐行电子支气管镜加活检、支气管肺泡灌洗等,必要时结合荧光支气管镜、窄谱成像支气管镜及超声支气管镜等技术,明确早期肺癌诊断及淋巴结分期。导航支气管镜及相关技术可显著提高周围型早期肺癌的诊断率,可结合机器人技术应用于早期肺癌诊断。光学相关断层成像及共聚焦显微内镜技术目前处于临床早期探索阶段,在肺癌早期诊断的价值有待进一步验证,暂不推荐。对于疑诊早期肺癌患者,不推荐行手术活检及纵隔镜淋巴结分期,临床分期为Ⅰ、Ⅱ期的 NSCLC 患者推荐外科手术切除。

3.多学科合作在早期肺癌诊断中的作用

对于不确定性肺结节尤其是影像学随访、微创活检后仍不能明确病变性质且高度怀疑恶性的患者,建议多学科团队(MDT)共同讨论制定下一步诊疗计划。肺癌本身的复杂性,以及肺癌的诊断、治疗和康复都与多学科有关。对于诊断,要有影像科医生参与,做分子检测的专家要从中发现蛛丝马迹。对于治疗,选择外科手术切除还是放射治疗等方法。过去,我们对于小结节基本上只能手术治疗,现在对于一个小结节,使用立体定向放疗几乎不损伤肺功能,5 年生存率和手术切除以后的效果几乎一样。多学科一定是立体的,多个学科共同参与肺癌从预防到诊断、治疗、康复,再到共病的交互作用的全过程。

第八节　肺结节的早治策略

目前针对肺结节的性质和病变程度的判断存在争议,是否手术、手术时机的把握,以及手术方案的选择是临床上亟待解决的问题。无论结节大小,大部分肺结节的处理仍然依靠规律的随访观察,只有少数情况下需要根据病情积极干预。患者担忧小结节未来可能恶变,但作为医生的职责是在最大可能保留肺功能的前提下,防止病变进一步发展,过早进行手术也存在风险。因此,针对每一个患者,医务工作者应制定个性化的随访方案,并在发现异常情况时及时采取措施,才是其应尽的职责。

一、肺结节的临床特点及治疗

肺部结节是胸外科常见又较难定性的疾病,它的诊治一直是临床上的难点和讨论的热点,其病因复杂,临床表现缺乏特异性,诊断有一定的难度,易误诊和漏诊。在临床视角,周围型肺癌瘤体直径≤2 cm 者称为小肺癌,直径≤1 cm 者称为微小肺癌。小肺癌并不完全是早期肺癌,特别是腺癌、小细胞未分化癌,文献报道有20%左右的小肺癌患者有淋巴结的微小转移。因此,一些患者会错过最佳手术时机。

肺部小结节经生理解剖发现呈多发性,可互相融合成块状,也有单发性,肺部呈圆形结节,直径1～2 cm,后期可发生空洞,或合并感染。磨玻璃结节型肺癌是一个特殊的亚型,具有惰性、外科干预窗口期宽、淋巴结转移率及远处转移率较低、亚肺叶切除可治愈等特点,且单纯磨玻璃结节型肺癌术后5年、10年的无复发生存率高达100%。磨玻璃结节型肺癌对化疗敏感度较低且不受妊娠的影响,在青少年中也可发病。对其基因组、转录组及肿瘤微环境的研究提示,从纯磨玻璃样结节到实性结节是一个逐渐演变的过程,磨玻璃型肺癌可认为是肺癌发展过程中的一个特殊阶段。因此,对于纯磨玻璃型肺癌患者来说,手术时机的把握更显得十分重要。

肺腺癌外科治愈窗口期定义为可使患者术后5年或10年无复发、生存率达100%的临床或病理阶段。临床上对于这部分患者最主要的问题是如何避免过度诊断(不进行筛查也不会影响患者寿命)和过度治疗(针对过度诊断的疾病进行的任何治疗)。所以对于这部分患者是否进行手术干预,首先需要明确诊断,即随访观察病灶是否持续存在且缓慢进展;为了避免过度治疗,还需比较疾病的自然病程与患者的预期寿命,预期寿命>自然病程患者建议行手术治疗,而预期寿命<自然病程患者不建议行手术治疗。

为判断肺结节型肺癌的治疗是否在手术治愈窗口期,陈海泉教授团队开展了ECTOP 1008研究,对磨玻璃结节(GGO)的性质、程度及进程进行探索。研究认为,对于直径≤1 cm或>2 cm的磨玻璃结节,高分辨率CT诊断的准确率均大于97%,而针对直径在1～2 cm的磨玻璃结节,需要结合术中冰冻病理结果来决定手术治疗方式。手术时间应该选择在治愈窗口期内、不影响患者人生轨迹和职业生涯的时间点进行。

二、肺结节型肺癌的精准手术选择

1. 避免淋巴结清扫术(LND)的外科手术方式选择

结节基于GGO被分为纯GGO和部分实性结节,包括实性肿瘤占比(CTR)在内的参数被用来测量GGO的实性成分比例。研究人员认为术前GGO的薄层CT图像可以很好地预测肺腺癌(LUAD)患者的侵袭性和淋巴结状态,CTR<0.50被认为是预测"早期"阶段最有希望的定义之一。对这部分患者而言,避免淋巴结清扫术(LND)的局限性切除被认为是可行的。陈海泉教授团队从2011年开始应用术中冰冻病理指导亚肺叶切除,改变了过去原位腺癌(AIS)/微浸润性腺癌(MIA)患者千篇一律行肺叶切除+纵隔淋巴结清扫的手术方式,术后的随访发现术式改变后此类患者5年生存率可达100%。

2. 保留更多的肺实质的楔形切除外科手术方式选择

推荐位于肺周围1/3的纯GGO采用楔形切除术。肿瘤直径≤2.0 cm,0.25<CTR<0.50;2.0 cm<肿瘤直径<3.0 cm,0.5≤CTR≤2.0 原位腺癌(AIS)/微浸润性腺癌(MIA)

和CTR≤0.25的浸润性腺癌(IAC)选择楔形切除。基于2011年,国际肺癌研究协会/美国胸科学会/欧洲呼吸学会提出了新的LUAD分类法,其中原位腺癌(AIS)和微浸润性腺癌(MIA)被认为是LUAD的前期和微浸润性病理分期。Zhang及其同事证实了特定肿瘤组织学中淋巴结不会转移,包括AIS和MIA。因此,根据术中冰冻切片(FS)病理诊断,自2011年起开始对小体积周围型LUAD实施楔形切除术,术中冰冻切片与最终病理在鉴别浸润性腺癌(IAC)和非典型腺瘤性增生/AIS/MIA方面的一致率为95.9%。因此,FS可以有效地指导外周小体积LUAD的切除策略,努力实现保肺的个体化方法。Yotsukura及其同事和Li及其同事的10年随访研究证实,AIS/MIA患者术后的10年无复发生存(RFS)非常理想(100%)。值得注意的是,肺叶切除术占了相当大的比例(分别为56.3%和36.8%),从今天的角度来看,这部分患者应当保留更多的肺实质。当局限性切除就足够时,肺叶切除这种不保留肺实质的切除而不是亚肺叶切除可能就是过度的。同样的观点也适用于在不必要的情况下进行LND。放射学浸润性肿瘤(肿瘤直径≤2.0 cm,CTR在0.25~0.50之间;肿瘤直径2.0~3.0 cm,CTR≤0.50)。对0.25<CTR<0.50的小肿瘤浸润性的预测准确性并不令人满意,这导致本可接受楔形切除术的AIS/MIA患者应用肺段切除术而保肺率较低。AIS/MIA术后预后良好,这加强了将AIS/MIA与IAC区分开来的临床意义,有利于进行更广泛的手术。

磨玻璃结节型肺癌的手术原则:①周围型磨玻璃结节型肺癌,限制于亚肺叶切除的上限;②需行肺叶切除的中央型磨玻璃结节型肺癌,可延迟手术至窗口期的最后阶段。

3. 保留更多的肺实质的肺段切除外科手术方式选择

推荐对于中央型纯GGO,建议采用肺段切除术。0.25<CTR<0.50的NSCLC肿瘤(直径≤2.0 cm)、实性成分较多(CTR>0.50)的NSCLC肿瘤(直径≤2.0 cm)、NSCLC肿瘤(2.0~3.0 cm且CTR<0.50)的NSCLC肿瘤,施行肺段切除术。对于实性成分较多(CTR>0.50)的NSCLC肿瘤(直径≤2.0 cm),2007年和2009年分别启动了Cancer and Leukemia Group B(CALGB)140503和JCOG0802研究,以比较亚肺叶切除术与肺叶切除术的疗效。这两项研究均报告了肺段切除术的非劣效性。CALGB140503研究报告显示,在术中FS确认为NSCLC和淋巴结阴性的前提下,楔形切除术(59.1%)和肺段切除术(37.9%)在5年总生存率(80.3% vs 78.9%)、5年无病生存率(63.6% vs 64.1%)、局部或远处复发率方面均不劣于肺叶切除术。虽然JCOG0802研究中两组的总复发模式相似,但肺段切除组的局部复发率是肺叶切除组的2倍有余(11% vs 5%),这可能是肺段切除术不成功或适应证扩大的结果。而其他人比较了亚肺叶切除术(肺段切除术和楔形切除术),所有病例系列的研究结果普遍显示了良好的长期预后,因GGO优势肿瘤接受楔形切除术或肺段切除术的患者3年总生存率超过98%。事实上,近期的JCOG0802研究表明,肺段切除术比肺叶切除术患者有更好的总体存活率。因此,对FS确认了足够手术切缘和淋巴结活检阴性的患者,建议将肺段切除术作为这部分患者的标准手术方法。

4. 对肿瘤清除更彻底的肺叶切除外科手术方式选择

推荐对于高危患者应考虑行标准的肺叶切除加淋巴结取样。NSCLC 肿瘤（直径 2.0~3.0 cm 且 CTR>0.50 或直径大于 3.0 cm），行肺叶切除（图 2-3）。

在 JCOG0201 研究中，来自 31 个机构的 811 名患者的肺外周半部肿瘤直径小于 3 cm。肿瘤行肺叶切除术，平均随访 7 年后发现，CTR 低于 0.5 的患者的 5 年生存率为 96.7%，CTR 低于 0.25 的患者的 5 年生存率为 97.1%，而 CTR 高于 0.5 的患者的 5 年生存率为 88.9%。在 JCOG0802 里程碑式的肺段切除术与肺叶切除术随机对照试验招募 4 年后，由于 JCOG0201 研究的患者预后良好，JCOG 研究人员选择将试验的入选标准从 CTR 0.25 改为 CTR 0.5。此外，病变必须在肺的外 1/3 处，直径小于 2 cm。因此，在这项随机试验中，62 名 CTR 低于 0.5 的患者和研究中所有病变的 40% 为亚实性结节，90% 的病灶为腺癌，6% 的病灶有 N1 或 N2 阳性淋巴结。该研究发现，肺段切除术组患者的肺功能改善了 3.5%，肺段切除术组患者的复发率增加了 5.1%，5 年总生存率增加了 3%。这项研究证明了在这一特殊的患者队列中进行肺段切除术的安全性，并表明了淋巴结切除术的重要性。

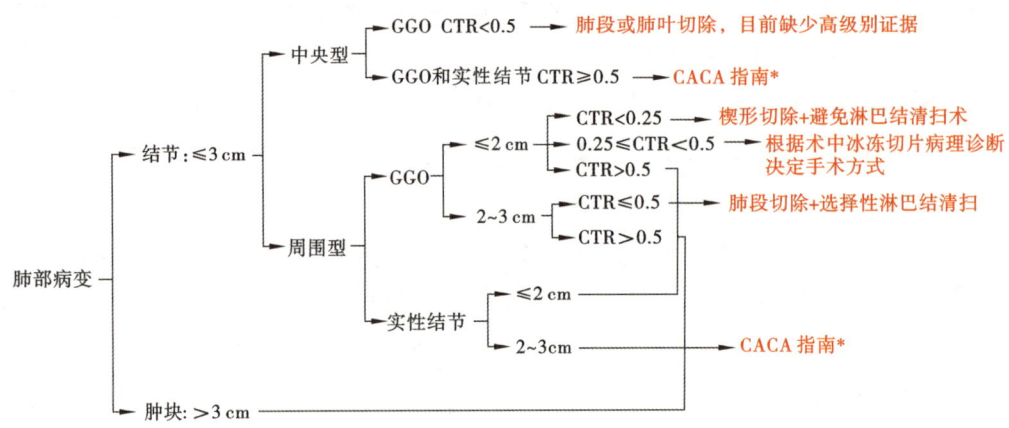

图 2-3 肺部磨玻璃结节的手术策略

注：*CACA——《中国肿瘤整合诊治指南》。

5. 对肺结节手术干预的时机选择

何时需要进行诊断性手术切除，目前尚无明确统一的指导意见。当 GGO 开始生长时，手术的最佳时机也不确定。一般来说，当临床高度怀疑恶性肿瘤和（或）活组织检查不确定时，就要进行该检查。

具有 GGO 特征的 LUAD 是肺癌自然演化过程中的一个特殊阶段，也是一种独特的临床亚型，具有鲜明的特征和预后。Zhang 及其同事发现，CT 筛查发现的肺癌存在于相当一部分年轻的亚洲女性非吸烟者中，其中大多数为早期肺癌，预后极好。然而，约 20% 的纯 GGO 和 40% 的部分实性 GGO 分别在 2.4 年和 4.9 年后生长或变得更加实性。GGO

特征性LUAD的手术时机至关重要,因为这类患者过度治疗的现状已引起全世界的关注。所以,为了避免治疗不足或治疗过度,陈海泉教授团队提出了手术治愈时间窗,并将其定义为术后5年RFS或无病生存率达到100%的阶段。在治愈时间窗内接受手术切除(主要是楔形切除)的患者可被视为最终治愈。由于90%以上持续缓慢生长的GGO被证实为恶性肿瘤,因此需要对那些体积增大或出现实性成分的GGO进行进一步评估。一开始,楔形切除术足以治愈。然而,随着时间的推移,如果不及时治疗,就需要进行根治性肺段切除术或肺叶切除术。毕竟,如果能在肿瘤可控的情况下第一时间将其切除,将有助于最大限度地增加治愈机会,减少术后并发症。对于那些长期稳定的顽固性GGO,它们的自然演变可能会持续数年甚至数十年,这就为治疗提供了很长的时间窗口。为了防止过度诊断和过度治疗,将GGO特征性LUAD的自然病程与患者的预期寿命进行比较至关重要。早期肺癌手术方式如下(图2-4)。

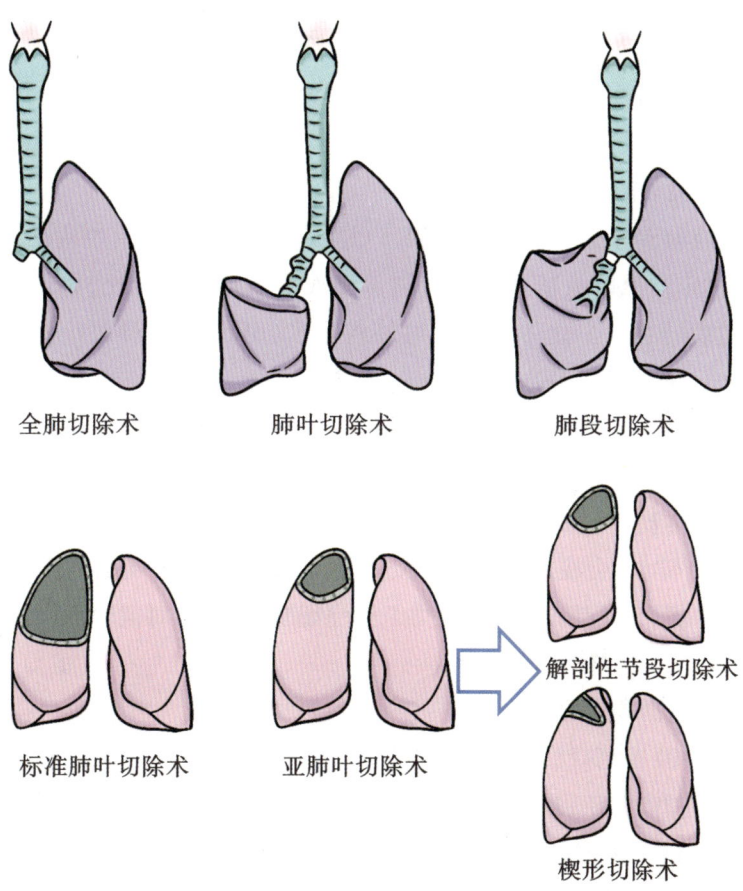

图2-4 早期肺癌手术方式

三、早期肺癌的精准放射治疗

早期肺癌的病灶范围小,未发生转移,治愈率高。除了手术治疗之外还可以选择精准外部放射治疗。精准放疗对癌细胞的杀伤力更强,对健康组织的损伤极小,肿瘤部位放射剂量更高。另外对于很难实施标准手术治疗的高龄患者或呼吸衰竭患者来说,精准放疗也是一种优选的治疗方案。

1. 三维共形放射治疗

三维共形辐射(3D-CRT)首先使用计算机和CT、MRI和PET等图像识别癌症的大小、形状和部位,然后使癌症和周围组织成为三维图像。最后在旋转治疗装置的同时,其根据癌症的大小和形状准确地进行照射。

2. 调强放射治疗

调强放射治疗(IMRT)通过使用放射治疗计划设备(专用计算机)进行优化计算,可以向癌症组织提供高放射剂量,并保持对邻近正常组织的放射剂量较低。通过使用称为多叶准直仪(MLC)的装置来调节理想的辐射剂量,从多个方向以理想的辐射剂量照射癌症。

3. 立体定向放射治疗方法

立体定向放射治疗方法(SRT或SBRT)是一种从多个方向集中病变的放射线的方法,也称为立体定向照射或精确照射。与常规放射治疗方法相比,可以尽可能减少撞击周围正常组织的剂量。立体定向放射外科手术(SRS)是一种对小病灶有效的治疗方法。

4. 粒子束治疗方法(质子束治疗方法/重离子束治疗方法)

粒子束治疗是放射治疗方法的总称,放射治疗方法是用粒子射线束(如质子和重粒子)照射病灶,与常规X射线治疗相比,它具有能够更紧密地照射癌症病变的优势。质子重离子在进入人体时不会在表面附近释放能量,而是在射线末端的病变部位释放能量。这样也就可以对病灶进行精准照射,强力杀灭癌细胞的同时,对健康组织的损伤更小、副作用少,对患者造成的身体负担较小。

5. 早期肺癌精准放疗的效果

在2004年,MD安德森癌症中心(MDACC)开始了立体定向消融放射治疗(SABR)在早期肺癌治疗中的研究,最初用于因为心肺并发症而无法接受手术切除的患者。2009年,张玉蛟教授团队也开展了针对可手术Ⅰ期NSCLC患者SABR治疗的国际多中心随机对照Ⅲ期临床研究(STARS),而在2008年,荷兰也开展了一项类似的多中心随机对照Ⅲ期临床研究(ROSEL)。张玉蛟教授团队对上述两项研究中的意向治疗(ITT)人群进行了合并分析(Pooled analysis),研究重点是总生存期(OS)。研究共纳入58例患者,随机分配至SABR组($n=31$)和手术治疗组($n=27$)。结果显示,SABR组与手术治疗组 3 年 OS 率分别为 95% 和 79%（$P=0.037$），3 年无复发生存率分别为 86% 和 80%（$P=0.54$）。研究显示，除手术外，SABR 是可切除 I 期肺癌患者的另一个治疗选择。对于那些无法耐受手术的早期肺癌患者，质子重离子治疗是一种有效的放疗方法。根据日本国立癌症中心东医院早期非小细胞肺癌患者质子治疗效果的统计数据显示，患者 2 年局部无复发，整体生存率为 84%，疗效良好。如果将肿瘤直径分为≤3 cm 或>3 cm，则 2 年局部无复发者的生存率分别为 94% 和 62%。在毒性反应方面，患者未出现严重的肺炎，与照射部位一致的胸痛病例为 10%。随着医学技术的发展，微创手术已经替代传统开胸手术治疗成为肺结节切除的标准手术方式。对于早期肺癌的治疗方案选择，业界存在诸多的见解，可谓仁者见仁，智者见智。总体而言，每增加一项治疗选择，患者便多一份康复的希望。在确定治疗方案时，需综合考虑患者的身体状况、疾病特点等，这也要求胸外科、放疗科、肿瘤科等多学科专家共同参与、协作，以确保为患者制定最为适宜的治疗策略。

第九节　肺癌有症状高危人群的健康管理

随着低剂量螺旋 CT 应用于肺癌早筛，以及国家的投入和公众认识度、接受度的提高，被诊断出早期肺癌患者也逐渐增多。众所周知，与晚期肺癌患者相比，早期肺癌距离"治愈"更近。近年来靶向和免疫治疗的出现极大地改善了晚期肺癌患者的治疗现状，也带来晚期非小细胞肺癌（NSCLC）患者 5 年生存率的不断攀升，2012—2018 年晚期肺癌 5 年生存率已经由 5% 提升至 23%。但在足以"傲视群雄"的早期肺癌治疗领域也有未被满足的需求。早期 NSCLC 患者虽可通过手术切除病灶，但即便接受了辅助化疗，仍有近一半的早期 NSCLC 患者在术后复发，亟需更有效的治疗选择为患者提高疾病治愈机会。近年来，随着肺癌诊疗一体化的创新融合，肺癌围手术期生态解决方案已经初见雏形。在医学与科技的进步下，肺癌围手术期生态跨界合作，为胸外科专家的临床治疗和患者痛点带来了多维的解决方案，为降低早期肺癌术后复发风险带来了新的思路和希望。

早期肺癌的全程化管理是指以患者为中心，以胸腔镜外科为基础，在多学科团队协作的基础上，通过一系列具有循证医学证据的围手术期优化措施的综合应用，减少手术患者的生理及心理的创伤应激反应。科学规范的患者随诊随访、伴随疾病的全方位管理、跨学科协作、全面康复也是早期肺癌治疗的关键环节。在临床中需要多模式或多学科协作完成，真正实现从"疾病治疗到健康管理"的转变。

一、早期肺癌围手术期的管理路径

对于早期肺癌患者,长期随诊随访有助于早期发现疾病的复发与转移、第二原发肿瘤、治疗相关的并发症和相关伴随疾病,并给予规范的指导以促进患者康复。随诊随访项目(包括肺癌疾病随诊随访、伴随疾病随诊随访及不良反应随诊随访)及不同随诊随访结果的处理原则,可协助临床医师明确掌握不同类型早期肺癌患者的长期随诊随访管理,以进一步降低肺癌患者疾病复发风险,减少伴随疾病对患者生存和生活质量的影响,及时发现药物相关不良反应并进行管理。

(一)定期复查监测

1. 术后随访的概况

术后定期随访是早期发现和治疗肿瘤复发转移或第二原发肿瘤的有效方法,可提高患者的生活质量,改善预后。临床统计发现,非小细胞肺癌根治性手术治疗后的前2年内,复发的概率最大,尤其集中在手术后6~8个月和22~24个月。通过肿瘤游离DNA水平监测可以观测到肿瘤的进展变化趋势(图2-5)。

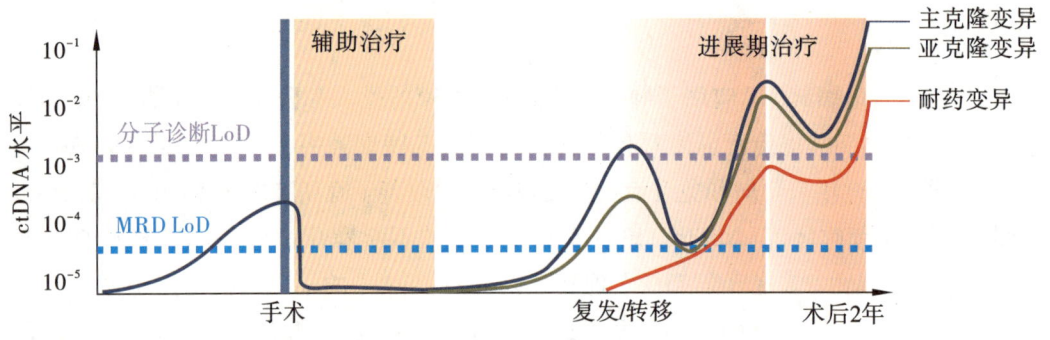

图2-5 术后不同时间患者血液ctDNA水平变化

临床统计数据显示,Ⅰ~Ⅲ期肺癌术后复发率见表2-3。

表2-3 Ⅰ~Ⅲ期肺癌术后复发率

临床分期	局部复发率	远处转移率	总复发率	中位随访时间
ⅠA期	5.1%	16.6%	12.8%	5年
ⅠB期			24.2%	5年
Ⅱ期	11.7%	36.9%	48.6%	5年
ⅢA期	25.4%	44.2%	52.3%	3年

2. 术后随访方案(表2-4)

表2-4 非小细胞肺癌术后随访方案

方案	随访项目
方案A(局部)	①病史。②体格检查。③肺癌肿瘤标记物:NSE、SCC、CEA、CA125、CYFRA21-1。④检查项目:胸部低剂量螺旋平扫CT(必要时胸部增强CT)
方案B(全身)	方案A(局部)①②③④+检查项目:腹部CT平扫或B超,头颅增强MRI,全身骨扫描或:①病史;②体格检查;③肺癌肿瘤标记物;④全身PET-CT检查
方案C(非必要)	锁骨上淋巴结B超,纤维支气管镜,EBUS/EUS,经皮穿刺活检,淋巴结活检及浅表肿物活检,体腔积液细胞学检查,痰细胞学,胸腔镜,纵隔镜,CTC,ctDNA,肺功能检测,肺癌生活质量评分

3. 常见肺癌分类患者术后随访建议(表2-5)

表2-5 常见肺癌分类患者术后随访建议

分类	时间频率	随访方案
原位癌	每年1次全身健康查体	胸部低剂量螺旋CT替代胸部X射线片检查
Ⅰ期(术后无需辅助治疗,驱动基因阴性)	前2年每6个月随访1次	每年第1个6个月方案A,每年第2个6个月方案B
	第2年后每1年随访1次	方案B
Ⅱ期、ⅢA期、ⅢB期(T3N2M0)(术后需辅助治疗,驱动基因阴性)	前2年每3个月随访1次	每年前3个3个月方案A,每年第4个3个月方案B
	第3~4年每6个月随访1次	每年第1个6个月方案A,每年第2个6个月方案B
	第4年后每1年随访1次	方案B
EGFR基因阳性术后无需辅助治疗	前2年每6个月随访1次	每年第1个6个月方案A,每年第2个6个月方案B
	第2年后每1年随访1次	方案B
EGFR基因阳性术后需辅助治	前3年每3个月随访1次	每年前3个3个月方案A,每年第4个3个月方案B
	第4~6年每6个月随访1次	每年第1个6个月方案A,每年第2个6个月方案B
	第6年后每1年随访1次	方案B
ALK突变及其它少见突变术后无需辅助治疗	前2年每6个月随访1次	每年第1个6个月方案A,每年第2个6个月方案B
	第2年后每1年随访1次	方案B
ALK突变及其它少见突变术后需辅助治疗	前3年每3个月随访1次	每年前3个3个月方案A,每年第4个3个月方案B
	第4~6年每6个月随访1次	每年第1个6个月方案A,每年第2个6个月方案B
	第6年后每1年随访1次	方案B

4. 特殊情况的复查

但若术后身体出现了异常的症状,则不限时间,尽量及时去医院检查。另外,有些肺癌术后患者可能还会配合其他治疗措施消灭体内肉眼看不见的微小病灶降低复发风险,这个时候也建议患者一定要听从医生的建议配合进一步治疗,不要觉得手术切完就可以高枕无忧了。尽管多种治疗方案有助于降低早期肺癌患者的复发率,但当患者在随诊随访期间出现以下任何一种症状和体征时,如新发肿块、骨痛、胸痛、持续性头痛、呼吸困难或腹部疼痛等,仍提示可疑复发时,应立即就诊并进行相关检查;若怀疑局部复发,则应进行细胞或病理学检查。

(二) 早期肺癌的围手术期治疗

早期肺癌是一种可通过手术治疗实现治愈的恶性肿瘤。然而,超过50%仅接受手术治疗的肺癌患者会在5年内出现复发或转移,导致治疗失败。即使是没有淋巴结转移且肿瘤小于1 cm的原发性肿瘤,完全切除术后仍有将近8%的患者在5年内死于本病。到底哪些早期肺癌患者需要术后辅助治疗,哪些患者不需要辅助治疗,我们需要更多的探索。

1. 早期肺癌的病理分类的解读

2021年的病理分类中,将不典型增生与原位癌剔除出了肺癌的范畴,将其称为腺体前驱病变,分为腺体前驱病变与肺腺癌两大类。肺腺癌从微浸润性腺癌(贴壁状生长为主)起步,再次是浸润性腺癌(有贴壁状生长、腺泡性及乳头状生长、微乳头状生长、实体型,以及复杂腺体型)。

(1) 非典型腺瘤样增生(AAH)病理特点:通常≤0.5 cm(不绝对),可以单个或多个孤立性病灶肿瘤细胞沿肺泡壁呈贴壁状生长。可以理解为细胞已经不是正常形态,但还没见到典型癌细胞,是癌前病变。可以观察不手术,若因无法除外浸润性病变而进行了手术,只局部切除就行,切除后不会复发或转移。

(2) 原位腺癌(AIS)病理特点:肿瘤细胞严格地沿着以前存在的肺泡结构生长(贴壁状生长),缺乏间质、血管和胸膜侵犯。AIS分为非黏液性和黏液性两型,直径≤2 cm,生长慢;病灶增大或密度增高,可能向浸润型腺癌进展,直径>10 mm。可以理解为已经见到癌细胞,但局限而没有突破肺泡壁。可以观察不手术,若因无法除外浸润性病变而进行了手术,局部切除就行,切除后不会复发或转移。完整切除100%治愈。

(3) 微浸润性腺癌(MIA)病理特点:是一种以贴壁状生长为主的孤立性小腺癌(≤3 cm),任何一个浸润病灶的最大直径≤0.5 cm;通常表现为部分实性结节,即主要为毛玻璃成分的中央有一个直径≤5 mm的实性区。可以理解为已经是肺癌,而且有浸润(会向外侵犯),但距离还很短,不会向远处转移。需要手术切除,可以亚肺叶切除(楔形切除或肺段切除),完整切除后几乎不会复发或转移,术后5年生存率100%。

(4) 浸润性腺癌(IAC)病理特点:肿瘤浸润灶最大直径>0.5 cm。IAC分为以下几种。①贴壁状生长的浸润性腺癌(LPA):临床的生物学行为基本等同于原位癌或微浸润性腺癌,完整切除后不会复发或转移。②以腺泡性为主的浸润性腺癌:圆形或卵圆形腺样构型,腺腔内或瘤细胞内可含有黏液。③乳头状为主的浸润性腺癌:腺泡型与乳头型对应于中分化。④以微乳头状为主的浸润性腺癌:此型具有较强的侵袭行为,易发生早期转移。与实性为主腺癌一样,预后很差。⑤以实性为主的浸润性腺癌。⑥复杂腺体型:此型是近些年才发现并命名的,也是高危的亚型,与微乳头、实体型一起都是低分化的类型。⑦浸润性腺癌变异型:少见。

可以理解为,传统的肺癌恶性程度相对较高,有复发或转移风险,需积极手术治疗。但随着越来越多的病例总结与数据分析表明贴壁型浸润性腺癌危险性并不高,如果含贴壁而不含高危亚型,即使有腺泡或乳头成分,其ⅠA期肺癌术后5年生存率仍可达98.4%。

2. 早期肺癌的TNM分期

原位癌为Tis;微浸润性腺癌为T1mi;浸润性腺癌为T1(包括T1a、T1b、T1c)。但是T分期的标准中T的大小不是据病灶大小,而是以浸润灶或实性成分的大小定义的。一种是病理科全部取材,测量浸润灶大小并标明;一种是CT上测量。本节中提及的实性结节和纯磨玻璃结节,同时记录肿瘤最大层面的长径和短径,分期采用长径。例如,纯磨玻璃结节如果长径是2.5 cm,那么记录的T大小就是2.5 cm。

3. 早期肺癌的术后辅助治疗

当手术后病理报告纯磨玻璃结节是腺瘤样不典型增生、原位腺癌或微浸润性腺癌时,因为不存在转移复发风险,根本不需基因检测与相应的靶向治疗,也不需要放疗、化疗或免疫治疗。如果是浸润性腺癌,术后辅助治疗主要用在ⅡA期以后的病例,以及部分有高危因素的ⅠB期病例,对于早期肺癌中的ⅠA期是明确不需术后辅助治疗的。实性结节与磨玻璃结节是不一样的实性结节的ⅠA期肺癌,远期效果远未达统计数据。腺癌亚型中的实性型与微乳头(近年再加上复杂腺体)亚型恶性程度高,预后差,即使只有5%的占比,也明显影响预后。有脉管癌栓、胸膜侵犯的腺癌预后更差。气腔播散影响远期生存。生存分析显示,合并气腔播散患者,复发更快、生存期更短。气腔播散对预后的影响,只出现在实性结节中,而在磨玻璃人群中无意义。微乳头成分为主型ⅠA期肺腺癌。接受术后辅助化疗,给患者提供了更好的总生存时间,并延缓疾病复发,把复发风险降低55%,把死亡风险降低51%。在扩大ⅠA期术后辅助治疗适应证的同时,也要警惕对传统分期中ⅠA期肺癌以及多发磨玻璃结节肺癌和部分ⅠB期肺癌的过度治疗问题,ⅠA期非小细胞癌术后是否推荐辅助治疗见表2-6。值得注意的是:①是否推荐辅助治疗仍与大小相关是因为大体上大小还是有价值的,也为与现行科研指南等数据产生相关性;部分高危亚型以30%还是50%为界比较难以确定。②贴壁亚型基本不可能有脉管侵犯,偶有气腔内播散情况。③建议辅助治疗的建议MRD检测,以及基本检测,若MRD阳性而基因突变阴性,考虑化疗;MRD阳性而基因突变阳性,考虑靶向治疗;MRD

阴性而突变阳性可考虑靶向治疗；MRD 与突变均阴性，不建议化疗（因为化疗总体只提高 5% 的五年生存率）。

表 2-6　ⅠA 期非小细胞癌术后辅助治疗与否推荐

叶建明个人版	鳞癌		贴壁型(纯磨)		不含高危亚型非贴壁		含少量高危亚型同时含贴壁		含部分高危亚型无贴壁		高危亚型为主型	
高危因素	无	有	无	有	无	有	无	有	无	有	无	有
直径小于1 cm	绿	绿	绿	绿	绿	绿	绿	绿	绿	绿	绿	橙
直径1~2 cm	绿	绿	绿	绿	绿	绿	绿	橙	橙	橙	橙	橙
直径2~3 cm	绿	橙	绿	绿	绿	橙	橙	橙	橙	橙	橙	橙

注：绿 不推荐辅助治疗　　橙 推荐辅助治疗

（三）早期肺癌围手术期康复

早期肺癌的手术治疗生存率非常高，如果在围手术期进行肺功能康复训练则能够有效提高肺功能、提高手术耐受力，降低术后胸闷、咳嗽、呼吸困难等并发症，缩短住院时长，促进康复。

1. 早期肺癌围手术期康复的目的

在多学科协作下实施的一系列基于循证医学证据优化的临床措施，如提高患者术前肺功能，降低手术风险，预防和改善术后并发症，协助患者早期活动与步行，促进肺功能恢复，缩短住院周期，提高患者日常生活活动能力，改善患者诊疗体验和结果的康复等称为加速外科康复（ERAS）。ERAS 理念贯穿于住院前、手术前、手术后、出院后的完整治疗过程。

2. 早期肺癌围手术期康复的方法

（1）肺康复评估：在做康复治疗之前首先要经过医务人员专业的康复评定。如呼吸功能评估、躯体功能评估、心理功能评估、日常生活活动能力评估等。

（2）术前康复治疗：①术前指导患者及家属；②术前腹式呼吸训练缓解术后伤口疼痛；③学会运用伤口支撑法咳嗽；④拍背方法；⑤呼吸控制训练适用于缓解呼吸困难；⑥有氧运动训练；⑦节律性爬楼梯训练；⑧咳嗽训练。

（3）术后康复治疗：术后患者常由于伤口疼痛，咳嗽时不敢正常用力，可用以下方法进行康复。①伤口支撑法；②连续三个咳嗽法；③哈气（Huff）；④体位引流；⑤叩击、拍打；⑥循序渐进科学的活动。总之，围手术期正确的呼吸功能训练、有效的咳嗽和科学的运动能让肺功能康复达到事半功倍的效果。

第十节 肺癌早诊早治发展方向的探索及实践

一、肺癌早诊早治的发展方向的探索

《SCIENCE》近期发表评论指出,要实现癌症早诊必须解决五大挑战。一是要解决早期癌症的生物性行为;二是要找到罹患癌症的风险;三是要对癌症分子标志物尤其新型的分子标志物要深入挖掘;四是要评价这些分子标志物的价值,也就是癌症的早期检测方法评价;五是要建立更加精准的高敏感度、高特异性的检测技术。以上就是未来癌症早诊的发展方向。

(一)肺癌筛查精准人群的确定

何建行教授团队建议:筛查的意义明确,但需要进行筛查的高危人群仍未完全清晰。肺癌最佳的起始筛查年龄为35岁,同时,提示35岁以下的人群不建议进行肺癌筛查,以免出现过度诊疗并增加患者的心理负担。除年龄外,目前已经明确多项公认的肺癌相关高危因素,如吸烟、氡气暴露、二氧化硅等职业暴露、个人癌症史、一级亲属肺癌家族史、既往肺部疾病史(慢性阻塞性肺疾病、肺结核、肺纤维化)等。但影响肺癌发生的因素众多,仍有待挖掘,为了降低漏检率,何教授课题组一直致力于危险因素谱的完善,比如既往未有文献报道除肺癌以外,其他癌种如肝癌、肠癌等有家族史人群的肺癌风险。他们通过回顾性研究分析发现,其他癌症类型的家族史并不明显提高肺癌的发生风险,提示暂不推荐有除肺癌外的其他癌症家族史的人群进行积极的肺癌筛查。陈海泉教授团队建议,除了传统的高危人群以外,亚洲和中国的肺癌筛查应重视传统的"非高危"人群,即年轻、不吸烟、女性人群,这部分人群建议采用"低龄低频"的肺癌筛查策略,即第一次筛查可在任何年龄进行,筛查阴性且没有任何高危因素的人群筛查间隔可延长至5~10年。

(二)肺癌筛查结节的精准管理

肺癌筛查尤其是肺结节的筛查,只能依赖于CT检查,随着CT筛查的普及,发现肺结节的人数也在不断地上升,而其中仅有小部分为肺癌。由于CT检查的敏感度高,因此提出一个重要的现实难题:如何避免假阳性,选取的人群干预是否符合肺结节筛查精准管理的需求?既往研究报道,影像和临床判断高度怀疑恶性的结节中,术后仍存在高达30%~40%的良性病灶,研究显示,人工智能可提高肺癌筛查的准确性,较专家阅片假阳性率和假阴性率可分别减少11%和5%。医学影像人工智能的发展使AI阅片成为可能,可以在大量影像图像中进行初筛,再根据危险程度由医生进行确认,从而能够提高工

作效率和容量,有助于推动肺癌早筛和精准性。肺结节由于其难以诊断的特性,以及如今有着越来越多的治疗手段,因此在肺结节精准管理过程中,需要整合各个学科不同的意见,才能够令患者获得最优化的诊疗方案。当前越来越多的医院都开设了肺结节门诊或肺结节中心,把不同学科的医生聚到一起,大家一起对疑难病例进行讨论。例如,对于不确定的肺结节,MDT 能够令大家共同对肺结节进行多角度评估,结合影像特征、生物学标记、临床表现等多源信息,确定肿瘤的良恶性,提高肺结节诊断的精准性。所以,未来基于低剂量胸部 CT 筛查的肺结节联合人工智能的筛选诊断和多学科团队的联合判断,会形成肺结节精准诊疗的一体化管理模式。

(三)肺癌筛查结节的精准管理的辅助技术手段

对肺结节本身的影像学识别和影像学角度的精细化判断除了对影像学检查的适度安排也包括一些辅助技术手段。重点是生物标志物,从肿瘤标志物到各种各样的 CTC、ctDNA、ctDNA 甲基化、外分泌 RNA 等,都是要关注的生物标志物。还有一个重点是如何确诊,最精确的确诊手段是取得病理,不论痰细胞学还是活检,对于小结节来说都不太容易。基于此,未来探索的方向应该注意到以下情况。

1. 血清学的肿瘤标志物作为辅助诊断

肿瘤标志物是常见的临床手段,如癌胚抗原(carcinoembryonic antigen,CEA)、细胞角蛋白 19 片段 21 – 1 (cytokeratin 19 fragment, CYFRA 21 – 1)、鳞状上皮细胞癌抗原(squamous cell carcinoma antigen,SCC)等,但传统肿瘤标志物诊断肺癌的灵敏度和准确性十分有限,CEA 等常用标志物敏感度低于 50%,尤其小结节型的早期肺癌检出率更低。

2. 外周血作为辅助诊断

外周血应用于肺癌早筛,这是在影像学检查之外很重要的补充。现在越来越多的生物标志物被发现,可以借助它们判断其相关的生物学信息。ctDNA 甲基化是一个于癌症早期就能有所提示的指标。其他如 CTC、ctDNA、外泌体 RNA 等都是可以关注的指标,但目前还在探索中。一旦发现 ctDNA 甲基化和 ctDNA 有问题,要特别警惕肺癌。对于抗体问题,中国的研究资料初步发现,肺癌 7 种自身抗体检测也是值得关注的标志性指标,这是辅助性的指标。华西团队率先研究了肺癌癌组织的环状 RNA 表达特征,鉴定了 8 个组织特异性的 RBPs 高度相关性 circRNAs。证实 4 个新 circRNA 诊断肺癌的准确性达 90%。从分子层面,华西团队首次从早期肺癌患者血浆中发现并证实 7 个甲基化分子,鉴定了 4 个新的早期肺癌诊断蛋白分子,其敏感度及特异性达 80% 以上。通过血浆基于高通量 ctDNA 甲基化技术发现其用于早期肺癌检测与良性肺结节的鉴别的敏感度可达 79.5%,特异性可达 85.2%,诊断性能优于 PET-CT、超声引导下纤维支气管镜活检,以及肺癌自身抗体谱七项。

(四)肺癌筛查结节的精准干预手段的探索

对于怀疑恶性病变的肺结节,尤其表现为磨玻璃密度的超早期肺癌(浸润前病变为主),目前标准的处理手段是通过手术完全切除。但对于多发肺结节无法同期完全切除,或患者主观不愿行手术等情况,往往需要手术治疗以外的治疗手段。何建行教授课题组建立了药物治疗早期磨玻璃肺癌的新模式,在国际上首次报道 EGFR 突变靶向药物治疗有效,研究发现其有效率为 33.3%,且多原发性肺癌患者不同病灶间的基因突变异质性是有效率偏低的主要原因。因此,分析判断毛玻璃结节的基因突变状态是能否选择靶向药物的关键,该团队建立了预测肺腺癌患者磨玻璃病灶 EGFR 突变状态的影像组学模型,并开发出可即时使用的软件,作为一项无创且准确快捷的诊断工具,能够有效筛选 EGFR 突变阳性病灶,显著提高了磨玻璃病灶患者接受 EGFR-TKIs 治疗的有效率。该团队进一步的研究证实,PD-1 抑制剂对肺癌早期磨玻璃病灶具有一定的治疗效果。对于 EGFR 突变阴性或不适于 EGFR-TKIs 治疗的磨玻璃病患者,免疫治疗可以作为潜在的治疗选择,其获益人群有待通过生物标志物进一步筛选。依据患者的 EGFR 突变状态(阳性或阴性),筛选识别用药受益人群,进行精准治疗,对于磨玻璃病患者的临床实践具有重要意义。目前,抗肿瘤药物在治疗前均需要病理活检确诊为恶性肿瘤,对于极早期的小病灶,行活检的技术难度高,且有部分患者主观上不愿行有创操作,明确这部分患者的诊断较为困难。

(五) 结语

肺癌的早期筛查和早期诊断对于降低群体的肺癌相关死亡率至关重要。尽管运用 LDCT 进行肺癌筛查已被证实可降低肺癌死亡率,但肺癌的精细化诊治仍有许多问题亟需解决。明确肺癌筛查高危人群的定义、LDCT 发现病灶的鉴别诊断、新技术如液体活检和 AI 等的合理运用,将有利于进一步提高早筛早诊的临床获益。此外,上述工具也可用于指导术后患者进一步的精细化治疗,如术后是否需要放化疗等。本研究对新的肺癌早筛早诊的解决路径和思路进行梳理,以期为临床实践及科研方向提供参考。

二、肺癌早诊早治的临床实践及科研项目实施

(一) 华西医院的实践

华西医院建立了大样本肺癌智能数据库,针对人工智能产品需要高质量大数据,集成各类数据系统,构建呼吸疾病病种库($n=111\ 891$ 例),采用自然语言处理和机器视觉算法,对临床、影像、病理、基因等多维数据实现全景信息提取,建立中国首个肺癌临床智能数据库($n=41\ 574$ 例),实现病种库的可视化、结构化、智能化,为新型影像技术开发提供大数据支持。针对小结节容易漏诊和性质难以判别的问题,同时开发了肺结节/肺癌人工智能辅助诊断系统,对直径 3~5 mm 肺结节检出率达 83%,优于放射科专科医师平均水平,且阅片率提高 50%;对肺结节性质判断准确性达 90.39%,远优于国际知名 Lung-RADS 模型(71.4%),目前该系统已在四川大学华西医院、达州市中心医院等多家医院推广应用,赋能基层医院肺癌早筛早治。四川大学华西医院依托 5G 信息平台,建立

了肺癌全程管理体系,在 5G 支撑全系统管理下,对肺癌高危人群进行筛查,分别建立社区肺癌筛查队列和体检肺癌筛查队列。同时对肺部阳性结节队列又进一步分为肺部结节随访队列与确诊的肺癌队列,进行全程管理。

  肺癌全程管理总体设计,是由多学科进行参与。对 40 岁以上人群,进行 LDCT 筛查,通过人工智能,精准检出和评估肺部的结节。根据评估结果,进一步精准处理肺部结节,同时进行规范治疗和规范的全程管理。在全程管理的过程中,至关重要的是建立医联体医院影像云以及 5G 支撑的信息平台,对于在不同医院做得 CT 检查,都可以上传到云端,供给各家医院调用查阅。同时也实现了智能全程管理,包括人工智能支撑,智慧随访等一系列的智慧化管理。在 5G 信息平台支撑下,华西肺癌/肺结节全程管理队列共纳入近 7 000 人,其中进行手术近 1 100 人,对于结节直径<1 cm 的人群,进行手术干预后,结果显示,恶性肿瘤病例占比 93.1%,良性肿瘤病例占比只有 6.9%。过度诊断的比例,远低于现已报道的比例。对此,李为民教授再次强调,肺癌/肺结节全程管理有助于规范化随访,同时减少过度诊断。

(二)广州医科大学附属第一医院的实践

  2017 年起广州市越秀区举办的"爱肺计划"万人肺癌筛查项目前期回顾发现,约 80% 的肺癌患者并不符合 NCCN 指南对高危人群的定义,约 45% 的肺癌患者不符合国内专家共识的定义,提示现行的筛查高危人群标准并不完全符合现实需求,可能会造成大量漏检。其中肺癌起始筛查年龄是首要影响因素,目前 NCCN 指南指出,肺癌高危人群建议自 50 岁或 55 岁开始筛查;中国的专家共识认为年龄≥40 岁合并任意肺癌高危因素如吸烟史等需要接受肺癌筛查。何教授研究团队通过分析已发表的随机对照试验和队列研究,从全世界 26 项肺癌筛查研究中提取 11 万例的肺癌筛查患者信息,将起始年龄的筛查数据分为 40 岁、45 岁、50 岁和 55 岁组,发现 I 期肺癌/肺癌总数的比例随年龄的上升而下降,提示更早进行筛查能够发现更多处于可治愈阶段的肺癌。基于上述研究结果,广州市"爱肺计划"的起始年龄也从 50 岁调整为 40 岁。其后,本课题组进一步通过广州医科大学附属第一医院数据库中 18 岁以上 CT 检查结果,综合分析肺癌发病数以及 I 期肺癌占比,提出肺癌最佳的起始筛查年龄为 35 岁。同时,提示 35 岁以下的人群不建议进行肺癌筛查,以免出现过度诊疗并增加患者的心理负担。

  何教授课题组,建立了药物治疗早期磨玻璃肺癌的新模式,在国际上首次报道 EGFR 突变靶向药物治疗有效,研究发现其有效率为 33.3%,且多原发性肺癌患者不同病灶间的基因突变异质性是有效率偏低的主要原因,提示 EGFR 野生型病灶对靶向药物无效。因此,本课题组进一步通过影像组学 AI 的方法,分析结节病灶特征,实现"免活检"的基因突变分型,富集突变人群,提高靶向药物的有效使用。本课题组前期研究也证实数字 PCR(droplet digital PCR,ddPCR)方法能够检出早期肺癌的突变状态。对于 EGFR 突变野生型的肺癌,可能对免疫治疗更加敏感,但对于磨玻璃早期病灶,又可能由于免疫原性较低而难以起效。为了解决争议,本课题组开展了国际首项程序性死亡受体1(programmed cell death receptor-1,PD-1)免疫药物治疗早期磨玻璃样多原发性肺癌的Ⅱ期临床试验进行探索,证实PD-1抑制剂对肺癌早期磨玻璃病灶具有一定的治疗效果。基于上述研究,何教授课题组正致力探索一种解决模式:通过影像学特征分析结合液体活检技术,在没有组织病理活检的情况下对小病灶进行诊断和基因分型,并指导药物治疗,实现早期肺癌"免手术"的愿景。

总之,目前国内对于早期肺癌的早诊早治有众多的临床教授做出了巨大的推广和探索,不仅对筛查的技术、人群进行了精准化,还对诊疗模式、手术技术和流程,以及更进一步的筛查生物标志物和靶点进行了系列的创新,更有很多教授对筛查出来的肺结节的管理和治疗进行了更加系统的研究和探索。用医疗实践创新在肿瘤早诊早治的推进中作出了巨大贡献,希望读者在学习本筛查方法和管理经验的基础上,也能学习到医学大家们在对小的临床问题进行科学创新和探索的勇气和方法!

(仓顺东　陈雪姣　苏路路　赵　亚)

参考文献

[1] WANG C,YU Q,SONG T,et al. The heterogeneous immune landscape between lung adenocarcinoma and squamous carcinoma revealed by single-cell RNA sequencing [J]. Signal Transduct Target Ther,2022,7(1):289.

[2] 郑荣寿,陈茹,韩冰峰,等.2022年中国恶性肿瘤流行情况分析[J].中华肿瘤杂志,2024,46(3):221-231.

[3] JEMAL A,BRAY F,CENTER M M,et al. Global cancer statistics [J]. CA:A Cancer Journal for Clinicians,2011,61(2):69-90.

[4] FERLAY J,SHIN H R,BRAY F,et al. Estimates of worldwide burden of cancer in 2008:GLOBOCAN 2008 [J]. Int J Cancer,2010,127(12):2893-2917.

[5] 陈万青,张思维,邹小农.中国肺癌发病死亡的估计和流行趋势研究[J].中国肺癌杂志,2010,13(5):488-493.

[6] LI C,LIANG H,ZHONG N,et al. Optimal Starting Age for Lung Cancer Screening With Low-Dose Computed Tomography:A Population Level Analysis [J]. J Thorac Oncol,2019,14(4):e82-e84.

[7] LI C,LIAO J,CHENG B,et al. Lung cancers and pulmonary nodules detected by computed tomography scan:a population-level analysis of screening cohorts [J]. Ann Transl Med,2021,9(5):372.

[8] 郭永利,韩玉成,初建国,等.15 mm 以下和16～30 mm 周围型肺癌的临床与影像学表现的差异[J].中国肿瘤临床,2002,29(3):23-26,38.

[9] HARBOUR J W,LAI S L,WHANG-PENG J,et al. Abnormalities in structure and expression of the human retinoblastoma gene in SCLC [J]. Science,1988,15(7):353-357.

[10] LITTLE C D,NAU M M,CARNEY D N,et al. Amplification and expression of the c-myc oncogene in human lung cancer cell lines [J]. Nature,1983,10(11):194-196.

[11] LIU M,NIU X,LIU H,et al. Germline EGFR mutations in lung cancer (Review) [J]. Oncol Lett,2023,26(1):282.

[12] NING D,FANG Y,ZHANG W. Association of habitual sleep duration and its trajectory with the risk of cancer according to sex and body mass index in a population-based cohort [J]. Cancer,2023,129(22):3582-3594.

[13] ECKERLING A,RICON-BECKER I,SORSKI L,et al. Stress and cancer:mechanisms, significance and future directions [J]. Nat Rev Cancer,2021,21(12):767-785.

[14] 赫捷,李霓,陈万青,等.中国肺癌筛查与早诊早治指南(2021,北京).中国综合临床,2021,37(3):193-207.

[15] YU Y H,LIAO C C,HSU W H,et al. Increased lung cancer risk among patients with pulmonary tuberculosis:a population cohort study [J]. J Thorac Oncol,2011,6(1):32-37.

[16] 中华预防医学会,等.中国肺癌筛查标准(T/CPMA 013-2020)[J].中国慢性病预防与控制,2021,29(1):8.

[17] YOTSUKURA M,ASAMURA H,MOTOI N,et al. Long-Term Prognosis of Patients With Resected Adenocarcinoma In Situ and Minimally Invasive Adenocarcinoma of the Lung [J]. J Thorac Oncol,2021,16(8):1312-1320.

[18] OOI K. The Pitfalls of Overtreatment:Why More Care is not Necessarily Beneficial [J]. Asian Bioeth Rev,2020,12(4):399-417.

[19] LI D,DENG C,WANG S,et al. Ten-year follow-up of lung cancer patients with resected adenocarcinoma in situ or minimally invasive adenocarcinoma:Wedge resection is curative [J]. J Thorac Cardiovasc Surg,2022,164(6):1614-1622.e1.

[20] LI T,ZHANG Y,FU F,et al. The evolution of the treatment of non-small cell lung cancer:A shift in surgical paradigm to a more individualized approach [J]. J Thorac Cardiovasc Surg,2024,167(3):S0022-S5223.

[21] SAJI H,OKADA M,TSUBOI M,et al. Segmentectomy versus lobectomy in small-sized peripheral non-small-cell lung cancer (JCOG0802/WJOG4607L):a multicentre,open-

label, phase 3, randomised, controlled, non-inferiority trial [J]. Lancet (London, England),2022,23(4):1607-1617.

[22] 梁文华,黎才琛,何建行.肺癌早筛早诊的精准化探索[J].中国肿瘤临床,2021,48(10):506-510.

[23] LI C,LIAO J,CHENG B,et al. Lung cancers and pulmonary nodules detected by computed tomography scan: a population-level analysis of screening cohorts [J]. Ann Transl Med,2021,9(5):372.

[24] NCCN clinical practice guidelines in oncology, lung cancer screening, version 1. 2021[EB/OL]. https://www.nccn.org/professionals/physician_gls/default.aspx#lung_screening.

[25] LI J,LI C,CHENG B,et al. The Relative Impact of Family History of Different Cancers on Lung Cancer Risk [J]. J Thorac Oncol,2019,14(11):e248-e249.

[26] SILVESTRI G A,VACHANI A,WHITNEY D,et al. A Bronchial Genomic Classifier for the Diagnostic Evaluation of Lung Cancer [J]. N Engl J Med,2015,373(3):243-251.

[27] ARDILA D,KIRALY A P,BHARADWAJ S,et al. End-to-end lung cancer screening with three-dimensional deep learning on low-dose chest computed tomography [J]. Nat Med,2019,25(6):954-961.

[28] LIANG W,ZHAO Y,HUANG W,et al. Non-invasive diagnosis of early-stage lung cancer using high-throughput targeted DNA methylation sequencing of circulating tumor DNA (ctDNA) [J]. Theranostics,2019,9(7):2056-2070.

[29] LIANG W,CHEN Z,LI C,et al. Accurate diagnosis of pulmonary nodules using a noninvasive DNA methylation test [J]. J Clin Invest,2021,131(10):e145973.

[30] CHENG B,LI C,ZHAO Y,et al. The impact of postoperative EGFR-TKIs treatment on residual GGO lesions after resection for lung cancer [J]. Signal Transduct Target Ther,2021,6(1):73.

[31] CHENG B,DENG H,ZHAO Y,et al. Predicting EGFR mutation status in lung adenocarcinoma presenting as ground-glass opacity: utilizing radiomics model in clinical translation [J]. Eur Radiol,2022,32(9):5869-5879.

[32] CHENG B,LI C,LI J,et al. The activity and immune dynamics of PD-1 inhibition on high-risk pulmonary ground glass opacity lesions: insights from a single-arm, phase II trial [J]. Signal Transduct Target Ther,2024,9(1):93.

第三章

乳腺癌早诊早治及高危人群健康管理

第一节 乳腺癌发病的流行病学特征和生物学特征

一、乳腺癌的流行病学特征

乳腺癌是女性最常见的恶性肿瘤之一,发病率位于女性恶性肿瘤的首位,严重危害着女性的健康和生命。近年来,乳腺癌新发病例数快速增长,造成的疾病负担不容忽视。

1. 全球女性乳腺癌流行状况

据世界卫生组织(World Health Organization,WHO)国际癌症研究中心(International Agency for Research on Cancer,IARC)2024 年最新统计,2022 年全球乳腺癌年发病数 230 万例,占恶性肿瘤总发病数的 11.6%,位居全球发病率第二,与位居第一位的肺癌仅相差 18 万例。世界各地乳腺癌的发病率差别较大。自 2007 年以来,北美、欧洲和大洋洲的几个高收入国家报告的绝经前和绝经后乳腺癌发病率不断上升。最新报道的发达国家乳腺癌的发病率要远高于发展中国家的发病率(54.1/10 万 vs 30.8/10 万),法国、澳大利亚和新西兰、北美和北欧的发病率最高,发病率是中南亚和中非的 4 倍。

世界各地乳腺癌的发病年龄分布也存在显著差异,大致可以分为 3 种类型。一是以北美为代表的持续增长型,发病最高峰出现在 65 岁以后的老年人群。二是以东欧为代表的平台维持型,发病最高峰往往出现在 55～64 岁,65 岁以后发病率开始降低。三是以东亚为代表的逐渐下降型,发病最高峰提前到了 45～54 岁,55 岁以后发病率逐渐降低,但在 60～69 岁有小幅上升。中国属于第三种类型。

IARC 最新报道的世界乳腺癌年死亡数 66 万例,占恶性肿瘤总死亡数的 6.9%,位居全球死亡率第四。世界各地乳腺癌死亡率的高低与发病率水平并不完全一致。发达国家乳腺癌死亡率要低于发展中国家(11.3/10 万 vs 15.3/10 万),考虑可能是癌症死亡率除了受发病率影响以外,还受到临床诊断、治疗和康复水平的较大影响。北美、欧洲和大洋洲的几个高收入国家死亡率自 1990 年代初左右以来有所下降,考虑可能是通过筛查及提高乳腺癌早期发现的意识和治疗突破取得的进展。相比之下,南美洲、非洲和亚洲的转型国家乳腺癌死亡率迅速上升。

2. 中国女性乳腺癌流行状况

我国女性乳腺癌发病率和死亡率呈上升趋势,并呈现出地区、年龄差异。最新的肿瘤登记中心数据显示,2022年我国女性癌症新发病例数中,乳腺癌位居第二位,年新发病例数35.72万例,占女性全部恶性肿瘤发病的19.9%,发病率位列我国城市女性恶性肿瘤首位,农村女性第四位。据统计,中国女性乳腺癌标化发病率以平均每年3.5%的速度上升。中国女性乳腺癌发病率在城市和农村地区均呈上升趋势,农村地区女性乳腺癌的发病率水平较低,但上升幅度相对较大。

2022年女性死亡病例数中,乳腺癌位居第五位,年死亡病例约7.50万例,位列城市女性死因第五位,农村第六位。标化死亡率平均每年上升1.0%。同样地,死亡率在城市和农村地区均呈上升趋势,但农村地区女性乳腺癌的死亡率上升幅度较大。

总体而言,城市女性乳腺癌的发病率和死亡率均高于农村,但两者差距在不断缩小。我国几个主要肿瘤登记点的资料显示,北京、上海等大城市女性乳腺癌的发病率和死亡率比林州、启东等农村地区均高2~3倍。2015年中国东部地区女性乳腺癌死亡病例3.1万例,死亡率为12.0/10万;中部地区死亡病例2.4万例,死亡率为10.8/10万;西部地区死亡病例1.6万例,死亡率为8.2/10万。

全国17个肿瘤登记地区数据显示,2003—2015年女性乳腺癌5年相对生存率从73.1%(95% CI 71.2%~75.0%)增长至82.0%(95% CI 81.0%~83.0%);城市地区和农村地区2012—2015年女性乳腺癌5年相对生存率分别为84.9%和72.9%。

我国与发达国家女性乳腺癌发病与死亡相比,有3个特点:①发病和死亡均远低于发达国家;②发达国家乳腺癌发病上升趋势更为明显,在65~69岁达到峰值,我国则提早约10~15岁;③我国乳腺癌死亡数据与发达国家相比,呈现较长的平台期。

二、乳腺癌的临床生物学特征

1. 乳腺癌的临床特征

早期乳腺癌的症状多不明显,常以乳房肿块、乳房皮肤异常、乳头溢液、乳头或乳晕异常等局部症状为主,由于表现不明显,非常容易被忽视。乳房肿块是乳腺癌早期最常见的症状,常位于外上象限,多为单侧单发,质硬,边缘不规则,表面欠光滑,不易被推动。大多数乳腺癌为无痛性肿块,少数病例伴有不同程度的隐痛或刺痛。此外,乳房肿块常易侵犯周围局部组织,出现多种体征。当肿块侵犯腺体与皮肤之间的韧带,可牵拉皮肤形成凹陷,状如酒窝,故称"酒窝征"。当癌细胞阻塞了淋巴管,可造成淋巴水肿,乳腺皮肤呈橘皮样改变,又称"橘皮征"。当癌细胞浸润到皮内生长,可在主病灶周围形成散在的皮肤硬性结节,即"皮肤卫星结节"。特殊类型的乳腺癌,如炎性乳腺癌,乳房皮肤表现为红肿、增厚、变硬，出现"橘皮样"外观，逐渐变成类似瘀血的紫红色。当肿块侵犯乳头或乳晕下区时，可因牵拉乳头，使其凹陷、偏斜，甚至完全缩入乳晕后方。特殊类型的乳腺癌，如乳头湿疹样癌，表现为单侧乳头、乳晕及其周围皮肤瘙痒，出现红色斑片状湿疹样外观，表面多有渗出结痂或角化脱屑，严重时可形成溃疡。部分乳腺癌患者在非生理状态下（如妊娠和哺乳期），单侧乳房可出现乳头溢液，液体的性质多为血性、浆液性或水样。乳腺癌可侵犯周围淋巴管，并向其局部淋巴引流区转移，初期患者多表现为同侧腋窝淋巴结肿大，肿大的淋巴结尚可活动，随后淋巴结由小变大、由少变多，最后相互融合固定。如病情继续发展，可在锁骨上下区和对侧腋窝摸到转移的淋巴结。乳腺癌患者中晚期会出现恶病质的表现，可伴有食欲缺乏、厌食、消瘦、乏力、贫血及发热等症状。部分患者可因转移出现转移灶的症状，以肺、骨、肝、脑转移居多。

乳腺癌根据组织学特征分为非浸润性癌和浸润性癌。乳腺非浸润性癌又称原位癌，病变局限于导管-小叶系统，显示不同程度的结构异常和细胞核级，癌细胞未突破基底黏膜，可分为小叶原位癌、导管原位癌和乳头湿疹样癌，预后较好。乳腺浸润性癌指癌细胞发生浸润，并广泛侵犯周围组织，容易发生癌灶转移，又分为浸润性非特殊癌和浸润性特殊癌。浸润性非特殊癌占80%，包括浸润性导管癌、浸润性小叶癌、硬癌、单纯癌等。浸润性特殊癌包括乳头状癌、大汗腺癌、鳞状细胞癌、髓样癌、腺样囊性癌、黏液腺癌等。

2. 乳腺癌的分子生物学特征

乳腺癌的分子生物学特征复杂多样，涉及多种基因、蛋白质和表现遗传学等的异常。

(1) 分子分型：乳腺癌根据其分子特征被分为不同的亚型，包括 Luminal A 型、Luminal B 型、人表皮生长因子受体2（Human epidermal growth factor receptor 2，HER2）阳性型和三阴性乳腺癌。Luminal A 型通常表现为雌激素受体（estrogen receptor，ER）阳性、孕激素受体（progesterone receptor，PR）≥20%、HER2 阴性、Ki67 低表达，对内分泌治疗敏感，预后良好。Luminal B 型分为 Luminal B HER2 阴性型和 Luminal B HER2 阳性型两种。

Luminal B HER2 阴性型乳腺癌中 ER 和（或）PR 为阳性，可以从内分泌治疗中获益，与 Luminal A 型相比，它们一般具有较高的 Ki67 指数，表明肿瘤细胞增殖相对较快；Luminal B HER2 阳性型乳腺癌中 ER 和（或）PR 多为阳性、HER2 为阳性，可以从内分泌治疗和抗 HER2 靶向治疗中获益。

HER2 阳性乳腺癌的 HER2 基因扩增或蛋白过表达，ER 和 PR 表达为阴性，HER2 阳性乳腺癌患者可以从针对 HER2 的靶向治疗中获益。

三阴性乳腺癌的 ER、PR 和 HER2 均表现为阴性，具有高侵袭性，预后较差，治疗选择相对有限。中国复旦肿瘤医院通过多组学分析将三阴性乳腺癌分为四种类型，分别如下。①免疫调节型：具有高免疫细胞浸润，高表达免疫相关基因的特征，对免疫检查点抑制剂敏感。②腔面雄激素受体型：具有高表达雄激素受体的特征，对雄激素受体抑制剂敏感。③基底样免疫抑制型：具有低免疫细胞浸润，高表达细胞周期和 DNA 修复相关基因的特征,对铂类化疗和聚腺苷二磷酸核糖聚合酶(poly ADP-ribose polymerase,PARP)抑制剂敏感。④间质型:具有高表达间质和干细胞相关基因的特征,对抗肿瘤干细胞、抗血管生成治疗敏感。

(2)基因突变:①乳腺癌易感基因(Breast cancer susceptibility gene,BRCA)1/2致病性突变:是一种抑癌基因,参与DNA双链断裂的同源重组修复,BRCA1/2胚系突变携带者患乳腺癌的风险显著升高。PARP抑制剂(如奥拉帕利)对携带BRCA1/2突变的患者有效。②磷脂酰肌醇-4,5-二磷酸 3-激酶催化亚基 α(phosphatidylinositol-4,5-bisphosphate 3-kinase catalytic subunit alpha,PIK3CA)突变:PIK3CA基因编码的磷脂酰肌醇 3 激酶(phosphatidylinositol 3-kinase,PI3K)是 PI3K/AKT/mTOR 信号通路的核心成分,该通路在细胞生长、存活和代谢中起关键作用。PI3K抑制剂(如阿培利司)可用于治疗PIK3CA突变的患者。③肿瘤蛋白53(Tumor Protein 53,TP53)突变:TP53基因编码的p53蛋白在细胞周期调控和凋亡中起关键作用。TP53突变是乳腺癌中常见的分子事件之一,与肿瘤的侵袭性和预后不良相关。

(3)表观遗传学改变:①DNA甲基化:抑癌基因(如BRCA1/2)的甲基化可导致基因沉默,促进乳腺癌的发生。②组蛋白修饰:组蛋白乙酰化和甲基化等修饰影响基因表达,与乳腺癌发生发展相关。组蛋白去乙酰化酶抑制剂(如西达本胺)通过调节组蛋白乙酰化水平,通过调节肿瘤细胞的表观遗传,靶向性控制肿瘤细胞增殖、调节细胞周期及修复DNA损伤,逆转激素受体阳性HER2阴性乳腺癌的治疗耐药。

第二节 乳腺癌发病的危险因素

乳腺癌患病率增加,根本原因之一是乳腺癌风险因素的不断变化,比如推迟生育、生育次数减少,这在正经历社会和经济转型的国家中最为明显。超重和肥胖,以及缺乏运动,也是造成全世界乳腺癌发病率上升的原因。

一、激素因素

1.月经状态

女性月经初潮年龄早(13岁前来月经),绝经年龄晚(55岁以后绝经),经期长(大于35年),都是公认的发病危险因素。

初潮年龄早于13岁者,危险性是初潮年龄大于17岁的2.2倍。15岁或之后初潮的女性患激素受体阳性乳腺癌的风险低于13岁之前初潮的女性[风险比(hazard ratio,HR)=0.76;95% CI 0.68~0.85]。Cui 等进行的一项基于美国人群的病例对照研究显示,初潮年龄≥14岁患乳腺癌的风险降低(OR=0.70;95% CI 0.55~0.88)。一项纳入117项研究的个体病例数据Meta分析结果显示,初潮每推迟1年,乳腺癌风险下降5%。

绝经年龄大于55岁者比绝经年龄小于45岁者危险性增加1倍左右。研究表明,绝经年龄每延迟1年,乳腺癌发病的危险约增高3%。此外,一项纳入了51篇文献的Meta分析结果显示,在从未接受过激素治疗的人群中,绝经年龄每推迟1年,患乳腺癌的相对危险度(relative risk,RR)增加3%(RR=1.03;95% CI 1.02~1.03)。

2. 婚育、哺乳

未婚育或未哺乳是乳腺癌发病的危险因素。研究表明,女性独身或年龄超过40岁未婚、未孕或第一胎生育年龄大于30岁者,其乳腺癌的发病率明显高于正常婚育的妇女。未经产和初次妊娠较晚的女性患乳腺癌的风险增加。一项研究显示,未产妇患乳腺癌的风险是经产妇的1.32倍(OR=1.32;95% CI 1.06~1.63)。与未产妇相比,首次生产年龄为20岁、25岁和35岁女性乳腺癌的累积发病率分别降低20%、10%和升高5%。此外,虽生育但不哺乳或哺乳时间短,易导致乳房积乳,患乳腺癌的危险性明显增加。只用一侧乳房哺乳的妇女,其对侧乳腺癌的发生也会增加。

3. 雌激素

雌激素水平变化,包括内源性雌激素水平持续提高或外源性补充雌激素均可使乳腺癌发病率明显增高。无论是绝经前还是绝经后女性,高内源性雌激素水平均会增加乳腺癌的发病风险。Key等对18项前瞻性研究进行的Meta分析和Farhat等的研究表明,对于绝经后女性,激素水平上升与乳腺癌发病风险呈正相关。一个包含7项前瞻性研究的Meta分析,共纳入767例绝经前乳腺癌女性和1 699例匹配对照者,结果显示,乳腺癌患病风险与雌二醇(OR=1.19;95% CI 1.06~1.35)、游离雌二醇(OR=1.17;95% CI 1.03~1.33)、雌激素酮(OR=1.27;95% CI 1.05~1.54)、雄烯二酮(OR=1.30;95% CI 1.10~1.55)、硫酸脱氢表雄酮(OR=1.17;95% CI 1.04~1.32)和睾酮(OR=1.18;95% CI 1.03~1.35)浓度呈正相关关系。

二、遗传因素

1. 家族史

一级亲属(母亲、姐妹、女儿)有乳腺癌病史的女性,其患乳腺癌的风险是正常人的2~3倍。Nindrea等对纳入的10项研究进行Meta分析,结果显示,有乳腺癌家族史人群患乳腺癌的风险为正常人群的3.34倍(OR=3.34;95% CI 2.68~4.15);Vishwakarma等对纳入的21 511例乳腺癌患者进行分析,结果显示,有乳腺癌家族史的人群乳腺癌发病风险为健康人群的5.33倍(OR=5.33;95% CI 2.89~9.82)。

2. 基因突变

具有乳腺癌易感基因(Breast cancer susceptibility gene,BRCA)1/2致病性突变的患者

发生乳腺癌的风险增加。

对于 BRCA1 突变携带者,≤70 岁乳腺癌累积风险为 55%~70%,BRCA2 突变携带者的相应累积风险为 45%~70%。此外,BRCA1 突变携带者从成年早期到 30~40 岁时的乳腺癌发生率升高,BRCA2 突变携带者从成年早期到 40~50 岁时的乳腺癌发生率升高,此后至 80 岁为平台期,乳腺癌发生率为每年(20~30)/1 000 人。BRCA1 突变携带者更可能发生三阴性乳腺癌,而 BRCA2 突变携带者更容易发生激素受体阳性型乳腺癌。Guo 等在一项 Meta 分析中指出,BRCA1 启动子高甲基化人群患乳腺癌的风险为一般人群的 1.76 倍($HR=1.76$;95% CI 1.15~2.68)。

三、既往乳腺癌病史和乳腺良性疾病

1. 既往一侧患乳腺癌

乳腺癌患者一侧患乳腺癌,其另一侧再发生乳腺癌的风险高于常人。

2. 既往患乳腺良性疾病

既往乳腺良性疾病的患者,如乳腺囊肿和乳腺上皮不典型增生等,其乳腺癌的患病风险会增加。研究显示,良性乳腺疾病者患乳腺癌的风险为无良性乳腺疾病者的 2.62 倍($OR=2.62$;95% CI 2.03~3.38)。

四、生活方式及饮食习惯

1. 生活方式

饮酒和吸烟人群的乳腺癌发病风险增高。研究表明,每天摄入 10 g 酒精可使乳腺癌发病风险增加 5%~9%。有吸烟史人群患乳腺癌的风险为无吸烟史人群的 1.5 倍;吸烟时间长(20 年或以上),每天吸烟量多(20 支或以上),乳腺癌发病风险增加 13%~16%。

2. 饮食习惯

动物脂肪、甜食等均可增加罹患乳腺癌的危险性。流行病学调查及动物实验结果表明,脂肪摄入很可能是影响乳腺癌发病的重要因素。高脂肪的摄入会增加乳腺癌的患病风险,减少饮食中的脂肪摄入可以显著降低血清雌二醇水平。乳腺癌的死亡率与各国平均脂肪消费呈正相关(脂肪主要存在各种肉类中,蔬菜水果中脂肪极少)。

3. 肥胖

尤其绝经后的肥胖是乳腺癌的危险因素。近年来,美国妇女,特别是 50 岁以后的妇女其乳腺癌的发病率有所下降,这可能与她们减少雌激素补充,以及控制体重有关。一项纳入了 12 项观察性研究的系统评价和 Meta 分析结果显示,在队列研究中脂肪含量最高的人群患乳腺癌风险为脂肪含量最低的人群的 1.44 倍($RR=1.44$;95% CI 1.33~1.56)。世界癌症研究基金会(World Cancer Research Fund,WCRF)和美国癌症研究所(American Institute for Cancer Research,AICR)在 2018 年发布的癌症预防报告中汇总了肥

胖与绝经前或绝经后女性乳腺癌发病风险的相关证据,大量流行病学证据和剂量反应关系分析支持肥胖会增加绝经后女性乳腺癌的发病风险。

五、电离辐射

暴露于治疗性电离辐射的女性患乳腺癌的风险增高。年轻时胸部暴露于电离辐射,如接受过放射治疗的霍奇金淋巴瘤的女性,其患乳腺癌的风险增加,女童肿瘤患者接受高剂量放疗后乳腺癌标化发病率比为24.20(95% CI 20.70~28.30)。研究显示,乳腺癌的发病风险随胸部放射剂量呈线性增加,与乳腺癌发病风险相关的电离辐射因素包括照射时的年龄、照射持续时间和辐射剂量等。

第三节 乳腺癌的高危人群

乳腺癌发病高危因素众多,在不同人群中的分布和作用强度差异较大。目前认为,乳腺癌发病与遗传因素和非遗传因素均密切相关。根据美国国家综合癌症网络(National Comprehensive Cancer Network,NCCN)、中国抗癌协会、中国医师协会等相关指南,对中国乳腺癌的高危人群定义如下。①有明显的乳腺癌遗传倾向者:由明确的乳腺癌易感基因突变导致的遗传性乳腺癌(如 BRCA 突变);乳腺癌家族遗传高危人群具有发病年龄早、家族中多个成员发病、对侧(或双侧)乳腺癌发病率高等临床特点。②既往有乳腺导管或小叶中重度不典型增生或小叶原位癌患者。③既往30岁以前接受过胸部放疗者。④Gail 模型评估的高危人群(≥1.67%)。根据评估对象的年龄、种族、初潮年龄、初产年龄、个人乳腺疾病史和乳腺活检次数等多个风险因子,利用 Gail 模型进行罹患乳腺癌风险评估,如果受试者5年内发病风险≥1.67%,则被认为是高风险人群。

第四节 乳腺癌的预防策略

一、一级预防

一级预防即病因预防,包括可改变危险因素(肥胖、饮酒等),不可改变危险因素(遗传和非遗传因素),潜在可改变危险因素(雌激素暴露、生育等)。

(一)调整生活方式

1. 健康的饮食习惯

健康的饮食习惯包括:①控制脂肪和动物蛋白的摄入;②更年期后减少热量的摄入;③多吃水果、蔬菜、豆类、蘑菇类、鱼类食品,少饮酒,限制烟熏、食盐制的食物;④远离农药残留高的食物;⑤勿长期大量食用同一类保健品(特别是推荐功效为美白、保持年轻的保健品)。

在肉类饮食(汉堡、红肉及深加工肉类等)、白米饮食(白米为主,杂粮摄入较少)和其他饮食(黄绿叶蔬菜、豆类、鱼等)中,以白米饮食为主的女性乳腺癌风险增加35.0%;对于50岁以下的女性,与每天摄入1份(220 g)杂粮的女性相比,每日食用杂粮量≥3份的女性患乳腺癌风险降低33.0%。对于肉类,每增加400 g红肉摄入,乳腺癌风险增加4.0%;每增加摄入30 g深加工肉,乳腺癌风险增加3.0%。对于乳制品,高乳制品摄入者(>3份/d,200 g/份)比低摄入者(<1份/d)乳腺癌风险降低16.0%。对于豆制品,每日摄入5 g大豆蛋白,乳腺癌风险将降低4.0%。一项针对30万中国人群展开的中国慢性病前瞻性研究项目显示,中国人大豆异黄酮摄入的平均值为9.4 mg/d,每增加10.0 mg/d的摄入量,患乳腺癌风险降低3.0%。

建议:①每日饮食摄入≥30 g的膳食纤维;②每天摄入≥400 g非淀粉类蔬菜和水果,同时增加豆制品摄入;③若以淀粉类为主食,规律食用非淀粉类食材、水果、豆类;④限制高糖、高脂的精加工食物摄入,比如快餐、含糖饮料;⑤每周红肉(哺乳动物的肌肉)摄入控制在350~500 g,尽量减少食用加工肉类。

2. 保持愉快心境,坚持体育锻炼

流行病学研究证据显示,适宜的体育锻炼可以降低女性乳腺癌的发病风险。对绝经后乳腺癌发病风险影响的Meta分析结果显示,高水平体育锻炼可使绝经后乳腺癌的发病风险降低13%(RR=0.87;95%CI 0.79~0.96)。与缺乏体育锻炼的女性相比,定期进行体育锻炼的女性乳腺癌的发病风险降低14%(RR=0.86;95%CI 0.78~0.95)。一篇针对38项前瞻性研究的Meta分析提示,与缺乏体育锻炼的女性相比,积极进行体育锻炼的女性乳腺癌的发病风险下降12%(RR=0.88;95%CI 0.85~0.90)。

3. 适龄生育,尽量母乳喂养

多项研究表明,母乳喂养可以降低乳腺癌的发病风险,且母乳喂养对乳腺癌的保护作用可能随哺乳持续时间的增加而增加。一项评估母乳喂养对孕产妇健康结果影响的系统评价提示,12个月的母乳喂养可使乳腺癌的患病风险降低26%(OR=0.74;95%CI 0.69~0.79),说明母乳喂养是乳腺癌的保护因素。与未曾母乳喂养者相比,曾经母乳喂养者乳腺癌的患病风险下降22%(OR=0.78;95%CI 0.74~0.82),母乳喂养<6个月和母乳喂养6~12个月者乳腺癌的患病风险分别降低7%(OR=0.93;95%CI 0.88~0.99)和9%(OR=0.91;95%CI 0.87~0.96)。一项纳入24篇研究的Meta分析结果显示,累

计母乳喂养的时间与乳腺癌的患病风险呈负相关关系（RR=0.47;95% CI 0.37~0.60）。

4. 避免激素摄入风险

避免长期、大量食用含雌激素高的食物或药物,如蜂蜜、蜂王浆、花粉、避孕药、部分补肾的中药等。

5. 重视乳腺良性疾病

及时治疗乳腺的良性疾病（如块型乳腺增生、乳头状瘤、囊性增生症等）,并按医嘱进行定期随访。

6. 其他

减少乳腺 X 射线照射等。

（二）化学预防或手术预防

有乳腺癌遗传基因的患者,或患癌风险高的患者,可以在医生的指导下选用化学药物预防,如口服他莫昔芬、来曲唑等,或者选择预防性乳房切除术。

1. 化学预防

（1）选择性雌激素受体调节剂（selective estrogen receptor modulator, SERM）:SERM 包括他莫昔芬（TAM）、雷洛昔芬（RAL）等。TAM 是目前最常用的内分泌治疗药物,对伴有乳腺不典型增生的女性更为有效。临床试验数据显示,TAM 能使伴不典型增生的女性乳腺癌发生率降低 60%~70%,但 TAM 具有潮热、阴道干燥等不良反应。IBIS-I 试验将随机服用 TAM 20 mg/d,且在 6 个月随访时没有发生乳腺癌的女性纳入分析,发现总体不良反应与乳腺癌风险无关,但绝经后发生潮热的女性乳腺癌风险增高。因此,建议在告知充分的前提下,对于乳腺癌高危人群（如患有重度不典型增生的女性）可以服用 SERM 来预防乳腺癌的发生。

（2）芳香化酶抑制剂（aromatase inhibitor, AI）:IBIS-II 试验是对绝经后乳腺癌高危人群应用 AI 预防其发病有效性的研究,结果显示,连续服用阿那曲唑（1 mg/d）5 年组乳腺癌患病率为 2.0%,安慰剂组为 4.0%,预计随访 7 年后阿那曲唑组患病率为 2.8%,安慰剂组为 5.6%;研究结果还显示,阿那曲唑可降低高级别肿瘤的发生率。一项关于依西美坦预防绝经后女性乳腺癌的试验表明,依西美坦能将浸润性乳腺癌的相对患病率降低 65%。AI 的不良反应主要为骨质疏松、高脂血症、肝功能异常等,绝经后乳腺癌高危人群可以预防性使用 AI,但应定期进行骨密度及血脂监测。

（3）其他药物

研究报道的对乳腺癌患病风险有降低作用的其他药物有二甲双胍、阿司匹林、双膦酸盐和他汀类。

1）二甲双胍:二甲双胍是 II 型糖尿病患者的一线用药。多项研究显示,服用二甲双胍类降糖药物的糖尿病患者,乳腺癌患病率较使用其他药物者有所降低。其机制包括:二甲双胍通过降低血糖降低胰岛素水平,从而降低乳腺癌的患病率;通过减少雌激素的合成,降低激素受体阳性乳腺癌的发生。患有Ⅱ型糖尿病的乳腺癌高危人群,可将二甲双胍作为降糖药之一。

2) 阿司匹林:有研究表明,阿司匹林能降低乳腺癌患病率,尤其是激素受体阳性乳腺癌、乳腺原位癌、绝经后女性乳腺癌的患病率,对于具有家族史和遗传易感基因的女性也有保护作用,每周服用4次以上、服用时间>10年的受益更加明显。我国台湾的一项研究显示,阿司匹林可将乳腺癌风险降低18%,预防效果与累积剂量相关,累计剂量>88.9 g能降低47%的风险,累积剂量<88.9 g预防作用不明显。对于因内科疾病需服用阿司匹林的乳腺癌高危人群,可每天服用并适当调至相对高剂量。

3) 双膦酸盐:2004年,法国对使用双膦酸盐(如唑来膦酸、伊班膦酸和阿仑膦酸等)的绝经后女性进行的长达7.2年的随访显示,双膦酸盐降低乳腺癌风险的效果只在开始用药后的1年有效,结果可能与筛选的偏差有关,不能证明双膦酸盐有降低乳腺癌患病率的作用。同时,另一项关于双膦酸盐与癌症发生率的Meta分析显示,双膦酸盐能降低结直肠癌、乳腺癌、子宫内膜癌的患病率,尤其是含氮双膦酸盐。因此,目前双膦酸盐对乳腺癌的预防作用还有待进一步考证。

4) 他汀类:目前关于他汀类是否能降低乳腺癌风险的研究较多,但还缺乏具有预防效果的证据。

2. 手术预防

检查明确存在乳腺癌遗传基因的患者,因患乳腺癌风险高达70%以上,可以与医生沟通,选择预防性乳房切除或双侧输卵管-卵巢预防性切除。

(1) 双乳预防性切除(bilateral risk-reducing mastectomy,BRRM):是最常见的乳腺癌预防手术,NCCN建议携带*BRCA1/2*的高危群体行BRRM,但还需结合患者的年龄、家族史、预期寿命等综合考虑。BRRM包括保留乳头-乳晕复合体的皮下乳腺切除术和移除整个乳房组织的全乳房切除术。虽然全乳切除术更为彻底,预防效果更好,但不及皮下乳腺切除术更美观且心理接受度高。BRRM能使携带*BRCA*突变基因的女性乳腺癌风险降低90%,相应的生存率也有改善,尤其是*BRCA1*携带者。在经过充分沟通后,如患者意愿强烈,在已完成生育的*BRCA1/2*突变的乳腺癌高危人群可考虑行BRRM。但是患者术后的心理问题及生活质量还需要关注,可同时植入乳腺假体以纠正外形。

(2) 双侧输卵管-卵巢预防性切除(risk reducing salpingo-oophorectomy,RRSO):雌激素和孕激素主要由卵巢分泌,雌、孕激素会增加乳腺癌风险,RRSO能够减少雌激素的产生,降低乳腺癌风险。因此,NCCN建议完成生育后的*BRCA1/2*突变基因携带者可行RRSO。虽然RRSO主要用于降低卵巢癌风险,但是也能降低50%乳腺癌的风险,*BRCA2*携带者收益更大。RRSO术后患者雌激素、孕激素急剧下降,会引发如潮热、盗汗、性功能障碍等一系列不良反应,为了缓解术后绝经期的症状,可对绝经前行RRSO的患者进行激素替代治疗(hormone replacement therapy,HRT),使用到自然绝经年龄且不增加乳腺癌风险。因为 BRCA1 突变型患者的乳腺癌高发年龄（50~59 岁）<BRCA2 型（60~69 岁），如患者生育意愿强烈，在完成生育后的 BRCA1 基因突变携带者可考虑在 35~40 岁行 RRSO，BRCA2 基因突变携带者可考虑在 45~50 岁行 RRSO，绝经前行 RRSO 的患者可通过短期 HRT 缓解绝经期症状。

（3）对侧乳房预防性切除（contralateral risk reducing mastecomy，CRRM）：是指已经患有单侧乳腺癌的患者，为了预防对侧发生乳腺癌而进行的预防性对侧乳房切除。目前认为高危风险患者进行 CRRM 的适应证有：①BRCA1/2 基因突变携带者；②明显的家族史；③30 岁前胸部放疗史。CRRM 的禁忌证有：①风险处于平均水平的单侧乳腺癌；②手术并发症风险高；③晚期乳腺癌；④家族中有 BRCA 突变型阳性携带者但自身 BRCA 基因检测阴性者；⑤男性乳腺癌。但是也有个别研究报道，虽然 CRRM 能降低乳腺癌患病率，但并不能改善生存率。

二、二级预防

二级预防即在无症状的健康人群中发现早期乳腺癌患者，提高他们的生存率、降低死亡率。目前认为，早期乳腺癌是一种全身慢性疾病，5~10 年生存率可高达 90%~95%，大部分患者经过正规治疗能够获得治愈。因乳腺癌尚无法做到精准的一级预防，所以二级预防尤其重要。

（1）定期自查：关注内衣上有无污渍，乳房形态有无变化，乳房及腋下有无包块。

（2）定期普查：30 岁以上的女性，常规每年一次到乳腺专科普查，高危患者主张每半年检查一次，接受医生查体，选择医生推荐的乳腺彩超、乳腺钼靶、乳腺磁共振等检查。

早发现、早治疗，可以提高乳腺癌整体治疗效果，是降低死亡率的主要手段之一。部分患者可以免除乳腺切除、腋窝清扫，甚至不需要化疗、放疗。

三、三级预防

对已经确诊为乳腺癌的中晚期患者，根据现代的乳腺癌治疗理念，进行以分子分型为依据的精准、个体化、综合性治疗（选择适合的手术治疗、化学治疗、放射治疗、内分泌治疗、靶向治疗、免疫治疗、中医药治疗等），可以提高患者的生存质量、减轻患者的痛苦、延长患者的寿命。

第五节 乳腺癌无症状人群的筛查策略

一、一般人群

乳腺癌一般风险人群是指没有乳腺癌相关高危因素的人群。一般风险人群的乳腺癌筛查项目包括乳腺癌知识宣教、乳腺自我检查、医师体格检查,以及乳腺影像学检查。具体筛查策略如下。

1. 18~25 岁
(1)乳腺癌知识宣教。
(2)每月 1 次乳腺自我检查。

2. 25~40 岁
(1)乳腺癌知识宣教。
(2)每月 1 次乳腺自我检查。
(3)每年 1 次医生体格检查。

3. 40~70 岁
(1)乳腺癌知识宣教。
(2)每月 1 次乳腺自我检查。
(3)每年 1 次医生体格检查。
(4)每年 1 次乳腺影像学检查,结合中国国情,推荐以乳腺 X 射线检查和(或)乳腺超声为检查手段。对于条件不具备的地区或致密型乳腺(腺体为 c 型或 d 型),可首选乳腺超声检查。

4. 70 岁以上
(1)乳腺癌知识宣教。
(2)每月 1 次乳腺自我检查。
(3)每年 1 次医生体格检查。
(4)机会性筛查(有症状或可疑体征时进行影像学检查)。
(5)结合患者个人健康状况、预期寿命和合并症等情况。

二、高危人群

所有女性都应在 30 岁以前进行乳腺癌风险评估,以确定乳腺癌高风险人群,并使其从补充的筛查手段中获益。对乳腺癌高危人群建议提前进行筛查,筛查间期推荐每年

1次,筛查手段整体原则应联合乳腺 X 射线检查和乳腺超声,必要时还可以应用乳腺 MRI 等新的影像学手段。具体筛查策略如下。

1. 有明显的乳腺癌遗传倾向者

(1) *BRCA*1/2 致病性突变的携带者:①推荐从 18 岁开始进行每个月的乳腺自我检查,从 25 岁开始每半年进行一次乳腺临床检查。②推荐 25~29 岁的女性每 6~12 个月进行乳腺超声检查,每年进行乳腺 MRI 检查。③30~75 岁的女性每 6~12 个月进行乳腺超声检查,每年进行乳腺 X 射线检查和乳腺 MRI 检查。

乳腺癌易感基因 *BRCA*1/2 检测标准如下。

1) 发病年龄≤45 岁。

2) 发病年龄≤50 岁,且有以下几种表现:①双侧乳腺癌(或同侧≥2 个独立病灶);②≥1 个近亲患有乳腺癌;③≥1 个近亲患有胰腺癌;④≥1 个近亲患有进展期前列腺癌(Gleason 评分≥7 或远处转移)。

3) 发病年龄≤60 岁的三阴性乳腺癌。

4) 任何发病年龄,家系中有以下几种表现:①≥2 个近亲患有乳腺癌、胰腺癌或进展期前列腺癌(Gleason 评分≥7 或远处转移);②≥1 个近亲患有乳腺癌且发病年龄≤50 岁;③≥1 个近亲患有卵巢癌。

5) 男性乳腺癌,或男性近亲患有乳腺癌。

6) 家族中有 *BRCA*1/2 致病突变的携带者。

7) 具有以下肿瘤家族史的健康人群:①一级或二级亲属符合以上任一标准;②三级亲属有乳腺癌和(或)卵巢癌的病史,且≥2 个近亲患有乳腺癌(其中至少有一个发病年龄≤50 岁)和(或)卵巢癌。

(2) 乳腺癌终身患病高风险人群:推荐从 18 岁开始进行每个月的乳腺自我检查。从确定其风险开始,每半年进行一次乳腺临床检查。乳腺超声从早于家族中乳腺癌最早发病年龄 10 年开始,每 6~12 个月进行。乳腺 MRI 检查从早于家族中乳腺癌最早发病年龄 10 年(但不小于 25 岁)开始,每年进行。乳腺 X 射线检查从早于家族中乳腺癌最早发病年龄 10 年(但不小于 30 岁)开始,每年进行。

2. 既往有乳腺导管不典型增生或小叶不典型增生或小叶原位癌的患者

既往有乳腺导管不典型增生或小叶不典型增生或小叶原位癌的患者,推荐每个月进行一次乳腺自我检查。从最后一次放疗的 8 年后(若此时患者小于 25 岁,则从 25 岁开始),每年一次医生体格检查、乳腺 X 射线检查和乳腺超声检查,必要时加做乳腺 MRI 检查。

3. 30 岁前接受过胸部放疗的患者

30 岁前接受过胸部放疗的患者,特别是伴随其他危险因素存在时,推荐每个月做一次乳腺自我检查,每半年到 1 年进行一次医生体格检查,应该在诊断后每年进行乳腺 X

射线检查和乳腺超声检查(若行乳腺 X 射线检查则不早于 30 岁),可考虑必要时加做乳腺 MRI 检查。

4. Gail 模型评估高风险

Gail 模型评估高风险的人群推荐从 18 岁开始有自我意识地定期乳腺自查,从确定其高风险开始,在自查的基础上每 6~12 个月临床查体一次;≥25 岁者,在乳腺自查和临床医师查体基础上,每年进行 1 次乳腺超声检查;50 岁以后每年进行 1 次乳腺 X 线检查,必要时增加乳腺 MRI 检查。

第六节 乳腺癌无症状人群的健康管理

2008 年,中国卫生部启动了中国国家乳腺癌筛查计划(China National Breast Cancer Screening Program,CNBCSP),为了确定中国女性乳腺癌筛查的初步效果,1 226 714 名 35~69 岁的女性首次接受了临床乳腺检查。与经临床发现的乳腺癌相比,乳腺癌筛查可提高早期乳腺癌比例,筛查出的乳腺癌肿瘤更小,淋巴结节受累更少,原位癌占比更高。

对于乳腺癌高危人群,应强调病史、家族史、乳腺自我检查、临床查体的重要性。建议在体格检查中增加病史和家族史的询问。医务工作者结合中国国情,积极向女性传授自我检查的方法,以及常见乳腺疾病知识,提高女性的乳房自我健康保护意识及防癌意识,同时规范临床乳腺查体方法。定期的影像筛查包括乳房钼靶检查、乳腺超声检查和必要时的乳腺 MRI。根据"乳腺影像报告及数据系统(breast imaging reporting and data system,BI-RADS)",对影像诊断结果进行记录及分析。

1. BI-RADS 0 类

评估不完整,需要与以前检查对比并建议重新检查或进行其他影像检查,以综合评估。

2. BI-RADS 1 类和 BI-RADS 2 类

定期筛查,无需特殊处理。

3. BI-RADS 3 类

X 射线检查评估为 3 类病灶:建议 6 个月后对患侧乳腺进行乳腺 X 射线复查,第 12 个月和第 24 个月时对双侧乳腺进行 X 射线复查。如果病灶保持稳定,可继续随诊;2~3 年随访无变化者,可以降为 BI-RADS 2 类;如随诊过程中病灶缩小或消失,可降级为 BI-RADS 2 类或 BI-RADS 1 类;如随诊过程中病灶有可疑变化,应考虑活检明确病理性质。超声评估为 BI-RADS 3 类病灶:建议 3~6 个月后行超声随访复查;如 2 年随访无变化,可降级为 BI-RADS 2 类;如随诊过程中病灶有可疑变化,应考虑活检明确病理性质。

4. BI-RADS 4A 类

密切观察病灶变化，必要时可活检明确病理性质。

5. BI-RADS 4B、4C 和 5 类

推荐进行活检明确病理性质。

总体而言，需要提高广大女性自我保健意识，促进建立健康行为，自觉接受乳腺癌筛查；确保广大女性能够享有可负担、可接受、均等的乳腺癌防治技术服务；提高早期发现、早期诊断、早期治疗乳腺癌的水平，降低发病率和死亡率。

第七节　乳腺癌有症状高危人群的早诊策略

一、乳腺癌常见临床表现

乳腺癌高危人群如有以下症状（图3-1）要警惕并及早就诊。

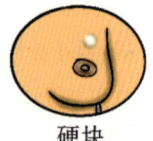
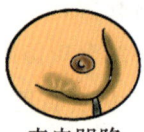
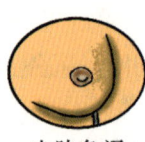
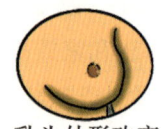
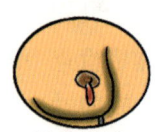

硬块　　表皮凹陷　　皮肤色泽或纹理改变　　乳头外形改变　　乳头溢液

图 3-1　乳腺癌常见临床表现

1. 无痛性肿块

是常见的早期临床表现，蚕豆大小硬块，不可活动。

2. 乳房皮肤改变

"酒窝征"和"橘皮征"。

3. 乳头溢液

非妊娠或哺乳期乳头分泌淡黄色、棕色或血性液体。

4. 乳头改变

乳头凹陷或抬高，或偏向一侧。

5. 淋巴结肿大

以同侧腋窝淋巴结肿大最多见。

二、乳腺癌的影像学检查

医生查体时要观察乳房的形态、乳房皮肤表面的情况、乳头乳晕情况,触诊有无皮肤红、肿、热、痛和肿块,如有乳房肿块,需检查乳房肿块的位置、形态、大小、数目、质地、表面光滑度、活动度及有无触痛等。同时要检查腋窝淋巴结和锁骨上淋巴结。

乳腺癌筛查常采用的手段有 X 射线、超声、MRI 等。乳腺超声对乳腺腺体较致密或小乳腺的女性敏感,无辐射,费用低。但缺点是对微钙化早期乳腺癌敏感度低,其准确性较依赖于医生的水平和经验。MRI 较细致,不受致密乳腺干扰,能清晰地显示乳腺腺体内的病灶。缺点是 MRI 价格较高,检查时间长,特异性低,容易导致过度治疗。

1. 乳腺 X 射线摄影

乳腺 X 射线摄影作为乳腺癌筛查的主要手段和最基本检查方法,优点是高度的敏感度和特异性,在检出钙化方面,具有其他影像学方法无可替代的优势。缺点是对乳腺腺体较致密或小乳腺的女性敏感度低,近胸壁的肿块显示不佳,且有辐射性,对年轻女性患者不作为首选检查方法。

常规投照体位包括双侧内外侧斜位及头尾位。对常规体位显示不佳或未包全乳腺实质者,可根据病灶位置选择补充体位,包括外内侧位、内外侧位、内侧头足轴位、外侧头足轴位、尾叶位、乳沟位。为使病灶显示效果更佳,必要时可开展一些特殊摄影技术,如局部加压摄影、放大摄影或局部加压放大摄影等。

乳腺 X 射线摄影适用于筛查性人群及诊断性患者的乳腺检查,适应证包括:①无症状人群的筛查。②适龄女性筛查或其他相关检查发现乳腺异常改变。③有乳腺肿块、局部增厚、异常乳头溢液、乳腺皮肤异常、局部疼痛或肿胀症状。④良性病变的短期随诊。⑤乳腺癌保乳术后的随诊。⑥乳房修复重建术后。⑦引导定位及活检。

对 40 岁以下、无明确乳腺癌高危因素或临床查体未见异常的妇女,不建议首先进行乳腺 X 射线检查。妊娠期女性通常不进行乳腺 X 射线摄影。

2. 乳腺超声

乳腺超声检查因其简便易行、灵活直观、无创无辐射等特点,适用于所有疑诊乳腺病变的人群,可同时进行乳腺和腋窝淋巴结的检查。乳腺超声扫描体位常规取仰卧位,扫描范围自腋窝顶部至双乳下界,包括全乳及腋窝。

常规超声检查可以早期、敏感地检出乳腺内可疑病变,通过对病变形态、内部结构及周围组织改变等特征的观察,结合彩色多普勒血流成像观察病变内血流情况,确定病变性质。超声造影可以显示病灶内微血管分布、走行、血流动力学差异,以及病灶与周围正常组织的关系,对于良、恶性病灶的鉴别具有一定的意义。弹性成像可以评价组织硬度,对于部分乳腺病变的良、恶性判断有一定的辅助价值。

乳腺超声的适应证包括:①有乳腺相关症状者,如触诊发现乳腺肿物、乳头溢液、乳头内陷、局部皮肤改变等。②无症状的乳腺癌高危人群乳腺检查。③作为乳腺 X 射线筛查的补充检查。④乳腺良性病变的随访;乳腺癌术后随访;绝经后激素替代治疗随访等。⑤介入性超声,如超声引导细针/空芯针穿刺活检及术前定位等。乳腺超声诊断报告的分级意义如下(表3-1)。

表3-1 乳腺超声诊断报告分级及意义

BI-RADS 分级	意义
BI-RADS 0	超声获得的诊断信息不完整,无法评价
BI-RADS 1	阴性,临床上无阳性体征,超声影像未见异常
BI-RADS 2	良性病变,基本上可以排除恶性病变
BI-RADS 3	可能良性病灶,恶性符合率≤2%,建议短期随访(3~6个月)
BI-RADS 4	(1)4A 低度可疑恶性,不能肯定的纤维腺瘤,或有乳头溢液或溢血的导管内病灶,恶性符合率在3%~10% (2)4B 中度可疑恶性,恶性符合率在10%~50% (3)4C 恶性可能性较高,恶性符合率在50%~94%
BI-RADS 5	高度可疑恶性,应采取适当的诊断和处理,恶性符合率≥95%
BI-RADS 6	经活检证实为恶性

由北京协和医院组织的一项全国多中心的前瞻性随机对照研究共纳入了 13 339 名 30~65 岁的高危女性,随机分配接受单独乳腺 X 射线检查、单独乳腺超声或超声联合 X 射线检查,结果提示中国女性致密型小乳腺较多,且乳腺癌发病年轻化,更适合进行乳腺超声。但是乳腺超声容易漏诊以微小钙化为主要表现的乳腺癌,因此,对于乳腺癌高危人群,建议乳腺超声和 X 射线联合检查。这一联合检查也被称为乳腺影像学检查的"黄金组合",可以提高乳腺癌诊断的准确性。

当影像学发现乳腺结节出现可疑征象,恶性风险分类达到 BI-RADS 4A 及以上时,应进行影像学引导下穿刺活检。最简单、方便、经济的是超声引导,穿刺准确率可达 94.1%~100.0%。穿刺进针点的选择应遵循几个原则:远离乳头、在未来手术切除范围内和距病灶最短距离。

3. 乳腺 MRI 检查

乳腺 MRI 检查的优势在于敏感度高,能显示多病灶、多中心或双侧乳腺癌病灶,并能同时显示肿瘤与胸壁的关系、腋窝淋巴结转移情况等,为制定手术方案提供更可靠的依据。缺点在于特异性中等,假阳性率高,对微小钙化性病变显示不满意,此外,检查时间长、费用昂贵。因此,乳腺MRI不作为首选检查方法。

乳腺MRI检查宜使用高场强(1.5T及以上)MRI设备及乳腺专用相控阵线圈,扫描体位为俯卧位,扫描序列包括T1加权成像序列(包括不抑脂序列,以及与增强序列相同的抑脂序列)、T2加权成像(加抑脂序列)、弥散加权成像、增强扫描序列(包括横断位动态增强扫描及矢状位扫描)。

(1)适应证:①乳腺X射线摄影和超声对病变检出或确诊困难者。②乳腺癌术前分期及筛查对侧乳腺肿瘤。③评价新辅助化疗疗效。④寻找腋窝淋巴结转移患者的原发灶。⑤乳腺癌术后鉴别治疗后瘢痕与肿瘤复发。⑥评估肿块切除术后切缘阳性患者的残留病灶。⑦乳腺假体植入术后评价。⑧高危人群的乳腺癌筛查。⑨引导乳腺病灶的定位及活检。

(2)禁忌证:①体内有起搏器、外科金属夹等铁磁性物质及其他不得接近强磁场者。②具有对任何钆螯合物过敏史者。③幽闭恐惧症者。④妊娠期妇女。⑤一般情况很差,不能耐受磁共振检查者。

4.正电子发射计算机断层成像/X线计算机体层成像(positron emission tomography/computed tomography,PET-CT)

PET-CT检查适应证:①临床局部晚期、分子分型预后差、有症状可疑存在远处转移的患者疗前分期(尤其是常规影像检查对是否存在远处转移难以判断或存在争议时)。②术后患者随访过程中可疑出现局部复发或转移,包括查体或常规影像检查出现异常、肿瘤标志物升高等(对于鉴别复发和放射性纤维化,PET-CT较其他常规影像检查具有优势)。

5.骨显像

骨扫描主要用于浸润性乳腺癌治疗前分期和治疗后及治疗中的随访。适应证:①对于临床Ⅰ~ⅡB期浸润性乳腺癌患者,有局部骨痛或碱性磷酸酶升高时,可行骨显像检查评估是否有骨转移。②临床Ⅲ期浸润性乳腺癌患者,可行骨显像或PET-CT检查,评估是否有骨转移。③复发或临床Ⅳ期乳腺癌患者,可行骨显像检查或PET-CT检查,评估是否有骨转移。④随访中若患者出现骨痛或碱性磷酸酶升高时,可行骨显像检查评估是否有骨转移。

第八节 乳腺癌有症状高危人群的早治策略

乳腺癌早期发现、早期诊断、早期治疗,不但可提高疗效、改善预后,还可以减少医疗资源的浪费,减轻额外治疗带来的痛苦。对乳腺癌有症状高危人群的早治策略,应根据肿瘤的生物学行为和患者的身体状况,联合运用多种治疗手段,兼顾局部治疗和全身治疗,以期提高疗效和改善患者的生活质量。

一、非浸润性乳腺癌的治疗

1. 小叶原位癌

小叶原位癌(lobular carcinoma in situ,LCIS)发展为浸润性癌的风险相对较小,具有癌变间期长、双侧乳房和多个象限发病的特点。一些研究发现,在诊断为 LCIS 的女性中,终身发生癌变的概率为5%~32%,平均癌变率为8%。多数观点认为,LCIS 是癌变的危险因素,有些研究则认为 LCIS 是癌前病变。有研究显示,LCIS 多数进展为浸润性小叶癌,但是也可进展为浸润性导管癌(invasive ductal carcinoma,IDC)。LCIS 可无任何临床症状,亦可没有乳房肿块、乳头溢液、乳头肿胀及皮肤改变等体征,有时仅有类似增生样改变。在乳腺 X 射线检查发现有钙化、肿块、结构紊乱后,其通过穿刺活检(包括空芯针穿刺以及真空辅助穿刺活检)或开放活检均可被诊断。如穿刺活检提示为经典型 LCIS 患者,则可以进行常规的影像学随访而不行开放活检;若穿刺活检提示为多形性 LCIS 或穿刺结果与影像学检查不符,需行开放活检以除外导管原位癌(ductal carcinoma in situ,DCIS)及浸润癌。典型的 LCIS 与低级别的 DCIS 很相似,可采用 E-钙黏蛋白及 P120 免疫组织化学染色来鉴别。LCIS 如果行广泛切除后,绝经前可予他莫昔芬治疗 5 年;绝经后口服他莫昔芬或雷洛昔芬降低风险;若不能排除多形性 LCIS 可行全乳切除术,视情况进行乳房重建。

2. 导管原位癌

DCIS 为非浸润性癌,多数发生于终末导管小叶单位,也可发生于大导管,是局限于乳腺导管内的原位癌。典型的 DCIS 在乳腺 X 射线检查上多表现为不伴肿块的簇状微小钙化灶,恶性钙化还可表现为细小点样、线状、分支状钙化等。DCIS 是 IDC 的前驱病变,DCIS 不经治疗最终可能会发展为 IDC。研究显示,从 DCIS 进展为 IDC 的比例为14%~53%。至少有90%的 DCIS 是在乳腺 X 射线检查筛查中被发现,多数表现为微小钙化灶,部分表现为微小钙化灶伴肿块影或致密影,约10%患者有可触及的肿块,约6%患者乳腺 X 射线检查表现为假阴性。DCIS 的典型 MRI 表现为沿导管分布的导管样或段样成簇小环状强化,也可表现为局灶性、区域性或弥漫性强化,孤立性或多发性肿块。超声下 DCIS 多表现为边界不清的肿块,内部呈低回声,肿块内多具有弥漫、成堆或簇状分布的针尖样、颗粒状钙化,肿块内血流多较丰富。空芯针穿刺活检及开放活检都是获取 DCIS 组织学诊断的手段,但穿刺活检提示为 DCIS 的患者,可选择开放活检以明确有无浸润癌。在穿刺结果为 DCIS 的患者中,25%有 IDC 成分;在穿刺结果为 LCIS 的患者中,开放活检后有17%~27%病理为 DCIS 或浸润性癌。因此,建议穿刺活检后行开放活检。

DCIS 的病理诊断推荐完整取材、规范取材。对于单纯原位癌患者,在未获得浸润性乳腺癌证据或者未证实存在肿瘤转移时，不建议行全腋窝淋巴结清扫。然而，仍有一小部分临床诊断为单纯原位癌的患者在进行手术时被发现为浸润性癌，应按浸润癌处理。单纯 DCIS 的确诊必须依据手术活检结果，可局部扩大切除并全乳放射治疗。也可全乳切除，视情况进行前哨淋巴结活检术（sentinel lymph node biopsy，SLNB）和乳房重建。

以下情形考虑采用他莫昔芬治疗 5 年以降低保乳手术后同侧乳腺癌复发风险：①接受保乳手术（肿块切除术）+放疗的患者，尤其是 ER 阳性的 DCIS 患者；ER 阴性的 DCIS 患者采用他莫昔芬治疗效果尚不确定。②对于接受全乳切除术的 DCIS 患者术后可通过口服他莫昔芬或雷洛昔芬来降低对侧乳腺癌风险，但需权衡化学预防的临床获益与不良反应。

二、浸润性乳腺癌的治疗

早期乳腺癌多可采用缩小手术范围的治疗方式。保乳手术在西方发达国家已成为应用最多的术式，除了与人们对这一术式的认知程度有关外，还与他们诊断早期乳腺癌的比例较高有关。

1. 手术治疗

乳腺癌手术范围包括乳腺和腋窝淋巴结两部分。乳腺手术有肿瘤扩大切除和全乳切除。保乳手术联合放疗与传统根治性手术的效果相当，但美观效果不言而喻。腋窝淋巴结可行 SLNB 和腋窝淋巴结清扫。近年来，随着 SLNB 的应用，乳腺癌免除腋窝淋巴结清扫成为可能，手术范围进一步缩小。除原位癌外均需了解腋窝淋巴结状况，选择手术术式应综合考虑肿瘤的临床分期和患者的身体状况，常见术式有以下几种。

（1）保乳手术+前哨淋巴结活检术。

（2）保乳手术+腋窝淋巴结清扫术。

（3）乳房单纯切除术+前哨淋巴结活检术。

（4）乳腺癌改良根治术。

（5）乳房全切术后的乳房修复与重建。

2. 化疗

手术后对患者基本情况（年龄、月经状况、血常规、重要器官功能、有无其他疾病等）、肿瘤特点（病理类型、分化程度、淋巴结状态、HER2 及激素受体状况、有无脉管瘤栓等）进行综合分析，根据治疗的耐受性、术后复发风险、肿瘤分子分型和治疗敏感度选择相应治疗，并权衡治疗给患者带来的风险和受益。

化疗适应证如下。①腋窝淋巴结阳性。②对淋巴结转移数目较少（1～3 枚）的绝经后患者，如果具有受体阳性、HER2 阴性、肿瘤较小、肿瘤分级Ⅰ级等其他多项预后较好的因素，或者患者无法耐受或不适合化疗，也可考虑单用内分泌治疗。③对淋巴结阴性乳腺癌，术后辅助化疗适用于具有复发高危因素的患者（患者年龄<35 岁、肿瘤直径>2 cm、肿瘤分级Ⅱ~Ⅲ级、脉管瘤栓、HER2 阳性、ER 或 PR 阴性等)。

化疗相对禁忌证如下。①妊娠期:妊娠早期患者通常禁用化疗,妊娠中期患者应慎重选择化疗。②明显衰竭或恶病质。③患者拒绝术后辅助化疗。④有严重感染、高热、水电解质及酸碱平衡失调的患者。⑤胃肠道梗阻或穿孔者。⑥骨髓储备功能低下,治疗前白细胞≤$3.5×10^9$/L,血小板≤$80×10^9$/L 者。⑦心血管、肝肾功能损害者。

3. 放疗

①保乳术后原则上均需接受放疗。对年龄≥70 岁、T1N0、ER 阳性,能接受规范内分泌治疗的患者,可考虑免除术后放疗;②改根术后 T3+或 N2+均需行术后辅助放疗;③改根术后 T1~2N1,如年龄≥50 岁、肿瘤分级Ⅰ~Ⅱ级、无脉管瘤栓、腋窝淋巴结转移数 1 个、ER 阳性,可考虑免除术后辅助放疗;④新辅助化疗后 ypN1 和新辅助治疗前Ⅲ期的患者均需行术后辅助放疗;⑤新辅助化疗前 cN1 且新辅助化疗后 ypN0 的患者,选择合并高危因素者放疗,如年龄≤40 岁,脉管瘤栓阳性,ypT2+,三阴性,HER2 阳性型未接受靶向治疗。

4. 靶向治疗

HER2 阳性型乳腺癌术后可使用靶向治疗。

(1)适应证:①肿瘤>5 mm;②肿瘤≤5 mm 选择合并高危因素者,如分级差、*Ki67* 高、激素受体阴性等。

(2)禁忌证:①左室射血分数<40%;②拒绝使用靶向药物者。

5. 内分泌治疗

ER 和(或)PR 阳性患者均需接受内分泌药物治疗,高复发风险人群可同时联合周期蛋白依赖性激酶 4/6(cyclin-dependent kinase4/6,CDK4/6)抑制剂治疗,治疗前需进行激素水平测定,评估月经状态,结合患者月经状态及复发风险选择相应的药物治疗。

第九节 乳腺癌有症状高危人群的健康管理

乳腺癌高危人群的健康管理是一个多方面、多层次的综合管理过程,涉及生活方式的调整、在适当情况下的手术治疗、药物治疗以及不良反应的管理、心理支持等。

一、生活方式调整

建议乳腺癌高危人群采取健康的生活方式,包括保持适度运动、均衡饮食、限制酒精摄入,并尽量避免外源性内分泌干扰物(如塑料制品中的化学物质)的暴露。

二、术后管理

(一)术后随访

早中期乳腺癌术后评估频率推荐为:术后 2 年内,每 3 个月随访 1 次;术后 3~5 年,每 6 个月随访 1 次;术后 5 年以上,每年随访 1 次,直至终身。如有异常情况,应当及时就诊而不拘泥于固定时间。

(二)术后并发症管理

乳腺癌术后患侧肢体功能障碍和(或)淋巴水肿的发生率高达 15%~54%,严重影响着乳腺癌患者康复期的生活质量,长期严重的淋巴水肿还可能导致淋巴管相关恶性肿瘤。

1. 患肢功能障碍的管理

术后功能锻炼是恢复患侧肢体功能的重要手段,对于恢复患者肩关节功能和预防及减轻水肿至关重要,推荐进行循序渐进的功能锻炼,以免影响伤口的愈合或引起腋网综合征。在指导患者锻炼的同时针对患者的情况进行个性化评估与干预,从患者的肩关节活动度、术后并发症、疼痛依从性等方面进行考量。

循序渐进的功能锻炼方法:①术后 1~2 d,练习握拳、伸指、屈腕。②术后 3~4 d,前臂伸屈运动。③术后 5~7 d,患侧的手摸对侧肩、同侧耳(可用健肢托患肢)。④术后 8~10 d,练习肩关节抬高、伸直、屈曲至 90°。⑤术后 10 d 后,肩关节进行爬墙及器械锻炼。

功能锻炼的达标要求:切口愈合后 1 个月患侧上肢能伸直、抬高并绕过头顶摸到对侧耳朵。一般应在 1~2 个月内使患侧肩关节功能达到术前或对侧同样的状态。达标后仍需继续进行功能锻炼。

2. 患肢淋巴水肿的管理

早期发现、早期诊断和早期治疗是防治淋巴水肿的关键,因为 0~1 期淋巴水肿尚可逆,2~3 期淋巴水肿治疗难度极大。临床上为快速识别判断淋巴水肿,往往使用上肢周径测量快速判断水肿严重程度:患侧上肢周径比对侧上肢周径长<3 cm 为轻度水肿,3~5 cm 为中度水肿,>5 cm 为重度水肿。此外,亦可参考国际淋巴学会专家共识的淋巴水肿分期(表 3-2)。

表3-2　国际淋巴学会淋巴水肿分期

分期	临床表现
0期	一种潜在或亚临床状态,尽管淋巴输运受损,组织液/成分发生细微变化,但肿胀仍不明显
1期	表现为蛋白质含量相对较高的液体早期积聚,可随肢体抬高而消退。各种类型的增殖细胞也可能增加
2期	涉及实体结构的更多变化,仅肢体抬高很少能减少组织肿胀,凹陷明显。在2期后期,由于皮下脂肪过多和纤维化的发展,肢体可能不会凹陷
3期	包括淋巴静止性象皮病,在该病中可以不出现凹陷,并出现营养性皮肤变化,如棘皮病、皮肤特征和厚度的改变、脂肪和纤维化的进一步沉积,以及疣状过度增生

(1)患肢淋巴水肿的预防:定期评估肿瘤状态及治疗情况,减少对淋巴结、淋巴管的不必要创伤,及时了解并处理淋巴水肿风险因素。

1)保护皮肤:保持患侧皮肤清洁;避免患侧肢体有创性的操作,如抽血、输液等;洗涤时戴宽松手套,避免长时间接触有刺激性的洗涤液;避免蚊虫叮咬。

2)避免光热损伤:避免热敷及高温淋浴,避免长时间泡澡或桑拿等高温度环境;避免强光照射。

3)避免患侧肢体近端受压:避免穿紧身衣、测量血压、患侧卧位。

4)避免突然负重:术后2~4周内避免上肢负重,一般不超过500 g;4周后,循序渐进地进行抗阻力训练,避免突然用力过猛或突然负重。

5)坚持运动锻炼:在专业医师指导下循序渐进的功能锻炼、有氧运动及抗阻训练均可不同程度增加肌肉力量及肌肉泵作用,对淋巴水肿的预防与治疗有积极作用。

6)保证睡眠质量,注意睡姿:平卧位患侧肢体尽量垫高,手臂呈一直线,手掌高度要超过心脏平面;健侧卧位,患肢放于体侧或枕头垫高超过心脏水平。

7)淋巴水肿预防教育:建议进行患者教育以关注淋巴水肿风险并早期识别淋巴水肿,根据手术类型、是否放疗、生活方式等进行风险评定,对于高危患者进行早期干预。

(2)患肢淋巴水肿的治疗

1)外科治疗:手术治疗的目的是增加淋巴液流入静脉或缩小患肢的体积。前者的手术方式包括淋巴结静脉吻合、淋巴管静脉吻合、淋巴管移植、静脉移植、淋巴结移植、带淋巴管或淋巴结的皮瓣移植等显微淋巴手术。后者的手术方式包括脂肪抽吸和病变组织切除等,适用于适合晚期纤维化明显、淋巴管广泛闭塞和脂肪沉积严重的病例,有助于缓解综合消肿治疗无法缓解的水肿。

2）保守治疗：保守治疗主要指综合消肿疗法，包括人工淋巴引流、压力绷带治疗、皮肤护理、功能锻炼等环节。可能有效的治疗方法还包括空气波压力治疗、远红外辐射热疗等。如患侧手臂出现红肿热痛等症状，或水肿突然加重等应考虑淋巴管炎可能，应及时检查血常规、C反应蛋白等，必要时结合抗生素治疗。

三、药物治疗及并发症管理

对于手术后复发风险中高危的患者，需进行化疗、靶向治疗（HER2阳性型患者）及相应的内分泌治疗（激素受体阳性患者）。这些治疗可以显著降低乳腺癌的发生风险，但也需注意其潜在的不良反应，并进行定期监测。

接受含蒽环类药物方案化疗、曲妥珠单抗、帕妥珠单抗等抗HER2靶向药物治疗的患者需定期进行心电图、心脏超声及心肌酶谱检查。使用CDK4/6抑制剂如阿贝西利、瑞博西利，则建议定期复查血常规和肝功能，关注是否有骨髓抑制情况，检测心电图，关注QTc间期是否延长。接受他莫昔芬内分泌治疗的患者应关注是否存在子宫内膜增厚、血栓、血脂（胆固醇、三酰甘油、低密度脂蛋白等）异常等不良反应。接受芳香化酶抑制剂内分泌治疗的患者，应当评估患者是否存在转氨酶升高、骨质疏松及血脂异常等不良反应。

四、心理支持

由于乳腺癌的高风险可能给个体带来心理压力，提供心理咨询和社会支持对于乳腺癌高危人群的整体健康管理同样重要。乳腺癌患者面临着较高心理健康问题的风险，例如，对复发的恐惧、痛苦、焦虑、抑郁或低自尊，这种心理健康问题可能持续多年。诊断和治疗、生理状态、家庭社会、环境因素等均可能会影响乳腺癌患者的心理健康，在筛查评估时需要综合考虑这些因素。需要特别关注患者确诊时、病情变化时、复查随访时、重大生活事件等时期的心理评估。适时提供健康生活方式的指导，帮助患者寻找同辈支持、社会支持，通过手机、互联网等渠道获取相关信息，提升患者的自我控制能力，指导患者合理地运用暗示、宣泄等应对技巧，以增加其对于困境的忍耐力。对于因形体改变而影响心理健康的患者可给予乳房重建、义乳佩戴或化妆美容等指导，同时向患者家属提供教育支持。

第十节　乳腺癌早诊早治发展方向的探索和临床实践

一、乳腺癌早诊早治发展方向的探索

乳腺癌的早诊早治是提高患者生存率和生活质量的关键。近年来,乳腺癌早期诊断和治疗也在不断探索中发展。乳腺癌是一种与多种因素相关的疾病,对不同国家、地区的人而言,风险因素并不完全一致。乳腺癌风险评估模型即将乳腺癌相关的高危因素量化,通过数值评估患者的患癌风险,便于对人群进行分层管理。目前国际上乳腺癌风险评估模型众多,包括 Gail、Claus、BRCAPRO、BOADICEA 和 IBIS 等,各模型纳入的风险因素不同,各有侧重。应用最普遍的是来自哈佛大学队列研究的 Gail 模型。Gail 模型包含的乳腺癌风险因素有年龄、乳腺疾病史、家族史、初潮年龄、初产年龄、乳腺活检情况、种族等,可用于评估个人5年内及终生的乳腺癌发病风险。5年内发病风险≥1.67%则为高风险。Gail 模型具有方便、准确等优点,并于2011年针对亚太人群进行了校正。Gail 模型也在不断改进,在最初基础上增加了与乳腺癌相关的个人健康数据,提高了风险预测的准确性。但是该乳腺癌风险预测模型在中国人群中的适用性还未得到充分验证。目前国内建立了一些基于中国人群乳腺癌流行病学特征的乳腺癌风险预测模型,这需要对大规模的病例对照样本进行筛查和验证。

此外,层出不穷的新型影像技术为乳腺癌筛查提供了更多的便利。数十年来,乳腺 X 射线检查技术经历了从乳腺干板 X 射线检查、专用屏-片摄影到现在全视野数字乳腺 X 射线检查的巨大变化。GE 医疗、西门子医疗推出的数字化断层造影技术(digital breast tomosynthesis,DBT),检查时 X 射线可围绕乳腺组织进行旋转拍摄,得出重建的乳腺图像。乳腺 X 射线摄影对比增强光谱技术(contrast-enhanced spectral mammography,CESM)为乳腺癌的早期检测提供了新的技术手段。GE 医疗的 Invenia ABUS 和西门子医疗的 ACUSONS2000 自动乳腺超声全容积扫描仪(Automated Breast Volume Scanner,ABVS),能在较短时间内使用大范围探头对整个乳腺进行超声扫描,可以产生多个切面的乳腺病灶图像。其弧形宽幅高频线阵探头更加适合乳房的解剖结构,可以降低患者检查时的不适感,工作流程也更简便。超声新技术如剪切波弹性成像和超声造影在乳腺癌筛查中的应用正在迅速发展,提高了乳腺癌的早期检出率。此外,乳腺钼靶人工智能(Artificial Intelligence,AI)和超声 AI 技术的应用,提高了筛查的敏感度和特异性,降低了假阴性率。

应用基因测序技术可检测出全部基因序列，经过数据分析，即可获得基因所传递的疾病信息，检测乳腺癌易感基因，如 BRCA1/2 等，可筛查出高危人群或患病人群，进而采取相应的预防或诊治措施。

生物标志物的研究：包括 ctDNA、microRNA、蛋白质组学和代谢组学标志物等在内的生物标志物的发现和验证，为乳腺癌的早期诊断提供了新的可能性。

内分泌治疗的优化：对于 HR+HER2 阴性乳腺癌患者，内分泌治疗是主要的治疗手段。CDK4/6 抑制剂联合内分泌治疗已成为标准疗法，并且在早期乳腺癌辅助治疗中显示出良好的疗效。

靶向治疗和免疫治疗的探索：在 HER2 阳性乳腺癌中，国产原研小分子酪氨酸激酶抑制剂吡咯替尼在新辅助治疗和晚期肿瘤治疗中显示出有效性。同时，免疫治疗在三阴性乳腺癌中的应用也取得了进展，例如，KEYNOTE-522 研究中帕博利珠单抗联合化疗成为用于早期高危三阴性乳腺癌的新辅助治疗。

个体化治疗的推进：基于患者分子分型和基因检测结果的个体化治疗策略正在不断发展，如 BRCA1/2 基因突变携带者的靶向治疗。

多学科诊疗（Multi-disciplinary team，MDT）模式的应用：乳腺癌的治疗越来越倾向于多学科团队合作，以制定最适合患者的综合治疗方案。

这些研究进展为乳腺癌的早期诊断和治疗提供了更多的选择和可能性，有望进一步提高患者的生存率和生活质量。

二、乳腺癌早诊早治的临床实践

2009 年原卫生部、全国妇联印发《农村妇女"两癌"检查项目管理方案》，为落实深化医药卫生体制改革重点工作任务，提高农村妇女宫颈癌和乳腺癌的早诊早治率，降低宫颈癌和乳腺癌死亡率，提高广大农村妇女健康水平，逐步建立维护妇女健康的长效机制。该项目主要针对 35~59 岁的女性，覆盖面达 32 省份，通过临床体检、超声联合钼靶来筛查乳腺癌，取得了较好的社会效益。具体筛查流程见图 3-2。

2012 年开始，国家财政部、卫生健康委员会（原卫计委）发起一项名为"城市癌症早诊早治项目"的国家重大公共卫生专项，印发《城市癌症早诊早治项目管理办法（试行）》，针对城市高发的癌症开展危险因素调查和高危人群评估、随访和早诊早治工作。该项目主要针对 40~69 岁女性，通过问卷评估高危人群，采用超声联合钼靶技术进行乳腺癌筛查。具体筛查流程见图 3-3。

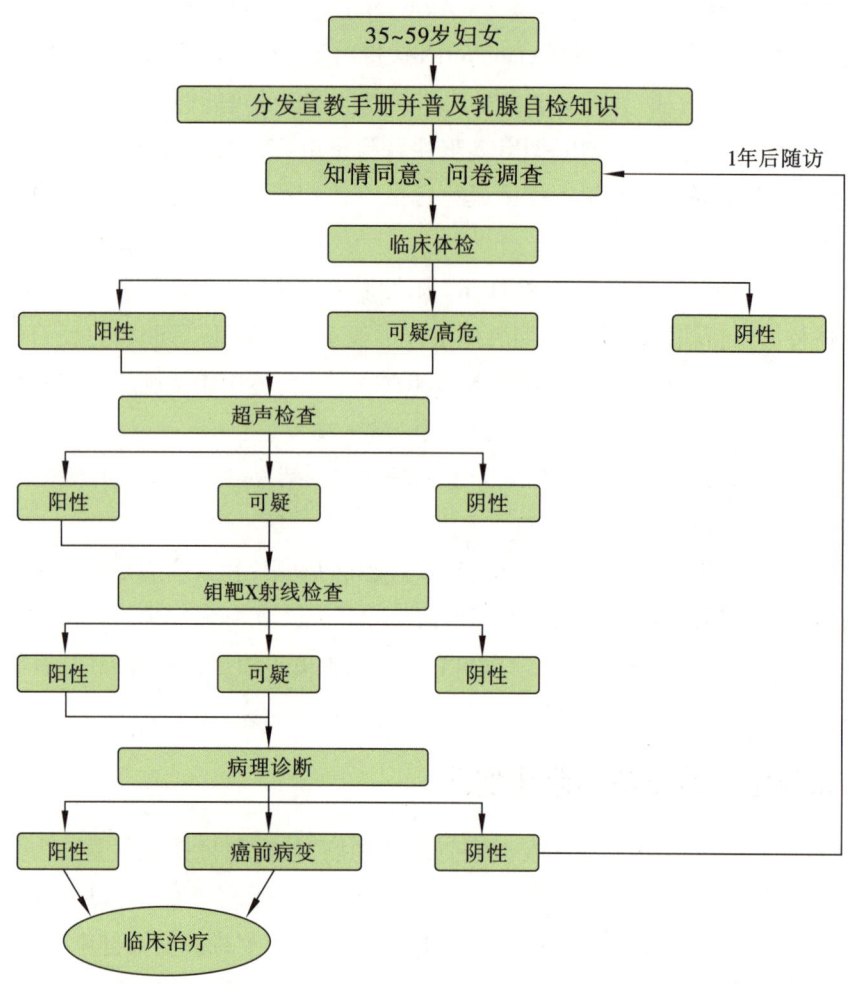

图3-2 《农村妇女"两癌"检查项目管理方案》乳腺癌筛查流程

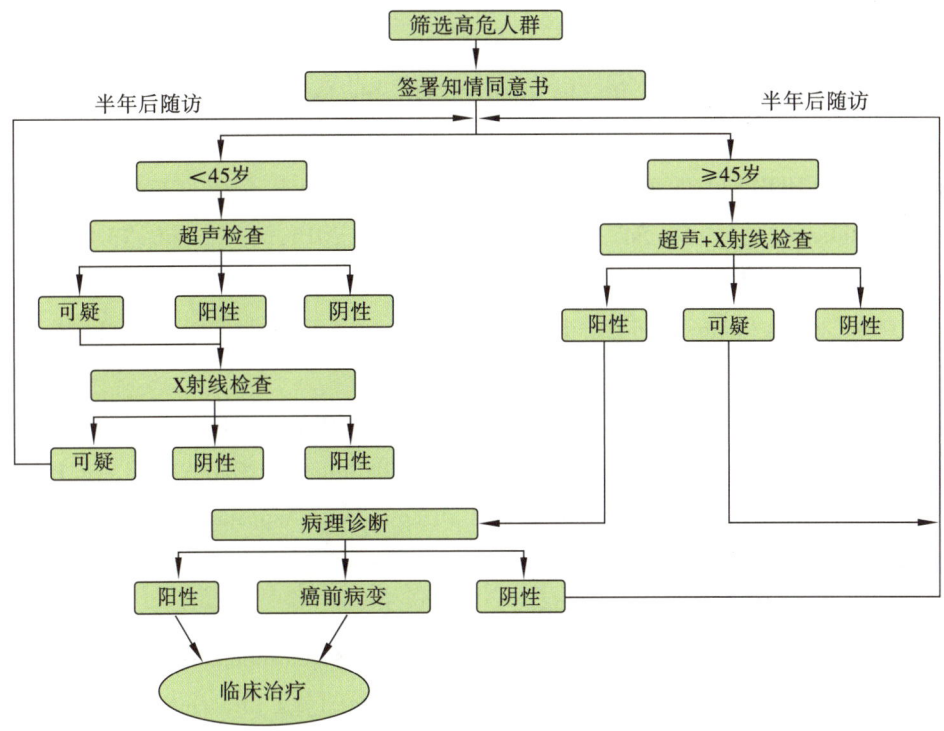

图3-3 《城市癌症早诊早治项目管理办法(试行)》乳腺癌筛查流程

(陈雪姣 钱晓燕 罗执芬 付 蕾)

参考文献

[1] BRAY F, LAVERSANNE M, SUNG H, et al. Global cancer statistics 2022: GLOBOCAN estimates of incidence and mortality worldwide for 36 cancers in 185 countries[J]. CA Cancer J Clin, 2024, 74(3): 229-263.

[2] HAN B, ZHENG R, ZENG H, et al. Cancer incidence and mortality in China, 2022[J]. J Natl Cancer Inst, 2024, 4(1): 47-53.

[3] CHEN X, QIAN X, XIAO M, et al. Survival Outcomes and Efficacy of Platinum in Early Breast Cancer Patients with Germline *BRCA*1 or *BRCA*2 Mutation: A Multicenter Retrospective Cohort Study[J]. Breast Cancer (Dove Med Press), 2023, 15(4): 671-682.

[4] GRADISHAR W J, MORAN M S, ABRAHAM J, et al. Breast Cancer, Version 3.2024, NCCN Clinical Practice Guidelines in Oncology[J]. J Natl Compr Canc Netw, 2024, 22

(5):331-357.

[5] SHIN W K,LEE H W,SHIN A,et al. Multi-Grain Rice Diet Decreases Risk of Breast Cancer in Korean Women:Results from the Health Examinees Study[J]. Nutrients,2020,12(8):2273.

[6] HARVIE M,HOWELL A,EVANS D G. Can diet and lifestyle prevent breast cancer:what is the evidence?[J]. Am Soc Clin Oncol Educ Book,2015,14(5):e66-73.

[7] WEI Y,L V J,GUO Y,et al. Soy intake and breast cancer risk:a prospective study of 300 000 Chinese women and a dose-response meta-analysis[J]. Eur J Epidemiol,2020,35(6):567-578.

[8] CAO Y,TAN A. Aspirin might reduce the incidence of breast cancer:An updated meta-analysis of 38 observational studies[J]. Medicine(Baltimore),2020,99(38):e21917.

[9] YANG Y S,KORNELIUS E,CHIOU J Y,et al. Low-Dose Aspirin Reduces Breast Cancer Risk in Women with Diabetes:A Nationwide Retrospective Cohort Study in Taiwan[J]. J Womens Health (Larchmt),2017,26(12):1278-1284.

[10] FOURNIER A,MESRINE S,GELOT A,et al. Use of Bisphosphonates and Risk of Breast Cancer in a French Cohort of Postmenopausal Women[J]. J Clin Oncol,2017,35(28):3230-3239.

[11] LI Y Y,GAO L J,ZHANG Y X,et al. Bisphosphonates and risk of cancers:a systematic review and meta-analysis[J]. Br J Cancer,2020,123(10):1570-1581.

[12] ISLAM M M,YANG H C,NGUYEN P A,et al. Exploring association between statin use and breast cancer risk:an updated meta-analysis[J]. Arch Gynecol Obstet,2017,296(6):1043-1053.

[13] THORAT M A,BALASUBRAMANIAN R. Breast cancer prevention in high-risk women[J]. Best Pract Res Clin Obstet Gynaecol,2020,65(5):18-31.

[14] TERRY M B,LIAO Y,WHITTEMORE A S,et al. 10-year performance of four models of breast cancer risk:a validation study[J]. Lancet Oncol,2019,20(4):504-517.

[15] 赫捷,陈万青,李霓,等. 中国女性乳腺癌筛查与早诊早治指南(2021,北京)[J]. 中华肿瘤杂志,2021,43(4):357-382.

[16] 中国抗癌协会乳腺癌专业委员会,中华医学会肿瘤学分会乳腺肿瘤学组,邵志敏. 中国抗癌协会乳腺癌诊治指南与规范(2024年版)[J]. 中国癌症杂志,2023,33(12):1092-1187.

第四章

食管癌早诊早治及高危人群健康管理

第一节 食管癌发病的流行病学特征和生物学特征

一、食管癌的流行病学特征

食管癌(esophageal carcinoma,EC)是一种常见的消化道恶性肿瘤,我国是食管癌高发国家。据统计,2022年我国食管癌发病率为8.32/10万,在全部恶性肿瘤中排第7位;死亡率为6.68/10万,在全部恶性肿瘤中排第5位;新发病例数和死亡病例数分别为22.4万例和18.75万例,均占全世界食管癌新发病例数及死亡病例数的一半以上。其中男性患病率与死亡率均高于女性,发病高峰年龄为45~80岁,农村地区发病率高于城市地区。从时间上来看,我国食管癌发病率及死亡率在2010年之前呈上升趋势,而2010年之后则呈下降趋势。显著的地域性分布是食管癌流行病学的突出特征,高、低发病地区发病率和死亡率相差可达500倍。我国高发区主要集中在太行山脉附近,其中河南、河北、山西三省交界区域发病率最高,如河南林州市、河北磁县、山西阳城县等,其发病率超过100/10万。其他高发地多与中原移民有关,包括四川南充及盐亭、广东汕头、福建福州等地区。

病理学上,食管癌可分为食管鳞癌、食管腺癌、食管小细胞癌及食管黑色素瘤等。在欧美国家,食管腺癌占食管癌的80%。在我国,食管鳞癌占食管癌的90%,食管腺癌仅占10%。巴雷特食管(Barrett esophagus,BE)是食管腺癌的癌前疾病。不论是由鳞状上皮还是柱状上皮发展而成的食管恶性肿瘤,大部分呈一个多阶段过程,正常食管黏膜经过不同程度的上皮异型增生,可能发展为侵袭性癌。其中上皮细胞的异型增生可分为3个级别,分别为低级别(轻度)异型增生、中级别(中度)异型增生和高级别(重度)异型增生,其中低级别异型增生和中级别异型增生又称为低级别上皮内瘤变(low-grade intraepithelial neoplasia,LGIN),高级别异型增生和原位癌称为高级别上皮内瘤变(high-grade intraepithelial neoplasia,HGIN)。从正常上皮细胞到异型增生再到癌变,这是一个相对漫长的过程。一项长达15年的随访研究发现,正常食管黏膜、低级别异型增生、中级别异型增生及高级别异型增生发展为食管癌的概率分别为2.4%、5.0%、8.3%、10.3%,依次增高。

2003—2015年,尽管我国食管癌年龄标化5年生存率从20.9%升至30.3%,但总体5年生存率仍很低,特别是对于晚期食管癌患者,生存率提高缓慢。食管癌患者的生存与其临床分期密切相关,早期食管癌患者在接受治疗后5年生存率可达95%,而晚期食管癌5年生存率不足25%,因此,早期发现并治疗是提高食管癌治愈率和生存率的关键。食管癌较为明确的癌前病变及相对缓慢的癌变过程为食管癌筛查提供了前提,目前已有多项研究表明,针对食管癌高风险人群开展筛查并治疗能够有效降低人群食管癌发病率和死亡率。我国的食管癌筛查始于20世纪70年代,并于21世纪迅速发展。目前我国已开展包括食管癌筛查在内的多个重大公共卫生项目,均取得了较好的社会效益。

二、食管癌的临床生物学特征

1. 食管癌的临床特征

食管癌发生发展过程中出现了一系列内在基因及外在临床表征的变化,内在基因的变化导致肿瘤生长、浸润、变异及治疗抵抗的发生,并通过一定形式的临床特征表现出来。如何从分子生物学、临床体征及影像学特点中寻找影响食管癌早诊早治以及治疗疗效和预后的关键因素,成为目前研究的热点。

根据肿瘤细胞的起源可以将食管癌分为食管鳞癌、食管腺癌、食管小细胞癌及食管黑色素瘤等,其中食管鳞癌和食管腺癌最常见,其他类型相对少见。食管鳞癌多见于亚洲及中东地区,其发生原因多与饮食习惯、环境因素、遗传及烟酒等不良嗜好密切相关,食管正常鳞状上皮在各种致癌因素的作用下,不断出现致癌基因的激活及抑癌基因的失活,当细胞内部变异基因不能被自身修复或清除,便会出现上皮细胞的不典型增生,并最终导致癌的发生,这是一个逐渐发展的过程。因此,该种类型食管癌的发病率一般随年龄的增长而不断增加。食管是一个长约40 cm的肌性器官,其被人为分为食管上段、中段及下段。食管鳞癌最常发生于食管中段,其次是食管下段,食管上段食管癌发生比例较低。至于为什么食管中段更容易罹患鳞癌,目前尚无定论,有学者认为,食管中段的管腔相对较宽,食物通过时容易在此处停留,增加了食管黏膜与有害物质接触时间。此外,食管中段的肌肉层相对较厚,血液循环相对较差,不利于有害物质的代谢和清除。至于更深层次的细胞分子学基础目前仍不清楚。食管腺癌多发生在食管下段,其与胃食管返流密切相关,酸性胃液及消化酶持续刺激贲门部及食管下段黏膜,使得食管下段鳞状上皮被柱状上皮取代,进一步发展就有可能导致食管腺癌发生,其临床及生物学特性类似胃底腺癌,容易出现腹胀、淋巴结及肝转移。食管腺癌多发生在欧美国家,随着我国饮食结构的调整及肥胖人群的增多,其在我国发生率也逐渐增多。

食管壁虽然是肌性结构,但其却拥有广泛且连续分布的黏膜下淋巴管网。黏膜固有层和黏膜下层毛细淋巴管相互交织成网状结构,与固有肌层及外膜淋巴管相通,使淋巴引流的范围扩大,这是导致食管癌容易发生纵向扩散及远处淋巴结转移的解剖学基础。因此,如果早期食管癌出现黏膜下受侵犯,其发生淋巴结转移概率大幅度增加,需要行根治性外科手术。纵横交错的淋巴管网使得不同部位的食管癌容易出现多个区域的淋巴结转移,颈段及胸上段食管癌容易出现锁骨上及中上纵隔淋巴结转移,胸下段食管癌容易出现腹腔及下纵隔淋巴结转移,而胸中段食管癌淋巴结转移更加广泛,上、中、下纵隔及腹腔淋巴结均可出现较高转移概率。此外,食管癌早期病变多为黏膜病变,常规 CT 及食管造影等无创性检查很难发现,而患者有症状时多处于中晚期,其为食管癌早诊早治带来一定的困难。

2. 食管癌的分子生物学特征

在食管癌发生发展过程中,很多基因发生变异,其中 TP53 和 NOTCH1 可能作为起始基因参与了早期癌变发生。我国学者林东昕教授通过分析了食管鳞癌相关基因的突变频率及分布,发现 18 个高频突变基因,其中突变频率最高为 TP53 和 NOTCH1。但它们的突变频率变化趋势却恰好相反,随着癌前病变程度不断加重,TP53 的突变频率快速升高,而 NOTCH1 却与此恰好相反,其突变在较早期的癌前病变中更多见。而关键基因的拷贝数变异早在低级别上皮内瘤变阶段就出现,变化趋势与 TP53 突变频率一致,即癌前病变程度越重,关键基因拷贝数变异就越多见。大量研究都显示,TP53 发生突变,特别是功能缺失性突变,会直接导致细胞基因组的整体不稳定。研究者们开展的统计学分析也证实,食管鳞癌相关基因中仅有 TP53 的突变与关键基因拷贝数变异水平呈显著正相关。该研究结果证实随着癌前病变不断加重,病变组织中的基因突变会从以 NOTCH1 突变克隆为主,逐渐转变为 TP53 突变克隆占主导,基因突变负荷和基因拷贝数变异也相应不断上升,且基因拷贝数变异往往与 TP53 基因双等位缺失同时出现;相比 TP53 单个等位基因突变,双等位缺失克隆的基因拷贝数变异水平更高,更可能介导癌变发生。因此对 TP53 及 NOTCH1 基因变异的检测有可能成为诊断食管癌癌前病变的分子标志物。除了 TP53 和 NOTCH1 两个基因外,还有诸多其他基因参与了肿瘤发生及进展,如 CYP450、PTEN、PIK3CA、ZNF750、CDKN2A、RTN4IP1 等基因。其中 ZNF750 是调控鳞状上皮分化的基因,其突变常见于各种鳞癌,该基因突变的食管癌患者更易发生淋巴结转移。在早期病变中特有的 CDKN2A/2B 超甲基化现象,可能作为未来食管癌早期诊断的标志物。

此外,基因表观遗传学标记的变化亦可能在食管癌早期发生中发挥一定的作用。研究显示,P16、ENG、HIN、SOX17 和 TAC1 等抑癌基因启动子甲基化改变往往发生在早期食管鳞癌,甚至在异型增生等食管癌癌前病变中出现,并且甲基化程度随着疾病的进展而升高,提示这些抑癌基因启动子甲基化检测结果可以用于食管鳞癌的早期诊断。长链非编码 RNA (long non-coding RNA, lncRNA) 已被发现在多种肿瘤的发生发展中起到一定的作用，在食管鳞癌中，研究者采用了 lncRNA 芯片筛选、多级验证和风险分析的方法，通过 205 例食管鳞癌患者、82 例食管异型增生患者和 210 例健康对照患者的队列研究，证实升高的 lnc00152、CFLARAS1 和 POU3F3 可作为潜在的生物标志物和早期进展的预测指标，再联合 CEA 预测准确率进一步增高。

作为多基因及多种因素导致的疾病，食管癌的发生和发展不能从单一因素预测。王立东教授通过对无症状高风险人群长期分子监控随访，发现一组从正常食管上皮细胞经各级癌前病变发展到早期癌的多阶段演进中的关键分子标志物，如 TP53、IMP1、P16、Cyclin B1、P62、C-myc、survivin 和 Koc 等 8 种肿瘤相关抗原的自身抗体，维甲酸启动子区域高甲基化、叶酸代谢关键酶（MTHFRC677T 和 TSER）的基因突变，以及 19 个 SNPs 易感位点均与食管癌高风险和病变进展密切相关，这些重要发现为建立高危人群预警和早期发现关键技术体系提供重要技术支撑。

第二节 食管癌发病的危险因素

食管癌为多种致病因素相互作用而成，流行病调查研究显示，以下几种因素与食管癌的发生密切相关。

一、饮食因素

我国较早的食管癌流行病学研究显示，食管癌高发地区如北方太行山地区居民喜食腌制食物、热饮热食，且进食速度较快，膳食构成单一，缺乏新鲜水果蔬菜，后续进一步研究显示这些都与食管癌的发生有一定的关系，而良好的饮食习惯，如多食用新鲜水果蔬菜及膳食纤维可降低食管癌的患病风险。随着我国居民生活水平提高，新鲜水果蔬菜的摄入增多，以及食用腌制食品的减少，食管癌发病率也逐渐下降。我国食管癌的发病率自以来呈现逐渐下降的趋势，这一现象也间接验证了饮食因素在食管癌发病中的作用。

二、吸烟饮酒

吸烟及饮酒已被国际癌症研究机构列为食管癌的致病因素。烟酒中的有害物质作用于食管鳞状上皮细胞，导致细胞内基因发生变异，出现鳞状上皮细胞过度增生，一部分过度增殖的鳞状上皮细胞最终演变为癌细胞。长期抽烟患者，烟草中亚硝胺等致癌物在体内的积蓄也会增加，使得恶性肿瘤的发病危险也随之提高。Wang 等对既往 52 项研究进行的 Meta 分析显示，吸烟者和曾经吸烟者患食管鳞癌的发病风险分别是不吸烟者的 4.18 倍和 2.05 倍。廖震华等 1993—2008 年发表的 Meta 分析显示，每日吸烟量 1~9 支、

10~19 支和≥20 支者食管癌发病风险分别是不吸烟者的 1.36 倍、1.38 倍和 3.53 倍；吸烟年限 20~29 年、30~39 年和≥40 年者食管癌发病风险分别是不吸烟者的 1.78 倍、1.89 倍和 2.15 倍。

长期的酒精刺激，一方面会直接损伤食管黏膜，使其过度增生，长时间刺激容易诱发癌变；另一方面，酒精可作为致癌物的溶剂，促进致癌物进入食管，在黏膜损伤的同时，为食管癌的发生创造条件。世界癌症研究基金会和美国癌症研究所发布的《2018 癌症预防和生存报告》中共纳入 6 项研究进行 Meta 分析，结果显示，平均每日酒精量摄入每增加 10 g，食管鳞癌风险增加 25%。Prabhu 等的研究结果显示，每周酒精摄入量>200 g 者的食管癌发病风险是不饮酒者的 4.65 倍；在亚洲人群中，每周酒精摄入量>200 g 者的食管癌发病风险是不饮酒者的 5.8 倍；而在欧洲人群中，每周酒精摄入量>200 g 者的食管癌发病风险是不饮酒者的 3.87 倍。

三、遗传因素和家族史

食管癌虽不是单基因遗传性疾病，但其家族聚集倾向提示其存在一定的遗传易感性，其分子基础为多种癌基因及原癌基因发生变化，最终导致癌的发生。食管癌高发地域的流行病学研究显示，食管癌家族史是食管上皮重度增生及以上病变的独立危险因素，且有上消化道肿瘤家族史受试者的食管癌发病与死亡风险显著高于无家族史者，这种倾向性在一级家属中表现得更加明显。李琮宇对河南省林州市及其毗邻的鹤壁、辉县等地进行为期 10 年的调查发现，食管癌患者中有阳性家族史（连续三代内，食管癌患者>2 人）的约占 1/3，一级亲属的遗传度为 51.41%，二级亲属的遗传度为 31.16%。太行山地区、山东省肥城市及江苏扬中、淮安等地的多项研究发现上消化道肿瘤家族史，尤其食管癌家族史是食管癌和癌前病变的危险因素。

四、维生素与微量元素缺乏

维生素缺乏会导致细胞增生紊乱和癌变。有研究证实，维生素缺乏，特别是维生素 B_2（核黄素）、维生素 A 的中间代谢产物维甲酸，以及叶酸缺乏，是导致国内食管癌高发的因素之一。钼是硝酸盐还原酶及一些氧化酶的结构成分，缺钼时植物中硝酸盐积聚，在一定条件下会促进亚硝酸胺致癌物的生成，进而引发食管癌。此外锌、硒等微量元素的缺乏也与食管癌发生有一定的关系。多个独立研究及 Meta 分析结果均提示膳食叶酸摄入量及血清叶酸水平与食管癌的发生有关，这种情况不仅存在于汉族人群，也存在于哈萨克族人群中。

五、感染因素

食管癌患者与健康者的食管黏膜菌群存在差异，健康者食管微生物环境中主要有链球菌等革兰氏阳性菌,而具有食管病变和食管癌的患者病变组织中主要存在革兰氏阴性菌。现有食管菌群研究显示,变形菌门、拟杆菌门、放线菌门、厚壁菌门,以及梭杆菌门细菌为食管鳞癌的前 5 种优势菌种。HPV 病毒属于乳头瘤病毒科,是球形 DNA 病毒,能引起人体皮肤黏膜的鳞状上皮增殖,有研究发现,食管癌高发区患者 HPV 感染阳性率显著高于低发区患者。此外一些真菌产生的毒素,如黄曲霉毒素也与食管癌的发生有一定关系。关于微生物感染如何在基因层面上引起食管黏膜上皮细胞癌变有待进一步研究。

六、精神心理因素

中国古代已有多本医学著作提到精神心理因素与恶性肿瘤的关系,早在两千年以前的中医经典著作《素问·通评虚实论》中就写道,"隔塞闭绝,上下不通,则暴忧之病也",说明了噎膈,也就是现在所说的食管癌的发病与"暴忧"有关,表明古代医学家已注意到精神心理因素对食管癌发病的影响。而现代流行病学研究显示,精神刺激、经常生闷气、性格内向是食管癌发生的危险因素。然而有研究亦显示,经济收入低与食管癌的发病有一定相关性,可能与经济收入低的人群多数食物结果单一、缺乏新鲜蔬菜及水果的摄入有关。精神心理因素到底是食管癌直接病因还是其他致病因素的一个伴随事件,目前仍不清楚。

第三节　食管癌的高危人群

目前,全球各国发表的食管癌筛查指南或专家共识均建议在高危人群中进行食管癌筛查,但是各个指南对食管癌高危人群的判定标准有一定的差异。国内外对高危人群的定义存在分歧的主要原因有两方面,一方面,国外食管癌的组织学分型以腺癌为主,而国内以鳞状细胞癌为主;另一方面,国内与国外食管癌发病的危险因素也有一定的不同。结合我国食管癌流行病学及病因学,研究者确立了我国食管癌的高危人群。

在确定食管癌特别是食管鳞癌高危人群方面,年龄是一个很关键的因素,我国食管癌发病率和死亡率在 45 岁之前处于较低水平,自 45 岁之后迅速上升,发病率在 80～84 岁年龄组达到高峰。基于我国 145 个肿瘤登记处的食管癌统计数据显示,45～49 岁、50～54 岁、55～59 岁、60～64 岁、65～69 岁、70～74 岁年龄组的食管癌发病率分别为 12.34/10 万、28.30/10 万、53.96/10 万、88.86/10 万、109.88/10 万、130.10/10 万,而 35～39 岁和 40～44 岁年龄组的食管癌发病率分别为 1.41/10 万和 5.01/10 万。因此,年龄是确定食管癌高风险人群的重要前提,我国对于年龄≥45 岁且合并有以下高危因素之一者定义为食管癌的高危人群。

一、长期居住于食管癌高发地区的人群

食管癌发生有较强的地域性分布特点,来自高发地区的人群更容易罹患食管癌。很多来自高发区的居民具有相似的经济基础、饮食习惯及遗传背景,这些都是食管癌的危险因素。因此,长期居住在食管癌高发区的人群为食管癌的高危人群。

二、有食管癌家族史的人群

食管癌家族史是食管癌发病的重要危险因素。我国食管癌发病存在明显的家族聚集现象,这可能与同一家族的患者具有相同的遗传背景有关。有研究者发现多个与食管鳞癌发生有关的易感基因位点,这些位点与环境因素交互作用,促进食管鳞癌的发生。食管癌发病存在家族聚集现象的另一个原因,可能是同一家族的人群共同暴露于特定的环境因素,如饮食环境及社会环境等,这些环境因素促进了食管癌的发生。

三、患有食管癌前疾病或癌前病变的人群

食管癌的癌前病变包括食管鳞状上皮异型增生和 Barrett 食管相关异型增生,这两种癌前病变均与食管癌的发生密切相关。一项在河南省林州市进行的队列研究结果显示,正常食管鳞状上皮、鳞状上皮轻、中、重度异型增生癌变率分别为 8%、24%、50% 和 74%。与正常人群相比,病理确诊为食管鳞状上皮轻度异型增生($RR=2.9$)、中度异型增生($RR=9.8$)及重度异型增生($RR=28.3$)的人群罹患食管癌风险依次升高。另一项在我国林州、磁县、肥城食管癌高发地区开展的前瞻性队列研究结果显示,正常食管鳞状上皮以及食管鳞状上皮轻、中、重度异型增生人群癌变的累积发生率分别为 0.26%、1.4%、4.5% 和 15.46%,并且与正常食管鳞状上皮的人群相比,患有食管鳞状上皮轻度异型增生($HR=4.55$)、中度异型增生($HR=15.18$)和重度异型增生($HR=55.78$)的人群具有更高的食管癌发病风险。

四、有不良生活习惯的人群

如抽烟,喝酒,喜食腌制、熏制食物,经常热饮热食,进食速度快,营养不均衡,缺乏维生素及微量元素摄入的人群。如前所述,生活习惯和饮食习惯同样能增加食管癌发病风险。一项基于中国人群的前瞻性队列研究显示,饮用热茶是食管癌发病的危险因素,并与吸烟和饮酒存在协同作用。一项在伊朗食管癌高发区开展的研究显示,吸烟、饮用热茶、摄入水果蔬菜过少和室内空气污染均为食管鳞癌发病的危险因素。

五、头颈部或呼吸道鳞癌患者

头颈部肿瘤(如口腔癌、口咽癌、鼻咽癌、下咽癌、喉癌等)患者食管鳞癌发病风险显

著增高,多个关于内镜筛查的研究显示,头颈部肿瘤患者食管鳞癌及重度异性增生检出率高达 10%~15%,其主要原因为头颈部肿瘤和食管癌具有相同的致病因素,如长期大量吸烟、饮酒等,而呼吸道鳞癌重要的致病因素之一亦为吸烟。因此,对于新诊断的头颈部鳞癌或呼吸道鳞癌患者,常规推荐行食管镜检查了解有无食管病变。头颈部肿瘤患者行食管内镜筛查可显著提高该类患者长期生存率。

第四节 食管癌的预防策略

同其他疾病一样,食管癌的预防分为三级预防。作为临床医生,应通过积极宣传,做好一级及二级预防,尽量减少三级预防患者人数,这是降低食管癌发病率及提高治愈率的重要举措。

一、一级预防

一级预防又称病因学预防。针对各种危险因素所采取的措施,包括戒烟、戒酒、戒槟榔,多食用新鲜水果蔬菜,保持良好且均衡的膳食营养,改变不良的饮食习惯,加强体育锻炼等。吸烟及饮酒为食管癌致病因素之一,因此,戒烟戒酒可减少食管癌的发生。国外一项全国性研究发现,摄入水果和蔬菜最多的人(平均每天 4.8 份)与最低的 1/4 人群(平均每天 1.5 份)相比,食管腺癌的风险降低了 50%,食管鳞癌降低了 40%,这提示蔬菜和水果的摄入对食管癌有预防作用,其中纤维素、维生素 A、维生素 C、β-胡萝卜素和硒可能是潜在的保护机制。叶酸是 DNA 合成重要的调节器,可使 DNA 修复和甲基化,减少肿瘤的风险。有 Meta 分析显示,每天膳食摄入增加 100 μg 叶酸可使食管癌的患病风险减少 12%。

亦有一些研究探索药物在一级预防中的作用,如非甾体抗炎药、性激素、质子泵抑制剂及他汀类药物,这些研究多基于观察性研究分析,且多为食管腺癌的研究。一项基于 6 个以人群为基础的观察性研究的综合分析显示,非甾体抗炎药的使用可使食管腺癌的风险减少 32%。一项对 5 个观察性研究的 Meta 分析发现,绝经后女性使用更年期荷尔蒙疗法较未使用者的食管腺癌的风险降低 25%,且使用口服避孕药的女性发病风险也降低 24%。如果这些药物的保护作用在大型随机对照试验的长期随访中得到证实,它们可作为化学预防药物适当用于食管腺癌高风险人群,如老年男性、肥胖者和胃食管反流病患者。

二、二级预防

二级预防又称临床前期预防。做到早发现、早诊断、早治疗,此种方法对于患者个人来说是花费最少,疗效最好的方法。因食管癌早期无症状,早期发现癌变的最佳检查方法为消化道内镜,然而在无选择人群中大规模行内镜检查不仅会增加社会经济负担,亦对不必要人群造成一定痛苦。因此我们需要确定食管癌筛查高危人群,确定合适的筛查方案。然而目前早期食管癌筛查现状堪忧:第一,筛查覆盖率低,很多高危人群因各种原因未行筛查;第二,目前消化道内镜为食管癌筛查的主要方法,相对于肺癌筛查所用的胸部CT来说稍繁琐,花费稍大,不方便,很多人群有抵触,在人群中普遍推广较难,需要大力宣传并推广。

三、三级预防

三级预防又称临床预防。对已明确诊断的患者采取合理的治疗方案,提高治愈率及长期生存率,降低死亡率,改善患者生活质量。此类就诊患者多数为有症状人群,多为局部晚期或者晚期患者,此种预防对患者个人来说花费大,且疗效不好。

对于早期食管癌,多方位、多举措预防尤其重要。积极疏导心理压力、保持健康的心理状态及增强体育锻炼有助于提高机体免疫能力并增强抗病能力。识别并尽最大努力消除食管癌的诱发因素,改变不良的饮食习惯,减少热饮及腌制食物摄入,避免嚼食槟榔,增加膳食纤维和蔬菜的摄入,戒除烟酒等。同时,监测高发区人群和易感人群,积极治疗反流性食管炎、贲门失弛缓症、巴雷特食管等与食管癌相关的疾病,积极研究食管癌的化学预防,以减少食管癌的发病。

第五节 食管癌高危人群的筛查策略

一、食管癌高危人群筛查起止年龄及筛查频率

2006—2012年,一项针对江苏省扬中市农村40~69岁人群的上消化道内镜筛查队列研究显示,筛查组食管癌病例数为97例($n=12\ 768$),发病率粗测为127.52/10万,未筛查组食管癌病例数为473例($n=33\ 257$),发病率粗测为209.41/10万;筛查组因食管癌死亡24例,死亡率粗测为44.92/10万,未筛查组因食管癌死亡218例,死亡率粗测为98.36/10万。与未筛查组比较,筛查组食管癌发生的相对危险度(RR)为0.70,筛查组因食管癌死亡的RR为0.47。2006—2015年,四川省盐亭县以乡镇66 202名40~69岁人群为筛查对象的上消化道内镜筛查队列研究显示,筛查组食管癌的发病风险低于对照组($RR=0.59,P<0.001$)。另外,筛查组因食管癌死亡50例,对照组因食管癌死亡393例,筛查组食管癌的死亡风险明显低于对照组($RR=0.32,P<0.05$)。Chen等

2021年发表的一项多中心研究显示,在接受内镜筛查的113 340人中发现1 127例食管癌患者和372例因食管癌死亡患者,受邀请但未接受筛查的224 677人中发现2 896例食管癌患者和1 485例因食管癌死亡患者,对照组299 483人中发现6 305例食管癌患者和3 317例因食管癌死亡患者;与对照组比较,筛查组发生食管癌的风险为0.74($P<0.001$);筛查组因食管癌死亡的风险为0.40($P<0.001$)。综上所述,内镜筛查能够降低食管癌的发病率,其主要原因是在筛查过程发现癌前病变,而积极有效的治疗能够阻止癌前病变进展为癌组织。由此可见积极的内镜筛查,特别是在高危人群中,对提高食管癌的治愈率及生存率意义重大。

如前文所述,食管癌筛查的起始年龄建议为45岁,那么对于食管癌筛查的终止年龄,国内专家共识建议为74岁。虽然我国老年人食管癌发病率仍然较高,75~79岁、80~84岁和85岁及以上年龄组食管癌发病率分别为142.29/10万、143.65/10万和125.21/10万,但是目前食管癌筛查手段以内镜为主,这种筛查方式有可能会对患者造成一定的创伤,且癌症的治疗本身也存在一定副作用。考虑到老年人的身体状况和预期寿命,75岁及以上老年人参加食管癌内镜筛查的获益和危害难以权衡,且将食管癌筛查终止年龄延后可能导致更高的经济成本。因此,推荐75岁或预期寿命小于5年者终止筛查。当然,随着更方便且创伤性小的筛查方法出现,食管癌筛查的起始及终止年龄有可能会作出更改。

2012年发表的一项评估我国食管癌高发区内镜筛查策略成本效益的研究结果显示,50岁时进行1次内镜筛查的净现值和收益成本比最低,提示我国高风险地区的食管癌筛查具有一定的成本效益。2018年Li等的研究结果显示,在我国高风险地区行内镜筛查,每个染色内镜筛查的成本为1430人民币,占该县人均生产总值的3.82%。2021年Xia等发表了一项评估风险分层内镜筛查成本效益的研究,结果显示,与未筛查人群比较,随着食管癌风险评分阈值的降低,额外获得的质量调整生命年增加,40岁时接受内镜筛查10万人可额外获得49~172个质量调整生命年,65岁时接受筛查每10万人可额外获329~1 147个质量调整生命年;在人均GDP支付意愿阈值之下(74 978.83人民币质量调整生命年),评分阈值为8或9的风险分层内镜筛查在55岁以下人群中最具成本效益,而常规内镜筛查在55岁以上人群中最具成本效益。可见,在我国的食管癌高风险地区进行食管癌内镜筛查具有成本效益,但目前仍缺少基于中国人群的大样本多中心筛查间隔研究。根据现有证据,推荐我国食管癌高发地区人群和高风险人群每5年进行1次内镜检查。

从2005年开始对河南林县76例鳞状上皮低级别上皮内瘤变患者随访13.5年,结果显示18例进展为食管癌,占总数的23.7%。2009年报告的一项研究对425人进行持续食管内镜监测,结果显示,首次内镜检查正常的308人在2年后有32例(7.5%)发生了病变;117例首次内镜检查有病变的患者中,25例(5.9%)在1年半内出现了病情进展,15 例(3.5%)在 1 年内无任何变化,36 例(8.5%)在近 2 年的时间发生了好转。2018 年四川大学华西医院的一项调查研究显示,食管黏膜低级别上皮内瘤变多见于老年人,男女比约为 2.5∶1,对 201 例食管黏膜低级别上皮内瘤变的随访发现,58.2%的病变能达到病理逆转,28.9%无变化,12.9%进展为高级别上皮内瘤变或癌(其中原病变长径>1 cm 者占 73.1%)。2015 年《美国 Barrett 食管诊疗临床指南》中表明,非典型增生的 Barrett 食管在接受药物治疗后的 3~6 个月内应接受内镜复查,而无不典型增生的 Barrett 食管应每 3~5 年接受 1 次内镜检查。2015 年 AGA 研讨会的国际共识建议,如果已知患有 Barrett 食管的患者行内镜检测并活检,但未显示异型增生的证据,应建议在 3~5 年内进行内镜随访监测。2006 年美国胃肠内镜学会(ASGE)指南推荐,对于已确诊的任意长度且无异型增生的 Barrett 食管患者,在 1 年内连续检查 2 次后,可接受的间隔为每 3 年进行 1 次内镜检查。2020 年我国发布的《下咽癌与食管多原发癌筛查诊治中国专家共识》指出,下咽癌治疗人群为食管癌高风险人群,推荐在治疗后第 3、6 个月及此后每 6 个月进行 1 次食管内镜检查,并至少坚持 5 年。《中国早期食管癌筛查及内镜诊治专家共识意见(2014 年,北京)》推荐:食管上皮轻度异型增生者每 3 年 1 次内镜随访,中度异型增生者每年 1 次内镜随访。《中国早期食管癌及癌前病变筛查专家共识意见(2019 年,新乡)》推荐:对筛查发现的低级别上皮内瘤变,病变长径>1 cm 或合并多重食管癌危险因素者建议每年进行 1 次内镜随访,其余患者可每 2~3 年进行 1 次内镜随访。

综上所述,对食管癌高风险人群行内镜筛查可明显降低食管癌的发病率及人群死亡率,对于该类人群推荐每 5 年进行 1 次内镜检查;筛查起始年龄为 45 岁,至 75 岁或预期寿命<5 年时终止筛查;低级别上皮内瘤变者每 1~3 年进行 1 次内镜检查;低级别上皮内瘤变合并内镜下高危因素或病变长径>1 cm 者每年接受 1 次内镜检查并持续 5 年;无异型增生的 Barrett 食管患者,每隔 3~5 年进行 1 次内镜检查;低级别上皮内瘤变的 Barrett 食管患者,每隔 1~3 年进行 1 次内镜检查。

二、食管癌高危人群的筛查方法

上消化道白光内镜是消化道早期肿瘤筛查的基础技术和有效手段,但部分早期食管癌及癌前病变(尤其是鳞状上皮异型增生)在白光内镜下难以发现,导致其灵敏度较低、漏诊率较高。既往研究显示,白光内镜对早期食管鳞癌及鳞状上皮异型增生的灵敏度为 55.2%~66.7%,即 40%左右的病变可能在白光内镜下漏诊。

卢戈液为 5%碘和 10%碘化钾组成的水溶液,采用 1.2%~2.5%的卢戈液对食管黏膜进行喷洒后,正常鳞状上皮被染成棕色,异型增生或癌变的鳞状上皮由于细胞内糖原含量减少或消失,呈现出淡染或不染色区,在内镜下表现为"粉色征",与正常染色黏膜形成鲜明对比,有助于对病变部位的识别、定位及靶向活检。这是卢戈液染色内镜(Lugol chromoendoscopy,LCE)的原理。白光内镜联合 LCE 是目前筛查食管鳞癌及癌前病变的标准手段之一。研究显示,LCE 诊断食管鳞状上皮异型增生的灵敏度可达 92%～100%,但由于炎性病变也能表现为淡染区,故特异性为 37%～82%。LCE 灵敏度高、并发症少、价格低廉、操作简便,因此长期以来一直是食管鳞癌及癌前病变筛查的标准方法,但该方法亦有自身缺点,如不适用于碘过敏、甲状腺功能亢进患者;操作时间较长,卢戈液刺激食管黏膜给受检者带来不适感;特异性较低,增加食管黏膜活检和病理检查数量。

内镜窄带成像技术(Narrow Band Imaging,NBI)属于电子染色内镜技术,通过与血红蛋白吸收峰值波长相近的特定窄带光(415 nm 和 540 nm)提高对表浅黏膜及黏膜毛细血管网的显示能力。在 NBI 模式下,食管早期鳞癌及癌前病变病灶呈现为棕色,在放大内镜模式下,可见形态异常的乳头内毛细血管袢(Intrapapillary capillary loops,IPCL)(图 4-1),其对消化道早癌诊断价值已有较多研究证实。Nagami 等对 202 例食管癌高风险受试者依次开展常规白光内镜、非放大 NBI 及 LCE 检查,结果显示非放大 NBI 诊断食管鳞癌及高级别上皮内瘤变的灵敏度、特异性和准确度分别为 88.3%、75.2% 和 77.0%,LCE 诊断的灵敏度、特异性和准确度分别为 94.2%、64.0% 和 68.0%,两种筛查技术的诊断灵敏度差异无统计学意义($P=0.67$),但 NBI 在特异性和准确度方面显著优于 LCE。2017 年一项 Meta 分析也得出相似结论。NBI 基础上联用放大内镜可进一步提高诊断鳞癌及上皮内瘤变的特异性,并更好地评估浸润深度。Goda 等的随机对照研究结果显示,NBI 联合放大内镜与 LCE 诊断早期食管癌的灵敏度、特异性差异均无统计学意义,但 LCE 检查时间明显长于 NBI 联合放大内镜。因此对于 NBI 设备运用经验丰富的中心,上消化道白光内镜联合 NBI 也可作为首选筛查方案,有条件者可应用放大内镜进一步明确诊断。

超细经鼻内镜(Transnasal endoscopy,TNE)比传统上消化道内镜有更好的可耐受性,且能达到与传统内镜相似的观察效果。Lee 等的研究结果显示,TNE 联合 NBI 诊断食管癌及重度异型增生的灵敏度和特异性可达 88.9% 和 97.2%,TNE 联合 LCE 的灵敏度和特异性可达 88.9% 和 77.2%。因此,对于不能耐受普通上消化道内镜检查者,超细经鼻胃镜联合 LCE 或 NBI 可作为筛查备选方案,然而该方案仍有待高质量临床研究进一步提供证据支持。

2008 年发表的一项对无症状人群($n=740$)开展筛查的前瞻性研究结果显示,传统机械球囊细胞学检查诊断食管鳞状细胞异型增生或肿瘤的灵敏度仅为 39%,特异性为 85%,充气球囊拉网细胞学检查诊断的灵敏度为 46%、特异性为 84%。可见传统拉网细胞学检查的灵敏度偏低,且缺乏高级别证据的支持。目前,国内多个专家共识均已不推荐将传统机械球囊和充气球囊拉网细胞学作为早期食管癌筛查的手段。

新型食管细胞收集器是一种新型食管细胞学采集装置,多项研究显示其相比传统拉网细胞学采样具有更高的成功率。2018 年发表的一篇系统评价结果显示新型细胞收集器在 Barrett 食管筛查与检测、食管鳞状上皮异型增生检测、嗜酸细胞性食管炎的检测及食管良性疾病的评估方面都有显著的效果,且患者的接受度普遍较高。2013年的一项建模分析显示,与不筛查相比,在胃食管反流人群中采用新型细胞收集器筛查可有效降低食管腺癌死亡率。2017年发表的一项横断面研究显示,新型细胞收集器在食管异常筛查中的准确度高达94.7%。2019年的一项系统评价显示,在使用新型细胞收集器过程中,不良事件发生率极低(<1/2 000),与未镇静处理的内镜检查比较,新型细胞收集器接受度更高,且绝大部分患者(90.1%)无吞咽困难。食管新型细胞收集器筛查食管鳞癌及癌前病变的研究起步较晚,但进展迅速。伊朗学者开展的一项研究显示,新型细胞收集器结合 $p53$ 免疫组化诊断食管鳞状上皮异型增生灵敏度和特异性分别为100%和97%。2021年在坦桑尼亚开展的一项研究认为细胞海绵取样具有安全性、可接受性和可行性的特点。近期,我国团队改良了食管细胞收集器形状,实现单次平均细胞采集数量超过600万个,安全性和患者耐受性良好;并研发了人工智能辅助细胞诊断系统,在社区筛查人群中评价灵敏度达90%,特异性达93.7%,充分显示了其在我国高发地区人群筛查中的应用前景。此外,2013年和2017年发表的两项研究均显示新型食管细胞筛查相较于传统的内镜筛查成本更低,更容易被患者接受。

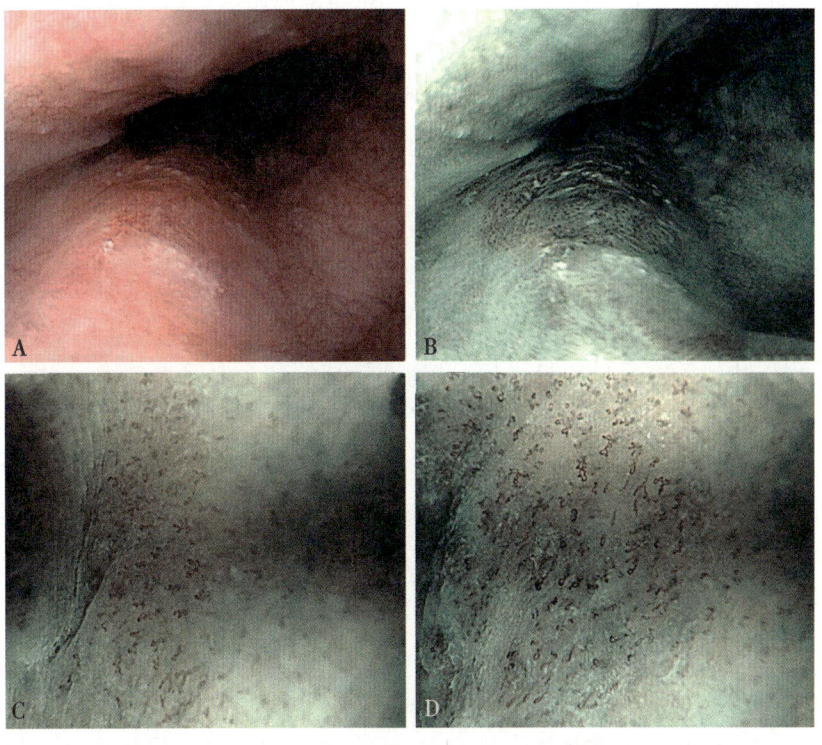

A. 白光内镜下可见食管中段后壁局部黏膜粗糙发红,血管纹理不清晰;B. NBI模式下局部病变处呈茶色改变;C、D. NBI模式放大观察,茶色区域可见扩张迂曲且紊乱的毛细血管。

图4-1 早期食管癌内镜下表现

很多生物标志物在中晚期肿瘤诊断及疗效监测中发挥重要作用,在食管癌方面,已有多种生物标志物被提出可用于食管癌的辅助诊断,但它们并不能确认食管癌前病变的诊断或者预测高危人群食管癌的进展风险。食管鳞状细胞癌患者体内的 microRNAs 被认为在食管癌的诊断和预后方面具有较好潜力。一项纳入 35 项研究的 Meta 分析评估了血浆或血清 microRNAs 在诊断食管鳞状细胞癌的效能,结果显示,循环 microRNAs 用于诊断食管鳞癌的灵敏度为 0.80,特异性为 0.78,受试者工作特征(ROC)曲线下面积为 0.86。在食管癌患者血清中发现的与肿瘤相关抗原相关的自身抗体也被提出作为食管癌早期诊断的生物标志物。最常用的抗体检测方法是酶联免疫吸附试验,最常用来评估的自身抗体包括 $p53$、NY-ESO-1、HSP70、c-Myc、MMP-7 等。大多数原始研究仅评估了单一抗体诊断价值,仅有少数研究评估了多种自身抗体组合的诊断价值。对于单一自身抗体,特异性通常非常高(中位特异性为 98.3%),但灵敏度大多相当低(中位灵敏度为 26.7%)。对于某些自身抗体组合,可以在相当高的特异性水平下获得更高的灵敏度,但仍然达不到可以用来筛查的标准。还有用于食管癌筛查,以及鉴别诊断的生物标志物包括血清白蛋白和组织蛋白等。然而这些研究提供的证据不充分,无法推荐任何生物标志物来补充或替代内镜检查和组织病理学检查的标准常规做法。因此,现阶段不推荐单个生物标志物或一组生物标志物组合用于食管癌的筛查或诊断。

2017 年,一项回顾性研究对 8 468 名研究对象进行 18-氟-2-脱氧葡萄糖正电子发射断层扫描,结果显示,FDG-PET 筛查食管癌的灵敏度仅为 3.6%,特异性为 99.7%,筛选灵敏度较低。目前,尚无指南或专家共识推荐使用 PET-CT 进行食管癌筛查。《中国食管癌筛查与早诊早治指南(2022,北京)》指出,PET-CT 在检测食管癌远处转移方面具有明显优势,但对早期食管癌的诊断价值有限。综上,目前使用 PET-CT 筛查食管癌证据单一且缺乏高级别的证据,价格昂贵。结合国内实际情况,不推荐 PET-CT 用于食管癌筛查。

综上所述,内镜筛查是目前最常用、准确度最高的食管癌筛查技术。上消化道白光内镜检查联合 LCE 或 NBI 作为食管癌内镜筛查的首选方法,有条件者可联合使用放大内镜。对于不能耐受普通上消化道内镜检查者,超细经鼻胃镜联合 LCE 或 NBI 可作为筛查备选方案。基于 LCE 或 NBI 的指示性活检病理学作为诊断"金标准"。应用内镜筛查食管癌的同时,在可视范围内应尽量观察是否合并有下咽癌、喉癌和食管贲门连接处癌。不推荐传统食管拉网细胞学、上消化道钡餐造影和 FDG-PET 或 PET-CT 检查进行食管癌早期筛查。使用食管新型细胞收集器进行细胞学检查联合生物标志物检测可对 Barrett 食管相关异型增生及早期食管腺癌进行有效初筛。食管新型细胞收集器进行细胞学检查联合生物标志物检测在食管鳞状上皮异型增生及早期鳞癌的初筛中具有一定应用前景,但仍缺乏用于我国人群筛查的充分证据。不推荐生物标志物检测用于食管癌筛查。

第六节 食管癌癌前病变的治疗策略

70%~90% LGIN 会出现病理逆转(即转变为炎症、鳞状上皮增生或胃黏膜异位或者病变完全消失)或病理等级不变;存在炎症背景的 LGIN 患者可因黏膜溃疡及炎性反应性修复后在短期内显示病理异常结果,但此类病变经药物治疗后多数可复原。一项对 201 处 LGIN 的随访研究结果显示,58.2% 的研究对象(其中原病变长径≤1 cm 者占 60.7%)病变发生病理逆转,其中 24.9% 的病变完全消失,28.9% 的研究对象病变病理无变化,仍为 LGIN,12.9%(其中病变长径>1 cm 者占 73.1%)进展为 HGIN 或浸润性癌。此外,流行病学研究显示,食管鳞状上皮 LGIN 患者患食管癌风险较一般人群显著增高。来自河南林州的 76 例鳞状上皮 LGIN 患者在 13.5 年的随访中有 18 例(23.7%)演变为食管癌,是该地区一般人群食管癌患病风险的 2.9 倍。因此,对食管鳞状上皮 LGIN 病变长径>1 cm 或合并多重食管癌危险因素者,建议行随访监测。

食管鳞状上皮 LGIN 患者在内镜下黏膜剥离术(endoscopic submucosal dissection, ESD)术后可能出现组织病理学升级,有研究显示,25%~44.7% 的术前诊断为 LGIN 在术后标本中发现 HGIN 成分,甚至有 7.0%~8.2% 患者最后诊断为早期食管鳞癌。黏膜表面发红、结节样改变及病变长径≥3 cm 是术后病理升级的危险因素。因此,活检诊断为食管鳞状上皮 LGIN 的食管病灶,若伴随以上情况也可考虑行内镜下诊断及根治性切除。根据我国食管鳞癌诊治专家共识,如果病灶在内镜下表现为碘染色Ⅰ级、粉色征或银色征阳性,或放大内镜下显示 B 型上皮皮乳头内毛细血管袢,存在明显背景着色或无血管区等高级别病变表现或者存在病理学升级危险因素者,即使活检病理学显示 LGIN,仍应考虑内镜下诊断和根治性切除,如不行内镜下切除,应在 3~6 个月内复查内镜并重新活检。

射频消融术(radiofrequency ablation,RFA)可用于食管 LGIN 的治疗,主要用于治疗常规 ESD 及内镜下黏膜切除术(endoscopic mucosal resection,EMR)难以完全切除的平坦型过长、近环周病变,消除内镜切除术后残余病灶或内镜切除高风险病灶。一项回顾性研究显示,RFA 治疗 16 例食管 LGIN 患者的病灶消除率达 91.30%,患者术后均未出现出血、穿孔等并发症,且全部患者射频治疗处黏膜均愈合良好。此外,有研究者应用氩离子凝固术(argon plasma coagulation,APC)治疗食管 LGIN,一项前瞻性研究采用 APC 治疗 5 例食管 LGIN 患者,均达到完全缓解,经 12 个月随访,无一例出现局部复发、吞咽困难或食管狭窄。此外,也有研究报道冷冻疗法可用于治疗食管 LGIN。但这些内镜下非切除治疗的治疗效果仍需要进一步的研究。因此,建议可以考虑使用 RFA、APC 等方法治疗因病灶过长、近环周等原因难以整块切除或不耐受内镜切除术的食管鳞状上皮 LGIN 患者。

与食管鳞状上皮 LGIN 不同,HGIN 逆转或消退的可能性很小,是国内外较为公认的早期食管癌和癌前病变内镜下切除的绝对适应证之一。因此,HGIN 的处理方式与早期食管鳞癌类似,在内镜检查评估病变范围、分期、浸润深度后行内镜下整块切除,首选 ESD,病灶较小者可选用 EMR。因病灶过长、近环周等原因难以整块切除或患者不耐受内镜切除术时可考虑应用 RFA。

Barrett 食管伴轻度异型增生(Low grade dysplasia,LGD)和重度异型增生(High grade dysplasia,HGD)是食管腺癌的癌前病变。我国食管癌的病理类型主要以鳞癌为主,但是随着胃食管反流患者群增加,我国 Barrett 食管和食管腺癌的发病率也在逐渐增加。LGD 一直被认为是一种低风险病变,其发展为恶性的概率较低。一项纳入 24 篇研究的 Meta 分析结果显示,Barrett 食管伴 LGD 患者仅有 0.54% 进展到食管腺癌。RFA 是治疗 Barrett 食管伴 LGD 的首选治疗方式。研究显示,与内镜监测相比,接受 RFA 治疗的 Barrett 食管伴 LGD 患者进展为 HGD 或食管腺癌的概率显著降低(OR=0.17)。此外,一项随机对照试验结果显示,Barrett 食管伴 LGD 患者的 RFA 治疗组与内镜监测组的肠化生完全根除率分别为 35% 和 0($P<0.001$),3 年后,RFA 治疗组持续性 LGD 患病率为 34.3%,而监测组持续性 LGD 患病率为 58.1%,发现肿瘤进展的比例分别为 12.5% 和 26.2%。此外,有多项研究显示,RFA 治疗 Barrett 食管伴 LGD 可降低进展为腺癌的风险。综上所述并根据《欧洲胃肠内镜协会(ESGE)指南》和《美国胃肠病协会(AGA)指南》,对于 Barrett 食管伴 LGD 患者,推荐内镜下射频消融治疗,术行治疗者每 6~12 个月行内镜随访 1 次。

从扁平型 HGD 到食管腺癌的进展率为每年 5%~8%,真正的扁平型 HGD 并不常见,大多数 HGD 患者内镜检查可见病变。多项回顾性研究显示,EMR 联合 RFA 治疗 Barrett 食管伴 HGD 安全有效。2019 年发表的一项纳入 7 篇队列研究共 1 950 例患者的系统评价和 Meta 分析显示,使用 EMR 联合 RFA 治疗 HGD 的效果明显优于单独使用 RFA 的效果。此外,冷冻治疗也可用来治疗 BE 伴 HGD,已有多个研究证实其有效性,可酌情考虑采用冷冻治疗,但仍有待进一步大规模前瞻性研究提供更多证据支持。综上所述,并根据 ESGE 指南和 AGA 指南,Barrett 食管伴 HGD 患者,首选内镜下切除后射频消融治疗。

综上所述,在筛查过程中发现食管癌前病变,给予积极处理,必将降低食管癌发病率。病理学显示食管鳞状上皮 LGIN,但内镜下有高级别病变表现,或合并病理学升级危险因素者可行内镜下切除,未行切除者应 3~6 个月内复查内镜并重新活检,因病灶过长、近环周等原因难以整块切除或患者不耐受内镜切除术时可考虑应用 RFA。病理学显示鳞状上皮 HGIN 且经内镜或影像学评估无黏膜下浸润和淋巴结转移者,推荐内镜下整块切除,因病灶过长、近环周等原因难以整块切除或患者不耐受内镜切除术时可考虑应用 RFA。Barrett 食管伴黏膜低级别异型增生的患者推荐内镜下射频消融治疗,未行治疗者每 6~12 个月随访 1 次。Barrett 食管伴黏膜高级别异型增生,首选内镜下切除后行 RFA。

第七节　早期食管癌的治疗策略

早期食管鳞癌和腺癌均可行内镜下切除（Endoscopic resection,ER）。在进行内镜治疗前,对食管癌患者进行广泛而准确的分期诊断是至关重要。肿瘤浸润深度、肿瘤边缘的识别和淋巴结转移的评估是决定内镜治疗的可行性和选择治疗方式的关键。多种内镜检查技术如染色内镜、NBI、共聚焦内镜、放大内镜、超声内镜（Endoscopic ultrasonography,EUS）和其他先进的内镜成像技术可用来检测食管癌的范围和深度。

LCE 是识别早期食管癌病变的最有效的染色内镜之一,LCE 在区分高级别上皮内瘤变、早期食管鳞癌与低级别上皮内瘤变和非癌性病变方面的准确率达 73.8%～93.4%。相较于 LCE,NBI 检查速度更快,且不引起食管癌病变周围的炎症。在一项包含 90 例高级别上皮内瘤变和早期食管癌患者的研究中,NBI 图像增强内镜的准确率明显高于白光内镜（92% vs 67.8%,$P<0.05$）,与染色内镜 93.4% 的有效率相似。因此,在内镜切除前,推荐采用 LCE 或 NBI 图像增强内镜确定早期食管癌的边界。对于早期食管癌,超声内镜可以准确判断原发病灶的浸润程度和有无淋巴结转移。多项系统评价和 Meta 分析结果表明,超声内镜鉴别早期食管癌黏膜浸润和黏膜下浸润的 ROC 曲线下面积为 0.93～0.98,因此,推荐采用超声内镜在内镜治疗前评估早期食管癌的分期。另一项大规模回顾性研究显示,NBI 放大内镜对早期食管癌上皮/固有层浸润的阳性预测值为 93%,对黏膜下肌层/浅层浸润的阳性预测值为 65%,对黏膜下深层浸润的阳性预测值为 77%,表明 NBI 放大内镜在内镜治疗前确定早期食管癌的浸润深度是有效的。因此,推荐采用 NBI 放大内镜在内镜治疗前评估早期食管癌的浸润深度。综上所述,对于所有需要内镜下治疗的早期食管癌患者,推荐治疗前通过内镜检查评估病变范围、浸润深度及分期。

根据《中国食管癌筛查与早诊早治指南》和《日本食管癌实践指南（2017 版）》,食管癌内镜下切除的绝对适应证为:病变局限上皮层和黏膜固有层的 T1a 期食管癌,淋巴结转移风险低。内镜下切除的相对适应证为:①病变延伸至黏膜肌层或轻微浸润黏膜下层（黏膜下浸润深度<200 μm）,范围≥3/4 环周、切除后狭窄风险大的病变,此种情况,应向患者充分告知术后狭窄等风险。②浸润深度（>200 μm）达黏膜下层（T1b）的病变与较高的淋巴结转移相关,在这种情况下,即使它们被归类为浅表性癌,也应该按局部晚期食管癌相同原则推荐治疗方案。

早期食管癌的内镜切除技术主要包括 EMR 和 ESD,EMR 是指在内镜下将黏膜病灶整块或分块切除,用于胃肠道表浅性癌诊断和治疗的方法。EMR 操作简便,创伤小。多项回顾性队列研究显示，EMR是一种安全有效治疗早期食管癌的方法，完全缓解率91.0%~98.8%。ESD是在进行黏膜下注射后使用特殊电刀逐渐分离黏膜层与固有肌层之间的组织，将病变黏膜和黏膜下层完整剥离的方法。回顾性队列研究显示，ESD治疗早期食管鳞癌的整体切除率98%~100%，根治切除率为71%，复发率为2.9%，ESD治疗食管腺癌的整体切除率为97%，根治切除率为78%。病变大小是选择ESD或EMR的主要参考标准。对于可以整块切除的直径<2 cm的病变，EMR可以安全切除，并允许对浸润深度和分化程度进行充分的组织学检查。对长径>2 cm的病变，EMR无法获得整块病变组织，就可能导致术后病理的评估有偏差，从而使食管癌复发率升高。相比之下，ESD拥有较高的整块切除率和完全切除率。一项纳入22篇队列研究的Meta分析发现，与EMR相比，ESD的整体切除率($OR=36.32, P<0.0001$)和根治切除率($OR=9.74, P<0.0001$)更高，复发率更低($OR=0.10, P<0.0001$)，然而分层分析结果显示，只有当病灶长径>2 cm时，ESD才在整块切除、根治性切除和局部复发率方面表现出更好的效果。根据ESGE和《韩国早期胃肠道癌内镜切除术临床实践指南》，对于早期食管癌，ESD是首选治疗方式；当病灶长径≤1 cm时，如果能整块切除，也可以考虑EMR。

食管早癌内镜下非切除治疗方法包括RFA、APC、光动力治疗(Photo dynamic therapy, PDT)、冷冻治疗等。RFA在多发、病变较长或累及食管全周的早期食管癌及其癌前病变的治疗中具有明显优势。多项研究显示，RFA在根除早期食管腺癌内镜切除术后残留病变中具有良好的疗效。一项纳入1 384例患者的回顾性队列研究显示，EMR后RFA治疗Barrett食管的完全根除率为94%，仅有3%出现复发。一项纳入6篇前瞻性和14篇回顾性队列研究的系统评价和Meta分析结果显示，接受EMR联合RFA的Barrett食管患者根除率达93.4%，而狭窄发生率为10.2%，出血发生率为1.1%，穿孔发生率低至0.2%；接受EMR的患者也表现出较高的Barrett食管根除率(94.9%)，但不良事件发生率较高，如狭窄发生率为33.5%，出血发生率为7.5%，穿孔发生率为1.3%。此外，多种消融方法对早期食管腺癌具有较好的根除残留病变效果。一项回顾性分析结果显示，冷冻治疗对早期食管癌的完全缓解率为66.2%。根据《欧洲胃肠内镜协会指南》，对于Barrett食管患者，在内镜下切除含有任何程度的异型增生或肿瘤的可见异常后，最好使用RFA争取完全根除所有残留的病变。

目前已有RFA在治疗早期食管鳞癌方面的报道，特别是在病灶过长、近环周的早期食管鳞癌。其中一项临床研究中，研究者对7例超长病变(病变占食管周长的一半以上，平均长度>10 cm)的早期扁平型食管鳞癌进行RFA治疗，有6例在6个月后完全缓解，1例因反复静脉曲张出血和随访期间效果不佳而不适合再次消融，无患者表现出肿瘤进展，后续进一步随访，无局部复发。另一项回顾性研究结果，有33例病变累及食管周径≥3/4的早期食管鳞癌和癌前病变的患者接受了RFA治疗，首次治疗缓解率为69.37%，随访12个月后，缓解率为93.9%，所有患者均无出血、穿孔。此外，也有多项研究报道了保守使用 RFA 治疗早期食管鳞癌的临床效果。尽管如此，RFA 治疗早期食管鳞癌也存在一些不良后果，有研究报道 RFA 治疗后食管狭窄的风险较大，约 21%。在一项英国队列研究中，联合 RFA 和 EMR 或 ESD 治疗早期食管鳞癌的完全缓解率为 50%，然而有 30% 的患者在 1 年内进展为浸润癌。准确的疾病分期对于 RFA 治疗的成功至关重要，实际临床操作过程中，可能遗漏有深层组织侵犯的病变，因此进行 RFA 治疗时应采取谨慎态度。综上所述，内镜下 RFA 可用于治疗局限于黏膜固有层以内的鳞癌，因病灶过长、近环周等原因难以整块切除或患者不耐受内镜切除术时可考虑应用。

与原位癌（Tis）和黏膜内癌（T1a）病变相比，所有浸润到黏膜下层的 T1b 肿瘤都有很高的淋巴结受累率。一项对 7 645 例食管癌患者的回顾分析显示，T1a 病变的淋巴结转移率仅为 0～8%，而黏膜下癌（T1b）病变的淋巴结转移率为 27%～54%。可见食管癌组织侵犯黏膜下层后发生淋巴结转移的可能性显著增加，对此种情况，应该首选食管切除术。一项纳入 7 篇队列研究共 870 例患者的 Meta 分析结果显示，内镜治疗和手术治疗患者术后的 1、3 和 5 年生存率，肿瘤缓解率，肿瘤相关或手术相关死亡率差异无统计学意义，随访期间内两组患者的累积死亡率分别为 11.4% 和 8.7%。但与手术治疗组相比，内镜治疗组复发率更高（RR=9.85）。因此，对黏膜下浸润的 T1b 期食管癌患者，食管切除手术的预后更好。一项系统评价结果显示，食管癌淋巴结转移的预测因子依次为肿瘤 3 级分化、黏膜下层深层（>200 μm）浸润、淋巴管和血管微浸润。如果出现这些特征中的任何一种，应该考虑进行食管切除术，而不是内镜切除治疗。

对于不能或不愿意接受手术的早期食管癌患者，放化联合治疗效果优于单纯放疗。一项回顾性研究结果显示，接受放化联合治疗早期食管癌患者的生存期明显优于接受单独放疗的患者。此外，日本的一项前瞻性 II 期临床研究结果显示，对于临床分期为 I 期的食管癌患者，放化疗具有良好的疗效，肿瘤完全缓解率为 87.5%，4 年生存率为 80.5%，4 年无复发生存率为 68.1%，且无严重不良反应事件发生。根据《日本食管癌实践指南（2017 版）》，对不适合手术的早期患者推荐采用放化疗，而非单纯放疗。

综上所述，对于内镜筛查发现的早期食管癌，应给予积极治疗，首选内镜下切除治疗，推荐治疗前通过内镜检查评估病变范围、分期，以及浸润深度。对于符合内镜下切除的绝对和相对适应证的早期食管癌患者，推荐进行内镜下切除，首选 ESD；病变长径 ≤ 10 mm 时，如果能保证整块切除，也可以考虑 EMR。对采用 EMR 切除后的早期食管腺癌患者，推荐在 EMR 切除后进行消融治疗，提高治愈率、降低食管狭窄与穿孔的发生率。内镜下射频消融术可用于治疗局限于黏膜固有层以内的食管鳞癌，因病灶过长、近环周等原因难以整块切除或患者不耐受内镜切除术时可考虑内镜下 RFA。对于病变浸润深度达到黏膜下层（>200 μm）的 T1b 期食管癌患者，有淋巴管或血管侵犯，肿瘤低分化（≥G3），应行食管切除术，拒绝手术或手术不耐受者可行同步放化疗。

第八节　早期食管癌治疗后随访管理

食管狭窄是食管早期癌及癌前病变内镜切除术后最常见的不良反应。ESD 可导致手术部位软组织增生形成瘢痕，继而导致食管狭窄。有 Meta 分析显示，食管鳞癌 ESD 术后狭窄发生率为 11.6%。病变的周径和手术时长是预测 ESD 术后狭窄的两个重要因素。病变周长超过食管周长 3/4 的患者术后狭窄的发生率较高，可达 70.1%～100%。内镜下局部注射类固醇、口服类固醇及内镜下球囊扩张术是目前报道较多的预防食管狭窄的措施。在一项随机对照试验中，口服类固醇可将食管狭窄发生率从 68.7% 降至 17.6%，术后需要球囊扩张的频率也显著降低（中位数为 4.6 vs 8.1，$P<0.01$）。另一项回顾性研究结果显示，对于 ESD 术后患者，食管黏膜下注射曲安奈德可将食管狭窄发生率从 51.5% 降至 14.7%，术后需要球囊扩张的频率也显著降低（中位数为 0.2 vs 3.3，$P<0.01$）。内镜下球囊扩张亦是预防食管狭窄的方法，有研究显示，对于接受内镜下切除的食管癌患者，且病变长度超过食管周长>3/4，预防性球囊扩张能将食管狭窄发生率从 92% 降至 59%。综上所述，并根据《日本食管癌实践指南（2017 版）》和《韩国早期胃肠道癌内镜切除术临床实践指南》，病灶超过食管周径 3/4 的食管早期癌和癌前病变行内镜切除术后应积极预防食管狭窄，推荐局部注射类固醇、口服类固醇或球囊扩张。

早期食管鳞癌及癌前病变内镜治疗后有可能出现局部复发、异时性食管癌、上皮内瘤变及第二原发性肿瘤等，因此定期复查随访很重要。异时性食管癌指在远离原病灶术后瘢痕部位出现的食管癌，食管鳞癌患者异时性食管鳞癌或癌前病变发生率可达 10%～15%，可发病于任何时间。此外食管鳞癌患者发生第二性原发肿瘤（胃癌、头颈部鳞癌和肺癌）的风险亦较正常人群高。曾有回顾性研究显示，早期食管鳞癌食管切除术后第二原发性肿瘤的发病率为 3.84%。常见的第二原发性肿瘤是头颈部鳞癌、肺癌和胃癌。另一项 Meta 分析结果显示，早期食管鳞癌 ESD 术后局部复发率为 11.6%，大部分复发均在术后 1 年以内。因此，根据我国早期食管癌筛查专家共识，推荐早期食管鳞癌及癌前病变内镜治疗后第 1 年每 3～6 个月应复查上消化道内镜，若无明显异常，第 2 年开始可每年进行 1 次复查，同时应警惕异时性多原发食管鳞癌和第二原发癌。

Barrett 食管在消融和切除治疗后亦可能复发。一项回顾性队列研究显示，内镜下治疗 Barrett 食管伴 HGD 的复发率为 8%，早期腺癌检出率为 9.5%。多项回顾性队列研究结果表明，RFA 治疗后 Barrett 食管复发风险为 11%～24%。在内镜治疗后，不管是食管肠上皮化生、异型增生、HGD 或早期食管腺癌，第 1 年的检出率明显高于随后几年。因此，严格的内镜监测非常有必要，特别是在术后第 1 年。美国一项研究结果显示，LGD 患者年复发率为 1.98%，HGD 患者年复发率为 5.93%，建议低级别异型增生的患者在食管肠上皮化生完全根除后 1 年和 3 年进行内镜检查；高级别异型增生或早期腺癌的患者在食管肠上皮化生根除后 3 个月、6 个月和 1 年进行内镜检查，然后每年进行 1 次内镜检查。目前，《英国胃肠病学会指南》和《中国早期食管癌筛查及早诊早治指南》均建议用高分辨率内镜监测，对于 Barrett 食管<3 cm 且不伴有肠上皮化生或异型增生者，经重复 4 个象限内镜下黏膜活检证实无肠上皮化生，建议退出监测；Barrett 食管<3 cm 伴有肠上皮化生者，建议每 3~5 年行 1 次内镜检查；对于 Barrett 食管≥3 cm 者，建议每 2~3 年行 1 次内镜检查。

因此，对于早期食管癌或癌前病变治疗后需要定期随访监测。病灶超过食管周径 3/4 的食管癌和癌前病变行内镜切除术后应积极预防食管狭窄，推荐局部注射类固醇、口服类固醇或球囊扩张。早期食管鳞癌及癌前病变内镜治疗后第 1 年每 3~6 个月复查 1 次，包括上消化道内镜及其他相应检查，若无明显异常，第 2 年开始可每年进行 1 次复查。建议在内镜切除或消融治疗 Barrett 食管相关 LGD、HGD 或早期腺癌后定期进行内镜随访。

第九节 食管癌有症状高危人群的健康管理

早期食管癌患者症状多为非特异性，可时有时无，主要表现为进食不适，如偶有吞咽哽噎感、胸骨后闷胀不适等。发展至中期时表现为进行性吞咽困难，呃逆，甚至呕吐泡沫样黏液，可伴有胸背部沉重感。晚期可出现明显胸背部疼痛，进流食困难，常呕吐食物或黏液，伴或不伴锁骨上淋巴结肿大，病变累及喉返神经或肿大淋巴结压迫神经者可出现声嘶、声带麻痹、饮水呛咳等症状。因此，很多患者有特异性症状时，病情已经发展为进展期或晚期食管癌，不属于我们传统上的肿瘤早诊早治的范畴。然而，如果患者出现上述非特异性症状时，及早就医完善检查，并给予合理的综合治疗方案，相比不治疗或拖延至症状加重时效果好。

针对有症状食管癌患者的检查主要分两大类。第一类为评估肿瘤侵犯范围、深度及区域淋巴结转移状态的局部检查，食管癌一般采用食管钡餐造影、电子胃镜及胸腹部 CT 检查等。第二类为评估肿瘤其他内脏器官转移的全身性检查，即颈部增强 CT 扫描（或颈部彩超）、骨扫描及脑部 MRI 等检查，为准确治疗前分期可行食管超声内镜和 PET-CT 检查。电子胃镜检查及食管钡餐造影检查有利于诊断食管双原发癌发生的可能性。常用的血液学检查包括血常规、电解质、血生化及上消化道肿瘤标志物等。

有症状食管癌的分期主要采用UICC/AJCC第八版TNM肿瘤分期系统，分期是指导肿瘤治疗的前提。对于没有淋巴结转移及明确外侵的早期食管癌病变，根治性手术为主要的治疗方法。而有淋巴结转移或外侵较明显的患者，综合治疗能够提高肿瘤治愈率及延长患者生存时间，这些综合治疗手段包括手术、放疗、化疗及免疫治疗等，当然这些治疗手段的应用不是简单的叠加，而是有序且合理的搭配。对于有远处转移的患者，理论上此类型肿瘤为不可治愈，应以全身抗肿瘤治疗为主，全身抗肿瘤治疗包括化疗、免疫治疗及分子靶向治疗等，合适的患者配合局部放疗，能够提高患者生活质量及生存时间。

对于有症状食管癌患者治疗后的随访工作是健康管理的重要组成部分，合理的随访安排能够及时发现肿瘤复发或转移，对此类患者积极地给予合理的治疗，能够提高治愈率及延长生存时间。对于手术或放化疗后的患者，建议行定期随访，随访频率主要根据肿瘤复发或转移风险确定。随着时间延长，患者复发频率逐渐降低，因此合理的随访频率推荐为：治疗结束后第1~2年，建议每3~6个月随访1次；第3~5年，建议每半年随访1次；5年后每年随访1次。至于随访检查项目推荐主要考虑肿瘤常见的复发和转移部位而定，胸腔复发和转移占据多数，远处转移常见于肝脏、腹膜后及颈部淋巴结等，因此推荐颈胸上腹部增强CT作为主要的复查项目。如果患者不能应用CT增强造影剂，可行胸部CT平扫并配合颈部及腹部超声检查，内镜检查不作为必须复查项目。对怀疑有吻合口复发的患者，可行胃镜检查明确病情及活检。PET/CT亦不作为常规推荐项目，对于不确定的转移病灶需要鉴别良恶性时可推荐行PET/CT检查。

第十节　食管癌早诊早治发展方向的探索

鉴于食管癌在我国较高发病率和较低5年生存率，其已经成为威胁我国居民身体健康的重要疾病。虽然近十年来，食管癌抗肿瘤治疗方法有一些进步，然而对于食管晚期肿瘤，仍不可治愈，且生存期有限，因此三级预防不是提高食管癌整体治愈率的关键，而一级预防需要时间相对较长，且对一些人群不一定有效。因此，二级预防是比较快速提高食管癌治愈率及生存率的方法，这就需要广泛开展食管癌的早诊早治。食管癌发生发展是一个连续的过程，且需要相对较长的时间，这为早诊早治提供了时间前提。目前我们有很多食管癌早诊早治的指南及规范，但目前早癌诊治开展仍然缓慢，远不及肺癌普遍，主要是因为普通老百姓对食管癌早筛意识缺乏，以及对食管内镜检查的费用及不适感的担忧。作为医务人员特别是食管癌高发区的临床医生，有必要通过多种渠道宣传食管癌早诊早治方面的知识，让普通老百姓首先明确自己是否为高危人群，然后鼓励高危人群主动到医院接受内镜监测。此外卫生行政部门及医疗单位通过改进技术及降低内镜检查费用,减轻筛查人群的经济负担,并提高内镜检查的体验"舒适"感,从而提高早癌筛查率,特别是在偏远农村地区。这是目前比较快速提高食管癌治愈率的方法,当然,提高内镜医生诊治水平,也是提高筛查阳性率及治愈率的关键。

未来我们需要进一步细化食管癌高危人群的定义,特别是在非食管癌高发区,进一步缩小需要筛查的人群,提高筛查率。其次继续寻找更加方便且舒适的早癌筛查工具。食管新型细胞收集器采样简便、成本低且具有较高的安全性,可收集足量食管黏膜脱落细胞进行细胞学检查及生物标志物检测,已经成为食管癌初筛方法研究的热点。对于食管腺癌,采用食管新型细胞收集器进行细胞学检查联合TFF3蛋白的诊断价值已经在系列队列研究、病例对照研究及大型随机对照研究中得到证实,DNA甲基化也被证明具备用于食管癌腺癌筛查及早期诊断的潜能。对于食管鳞癌,仍缺乏食管细胞收集器在我国人群筛查的充分证据,未来将开展相关临床研究,并借助大数据及人工智能,希望能将食管细胞收集器应用于食管鳞癌的早期初步筛查。

河南作为食管癌高发地区,很多研究者为食管癌的早诊早治做出了突出贡献,并取得了一定的成绩。王立东教授等坚持在食管高发区从事食管癌防治工作,建立高危人群和早期癌分子分型,并在此基础上利用生物大数据建立了食管癌高风险智能预测模型,优化了基于分子分型的液体活检分子标志物组合,最终创建了"无症状人群食管癌发生风险评估→液体活检→色素内镜和黏膜活检组织病理检查→食管癌前病变和早期癌及食管癌前病变转归预测和干预阻断"等技术体系,并在高发区现场研究基地进行大规模推广应用,取得显著成效。其通过研究阐明高发区无症状人群食管癌前病变组织病理形态特征及其与分子变化的关系,发现了一组食管癌变关键分子标志物,创建了高通量单核苷酸多态测序和等位基因依赖性结合蛋白筛选新技术,开发了无症状人群食管癌发生风险评估计算机软件。王立东教授团队建立了70万例无症状人群癌前病变和食管癌患者临床诊疗、病理和50年随访队列大数据库及生物样本库,系统阐明高发区无症状人群食管癌前病变组织病理特征、转归和组织学发生模式。基于食管癌前病变和早期癌关键分子标志物和临床病理表型,利用生物大数据计算和智能医学模型优化研究,王立东教授等人建立了食管癌高危人群预警和早期发现的液体活检(血清学)筛查技术体系。开发食管癌前病变转归组织成像预测系统,制定食管癌前病变干预指南及早期食管癌筛查专家共识。除此之外,卫生管理部门出台相应的食管早癌筛查政策,各大型医疗机构制定相应早癌筛查流程,并配备高水平的专科人才,这使得河南在食管癌早诊早治方面走在全国前列。

(朱庆尧　程　鹏)

参考文献

[1] HAN B, ZHENG R, ZENG H, et al. Cancer incidence and mortality in China, 2022[J]. J Natl Cancer Cent, 2024, 4(1): 47-53.

[2] WEI W Q, HAO C Q, GUAN C T, et al. Esophageal histological precursor lesions and subsequent 8.5-year cancer risk in a population-based prospective study in China [J]. Am J Gastroenterol, 2020, 115(7): 1036-1044.

[3] YU C, TANG H, GUO Y, et al. Hot tea consumption and its interactions with alcohol and tobacco use on the risk for esophageal cancer: a population-based cohort study[J]. Ann Intern Med, 2018, 168(7): 489-497.

[4] SHEIKH M, POUSTCHI H, POURSHAMS A, et al. Individual and combined effects of environmental risk factors for esophageal cancer based on results from the Golestan cohort study[J]. Gastroenterology, 2019, 156(5): 1416-1427.

[5] 冯祥, 华召来, 钱东福, 等. 扬中市上消化道癌高危人群内镜筛查效果分析[J]. 中华肿瘤防治杂志, 2020, 27(18): 1476-1482.

[6] 李军, 陈茹, 魏文强, 等. 盐亭县内镜筛查对上消化道癌死亡影响的研究[J]. 中华肿瘤防治杂志, 2020, 27(18): 1492-1497.

[7] CHEN R, LIU Y, SONG G, et al. Effectiveness of one-time endoscopic screening programme in prevention of upper gastrointestinal cancer in China: a multicentre population-based cohort study[J]. Gut, 2021, 70(2): 251-260.

[8] 赫捷, 陈万青, 李兆申, 等. 中国食管癌筛查与早诊早治指南(2022, 北京)[J]. 中国肿瘤, 2022, 31(6): 401-436.

[9] LI F X, LI X, GUO C H, et al. Estimation of cost for endoscopic screening for esophageal cancer in a high-risk population in rural China: results from a population-level randomized controlled trial[J]. Pharmacoeconomics, 2019, 37(6): 819-827.

[10] XIA R Y, LI H, SHI J F, et al. Cost-effectiveness of risk stratified endoscopic screening for esophageal cancer in high-risk areas of China: a modeling study[J]. Gastrointest Endosc, 2022, 95(2): 225-235.e20.

[11] MIDDLETON D R S, MMBAGA B T, O'DONOVAN M, et al. Minimally invasive esophageal sponge cytology sampling is feasible in a Tanzanian community setting[J]. Int J Cancer, 2021, 148(5): 1208-1218.

[12] GAO Y, XIN L, FENG Y D, et al. Feasibility and accuracy of artificial intelligence-assisted sponge cytology for community-based esophageal squamous cell carcinoma

screening in China[J]. Am J Gastroenterol. 2021,116(11):2207-2215.

[13] TOMIZAWA Y, FRIEDLAND S, HWANG J H. Endoscopic submucosal dissection (ESD) for Barrett's esophagus (BE)-related early neoplasia after standard endoscopic management is feasible and safe[J]. Endosc Int Open,2020,8(4):e498-e505.

[14] HAN C, SUN Y. Efficacy and safety of endoscopic submucosal dissection versus endoscopic mucosal resection for superficial esophageal carcinoma: a systematic review and meta-analysis[J]. Dis Esophagus,2021,34(4):doaa081.

[15] PIMENTEL-NUNES P, DINIS-RIBEIRO M, PONCHON T, et al. Endoscopic submucosal dissection: European Society of Gastrointestinal Endoscopy (ESGE) Guideline[J]. Endoscopy,2015,47(9):829-854.

[16] PARK C H, YANG D H, KIM J W, et al. Clinical practice guideline for endoscopic resection of early gastrointestinal cancer[J]. Intest Res,2021,19(2):127-157.

[17] VAN MUNSTER S, NIEUWENHUIS E, WEUSTEN BLAM, et al. Long-term outcomes after endoscopic treatment for Barrett's neoplasia with radiofrequency ablation ± endoscopic resection: results from the national Dutch database in a 10-year period[J]. Gut,2022,71(2):265-276.

[18] LI J X, JIA Y B, CHENG Y F, et al. Chemoradiotherapy vs radiotherapy for nonoperative early stage esophageal cancer: a seer data analysis[J]. Cancer Med,2020,9(14):5025-5034.

[19] 国家消化系疾病临床医学研究中心(上海),中华医学会消化内镜学分会,中国医师协会内镜医师分会消化内镜专业委员会,等. 中国食管鳞癌癌前状态及癌前病变诊治策略专家共识[J]. 中华消化内镜杂志,2020,37(12):853-867.

[20] KLAIR J S, ZAFAR Y, NAGRA N, et al. Outcomes of radiofrequency ablation vs endoscopic surveillance for Barrett's esophagus with low-grade dysplasia: a systematic review and meta-analysis[J]. Dig Dis,2021,39(6):561-568.

[21] BARRET M, PIOCHE M, TERRIS B, et al. Endoscopic radiofrequency ablation or surveillance in patients with Barrett's oesophagus with confirmed low-grade dysplasia: a multi centre randomised trial[J]. Gut,2021,70(6):1014-1022.

[22] SHARMA P, SHAHEEN N J, KATZKA D, et al. AGA clinical practice update on endoscopic treatment of Barrett's esophagus with dysplasia and/or early cancer: expert review[J]. Gastroenterology,2020,158(3):760-769.

第五章

胃癌早诊早治及高危人群健康管理

第一节 胃癌发病的流行病学特征和生物学特征

一、胃癌的流行病学特征

胃癌指源于胃黏膜上皮细胞的恶性肿瘤,主要是胃腺癌。在全球范围内,胃癌是常见的恶性肿瘤之一,近年来,虽然胃癌发病率总体有所下降,但仍居于高位。根据全球癌症统计2022年的数据,胃癌是全球发病率和死亡率居第五位的常见恶性肿瘤,每年发病病例约97万例、死亡病例约66万例。

1. 地理位置和人口分布

因为生活方式等不同,胃癌在不同国家有很大差异。胃癌高发于亚洲:71.4%的新发病例、70.1%的死亡病例来自亚洲,特别是在韩国、蒙古、日本、中国、中欧、东欧和南美最高,北美、北欧等最低。胃癌发病率最高与最低之间差异约为10倍:2020年东亚(22.4/10万)、中欧和东欧(11.3/10万)和南美洲(8.7/10万)的发病率最高,而北美(4.2/10万)和非洲[(3~4)/10万]是全球发病率最低的地区。自20世纪中叶以来,在大多数发达国家,胃癌的发病率和死亡率呈线性下降。例如,在日本和韩国等胃癌发病率最高的国家,下降趋势始于20世纪90年代。与全球发病率一致的是,东亚(14.6/10万)、中欧和东欧(8.3/10万)的胃癌死亡率最高,而北美(1.8/10万)最低。

我国是胃癌高发国家,男性的发病率是女性的2倍。根据2022年中国癌症数据报告,我国胃癌预估新发病例35.9万例,占全球总数37%;死亡病例26.0万例,占全球总数39%。胃癌发病率在我国所有肿瘤中居第五位,其病死率在所有恶性肿瘤中居第三位。胃癌在我国农村的负担显著大于城市:发病率农村比城市约高20%,病死率农村比城市约高33%。我国的胃癌发病率又以西北最高,东北、内蒙古、华东及沿海地区次之,西南和中南地带最低。总体而言,北方发病率要高于南方,沿海又要高于内地。

2. 年龄

中国胃癌总体新发患者数与死亡人数在 70~74 岁年龄组达到高峰，伤残调整寿命年（Disability-adjusted life-year，DALY）在 65~69 岁年龄组达到高峰；胃癌总体年龄组别发病率和死亡率在 85~89 岁年龄分组达到峰值，年龄组 DALY 率在 75~79 岁组达到峰值。中国目前正向老龄化国家转型，这一趋势可能是导致胃癌发病、死亡和 DALY 主要集中在老年人群（尤其是≥60 岁人群）的重要原因。

3. 发病趋势

1990—2019 年，中国胃癌的总体发病患者数、死亡人数和 DALY 均呈现显著增长趋势。2005 年以来，我国制定并实施了对胃癌高危人群的筛查项目，这些项目首先在中国 11 个高风险地区实施，2019 年扩大到所有省份，胃癌新发病例的检出率提高，表现为胃癌病例数等指标的增长，而对胃癌开展早诊早治将有利于胃癌死亡率和 DALY 率的下降。未来 25 年中，胃癌新发病例数和死亡人数将持续增加。医疗条件的改善、公共卫生策略和筛查方案的实施，以及对胃癌危险因素的控制等措施，有助于控制和改善胃癌发病率和死亡率；但我国的人口基数庞大、人口老龄化加剧等是导致胃癌病例数和死亡数在未来持续增加的主要原因。我国胃癌的发病率和死亡率均高于世界平均水平，胃癌负担仍然严峻。因此，降低我国胃癌的发病率和病死率是亟待解决的重大公共健康问题，也符合我国人民日益增长的对美好生活的需求。

胃癌预后较差，近年来我国胃癌患者 5 年生存率虽有所提高，但仍处于较低水平。目前我国发现的胃癌约 90% 属于进展期，而胃癌的预后与诊治时机密切相关，进展期胃癌即使接受了外科手术，5 年生存率仍低于 30%，而早期胃癌治疗后 5 年生存率可超过 90%，甚至达到治愈效果。目前我国早期胃癌的检出率很低，一般为 10%~20%，而日本高达 80%，韩国也达到 50%。如何提高我国的胃癌早期检出率是提高我国胃癌诊治水平的关键。

二、胃癌的临床生物学特征

1. 胃癌的临床特征

早期胃癌的临床表现不特异，可能无明显症状，或仅表现为非特异性的消化道症状，如上腹部不适、消化不良、饭后饱胀等。由于表现不明显，非常容易被忽视。当肿瘤进入进展期时，其症状表现可能会引起明显的不适感，表现为以下几点。①上腹痛：这是胃癌最早出现的症状，可能表现为隐痛或钝痛，且不被进食或制酸剂缓解。②食欲减退和体重下降：因肿瘤消耗能量和占据胃腔空间，患者可能出现食欲减退和体重明显下降。③恶心和呕吐：因为肿瘤导致胃腔狭窄或梗阻，就会引起恶心和呕吐。④黑便或呕血：这通常由于肿瘤侵犯胃黏膜血管引起的出血，表现为黑便或呕血。如果这些症状没有引起患者重视并及时就医，肿瘤继续进展至晚期，由于长期食欲减退和肿瘤消耗，就会出现严重的营养不良症状;也可因长期的慢性失血或铁质吸收障碍而出现贫血。胃癌患者可以触及到腹部肿块;晚期的患者往往伴有腹水。早期胃癌的淋巴结转移发生率约为15%。淋巴结转移时,癌栓可经胸导管、左颈淋巴干逆流至左锁骨上淋巴结,故常发生左锁骨上淋巴结转移,可在胸锁乳突肌后缘与锁骨上缘形成的夹角处触摸到肿大、质硬的淋巴结。当肿瘤转移至其他器官,如转移到骨骼时可出现骨骼剧痛,转移到肝脏可引起黄疸或发热,转移至腹膜可引起腹水等;女性患者如果发生腹腔种植转移至卵巢,会引起卵巢Krukenberg瘤。这些症状的表现因人而异,且可随着病情的进展而变化。如果出现上述症状,建议及时就医进一步检查和治疗。

2. 胃癌的分子生物学特征

早期胃癌根据其浸润层次分为黏膜内癌(Mcarcinoma,MC)和黏膜下癌(SMcarcinoma,SMC)。黏膜内癌可进一步细分为 M1、M2 和 M3,M1 指上皮内癌和(或)黏膜内癌仅浸润固有膜表层,M2 指癌组织浸润固有膜中层,M3 指癌组织浸润固有膜深层或黏膜肌层;黏膜下癌可分为 SM1、SM2 和 SM3,分别指癌组织浸润黏膜下层上、中、下 1/3。对于黏膜切除标本,SM1c 是指癌组织浸润黏膜下层的深度 <500 μm。

常用的胃癌组织学分型包括 Lauren 分型和 WHO 分型,我国胃癌临床病理诊断大多采用 WHO 分型方案。WHO 分型将胃癌分为上皮性肿瘤和类癌两类,上皮性肿瘤包括腺癌(乳头状腺癌、管状腺癌、低分化腺癌、黏液腺癌、印戒细胞癌)、腺鳞癌、未分化癌和不能分类的癌。

各种组织类型肿瘤显微镜下结构各异,常见的病理类型特点如下。

(1)乳头状腺癌:癌细胞一般分化较好,呈立方形或高柱状,排列在纤细的树枝状间质周围组成粗细不等的乳头状结构。

(2)管状腺癌:癌组织呈腺管样或腺泡状结构。根据其细胞分化程度,可分为高、中分化两种。

(3)低分化腺癌:癌细胞矮柱状或不定形,呈小巢状或条索状排列;基本无腺管结构。根据间质多少分为实性型和非实性型。

(4)黏液腺癌:其特点为癌细胞形成管腔,分泌大量黏液,由于大量黏液物质积聚,使许多腺腔扩展或破裂,黏液物质浸润间质,即形成"黏液湖"。

(5)印戒细胞癌:为癌细胞分泌大量黏液,且黏液位于细胞内,将核推于细胞一侧周边,整个细胞呈印戒状。其恶性程度较细胞外黏液者更高。

(6)腺鳞癌:又称腺棘细胞癌,是一种腺癌与鳞癌并存的肿瘤。腺癌部分细胞分化较好,而鳞癌部分细胞分化较差。

(7)鳞状细胞癌:其细胞分化多为中度至低度,呈典型鳞癌结构,累及食管末端者,应考虑为食管原发性鳞癌扩展所致。

(8)未分化癌:癌细胞弥散成片状或团块状,不形成管状结构或其他组织结构。细胞体积小,异型性明显,在组织形态和功能上均缺乏分化特征。

(9)神经内分泌肿瘤:为来自消化道腺体底部嗜银细胞的一种低度恶性肿瘤,癌细胞较小,大小均一,呈圆形或立方形、矮柱状,核为圆形,位于细胞中央。癌细胞密集,排列呈条索状、腺泡状、实性或腺样结构。嗜银染色可见胞浆内有黑褐色嗜银颗粒。

此外,尚有少见类型或特殊类型胃癌,如肝样腺癌、壁细胞癌、胃绒癌。

按照 Lauren 分型,根据胃癌组织的形态结构和生物学特征分为肠型、弥漫型和混合型。①肠型:肿瘤病灶内可见腺管样结构,癌细胞成柱状或立方形,可见肠上皮化生。②弥漫型:肿瘤病灶内无明确腺管结构,癌细胞散在呈弥漫性生长;③混合型:肿瘤病灶内可见腺管结构及弥漫分布的癌细胞,各成分所占比例≥5%。此外胃癌在免疫微环境、基质微环境、基因组完整性等特征中都具有高度异质性,所以目前为止,尚无可以广泛应用于临床的胃癌分子分型方法。TCGA 分型和 ACRG 分型可以对临床治疗决策有一定指导意义,但并不常用。胃癌的分子靶点有 HER2、EGFR、FGFR、VEGFR 和 CLDN18.2 等。HER2 的变异形式包括过表达、突变及扩增,该类患者可以从抗 HER2 靶向治疗中获益;Claudin18.2 蛋白的表达具有组织特异性,在胃癌、胰腺癌中高表达,参与肿瘤细胞的增殖分化和迁移,成为潜在的抗肿瘤药物有效分子靶点。抗血管生成药物是胃癌治疗另一个重要靶点;可使血管"正常化",抑制上皮-间质转化(EMT)和肿瘤干细胞和祖细胞的增殖;抑制致癌基因途径的促血管生成作用。

第二节 胃癌发病的危险因素

胃癌的发病原因比较复杂,危险因素包括幽门螺杆菌(helicobacter pylori,HP)感染、年龄与性别、特定的饮食习惯、不良生活方式、相关病史及遗传因素等。

1. 幽门螺杆菌感染

1994 年,国际癌症研究机构(IARC)根据流行病学证据,将幽门螺杆菌列为非贲门癌的致癌物(即第 1 类致癌物)。IARC 在 2009 年再次确认了这一分类。HP 与胃癌有共同的流行病学特点,胃癌高发区 HP 感染率高;动物实验提示 HP 可诱发胃癌。幽门螺杆菌慢性感染是非贲门型和肠型胃癌的主要原因。根据免疫印迹数据显示,全球近 90% 的远端胃癌是由幽门螺杆菌感染引起的,其敏感度和特异性分别为 95.6% 和 92.6%。大多数感染幽门螺杆菌的人都是在童年时期接触到幽门螺杆菌的,一旦确诊,除非接受治疗,否则幽门螺杆菌感染将终身存在。幽门螺杆菌感染的人群流行率在世界范围内各不相同,以中南美洲(约 60%)、亚洲部分地区(如中国和韩国约 55%)和东欧(约 50%)最高。总体而言,全球人群中幽门螺杆菌感染的流行率与胃癌的发病率呈正相关。

虽然幽门螺杆菌感染是导致胃癌的主要原因,但只有17%的人会患上胃癌。有一种解释是胃底或胃体的泌酸性萎缩是胃癌发生所必需的。泌酸性萎缩性胃炎减少胃酸分泌,使幽门螺杆菌感染能够促进胃癌的发生。

亚洲人群进行的病例对照研究中,幽门螺杆菌 *BabA2* 基因与非贲门癌风险增加2~3倍有关。也有证据支持宿主遗传因素,包括编码某些细胞因子(如 IL-1β)的基因多态性,与幽门螺杆菌相关胃癌的风险增加有关。

2. 年龄和性别

与其他癌症类型相似,胃癌的发病率随着年龄的增长而增加。此外,男性的胃癌发病率是女性的2~3倍。在全球范围内,2020年,胃癌是男性第四大常见癌症(发病率为15.8/10万),女性第七大常见癌症(发病率为7.0/10万)。在老年男性(≥65岁)中,肠型胃癌比弥漫型胃癌更常见。在1992—2004年的 SEER 数据中,贲门癌和非贲门癌在男性中都比女性更常见。

3. 吸烟

根据国际癌症研究中心2020年的报告,现有足够的证据支持吸烟会导致胃癌的事实。在一项 Meta 分析中,涉及了截至2019年发表的23项研究数据(包括10 290例病例和26 145例对照)。与从不吸烟的人相比,吸烟者患贲门癌和非贲门癌的风险都有所增加。现吸烟者患病风险也高于既往吸烟者。这种风险与每天吸烟的数量,以及吸烟的时间相关。任何吸烟史,无论是既往吸烟者还是现吸烟者,都与肠型胃癌的高风险相关,但与弥漫型胃癌无关。

4. 饮食因素

(1)腌渍食物:来自中国、日本、夏威夷和西班牙的研究报道,经常食用腌渍食品,胃癌和(或)贲门癌的发生风险增加。中国的腌渍蔬菜提取物具有诱变性,并含有 N-亚硝基化合物和苯并芘。N-亚硝基化合物(NOC)在至少40种动物物种的多个器官中是致癌的,被确定为是一级致癌物,可诱发动物的食管癌、胃癌、肝癌、结肠癌、膀胱癌和肺癌等各种癌症。

(2)烧烤食物:鱼或肉被炸时形成的杂环胺在实验研究中是致突变的。多环芳烃(PAHs)是在有机物质不完全燃烧的过程中形成的,如食物在明火中熏制或油炸。许多 PAHs 被认为对人类致癌。部分研究者发现高油炸食物消耗与胃癌风险之间存在关联。

(3)加工肉类:虽然摄入加工肉类的数量与结肠癌的癌症风险增加有关。但与胃癌风险之间的关系,流行病学证据迄今尚不充分。最近的队列研究报道称,肉类最高摄入量对比低摄入量者的风险升高达2倍。有学者建议,摄入量高的加工肉类应该被添加到胃癌的危险因素列表中。在欧洲的一项队列研究中报道了非贲门癌与加工肉类的关系,加工肉类摄入量每天增加50g,非贲门胃癌风险增加2.45倍(95% CI 1.43~4.21)。

5. 肥胖与代谢功能障碍

2012 年发表的 24 项前瞻性研究的 Meta 分析中,超重($25 \text{ kg/m}^2 < \text{BMI} < 30 \text{ kg/m}^2$)和肥胖($\text{BMI} \geqslant 30 \text{ kg/m}^2$)与胃癌无关。但在同一 Meta 分析中,按肿瘤部位分层显示肥胖与贲门癌风险增加有关,但与非贲门癌的风险增加无关。这种关系受到种族的影响。

与体重指数相比,代谢功能障碍的其他特征与胃癌的相关性不那么一致。例如,在对五项研究数据的系统回顾中,糖化血红蛋白水平与胃癌风险的轻微增加相关,但血糖水平与胃癌风险无关。

6. 饮酒

乙醛被 IARC 归类为第 1 类致癌物。在临床前和临床研究中,饮酒与胃癌的发病风险有关,因为它增加了活性氧的生成,有助于激活致癌物以及促进叶酸缺乏,导致 DNA 甲基化异常,从而导致胃癌。81 项流行病学研究(68 项病例对照研究和 13 项队列研究)数据进行的 Meta 分析中,有饮酒史的人患胃癌的风险高于不饮酒者。根据解剖亚型检查胃癌预后的分析中,高饮酒与非贲门癌的风险在统计学上显著相关。对胃癌汇集(StoP)汇总数据的分析表明,大量饮酒(每天饮酒>100 g)与贲门癌和非贲门癌的发病风险关联都较高。

7. 药物

非甾体抗炎药(NSAIDs),由于抑制环氧合酶 2 的活性而被认为可以降低患胃癌的风险,因为环氧合酶 2 在胃癌的发生中过度表达。在一项 Meta 分析中,与从未使用非甾体抗炎药的人相比,使用任何非甾体抗炎药的人患胃癌的风险较低。此外,每多使用 2 年非甾体抗炎药,患胃癌的风险降低 11%。仅使用阿司匹林和不使用其他非甾体抗炎药也与降低胃癌风险相关。

当按胃癌的解剖亚型分层时发现任何类型的非类固醇抗炎药都与非贲门癌的风险降低相关。美国的一项队列研究发现定期使用阿司匹林与肠型胃癌的风险降低有关。

8. 宿主遗传学

尽管大多数胃癌是诱发性的,但其发生亦与遗传有关,并与特定的突变特征有关。胃癌有明显的家族聚集现象,浸润性胃癌有更高的家族发病倾向。有胃癌家族史的人患胃癌的风险更高。主要与胃癌有关的三种主要的遗传综合征包括:遗传性弥漫性胃癌(涉及 *CDH*1 或 *CTNNA*1 突变)、胃腺癌和胃近端息肉病(涉及 *APC* 启动子 1B 区突变)、家族性肠型胃癌(涉及 *IL*12*RB*1 突变)。

第三节 胃癌的高危人群

根据我国国情和胃癌流行病学资料,年龄≥40岁,且符合下列任意一条者,建议其作为胃癌筛查对象人群,即胃癌的高危人群。

1. 居住于胃癌高发地区

就我国胃癌高发地区(以县级行政区为单位界定,以2000年中国人口结构为标准的年龄标化发病率>20/10万)的分布来看,主要问题都出在饮食上,而且很有"地方特色",它们的共同点是长时间食用腌渍的食品,比如肉类腌渍品、咸鱼、腌渍蔬菜和海产品等。我国辽东半岛、山东半岛、长江三角洲、太行山脉和河西走廊等地是胃癌高发区,而辽宁、福建、甘肃、山东、江苏等地是胃癌高发的省份。其中以山东省临朐县、辽宁省庄河市、福建省福州市长乐区最具有代表性。

2. HP感染者

尿素呼气试验(urea breath test,UBT)、血清HP抗体、粪便HP抗原检测任一阳性。

幽门螺杆菌感染是慢性活动性胃炎、消化性溃疡、胃黏膜相关淋巴组织(MALT)淋巴瘤和胃癌的主要致病因素。在中国,青壮年的幽门螺杆菌感染率为30%左右,50岁以上的人群中感染率为50%~80%,在胃溃疡患者中幽门螺杆菌检出率高达80%。正常人群中约有50%的人存在幽门螺杆菌感染。在慢性胃炎、消化性溃疡患者中,幽门螺杆菌的感染率更是高达70%~80%;萎缩性胃炎患者检出率更高达90%。幽门螺杆菌感染使患胃癌的危险增加了2.7~12.0倍,如果没有幽门螺杆菌感染,至少有35%~89%的胃癌不会发生。

3. 既往有胃的癌前疾病史

1978年,WHO专家会议将慢性萎缩性胃炎列为胃癌的癌前疾病或癌前状态。在5年随访期间,萎缩性胃炎年癌变率仅为0.1%,伴有肠化生者癌变率为0.25%。萎缩性胃炎合并广泛肠化生、上皮内瘤变的患者癌变风险较大。胃溃疡、胃息肉、手术后残胃、肥厚性胃炎、恶性贫血等长期的慢性炎症和胃黏膜的重复损伤,会显著增加胃癌的风险。

4. 一级亲属中有胃癌病史

一级亲属包括父母、子女、亲兄弟姐妹。研究表明,有胃癌家族史人群罹患胃癌的风险较正常人群高2~3倍;此外,浸润型胃癌的家族发病倾向更高。1个家族中出现聚集性的胃癌发病,通常是由于共同生活环境、饮食习惯或偶然因素引起,而遗传因素在其中也占据重要作用。

5. 存在胃癌其他风险因素

经常进食烟熏的肉干、咸菜、霉变食品及含硝酸盐较高的食品,也容易导致胃癌的发生;还有饮酒、吸烟、喜吃热烫饮食、进快食等不良习惯,也是胃癌发生的诱因。

第四节 胃癌的预防策略

目前在所有肿瘤中,胃癌预防比治疗更为重要。胃癌的一级预防是指预防胃癌的发生,二级预防是胃癌的早诊早治,三级预防则主要是对胃癌患者进行综合有效的治疗。

一、胃癌的一级预防

1. 胃癌的癌前疾病

(1) 慢性萎缩性胃炎:根据新悉尼胃炎系统和我国2017年颁布的《中国慢性胃炎共识意见(2017,上海)》,慢性胃炎主要包括两大类(基于内镜及病理诊断分类):慢性非萎缩性胃炎和慢性萎缩性胃炎。其中慢性非萎缩性胃炎也称慢性浅表性胃炎,是指胃黏膜浅层出现的以淋巴细胞和浆细胞为主的慢性炎症细胞浸润。该类型能病变仅局限在胃黏膜层的上1/3,此时尚未引发较大的影响,但如果炎症持续不愈,病变有可能继续发展,最终波及胃黏膜全层。按照组织学变化,由慢性浅表性胃炎发展到慢性萎缩性胃炎可分为4个步骤:炎症→化生→萎缩→异型增生。按照疾病变化步骤为:慢性浅表性胃炎→慢性萎缩性胃炎→肠化生、不典型增生→高级别上皮内瘤变→胃癌。

慢性萎缩性胃炎又分为A、B两型,A型是胃体弥漫性萎缩,与自身免疫有关,在北欧发病率较高,B型则是胃窦萎缩,我国80%以上的慢性萎缩性胃炎患者的病理类型属于此类,目前认为,其发病与幽门螺杆菌感染、胆汁反流和胃黏膜营养因子缺乏有关。自身免疫机制,胃体腺壁细胞除了分泌盐酸外,还能分泌一种黏蛋白,称为内因子。内因子能与食物中的维生素B_{12}结合形成复合物,使维生素B_{12}暂不被酶消化,而是在到达回肠后才得以吸收。A型萎缩性胃炎血清中存在壁细胞抗体和内因子抗体,自身免疫性的炎症反应导致壁细胞总数减少、胃酸分泌降低,不但会导致慢性萎缩性胃炎,还会导致维生素B_{12}吸收不良,诱发巨幼红细胞贫血,也称恶性贫血。

因为慢性萎缩性胃炎时病变已经扩展至胃腺体深部,此时的腺体数量减少,固有层纤维化,黏膜变薄,往往存在肠上皮化生甚至是异型增生,胃部正常的腺体会衰退或者消失,也会伴有不同程度的炎症。故以胃角为中心,波及胃窦及胃体的多灶萎缩转变成恶性贫血,以及胃癌的可能性就很大。

(2) 肠上皮化生:肠上皮化生(即肠化生)是以杯状细胞为特征的肠腺替代了胃固有

腺体，通俗来讲就是，胃黏膜上皮细胞被肠型上皮细胞所代替，即胃黏膜中出现类似小肠或大肠黏膜的上皮细胞。根据肠化生的形态及分泌黏液种类不同，把肠化生分为完全性肠化生和不完全性肠化生，或小肠型化生和结肠型化生，一般认为不完全性肠化生和结肠型化生与胃癌的关系更为密切。按照肠化生细胞占胃腺体和表面上皮总面积的比例，将肠化生分为轻、中、重3级，研究表明，癌变的危险性与肠化生的程度和范围呈正相关。关于肠上皮化生与胃癌的关系，目前的证据是发生癌变的胃相较于有良性疾病的胃，其肠上皮化生发生率高而且广泛；肠上皮化生与癌的发生部位非常相似，同样是胃小弯比胃大弯及胃底多见；胃癌高发区比胃癌低发区肠上皮化生多见；直接组织学的证据说明癌可能发生在肠上皮化生部位，也有研究证实从肠上皮化生移行为癌组织。

（3）胃息肉：胃息肉是突出于胃黏膜的良性隆起性病变，根据病理形态常将胃息肉分成腺瘤性、错构瘤性、炎症性和增生性四类，临床上绝大多数的胃息肉为增生性息肉，腺瘤性息肉相对少见，胃息肉好发于胃体、胃窦，绝大多数直径小于2 cm。还有一种称为胃底腺息肉，也属于增生性息肉的范畴，其发生可能与长期服用抑酸剂有关，往往是HP阴性的标志。增生性息肉约占胃息肉的80%以上，癌变率低，腺瘤性息肉癌变的概率较高，特别是直径大于2 cm的广基息肉，正因胃腺瘤性息肉有癌变可能，所以又称其为癌前疾病。胃息肉的病因尚不明确，有研究认为其与幽门螺杆菌感染及长期应用质子泵抑制剂有一定关系。幽门螺杆菌最易导致胃窦息肉的形成，因为它会促进炎症进展和胃黏膜反应性增生。至于长期应用质子泵抑制剂，则最易导致胃底息肉形成，这可能是质子泵抑制剂长期抑制胃酸分泌，导致腺体萎缩，最终引起了胃底黏膜的反应性增生。

（4）残胃炎：治疗胃癌和消化性溃疡常用的外科方法是胃大部切除术。传统的胃大部切除范围是胃的远侧的2/3~3/4，包括胃体大部、整个胃窦部、幽门及十二指肠球部。胃大部切除的手术方式很多，但基本可分为两大类：毕Ⅰ式和毕Ⅱ式。毕Ⅰ式是在胃大部切除后将胃的剩余部分与十二指肠切端吻合；毕Ⅱ式是在胃大部切除后，将十二指肠残端闭合，再将胃的剩余部分与空肠上段吻合。毕Ⅱ式胃大部切除术后幽门括约肌功能丧失，碱性胆汁和十二指肠液反流入残胃可导致吻合口炎症，医学上称之为残胃炎，又称碱性反流性胃炎。因为残胃黏膜在碱性胆汁作用下容易发生上皮增生，胃内低酸有利于细菌生长而加速胆汁分解，诱发致癌物的产生，所以残胃炎可导致胃癌的发生，称之为癌前疾病。研究发现，毕Ⅱ式胃大部切除术后，癌变常在术后10~15年发生，进展为残胃癌的发生率为0.6%~2.5%。

（5）胃溃疡：胃溃疡是指胃黏膜被自身胃酸消化形成的溃疡，它与十二指肠球部溃疡共称为消化性溃疡，不同的是胃溃疡多见于中老年，十二指肠球部溃疡则多见于青壮年。小于1%的胃溃疡有可能恶变，十二指肠球部溃疡则一般不会发生癌变。胃溃疡癌变多由溃疡边缘的炎症、糜烂、再生及异型增生所致，正因胃溃疡有癌变的可能性，所以又称它为癌前疾病。医学上胃溃疡的发作与幽门螺杆菌、药物、遗传、不良生活方式及精神因素均密切相关。幽门螺杆菌的致病机制不再赘述,长期使用 NSAIDs、糖皮质激素、氯吡格雷、化疗药物、双膦酸盐、西罗莫司等药物的患者可以发生胃溃疡,其中 NSAIDs 是导致胃黏膜损伤最常见的药物,有 10%~25% 的患者可发生溃疡。遗传因素和胃溃疡有相关性,胃溃疡患者后代可能更易患胃溃疡。不良生活方式,如暴饮暴食,进食无规律,嗜好腌、熏、烤、辛辣刺激食物,进食蔬菜和水果较少均会诱发胃溃疡;烟草中所含尼古丁可直接刺激胃黏膜,所以吸烟会破坏胃黏膜屏障,促进胃炎、胃溃疡形成。精神因素与胃溃疡同样密切相关,如压抑、忧愁、思念、孤独、抑郁、憎恨、厌恶、自卑、自责、罪恶感、人际关系紧张、精神崩溃、生闷气等,可增加胃酸分泌,减弱胃及十二指肠黏膜抵抗力,从而导致溃疡,使消化性溃疡发病率明显升高。另外,精神因素对溃疡的愈合及复发也有一定影响。

2. 胃癌的一级预防内容

(1)早期消除幽门螺杆菌的感染:HP 感染的患者多数无症状,但通常存在慢性活动性胃炎,且与无感染者相比,胃黏膜萎缩和肠化生发生的概率更高。HP 感染,除使用主动干预措施进行治疗外,大多很难自愈。HP 感染和胃癌的发生关系密切,我国完成的大规模、前瞻性研究结果显示:在胃癌高发地区,HP 根除治疗可明显降低该地区胃癌发生率及病死率。胃黏膜的炎症反应可在 HP 根除后得到改善,进而阻止或延缓胃黏膜萎缩、肠化生,甚至逆转萎缩病变。在胃萎缩或肠化生发生前根除 HP,可降低胃癌发生风险。对于已经出现胃黏膜萎缩或肠化生患者,根除 HP 可延缓其进展,降低胃癌发生风险。有些早期研究发现针对给予抗生素治疗幽门螺杆菌感染者,可降低与胃癌相关的早期癌变的数量,进而减少胃癌的发生。另有研究结果显示:对于早期胃癌内镜黏膜下剥离术(endoscopic submucosal dissection,ESD)切除后出现的异时性胃癌,根除 HP 同样可以降低发病风险。因此,HP 作为胃癌发生的一项可控危险因素,应给予高度关注和积极干预,不管有无症状和并发症,只要检测证实有幽门螺杆菌感染,均建议行根除幽门螺杆菌治疗,以降低胃癌的发病风险。

(2)低盐饮食:高盐饮食是诱发胃癌的危险因素之一。①高盐饮食会直接损伤胃黏膜,减少胃酸分泌,并抑制前列腺素等胃黏膜保护因子合成。②腌渍食物中富含的硝酸盐可被细菌转变为亚硝酸盐,亚硝酸盐进一步转化形成的亚硝酸铵具有强致癌性。我国是世界上食盐摄入量较高的国家之一,WHO 建议成人每天盐摄入量<5 g,而我国所有年龄段人群平均每天盐摄入量>10 g,是 WHO 推荐量的 2 倍。因此,积极调整高盐饮食习惯对我国胃癌发病的预防尤为关键。在日常餐饮过程中应尽量减少摄入高盐食物,包括腌渍食品、咸口味食品、含盐饮料及含盐调味料等。腌渍及熏烤食物中含亚硝酸盐及大量致癌物质,因此若减少摄取此类食物能避免致癌物质的摄入。

(3)避免食用烟熏、油炸和烘烤食物:烟熏、油炸和烘烤类食物在制备过程中需要使用食盐腌渍,可能会出现硝酸盐产物,同时,在烹制过程中会产生大量可能具有致癌作用的多环芳烃类化合物。有研究结果显示:过多摄入烟熏、油炸和烘烤食物可能会增加胃癌发病风险。

（4）多食用新鲜蔬菜及水果：新鲜蔬菜、水果、豆制品、牛奶、大蒜、绿茶等的摄入与胃癌发病率呈负相关，有助于预防胃癌。这类食物中的胡萝卜素，维生素 A、维生素 C、维生素 E 或酚类，具有抑癌作用，可降低胃癌发生风险。我国一项研究结果显示在日常饮食中增加维生素（维生素 C、维生素 E 和硒）和大蒜可降低胃癌发生风险及胃癌病死率。

（5）改变生活方式，不吸烟少饮酒：吸烟与胃癌的关系密切。尼古丁等成分可导致胃黏膜下血管收缩和痉挛、造成胃运动功能失调、促进胃酸分泌、抑制前列腺素合成，最终对胃黏膜造成直接损伤。烟草中的假木贼碱、二级胺、二乙胺等物质在体内可以合成亚硝酸胺和亚硝基假木贼碱，上述产物均具有较强的致癌性。因此，减少烟草（尼古丁）摄入对胃癌的发生具有保护性作用。

酒精的主要化学成分是乙醇，可损害胃黏膜，削弱其屏障保护作用。同时，乙醇在体内代谢形成的乙醛具有很强的细胞毒性。有 Meta 分析研究结果显示：摄入酒精会明显增加患胃癌风险，然而适量的饮酒可能在降低胃癌发病风险方面发挥积极作用。

（6）加强防癌科普教育：加强对胃癌相关知识的宣传及早期诊断和治疗必要性的科普教育，能够提高居民对胃癌的警惕性，增强对胃癌筛查的认识，使其了解胃癌患病高危人群并接受胃癌筛查，有助于及早发现胃癌并进行早期治疗，对于有胃炎、胃溃疡、胃息肉、残胃炎等疾病患者，应该规范治疗，定期复诊，从而提升患者的生存率和生命质量。同时，胃癌发生与饮食习惯、生活环境等相关，对居民进行健康生活方式教育，如适度运动维持理想体重，注重食用水的卫生，使用合格的自来水，养成良好的生活习惯，有助于胃癌的预防。

二、胃癌的二级预防

二级预防主要是在无症状的人群中发现早期胃癌患者，提高他们的生存率、降低死亡率。因目前在胃癌中尚无法做到精准的一级预防，所以二级预防在目前肿瘤的早期发现和早诊早治中尤为重要。

早发现、早治疗，可以提高胃癌整体治疗效果，部分患者可以免除胃的切除，对提高患者生存时间，改善患者生活质量尤为重要。做好筛查，早发现、早诊断、早治疗是降低死亡率的主要手段之一。关于胃癌的早期筛查和治疗策略是本文的重点，将在后文中着重介绍。

三、胃癌的三级预防

对已经确诊为胃癌的中晚期患者，根据现代的胃癌治疗理念，进行以分子分型为依据的精准个体化、综合性治疗（选择适合的手术治疗、化学治疗、放射治疗、靶向治疗、免疫治疗、中医药治疗等），可以提高患者的生存质量、减轻患者的痛苦、延长患者的寿命。

第五节 胃癌无症状人群的筛查策略

一、胃癌的风险评估和筛查

胃癌的恶性程度高,患者的生存时间与其临床诊断的早晚密切相关。胃癌风险的评估和筛查可提高人群胃癌早期病变检出率,改善患者预后,延长生存时间。目前尚无简便、有效的诊断方法进行全体人群普查,因此我国尚未推行大规模人群胃癌筛查计划。推荐40岁以上普通大众,按胃癌风险自评→生物标志物初步筛查→内镜下精查的次序,逐级进行胃癌风险评估及筛查。胃镜检查是胃癌诊断的"金标准",但因其属侵入性检查、费用较高、需投入大量人力资源、人群接受度较低,难以用于我国胃癌的大规模普查。东亚其他胃癌高发的国家曾提出将胃镜用于胃癌筛查,但发现普通人群参与度不高,医疗资源相对不足,亦无法对全体自然人群进行胃癌普查。因此,只有针对胃癌风险人群进行的筛查,才是行之有效的方法。

既往使用血清 PG 与 HP 抗体联合法(即"ABC 法")评估胃癌发生风险,可有效筛查胃癌的高风险人群。该法将"PG I ≤70 μg/L 且 PGR≤3"定义为血清 PG 阳性(+),将"血清 HP 抗体滴度≥30 U/mL"定义为血清 HP 阳性(+)。根据血清学检测结果,将筛查人群分为4个组别:A 组[HP(-),PG(-)]、B 组[HP(+),PG(-)]、C 组[HP(+),PG(+)]和 D 组[HP(-),PG(+)],从 A 组到 D 组胃癌发生风险逐渐升高。此外,特定基因的甲基化也有助于早期胃癌的诊断,RS19(抑癌基因 RNF180 和 Septin9)的甲基化可用于检测早期胃癌,联合其他肿瘤标志物可进一步提升胃癌的诊断灵敏度。通过这种方法筛选高风险人群后再进行有目的的胃镜检查。

在 HP 感染率较低的西方人群中,通过血清 PG 为主的筛查有助于提高胃癌筛查效果,降低医疗成本。以美国>50 岁人群为例,采用血清 PG 筛查可使胃癌发生风险降低约 26.4%,而采用内镜筛查则可使风险降低约 21.2%,血清和内镜的联合筛查具有更好的成本-效益比。

二、胃癌的筛查评分系统

对于胃癌的筛查目前应用的是新型胃癌筛查评分系统。该系统包含5个变量,总分 0~23 分,可对筛查者进行胃癌发生风险评估,并根据不同的风险等级制定不同的后续筛查方式。

新型胃癌筛查评分系统中,年龄、性别、HP 抗体、PG 和 G-17 共 5 项变量被赋予不同的分值(权重),分值来源自基于近15 000例的胃癌风险人群的研究结果。因环境(饮食和烟酒)和遗传(胃癌家族史)两大风险因素已是胃癌筛查目标人群中癌前疾病患者群的危险因素,所以对胃癌和胃癌前疾病的区分能力有限,经统计分析后未能进入新型胃癌筛查评分系统。同样的原因包括HP感染,但经统计其分值仅有轻微提升(1分)。而PGR较PGⅠ的意义更大,与G-17共同作为新增加的定量评分项目,其分值充分反映出胃癌的发生风险,与年龄和性别这两大因素共同构成了新评分系统的基础,是有别于既往胃癌风险评分系统之处(表5-1,表5-2)。由此,形成了早期胃癌筛查的推荐流程(图5-1)。

表5-1 新型胃癌筛查评分系统

变量		分值
年龄(岁)	40~49	0
	50~59	5
	60~69	6
	>69	10
性别	女	0
	男	4
HP抗体	阴性	0
	阳性	1
G-17(pmol/L)	<1.50	0
	1.5~5.7	3
	>5.7	5
PGR	≥3.89	0
	<3.89	3
总分		0~23

表5-2 胃癌风险等级

风险等级	评分	胃癌发生风险
高危	17~23分	发生风险极高
中危	12~16分	有一定发生风险
低危	0~11分	发生风险一般

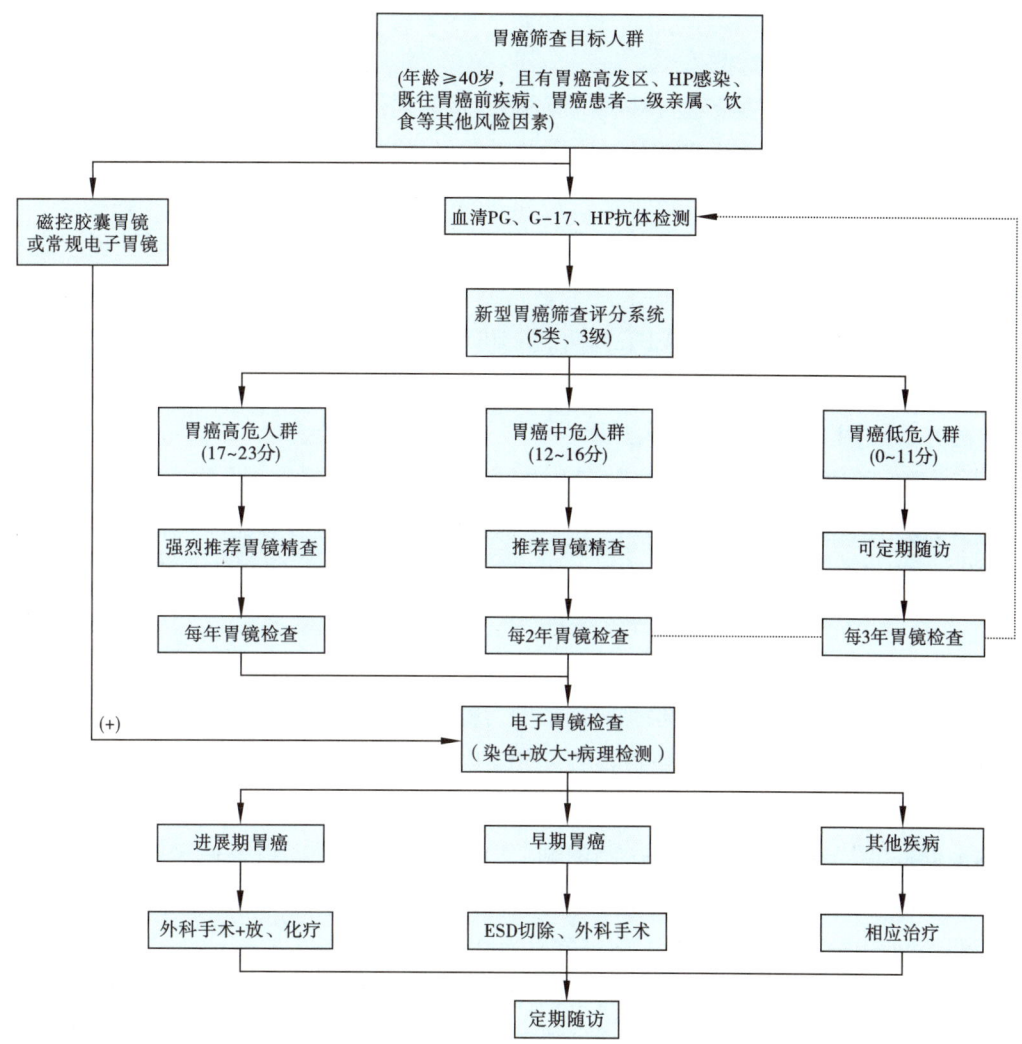

图 5-1　早期胃癌筛查的推荐流程

三、胃癌高危人群的界定

目前推荐我国年龄 40 岁及以上,且符合下列任一条件者为胃癌高危人群:①长期居住于胃癌高发区(高发地区包括辽东半岛、山东半岛、长江三角洲、太行山脉等;高发省份包括辽宁、福建、甘肃、山东、江苏等);②幽门螺杆菌感染;③既往患有慢性萎缩性胃炎、胃溃疡、胃息肉、手术后残胃、肥厚性胃炎、恶性贫血等胃癌前疾病;④一级亲属有胃癌病史;⑤存在胃癌其他高危因素(高盐、腌制饮食、吸烟、重度饮酒等)。无上消化道癌病史,无内镜检查禁忌证,能配合内镜检查。

四、胃癌筛查的主要方法

1. 幽门螺杆菌感染检测

胃癌的发生是 HP 感染、遗传因素和环境因素共同作用的结果，因此，在胃癌的筛查流程中，HP 感染的检测成为必要的筛查方法之一，目前临床上针对幽门螺杆菌主要有以下检测手段。

（1）血清 HP 抗体检测：反映了一段时间内的 HP 感染情况，HP 抗体阳性提示现有 HP 感染或既往感染。

（2）尿素呼气试验（UBT）：UBT 包括 ^{13}C-UBT 和 ^{14}C-UBT，是临床最常应用的非侵入性试验。对于部分 HP 抗体阳性者又不能确定是否有 HP 现症感染时，UBT 是有效的补充检测方法，适用于有条件的地区开展。

（3）粪便抗原检测：HP 随着胃黏膜上皮每 3 d 更新 1 次，其代谢产物及死菌体等作为非特异性抗原，随着粪便被排出体外。HP 粪便抗原检测包括单克隆抗体和多克隆抗体、酶免疫分析法和免疫色谱法。HP 粪便抗原检测样本获取和储存相对便捷，更适用于儿童、老人等不能配合完成 UBT 的患者。

2. 内镜检测

（1）电子胃镜：胃镜及其活检是目前诊断胃癌的金标准。但因"痛苦、昂贵、需要一定的技术设备"，不能进行大规模胃癌筛查。普通内镜适用于发现进展期胃癌，对早期胃癌的检出率较低，早期胃癌的发现更依赖于检查者的内镜操作经验、电子或化学染色和放大内镜设备（图 5-2）。同时，其缺点还包括假阳性和过度诊断，以及由于治疗前咽部麻醉引起的休克、穿孔、出血等突发事件。因此，首先采用非侵入性诊断方法筛选出胃癌高危人群，继而进行有目的的内镜下精查是更为可行的筛查策略。

早期胃癌行内镜检查可更详细、全面地观察胃黏膜，在常规白光内镜检查的基础上，仔细检查局部黏膜颜色、表面结构等特征，以判断是否存在可疑病变。应用各医学中心的设备，开展如色素内镜、放大内镜、共聚焦激光显微内镜、电子染色内镜等技术，并依赖操作者经验，可以显著提高早期胃癌检出率，同时可提供相关组织病理学、浸润深度和范围等信息。

（2）磁控胶囊胃镜（MCE）筛查：全程无痛苦、便捷、诊断准确度高。MCE 对于胃癌高危人群是一种可供选择的筛查方式，有助于发现胃癌前病变或状态，可用于自然人群的胃癌大规模筛查，可能成为未来胃癌筛查的新方向。

（3）高清内镜精查：以普通白光内镜检查为基础，全面清晰地观察整个胃黏膜，熟悉早期胃癌的黏膜特征，发现局部黏膜颜色、表面结构改变等可疑病灶，灵活运用色素内镜、电子染色内镜、放大内镜、共聚焦激光显微内镜等特殊内镜检查技术，以强化早期胃癌的内镜下表现，提高早期胃癌的检出率。

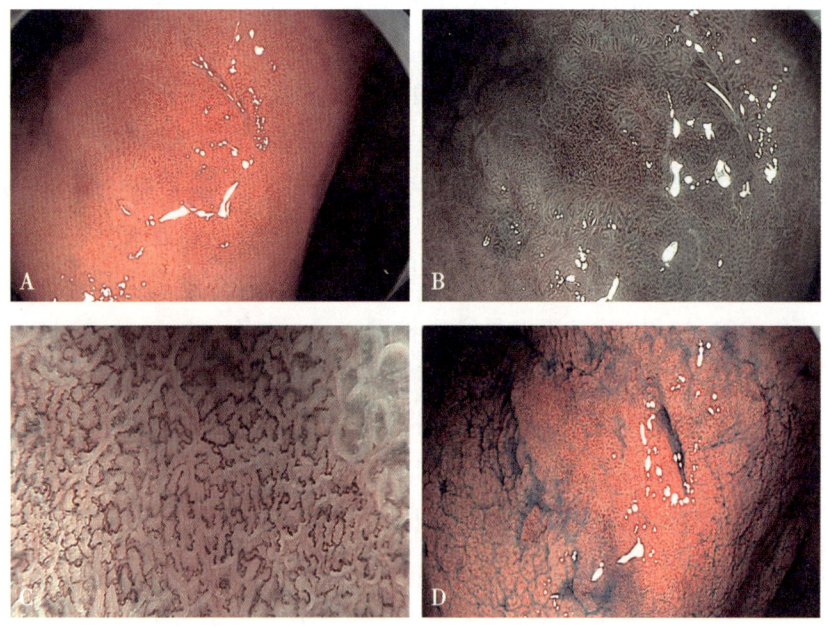

A. 白光内镜检查；B. 电子染色内镜检查；C. 早癌的放大内镜检查；D 早癌的靛胭脂染色内镜检查。

图 5-2　胃早癌的内镜表现

3. 血清学筛查

胃蛋白酶原（pepsinogen，PG）是胃蛋白酶的无活性前体，可分为 PG Ⅰ 和 PG Ⅱ 2 种亚型，可反映胃体和胃窦黏膜的外分泌功能。当胃黏膜出现萎缩时，血清 PG Ⅰ 的水平及 PG Ⅰ 与 PG Ⅱ 比值（pepsinogen ratio，PGR）可能会降低，可用于无症状健康人群的胃癌筛查。

胃泌素-17（gastrin-17，G-17）是 1 种反映胃窦内分泌功能的重要敏感指标，是胃窦 G 细胞合成和分泌的酰胺化胃泌素。其可提示胃窦黏膜萎缩或异常增殖状况。有研究结果显示血清 G-17 水平升高可提示胃癌发生。

目前常用的肿瘤标志物，如癌胚抗原（CEA）、糖类抗原 19-9（CA19-9）、糖类抗原 72-4（CA72-4）、糖类抗原 125（CA125）、糖类抗原 242（CA242）等，在进展期胃癌中阳性检出率仅为 20%~30%，早期胃癌中阳性率<10%，因此，不推荐作为胃癌筛查的指标。血清胃癌相关抗原（monoclonal gastric cancer 7 antigen，MG7-Ag）是我国自主研发的一种胃癌肿瘤标志物，其在正常胃黏膜不表达，在胃癌前疾病、胃癌前病变、胃癌中阳性率分别为 40.5%、61.0%、94.0%。MG7-Ag 虽然作为胃癌诊断标志物的灵敏度与特异性均较高，但在早期胃癌筛查方面的应用价值需进一步研究证实。《中国胃癌筛查与早诊早治指南》（2022，北京）指出：PG、G-17、MG7-Ag 和血清 HP 抗原（helicobacter pylori antigen,HP-Ag)等联合检测,配合评分系统或有利于胃癌的精准筛查。

4.其他检查手段

上消化道钡餐筛查因其阳性率低,且 X 射线具有放射性亦不推荐用于胃癌筛查。

近年来,二代测序技术的临床应用范围越来越广泛,主要包括靶向测序、全基因组测序、全外显子测序等。一项循环游离基因组图谱临床研究发现:甲基化检测较碱基突变和基因片段拷贝数变异能更准确地用于筛选。该研究对近 3 000 万个甲基化位点进行研究,筛选出泛癌靶向甲基化检测位点,并对 2 823 例恶性肿瘤患者和 1 254 例健康人群进行靶向甲基化检测,结果显示:泛癌早筛可检测胃癌、结直肠癌、食管癌、肝癌、肺癌等 50 多种恶性肿瘤,Ⅰ~Ⅲ期恶性肿瘤诊断的灵敏度约为 40.74%;对单种恶性肿瘤,如Ⅰ~Ⅲ期胃癌诊断的灵敏度约为 67.6%,在检测结果为阳性的样本中提供了原发肿瘤的高精度定位预测。《胃癌高通量测序临床应用中国专家共识》推荐对有遗传性胃癌或家族中存在胃癌病史个体,使用二代测序技术进行遗传性肿瘤相关基因全面筛查。随着液体活检技术的快速发展,基于循环肿瘤细胞(CTC)、循环肿瘤 DNA(ctDNA)、循环游离 DNA(circulating free DNA,cfDNA)和外泌体的二代测序技术为早期胃癌的筛查和诊断开辟新途径。已有的研究结果显示:胃癌患者血浆样本中甲基化的 *RNF*180 及 *Septin*9 含量特征性增高。Cao 等在 1 项用 *Septin*9 和 *RNF*180 联合诊断早期胃癌的研究中证明:该检测的诊断灵敏度远高于传统肿瘤标志物,且假阳性率<15%,有助于早期胃癌的及时发现。

第六节 胃癌无症状人群的健康管理

根据我国"2030 健康中国"的工作部署,通过对高危人群的早诊早治,实现全人群、全生命周期的慢性病健康管理,可改善总体人群癌症生存率。2023 版《中国早期胃癌内镜诊治共识(太原)》着眼于早期胃癌筛查和诊治近年来的新发现和争议问题,遵循评价工具,根据建议评估、制定和评价分级系统进行证据质量评估,提出了一系列的陈述和建议,确保实践的一致性,从而为早期胃癌患者提供最佳的诊治建议,为我国胃癌和癌前病变的内镜规范诊治工作开展提供参考,提高防治效果。

一、推荐筛查方法

推荐内镜学检查,首选普通白光内镜检查,对发现的可疑病灶采用特殊内镜技术(窄带成像技术结合放大内镜、蓝激光成像放大内镜、色素内镜、激光共聚焦显微内镜、荧光内镜等)检查并进行活检。不能耐受常规内镜检查者可进行麻醉/镇静内镜或经鼻超细内镜检查,也可考虑使用磁控胶囊胃镜。不建议将血清胃蛋白酶原检测、血清胃泌素-17检测或血清胃癌相关抗原 MG7 等检测单独用于胃癌筛查,也不推荐使用以下方法进行胃癌筛查:其他生物标志物检测、上消化道钡餐造影、PET 检查等。

二、推荐筛查的频率

原则上每 5 年进行 1 次内镜检查,有下列病变者建议缩短筛查间隔。①局限于胃窦或胃体的萎缩性胃炎或肠上皮化生患者,每 3 年进行 1 次内镜检查。萎缩累及胃底或全胃,每年进行 1 次内镜检查。②低级别上皮内瘤变每年进行 1 次内镜检查。高级别上皮内瘤变每 3~6 个月进行 1 次内镜检查。

原则上,需对所有筛查对象进行每年至少 1 次随访,及时获取最终诊断结果与结局信息。对于筛查结果为阴性者,针对其高危因素进行健康宣教,并提醒其按要求进行定期筛查;对于筛查发现的癌前病变或胃癌患者,建议按临床诊疗要求进行治疗和随访。

第七节 胃癌有症状高危人群的早诊策略

一、胃癌的常见临床症状

胃癌的临床症状和表现多种多样,且可能因个体差异而有所不同。高危人群出现以下一些症状和表现时要高度警惕并及尽早就诊。

1. 消化不良

早期胃癌患者可能会出现消化不良的症状,如恶心、呕吐、胃胀、嗳气等。

2. 腹部不适

部分患者可能会感到上腹部不适或隐痛,这种疼痛通常无规律性,且进食后可能加重。

3. 食欲减退与消瘦

不明原因的食欲减退和体重下降是胃癌早期的常见表现。

4. 上腹疼痛加重

随着病情进展,上腹部疼痛可能逐渐加重,并且呈持续性或阵发性加剧。

5. 消化道症状明显

中晚期胃癌患者常出现恶心、呕吐、腹泻等症状,且症状较为严重。

6. 梗阻与出血

当肿瘤长到一定程度时,可能堵塞胃的出口或入口,导致贲门或幽门梗阻,可能出现进食困难、呕吐等症状,癌肿表面形成溃疡时,可能出现呕血和黑便等消化道出血症状。

二、胃癌的影像学检查

胃癌的筛查要详细询问患者的临床症状,并进行影像学检查。常用的影像学检查有:X 射线、超声、CT、MRI 等。

1. X 射线钡剂检查

这是一种传统的检查方法,可以通过钡剂造影来观察胃内的溃疡及隆起型病变。该方法有助于发现胃内的结构异常,但难以鉴别病变的良恶性。

2. 增强 CT

目前胃癌检查首选的影像学方法之一,可直观显示胃癌的浸润深度、范围及与强化特征,判断周围脏器的侵犯,发现淋巴结和远处转移。还可以提供清晰的血管和肿瘤结构图像,帮助进行更准确的分期和提供后续诊治计划的依据。CT 检查对早期胃癌的灵敏度约为 50%,对于进展期胃癌为 65%~90%;在 T 分期方面,准确性为 70%~90%,而 N 分期的准确性为 40%~70%。

3. 核磁共振(MRI)

可以辅助胃癌的分期,特别是在胃癌浸润较深或固定时,以及出现腹腔、腹膜、肝脏转移时;MRI 可提供更详细的软组织对比,更好地评估肿瘤的局部侵袭和远处转移。

4. 18F-FDG/CT

可以进行全身范围的病情探查,对于发现胃癌可能的远处转移,尤其是骨骼和软组织的转移较其他常规影像检查具有优势。

5. 超声检查

对于胃癌的评估也有一定帮助,特别是肝脏、腹部转移病灶以及腹水的诊断有参考价值。

这些影像学检查方法通常需要根据患者的具体情况和医生的建议选择适当的检查项目。每种检查方法都有其优势和局限性,应用时需考虑患者的健康状况、年龄、病情严重程度等因素,以确保检查的合理性和必要性。

三、胃癌筛查的规范化内镜检查和超声内镜检查

对胃癌高风险人群进行有目的的规范化内镜精查及内镜下活检是目前诊断胃癌的金标准。

1. 术前准备

内镜检查成功的第一步,也是最重要的一步。检查前禁食 6 h 以上,禁水 2 h 以上,并向患者做好宣教,消除患者恐惧感。术前 10 min 给予患者口服黏液清除剂(如链霉蛋白酶)及去泡剂(如二甲硅油或西甲硅油),术前 5 min 予以 1% 盐酸达克罗宁胶浆剂或

1% 利多卡因胶浆 5~10 mL 含服,或咽部喷雾麻醉。

2. 规范的内镜操作

遵循规范的检查顺序,对上消化道进行细致全面的检查,保证内镜留图的数量及质量;对病变部位重点观察,仔细留图。检查过程中,如有黏液和气泡,应用清水和祛黏液剂和祛泡剂及时冲洗后再继续观察。此外,早期胃癌检出率与内镜检查持续时间相关,较长的检查时间有益于早期胃癌病变的检出,目前规范胃镜的操作时间>7 min。

3. 多种内镜检查相结合

早期胃癌在白光内镜下不具有明显的特征性,难以辨别,易与胃炎等良性病变的黏膜改变相混淆,可借助图像增强内镜增加检查的准确率。色素内镜是在常规内镜检查的基础上,将色素染料喷洒至需观察的黏膜表面,使病灶与正常黏膜对比更加明显,从而有助于病变的辨认和活检准确性;另外色素内镜可对早期胃癌的边缘和范围进行准确判断,提高内镜下黏膜切除完整性。常用的染料包括靛胭脂、亚甲蓝、乙酸等。色素内镜有益于早期胃癌及癌前病变的检出。

电子染色内镜可不喷洒染色剂就能显示腺管形态的改变,还可清晰观察黏膜浅表微血管的形态,并在普通白光和电子内镜之间切换对比观察,操作简便。电子染色内镜以窄带光成像(NBI)为代表,可以实现黏膜表面的微血管结构的可视化。因此,NBI 对早期胃癌的诊断表现出优于白光的性能,白光结合 NBI 观察可增加早期胃癌病变的检出。

其他电子染色内镜方式包括蓝光成像(BLI)、联动成像(LCI)、iScan 光学增强(OE)、智能分光比色内镜(FICE)等,LCI、FICE 以远景观察为主,NBI、BLI、OE 以近景放大观察为主,均在早期胃癌的检测中发挥重要作用,推荐在检查中根据需要安排使用。

早期胃癌镜下特征包括黏膜色调改变(发白或变红)、血管消失、黏膜轻微抬高或凹陷、结节,以及褶皱异常聚集或消失等。当白光下观察到可疑早期胃癌病变时,推荐升级至图像增强内镜进行检查。放大内镜可将胃黏膜放大几十甚至上百倍,可观察胃黏膜腺体表面小凹结构和黏膜微血管网形态特征的细微变化,尤其是与电子染色内镜相结合,黏膜特征显示更为清楚,具有较高的鉴别诊断价值。电子染色内镜结合放大内镜检查,可鉴别胃黏膜病变的良恶性,还可判断恶性病变的边界和范围。

4. 超声内镜检查技术(endoscopic ultrasonography,EUS)

浸润深度对早期胃癌治疗策略的选择十分重要。在白光内镜下,皱襞肥大融合、病变长径>30 mm、明显色红、表面不规则、边缘隆起等提示黏膜下浸润。当白光下判断困难时,EUS 可作为一种有效的辅助诊断工具,是胃肠道肿瘤局部分期的最精确方法。特别在胃癌(尤其是早期癌)T 分期和 N 分期方面。EUS 检查引导穿刺活组织病理学检查淋巴结,明显提高局部 T、N 分期准确率,然而,EUS 检查的可靠性很大程度依赖于操作者的经验,因此在医疗水平较高的医学中心开展较适宜。EUS 检查常被用于区分黏膜层和黏膜下层病变,可动态观察肿瘤与邻近脏器的关系(图 5-3)。对于计划进行内镜黏膜切除术（EMR、ESD）等内镜治疗患者，必需行 EUS 检查。EUS 检查能够探测直径>5 mm 的淋巴结。判断标准主要是淋巴结回声类型、边界和大小，比如非特异性炎性肿大淋巴结通常表现为椭圆形或三角形的高回声改变，边界不清晰，内部回声均匀，而转移性淋巴结通常呈圆形或类圆形低回声结构，其回声特征常与肿瘤组织相似或更低，边界清晰，内部回声均匀，直径>1 cm。

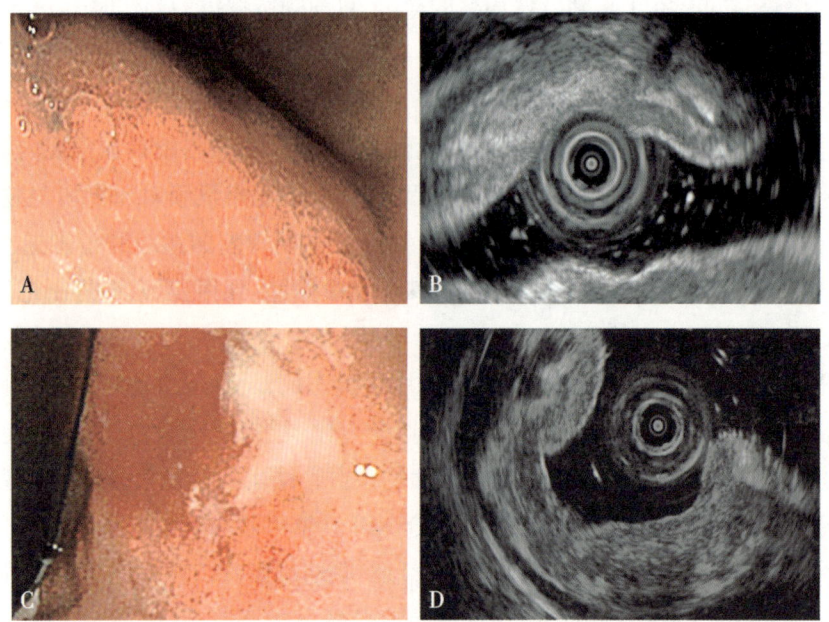

A. 黏膜内癌，白光观察；B. 内镜超声示黏膜层低回声改变；C. 黏膜下层癌，白光；D. 黏膜层回声变低，增厚，黏膜下层回声中断。

图 5-3　胃早癌超声内镜

通过对有症状高危人群的临床和影像学，尤其是消化内镜的检查相互结合，可以对患者进行相对精准的诊断和分期，从而提供规范的后续治疗模式。

第八节　胃癌的早治策略

胃癌应尽早诊断，尽早治疗。建议所有癌前病变（低级别及高级别上皮内瘤变、慢性萎缩性胃炎、肠上皮化生等）与胃癌患者及早接受规范化治疗，HP 感染者应进行 HP 根除治疗。病理学检查是诊断胃癌的"金标准"，需行内镜下活检。

肿瘤发展的阶段不同，早治处理的策略也不尽相同。

一、癌前病变期

1. 有明确病灶的低级别上皮内瘤变患者

应结合内镜所见及病理复诊结果决定下一步处理措施。

2. 有明确病灶的高级别上皮内瘤变患者

首选经内镜下黏膜剥离术(ESD)治疗。

二、癌症早期

对于淋巴结转移可能性极低的早期病变,可行 ESD 治疗。对不满足 ESD 绝对适应证和相对适应证者,以胃切除术作为标准治疗方案,可考虑功能保留胃切除术,同时根据胃切除部位选择适当的淋巴结清扫范围。

三、局部进展期

可手术的局部进展期胃癌患者首选以手术为主的多学科综合治疗模式,综合运用化疗、放疗、免疫治疗、靶向治疗等方法。

不可手术的局部进展期胃癌患者,推荐以化疗、放疗为主的综合治疗。如治疗后获得转化机会,可考虑手术治疗。

对于早期胃癌的治疗手段主要包括外科手术、内镜治疗。内镜治疗因创伤小,恢复快广泛应用于有适应证的早期肿瘤人群,但并非所有的早期胃癌均可以进行胃镜下切除,需要遵循严格的适应证。

1. 早期胃癌内镜治疗前评估

早期胃癌内镜下切除与传统外科手术切除具有相同疗效,且前者具有创伤小、并发症少、恢复更快、费用低廉等特点。ESD 的技术难度较大,应用需谨慎,须由具有资质的专科医师在有条件的医学中心实施。内镜治疗前需要评估的内容如下。

(1)组织学类型:组织学类型可根据活组织病理学检查结果确定,通常分为分化型(乳头状腺癌、高分化及中分化管状腺癌)和未分化型(低分化腺癌、印戒细胞癌、黏液腺癌及混合型腺癌)。

(2)测量病变大小:采用内镜测量病变部位大小较易出错,通常以切除后病变组织的测量结果为准。

(3)溃疡情况:需要观察是否存在溃疡,若存在,需要明确是否为活动性溃疡。溃疡组织病理学上被定义为至少 UL Ⅱ 度的黏膜缺损(较黏膜肌层更深)。在胃镜检查中,活动性溃疡病变表面覆盖苔或黄白苔,周围有明显充血、水肿,不包括浅表糜烂。而溃疡处于愈合期或瘢痕形成期时,黏膜皱襞或褶皱会朝向溃疡中心方向聚合。

(4)浸润深度:通常通过内镜检查确定早期胃癌的浸润深度,当内镜检查无法精确判定浸润深度时,建议借助 EUS 检查作为有效的辅助诊断工具,其效果显著。

2. 内镜下切除适应证

内镜下切除的绝对适应证:分化较好、局限于黏膜层(T1a),直径<2 cm,不伴溃疡的胃癌以及胃高级别上皮内瘤变。

日本胃癌规范将适应证适当扩大,现广泛应用于临床实践,亦被我国多个指南所采纳。目前 EMR 和 ESD 适应证:直径≤2 cm 的黏膜内癌(cT1a),分化型癌,不伴溃疡。ESD 适应证:直径>2 cm,黏膜内癌(cT1a),分化型癌,不伴溃疡;直径≤3 cm 肉眼可见的黏膜内癌(cT1a),分化型癌,伴溃疡。ESD 的扩大适应证:直径≤2 cm 肉眼可见的黏膜内癌(cT1a),未分化型癌,不伴溃疡。

3. 早期胃癌的治疗

可根据病变的大小、形态、病理类型等特征,选用合适的治疗方式对病变进行切除。

充分考虑患者的病情、病变的特征、治疗机构的治疗环境和内镜医师的经验后,选择最佳的超级微创治疗方法。Meta 分析结果显示,ESD 的整块切除率高于 EMR。与 EMR 相比,ESD 不受病变大小的限制,能够实现对病变的整块切除。对于长径>1 cm 的肿瘤,EMR 的整块切除率显著低于 ESD。EMR 是最早应用于早期胃癌的内镜下治疗方法。由于 EMR 对于较大病变的整块切除率低,因此,目前推荐 EMR 主要适用于无溃疡型改变,并且长径≤1 cm 的病变。EMR 的操作方法大致可分为两种基本类型:①非吸引法。主要包括黏膜下注射-圈套器切除法、黏膜下注射-预切-切除法等。②吸引法。主要包括透明帽法和套扎器法。不同的 EMR 方法,操作步骤有所不同,主要操作步骤如下:①明确病变边界,可对病变进行标记。②黏膜下注射。对病变进行黏膜下注射,使病变充分抬举。③切除病变。可采用圈套器、套扎器、透明帽等,对病变进行切除。④创面处理。根据切除后创面情况,可使用电凝钳、氩气或金属夹对创面进行止血等处理。

ESD 是在 EMR 基础上发展起来的技术,已成为内镜下治疗早期胃癌的标准治疗方式。相比较于 EMR,ESD 可以实现病变整块和完全切除,从而减少术后残留和局部复发,适用于早期胃癌的扩大适应证,包括:①无溃疡的分化型黏膜癌,无论肿瘤大小(长径>20 mm)。②分化型黏膜癌,溃疡形成,长径≤30 mm。使用电刀对病变下方进行黏膜下剥离,直至完整剥离病变。在剥离过程中,间断进行黏膜下注射以保证黏膜下抬举充分,并应用电刀或电凝钳处理暴露血管。在剥离过程中,可使内镜下牵引技术,改善黏膜下剥离视野,降低 ESD 操作难度,提高手术成功率。创面处理,使用电凝钳或氩等离子凝固术(APC)等对创面,尤其使切缘周围暴露血管进行充分的处理,必要时可喷洒生物蛋白胶、黏膜保护剂等保护创面。虽然没有对比研究 EMR 和 ESD 对早期胃癌治疗效果的 RCT 研究,但 Meta 分析结果显示,ESD 比 EMR 能够获得更高的整块切除率,尤其是对于长径≥1 cm 的病变。隧道法内镜黏膜下剥离术(ESTD):ESTD 是消化内镜隧道技术的分支之一,是通过建立黏膜下隧道,完整切除消化道早期胃癌的新方法,主要适用于病变横径≥3 cm 的大面积早期胃癌,贲门部、胃体小弯侧、胃窦大弯侧是比较合适的操作部位。ESTD 的操作步骤如下:①环周标记病变。②黏膜下注射。③黏膜切开。一般按照先肛侧后口侧的顺序,使用电刀沿着标记切开肛侧及口侧黏膜。④隧道建立。从口侧开口处行黏膜下剥离术,用边注射边剥离的办法建立一条由口侧开口至肛侧开口的黏膜下隧道。建立隧道过程中注意观察两侧标记点,并保证隧道建立方向同病变形态及走形一致,避免黏膜的过多剥离。⑤病变切除。电刀沿边界同步切开两侧黏膜,直至病变完整剥离切除。⑥创面处理。与标准 ESD 相比,ESTD 在隧道内剥离可减少黏膜下注射次数、两侧组织相互牵拉能够获得更好的操作视野,而且内镜前端透明帽具有一定的钝性分离作用,从而提高剥离效率,降低并发症发生率。

在 ESD 的治疗过程中,充分的黏膜下层暴露能够有效提高剥离效率和治疗安全性。应用内镜下牵引技术,能够有效改善黏膜下剥离视野。近年来内镜下牵引技术和牵引装置得到不断发展。目前报道研究较多的牵引方法主要有金属夹-牙线法、圈套器-橡皮圈法、磁力牵引法、八字环法、弹簧圈-金属夹法等,其中圈套器-橡皮圈法不但可牵引,还可以向胃内推送。对于长径≤2 cm、位置较难剥离或黏膜下层粘连较重的早期胃癌,可考虑应用混合 ESD 对病变进行切除。混合 ESD 是在进行了充分的黏膜下剥离后,采用圈套器对剩余病变进行整块切除的方法。

4. 内镜切除术后并发症的处理

内镜切除术后主要并发症有出血、穿孔和狭窄。出血可分为术中急性出血和迟发性出血,其整体发生率为 2.9% ~ 22.2%。绝大多数出血可在内镜下成功止血,极少数患者转向急诊外科手术。病变直径>40 mm 及术后 3 d 内使用抗凝药被认为是迟发性出血的危险因素。术中充分处理创面可有效降低迟发性出血风险。由于内镜下手术不同于外科手术,术中无法定义出血量,且术中出血时间与操作者经验关系较大,故以出血量及出血时间定义术中出血程度困难较大,且可靠性不高。内镜下止血的方法包括电凝、钳夹封闭(止血钳或金属夹)、黏膜下注射等。术后二次内镜检查对预防术后迟发出血无明显临床意义,暂不建议常规进行。一旦出现迟发性出血,应尽快行急诊内镜止血处理。

内镜下治疗发生术后穿孔,可选择内镜下处理,如内镜下治疗困难或失败,应及时转送外科手术。穿孔主要指包含固有肌层的消化道全层损伤,固有肌层部分损伤未被考虑其中。穿孔在内镜微创治疗中可分为术中穿孔和迟发性穿孔,其发生率为 0.5% ~ 4.1%。病灶直径超过 20 mm、病变位于上 1/3 胃腔以及术中过度电凝止血均是发生穿孔的危险因素。过多使用电刀切割胃壁肌层及凝结血管、术后创面肌层直接暴露于胃酸及胆汁中、手术时间过长等,均可引起局部黏膜血流动力学改变,致使局部黏膜缺血,从而导致穿孔的发生。术中穿孔首先推荐内镜下夹闭创面,多可成功封闭。迟发性穿孔是在术后发生的穿孔,其可能是由于过度的电凝烧灼导致肌层薄弱。在患者经口饮食之前发生的迟发性穿孔首选超级微创治疗,如金属夹或内镜吻合夹夹闭术、补片或纤维蛋白胶封堵及荷包缝合等。若内镜下封闭失败或合并严重腹膜炎的患者,应及时进行外科干预。除病变本身的因素外,内镜医师操作水平及内镜器械也是影响分级的因素。术中避免对创面进行过度电凝,喷洒生物蛋白胶等保护创面,吸除残存气体、液体,可能对预防术后迟发性固有肌层破损有一定帮助。为避免固有肌层破损,术中应及时止血,始终保持治疗过程中视野清晰。反复黏膜下注射使病变与黏膜下分离、应用不易快速吸收的注射剂,有助于降低固有肌层破损发生率。

术后胃腔狭窄或变形主要见于贲门、幽门或胃窦部面积较大的内镜微创治疗后,可选内镜下球囊扩张及切开松解等治疗方式。早期胃癌微创治疗术后原病变部位固有肌层破坏和纤维化,局部形成狭窄,严重影响患者的生活质量。术后狭窄相对少见,常见于术后黏膜缺损程度≥3/4 周的患者,主要发生于贲门与幽门区等,与这些部位的管腔较窄、胃壁较薄相关。减少黏膜炎症反应会减轻固有肌层的破坏及延缓纤维化进程,可在一定程度上预防狭窄。临床常用有内镜下球囊扩张、切开松解以及口服或者局部注射糖皮质激素等以预防及治疗术后狭窄形成。

5. 内镜切除术后的标本处理与报告

内镜切除术后的标本需进行规范化处理和规范化病理报告。

(1) 规范化处理固定

1) 固定:内镜切除术后标本应适度延展避免过度牵拉,迅速用细针固定于平板上,黏膜面朝上,在标本周围标记体内的相对位置,例如口侧、肛侧等。尽快于 0.5 h 内将标本浸泡于 10% 中性缓冲福尔马林中,室温下固定 24~48 h。

2) 取材及制片:内镜切除术后标本应全部取材。在病变距水平边缘最近的部位做切线,垂直于该切线方向进行第一刀取材,之后每间隔 2~3 mm 平行切割组织,如标本过大,可进行改刀,将一条组织分为多条并进行详细标记,改刀前后应分别拍照,便于后期病理还原。将标本依次编号、脱水、按同一方向立埋,其中第一条及最后一条组织应注意翻转 180° 单独进行包埋,之后进行制片及 HE 染色。

3) 制作复原图:如有条件,建议准确记录分析每条切片的组织病变大小、病理类型、浸润深度等,根据编号在大体组织标本上还原出病变位置,最后标记出内镜下的病变位置(图 5-4)。

(2) 规范化病理报告:规范化病理报告应包括肿瘤大小、部位、大体类型、有无溃疡、组织学类型、未分化型癌的分布、浸润深度、切除边缘评价、是否脉管浸润等。内镜下应记录标本的部位、大小及巴黎分型,通过组织学观察评估病灶是否有溃疡或溃疡瘢痕,但溃疡瘢痕及活检瘢痕较难以辨别,通常活检瘢痕表现为黏膜肌层下方局限的纤维化,也可借助于内镜及影像学辅助评估,当全面评估后仍难以鉴别时可记录为 UL1。同时周围黏膜的非肿瘤性病变,包括炎症反应、萎缩、肠上皮化生等改变及其严重程度也应有所记录。组织学分型参考胃黏膜上皮肿瘤性病变的 WHO 及维也纳分型,分为无上皮内瘤变、不确定的上皮内瘤变、LGIN、HGIN 和黏膜下浸润癌。胃癌包括管状腺癌、黏液腺癌、腺鳞癌、鳞癌、印戒细胞癌、未分化癌等。当存在混合类型时,按照相对面积降序记录相应组织类型。浸润深度包括黏膜固有层、黏膜肌层、黏膜下层,黏膜下层还应区分 SM1(黏膜下层侵犯深度 <500 μm),SM2(黏膜下层侵犯深度 >500 μm)。肿瘤在黏膜下层浸润越深,其存在淋巴结转移的可能性越高。测量黏膜下层浸润深度的方式取决于肿瘤组织对黏膜肌层的破坏程度:如果在肿瘤组织内还能够看到残存的黏膜肌层,测量方式为从残存黏膜肌层下缘至肿瘤浸润前缘间距离作为肿瘤浸润深度;若肿瘤组织内未观察到残存的黏膜肌层,则测量从肿瘤最表面至肿瘤浸润前缘间距离作为肿瘤浸润深度。内镜切除术后标本包括水平切缘(HM)及垂直切缘(VM);水平切缘阳性,应记录阳性切缘的块数;垂直切缘阳性,应记录肿瘤细胞所在的位置(固有层或黏膜下层),必要时可做免疫组织化学染色帮助判断切缘是否有残留肿瘤。脉管浸润是评估内镜切除术后是否需补充外科手术治疗的重要依据,肿瘤侵犯越深,越应关注此项,可以借助电子显微镜下免疫组化及特殊染色加以确认。

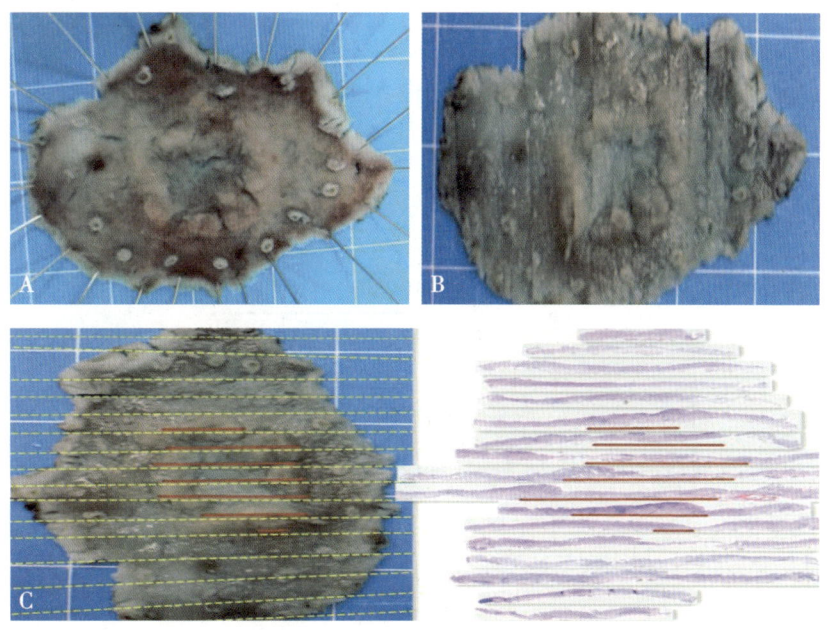

A. ESD 切除标本的处理;B. ESD 标本的切片;C. 切除标本的病理复原。

图 5-4　胃早癌 ESD 术后标本处理

6. 内镜下切除的根治度评估及补救措施

内镜下切除术的根治度由局部切除程度和淋巴结转移的可能性两个要素决定。大宗病历研究及系统分析结果表明。在局部切缘阴性的前提下,满足绝对适应证的病历,淋巴结转移率 <1% 且长期随访结果与外科手术切除相仿,满足扩大适应证的病历,淋

巴结转移率<3%,暂无长期随访结果。

根据术后标本的病理学诊断进行内镜切除根治度的判定,决定其后的随访及治疗策略(图5-5)。

分期	溃疡/深度	分化型为主		未分化型为主	
黏膜内癌 pT1a(M)	UL(-)	直径≤2cm*	直径>2cm*	直径≤2cm*	直径>2cm
	UL(+)	直径≤3cm*	直径>3cm		
黏膜下层浸润 pT1b(SM)	SM1	直径≤3cm*	直径>3cm		
	SM2				

注:*符合整块切除,切缘阴性无淋巴、血管侵犯。

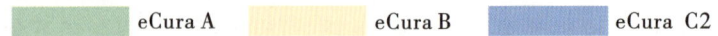

　　　　　　　　eCura A　　　　　　　eCura B　　　　　　　eCura C2

eCuraC1 符合A或B,但侧切缘阳性或分块切除。

图5-5　eCura 评价系统

7. 内镜切除根治后的随访及治疗策略(图5-6)

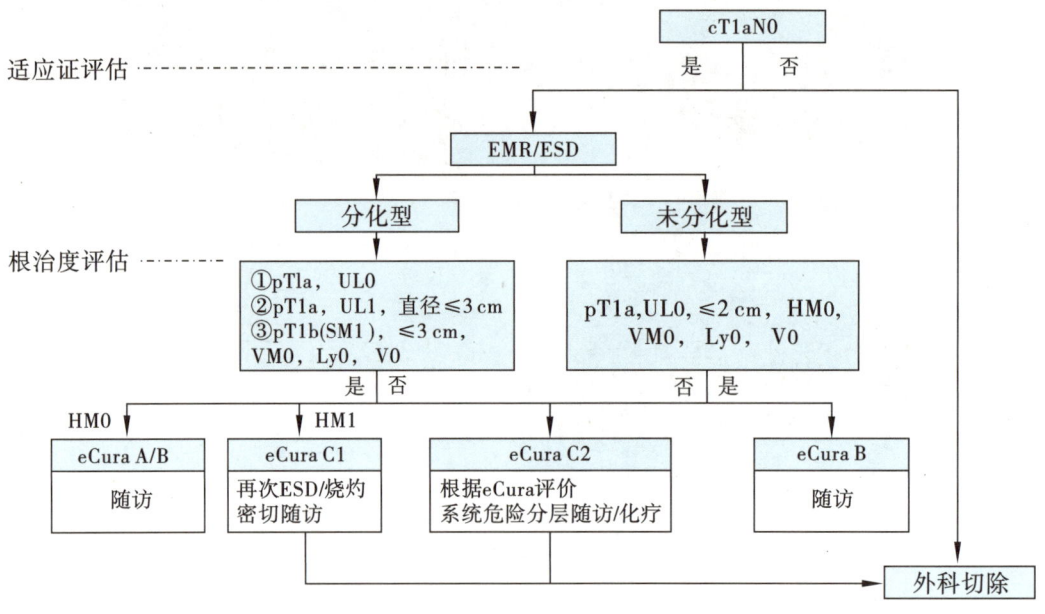

图5-6　内镜切除根除后的随访及治疗策略

根治度 A(eCura A)及根治度 B(eCura B):eCura A/B 均需满足整块切除、水平切缘阴性(HM0)、垂直切缘阴性(VM0)、无淋巴血管浸润(Ly0、V0)。其中 eCura A 还需满足以下条件之一:①pT1a(M)、UL0、组织学分型以分化型为主;②pT1a(M)、UL0、组织学分型以未分化型为主、病变直径≤2 cm；③pT1a(M)、UL1、组织学分型以分化型为主、病变直径≤2 cm。eCura B 需满足：pT1b(SM1)、组织学分型以未分化型为主、病变直径≤3 cm。eCura A/eCura B 通常被认为是治愈性切除，因此建议 eCura A 每年进行 1~2 次内镜复查，eCura B 除每年进行 1~2 次内镜复查外，还应进行腹部超声或 CT 检查，主要目的是监测局部复发、转移及异时性癌的发生。

内镜的根治度 C(eCura C)

1）内镜的根治度 C1(eCura C1)时，发生淋巴结转移的风险低。可根据情况与患者充分交流，沟通后可选择再行 ESD 或追加外科切除。在黏膜下进入部分块切除或断端阳性时，因病理学诊断不确切，应追加外科切除。在分化型早期胃癌中，满足 eCura A/B 其他条件，但未实现整块切除或切缘阳性时定义为 eCura C1，可导致局部残留/复发。病变边缘炎症反应、萎缩、肠上皮化生等因素的干扰导致无法精确评估病灶边缘、技术问题导致分块切除是造成水平切缘阳性的主要原因。单纯水平切缘阳性的 eCura C1 手术后，标本中肿瘤残留率40%~60%。水平阳性切缘长度≥6 mm 或病变长径≥2 cm 是肿瘤残留/复发的独立危险因素。对于垂直切缘阳性 eCura C1，由于无法内镜下治疗，补充外科手术似乎是唯一可选择的方案，考虑 ESD 治疗的热效应及垂直切缘阳性通常是因为标本损伤等因素，补充外科手术治疗常导致过度治疗。研究表明垂直切缘阳性 eCura C1 患者，补充外科手术治疗及密切随访之间无统计差异，因此对于充分评估排除 SM2 浸润的单纯垂直切缘阳性的 eCura C1 患者可选择密切随访。对于初次行 ESD 术后水平切缘阳性的患者，补充 ESD、APC 或外科手术治疗没有统计学差异，因此建议针对单纯水平切缘阳性的 eCura C1 患者，如可疑淋巴结转移风险，建议补充外科手术治疗，其余建议补充 ESD 治疗。但值得注意的是由于初次 ESD 术后导致的黏膜下纤维化，再次 ESD 操作难度更大、穿孔风险更高，内镜医师应充分评估治疗获益及风险后谨慎选择治疗方案。APC 因手术操作时间短、操作简单、并发症发生率低，在高龄、手术高危人群、扁平病灶中得到推荐应用，但 APC 无法在组织学上证实肿瘤完全根除，补充治疗后仍需密切随访。

2）内镜的根治度 C2(eCura C2)时，即所有不符合 eCura A/B/C1 的切除，标准治疗方案为补充胃癌根治术及淋巴结清扫，但许多高龄患者无法在临床实践中接受此治疗。应向患者充分说明淋巴结转移风险和局部复发、远处转移的风险，复发时根治困难及预后不良。

对于不能进行内镜下切除的早期胃癌应进行内科手术，由专科医师根据术后的不同分期评估是否需术后辅助化疗。

8. 早期胃癌的外科手术

应用 EMR 或 ESD 治疗早期胃癌，若术后组织病理学检查证实为低分化、具有脉管浸润、淋巴结转移或侵犯黏膜下层深肌层，则认为是不完全切除，应考虑继续行胃切除术并进行淋巴结清扫术。行胃切除术时,应确保切缘距离肿瘤边缘>2 cm。对于边界不清晰者,建议术前进行内镜活组织病理学检查并予以标记。

胃切除术需进行区域淋巴结清扫:应清扫胃周淋巴结和腹腔干周围淋巴结,目标是检出淋巴结数目≥16 枚。D1 切除包括切除胃及大、小网膜(包括贲门周围、胃大小弯区域和胃右动脉旁的幽门上、下等胃周淋巴结,以及胃左动脉旁淋巴结)。对于符合以下条件的胃癌患者,可进行 D1 淋巴结清扫:cT1aN0 期、cT1bN0 期、分化型以及肿瘤长径<1.5 cm。对于上述情况之外的 cT1N0 期早期胃癌,应进行 D1+淋巴结清扫。D2 切除是在 D1 切除的基础上,还需清扫腹腔干、肝总动脉、脾动脉和肝十二指肠韧带淋巴结。对于 cT2~4 期或 cN(+)期早期胃癌应行 D2 淋巴结清扫。

对于ⅠA 和(或)ⅠB 期胃癌的远端胃切除术,腹腔镜手术与开腹手术安全性相当,短期预后无明显差别。但术者经验不足时并发症发生率增加,因此,应根据术者熟练度调整适应证标准。韩国有关长期效果的研究(KLASS-01)结果显示:对于Ⅰ期胃癌,腹腔镜手术具有与开放手术相同的 5 年总生存时间和肿瘤相关生存时间,但与开腹手术比较,腹腔镜手术组患者总并发症发生率显著降低。而日本针对生存率、生命质量的大规模、前瞻性研究(JCOG0912)结果显示:在ⅠA 和ⅠB 期远端胃癌患者中,进行腹腔镜胃癌根治术和开腹胃癌根治术后,5 年无瘤生存率的比较,差异无统计学意义。有关早期胃癌的腹腔镜全胃切除术疗效,我国 CLASS-02 研究结果显示:Ⅰ期胃癌患者,腹腔镜组患者术中、术后并发症及病死率均与开放全胃切除术组患者相当。日本 JCOG1401 及韩国 KLASS-03 研究结果也显示:对于Ⅰ期胃癌,腹腔镜全胃切除术具有可靠的安全性和可行性,有条件且经验丰富的医学中心可根据实际情况酌情开展。

关于机器人手术系统的适应证,目前的前瞻性、多中心、单臂临床研究初步证实其具有安全性和可行性,同时还发现其可能降低手术并发症的发生率。但机器人手术系统的优势尚需进一步确定,有条件的医学中心可酌情开展。

9. 早期胃癌术后辅助治疗

遵照相关指南和规范的治疗推荐,对于Ⅰa 期患者,通常不推荐进行术后辅助化疗,术后病理学检查证实为淋巴结阳性的早期胃癌(pT1N1M0 期),建议行术后辅助化疗,常用方案包括氟尿嘧啶类药物与铂类药物的双药联合方案,或口服氟尿嘧啶类药物作为单药治疗方案。对于淋巴结未受累的 pT2N0M0 期患者,特别是年轻患者(<40 岁),如果组织病理学检查结果显示为低分化,并且存在神经、血管或淋巴管浸润因素,可考虑采用单药辅助化疗方案,以减少复发可能。

总体而言,胃癌的早治策略是以内镜检查为基础的精准评估、诊断及把控内镜治疗适应症,根据病变的大小、形态、病理类型等特征,选用合适的治疗方式对病变进行切除。应用 EMR 或 ESD 治疗早期胃癌,术后组织病理学检查证实为不完全切除的,应考虑继续行胃切除术并进行淋巴结清扫术,使患者得到临床治愈性治疗。

第九节　胃癌高危人群的健康管理

一、胃癌的高危人群

尤其是癌前状态或癌前病变内镜监测间隔目前缺乏高质量的证据。结合国内外共识，对于累及胃窦和胃体的广泛性萎缩性胃炎或肠上皮化生患者，以及有 HP 持续感染或一级亲属胃癌家族史等危险因素的局限于胃窦的萎缩性胃炎或肠上皮化生患者，推荐每 1~2 年进行内镜随访。对于无危险因素的局限于胃窦的萎缩性胃炎或肠上皮化生患者，推荐每 3 年进行内镜随访。对于胃低级别上皮内瘤变（LGIN）患者，尤其具有危险因素患者，建议及时进行内镜下再评估，如仍为 LGIN 或更晚期病变，推荐进行内镜下治疗。治疗方式除常规的内镜黏膜切除术（EMR）和内镜黏膜下剥离术（ESD）术式外，可考虑进行射频消融治疗、氩离子凝固术等内镜下毁损治疗。对于再次评估中未发现 LGIN 的患者，推荐每 6~12 个月进行内镜随访。

二、早期胃癌行 ESD/EMR 术后患者

建议 eCura A 每年进行 1~2 次内镜复查；eCura B 除每年进行 1~2 次内镜复查外还应进行腹部超声或 CT 检查；eCura C1 建议行补充治疗（手术或非手术）或密切随诊；eCura C2 建议手术治疗或充分知情后随访，主要目的是监测局部复发、转移及异时性癌的发生。

对于Ⅰ期胃癌术后患者：①术后 1 个月进行第 1 次随访，之后每半年 1 次。每次均常规进行体格检查及血液肿瘤标志物检测。②术后第 6 个月及每年复查均进行 CT 或超声检查。③术后第 1、3、5 年进行内镜检查。

对于Ⅱ~Ⅲ期胃癌术后患者：①术后 1 个月进行第 1 次随访，第 1~2 年内每 3 个月随访 1 次。第 3~5 年每半年随访 1 次。每次随访常规进行体格检查及血液肿瘤标志物检测。②前 3 年每半年进行 1 次 CT 或超声检查。③第 1、3、5 年进行内镜检查。④5 年后每年进行 1 次常规检查（表 5-3）。

HP 检查用于术后复发监测经济、有效。HP 感染患者，更易表现为组织学未分化及弥漫型 Lauren 分型肿瘤，且更少表现为局部孤立的复发，因此，更难以进行再次手术切除。

目前术后复发的影像学检查方法中，增强 CT 检查较灵敏。MRI 和 PET 检查适用于对碘对比剂过敏而无法进行增强 CT 检查的患者，并有助于肝脏转移灶或腹膜转移灶的

诊断。MRI 和(或)PET 检查有助于发现或确定其他影像检查漏诊或疑诊的远处转移病灶。在结合肿瘤标志物检查和其他影像学检查结果的佐证下,PET 和(或)CT 检查的灵敏度会提高,在临床中可以考虑综合使用。

表 5-3 早期胃癌根治术后随访

胃癌分期	随访频率	随访内容
Ⅰ期推荐	开始前 3 年每 6 个月 1 次,然后每 1 年 1 次,至术后 5 年	临床病史 体格检查 血 CEA 和 CA19-9 检测 幽门螺杆菌检测 ECOG PS 评分 体重测量 每年 1 次胸、腹部、盆腔 CT 检查或超声(CEA 异常)
Ⅱ~Ⅲ期推荐	5 年后每年 1 次随访	胸、腹部、盆腔增强 CT 检查 PET-CT、MRI 检查 胃镜检查(建议每年 1 次)

不同类型的胃癌术后,随诊内镜发现肿瘤复发的能力也不同。内镜检查在全胃切除术后的复发中效果有限,但不能忽略其发现吻合口狭窄等并发症的作用。部分胃切除术后,内镜在诊断局部复发和残胃癌的发生中发挥重要作用。残胃癌是一类定义尚不明确的疾病。远端胃切除术后的残胃癌占所有胃癌的 1%~2%。对于进行残胃癌手术的患者,影响其术后生存的唯一因素为每年行胃镜检查。行胃部分切除的人群存在胃癌复发风险,也是残胃癌的风险人群。因此,对于存在黏膜肠上皮化生或不典型增生的术后患者,应至少每 2 年进行 1 次内镜监测。同时,对于手术切缘阳性等存在局部高复发风险因素的患者,也应注意保证内镜监测。

对于判断复发的肿瘤标志物,目前效果较好的有 CEA、CA19-9、CA125 和 CA724。其对于肿瘤的局部复发和腹膜转移的诊断各具优势,两种或多种联合使用能提高诊断灵敏度和特异性。其他与复发转移相关的肿瘤标志物还包括 CA242、囊泡转运释放相关蛋白 PGR、C 反应蛋白、MMPs、VEGF、IL-6 等。另外,各类新型液体活检技术,如 CTC、ctDNA 和 cfDNA 也开始更加广泛地应用。CTC 容易聚集,形成循环肿瘤微栓塞,促进肿瘤转移。已有的研究结果显示:表达特定分子的 CTC 是胃癌复发的生物标志物,如 N-cadherin+CTC 的数量可以用于评估胃癌患者的复发风险。《ctDNA 高通量测序临床实践专家共识(2022 年版)》推荐使用二代测序技术进行分子残留病灶检测,可稳定检出丰度≥0.02% 的 ctDNA,用于复发转移监测。此外,基于 miRNA 等非编码核糖核酸的液体活检技术,也可预测胃癌患者的早期复发。目前这些肿瘤标志物从实验室转向临床应用,仍需更多的研究证据支持。

第十节 胃癌早诊早治发展方向的探索与实践

一、胃癌早诊早治发展方向的探索

在《"健康中国2030"规划纲要》和《中国防治慢性病中长期规划(2017—2025年)》等国家纲领性文件指导下,我国胃癌防控工作已取得一系列实质性成果。经由基层医疗机构开展的机会性筛查是促进胃癌可持续防控的重要途径。既往实践表明,这一途径在胃癌的早诊早治中成效显著。

未来胃癌的筛查要从整合生物标志物、明晰筛查的关键要素、提高胃镜筛查的有效性及人工智能(artificial,intelligence,AI)新兴技术应用几个方面相互结合,推动未来精准化个体胃癌早诊早治的发展方向。

1. 整合生物标志物方向推进个体化胃癌筛查

从分子水平上研究胃癌癌前病变进展和胃癌发生过程中遗传、表观遗传、蛋白质和代谢等异常改变,发现有意义的生物标志物,可更精确的筛查胃癌的高危人群,进行早诊早治。血清学标志物除了PG、G-17、HP抗体等传统指标外,CTC、ctDNA等液态活检技术已被证明能够有效评价肿瘤的发生及预后,有潜力成为胃癌筛查的有效辅助。不过,由于早期胃癌中cfDNA的含量普遍较低且敏感性相对较低,这使得cfDNA改变难以作为胃癌筛查的独立生物标志物。总体而言,当前已报道生物标志物在大规模人群中的推广价值仍需验证。未来研究需致力于开发符合我国国情、可推广应用的理想标志物组合,助力精准化和个体化胃癌筛查的目标实现。

2. 明晰关键筛查要素以开展精准筛查

筛查起始和终止年龄、重复筛查的时间间隔等是制定筛查相关政策的关键要素。目前,不同国家的筛查年龄和筛查时间间隔存在较大差异。我国目前的胃癌筛查项目推荐筛查的起止年龄为>40岁。然而,筛查关键要素的明确绝非纯粹医学问题。为确定最佳的筛查起止年龄以及适当的时间间隔,需进一步对特定人群亚组的筛查效果进行综合评估和精细化的风险预测。

3. 提高胃镜筛查的有效性提高筛查检出率

基于胃镜的胃癌筛查能够显著降低胃癌发生和死亡风险。基于胃癌高发现场的研究发现,上消化道内镜筛查显著降低胃癌的发生和死亡风险,并改善胃癌预后,且对非贲门胃癌的效果更为显著。相较于一次性筛查,重复筛查检出浸润性胃癌的死亡风险下降更为显著。

4. AI在早期胃癌筛查领域的前景

AI作为一种新兴技术,在肿瘤领域的应用越来越多。辅助诊断是AI在肿瘤领域中的重要应用之一。由于肿瘤的形态各异,尤其是早期肿瘤,传统的人工判读容易存在主观性和误诊的问题。而AI技术通过学习大量的医学图像和病例数据,能够辅助医师更快速、准确地进行肿瘤的诊断;还可以根据患者的个体特征和基因信息,提供个体化的治疗方案。

总之,胃癌仍是全球重大公共卫生问题,胃癌防控任务艰巨。实现胃癌防控由"粗放型"和"一刀切"向"精准分级"模式的转变,是精准医学时代的必然要求。现有的生物标志物、高危人群的定义、内镜技术的发展和普为实现胃癌精准防治提供更多可能。未来,我们需不断推进多学科和多中心联合研究,为胃癌预防策略的制定提供理论依据,建立胃癌精准分级防控体系,以期对胃癌早诊早治的临床实践及科研方向提供参考。

二、胃癌早诊早治的临床实践及科研项目实施

1. 北京大学肿瘤医院的实践

北京大学肿瘤医院流行病学研究团队开展了全球最大规模胃癌预防整群随机对照试验,系统评价在大规模社区人群中根除幽门螺杆菌感染的有效性和可行性,为胃癌一级预防策略制定提供了关键证据。该研究共纳入山东省临朐县980个自然村25~54岁的居民约18万人,按照整群随机对照研究设计,约10万例幽门螺杆菌感染者接受根除感染的四联疗法(奥美拉唑、四环素、甲硝唑和柠檬酸铋)或症状缓解疗法(仅含低剂量奥美拉唑和柠檬酸铋)治疗。幽门螺杆菌感染阴性组不接受任何治疗。通过对全体参与者进行持续主动和被动随访,追踪随访期内胃癌和其他癌症的新发和死亡情况。累计11.8年的随访期间,共报告1 035例新发胃癌。研究发现,与仅接受症状缓解治疗的对照组相比,根除治疗组的胃癌发病率显著降低14%,其中成功根除者效果更为显著,降低达19%。分层分析发现,25~45岁人群更为受益,成功根除幽门螺杆菌使得胃癌发病率和死亡率分别降低35%和43%。根除幽门螺杆菌并未改变总死亡率或其他癌症的发病风险。该研究明确了胃癌高发区大规模社区人群中根除幽门螺杆菌预防胃癌的有效性和可行性,支持在胃癌高发国家从成年早期进行幽门螺杆菌筛查和治疗应作为重要的公共卫生政策,减少全球胃癌疾病负担。

2. 上海交通大学医学院附属仁济医院的实践

为了探索无创、精准、灵敏的胃癌早期筛查方式,房静远教授带领研究团队通过全国多中心的回顾性研究,在中国10家医院的1 043名患者中构建探索、训练、验证队列,率先通过高通量测序发现咽峡炎链球菌与唾液链球菌这两种细菌在胃癌人群的胃黏膜组

织及粪便中显著富集,尤其是在胃癌的癌前病变与早期阶段这种情况的特异性尤为明显。研究发现,粪便咽峡炎链球菌的检测对于胃癌诊断的灵敏度为72.8%;特别是在早期胃癌和癌前病变的诊断中,咽峡炎链球菌、唾液链球菌的灵敏度分别可达75.6%、84.0%。而咽峡炎链球菌联合唾液链球菌的检查,可进一步将灵敏度提升至91.1%,这一结果充分表明联合检测法对早期胃癌的筛查灵敏度更高。同时,与经典的肿瘤标志物癌胚抗原CEA相比,咽峡炎链球菌联合唾液链球菌检测在诊断进展期胃癌方面优于咽峡炎链球菌联合CEA法或唾液链球菌联合CEA法,其灵敏度可达81.4%,充分体现了该方法的灵敏性和精确度。该方法的无创、准确、灵敏、简便将切实改善胃癌筛查的现状,具有较大的临床应用价值和转化潜力,在未来将会成为胃癌早期预警与筛查的重要和有效工具。

3. 山东大学齐鲁医院的实践

食管胃十二指肠镜检查(oesophagogastroduodenoscopy,OGD)的质量在早期上消化道(upper gastrointestinal,UGI)肿瘤的检测中至关重要。然而,日常OGD程序的最佳质量控制方法尚不明确。来自山东大学齐鲁医院的李延青团队旨在评估一种实时智能质量控制系统(intelligent quality-control system,IQCS)的有效性,该系统结合了OGD质量控制与早期UGI肿瘤的病变检测。这项多中心、单盲、随机对照试验在中国6家医院进行。筛选40~80岁接受无痛OGD的患者入组,排除有晚期UGI癌症、UGI狭窄或梗阻病史的患者。1 840名患者被随机分配到常规组或IQCS组,分别接受标准OGD检查和IQCS辅助的OGD检查。主要结果指标是早期UGI肿瘤的检测率。研究结果显示,IQCS组的早期UGI肿瘤检测率显著高于常规组,且IQCS组的盲点更少,胃部清洁度更高。这一结果在经验较少和经验丰富的内镜医师中均得到验证。研究结果表明,IQCS能够帮助缩小医院之间的诊断差距,并协助非专业内镜医师的标准化操作,提高早期UGI肿瘤的诊断准确性。然而,IQCS在真实临床环境中的有效性仍需通过更大规模的人群验证。

国内众多医院及科研单位针对胃癌早筛及早诊早治都做出了巨大努力,无论是在胃癌早期筛查技术手段、设施设备的更新,还是对于胃癌早期诊断生物标志物和靶点的优化,甚至于大规模人群的流行病学验证,均做出了广泛探索和深入研究。目前胃癌早诊早治的发展,已从单一内镜技术转向多模态无创检测与AI辅助诊断结合的模式,未来更新型的液体活检、分子分型等技术将显著提升筛查效率和准确性。在大数据时代,我们将进一步整合多中心数据、优化卫生经济学模型,并推动精准医疗在早期胃癌干预中的应用,以实现胃癌发病率和死亡率的双重下降。

(白　冰　杨思源　邝胜利)

参考文献

[1] BRAY F,LAVERSANNE M,SUNG H,et al. Global cancer statistics 2022:GLOBOCAN estimates of incidence and mortality worldwide for 36 cancers in 185 countries[J]. A Cancer Journal for Clinicians,2024,74(1):40-61.

[2] THRIFT,A. P. WENKER,T. N. & EL-SERAG,et al. Global burden of gastric cancer:epidemiological trends, risk factors, screening and prevention[J]. Nat Rev Clin Oncol,2023,20(1):33-48.

[3] 郑荣寿,陈茹,韩冰峰,等. 2022年中国恶性肿瘤流行情况分析[J]. 中华肿瘤杂志,2024,46(3):221-231.

[4] ZHANG T,CHEN H,YIN X,et al. Changing trends of disease burden of gastric cancer in China from 1990 to 2019 and its predictions:Findings from Global Burden of Disease Study[J]. Chin J Cancer Res,2021,33(1):11-26.

[5] YAO Q,QI X. & XIE,S. H. Sex difference in the incidence of cardia and non-cardia gastric cancer in the United States,1992-2014[J]. BMC Gastroenterol,2020,20(1):418.

[6] 中华医学会消化内镜学分会. 中国早期胃癌内镜诊治共识(2023,太原)[J]. 中华消化内镜杂志,2024,41(6):421-442.

[7] 陈万青,孙可欣,郑荣寿,等. 2012年中国分地区恶性肿瘤发病和死亡分析[J]. 中国肿瘤,2018,27(1):1-14.

[8] MACHLOWSKA J, BAJ J, SITARZ M, et al. Gastric Cancer:Epidemiology, Risk Factors, Classification, Genomic Characteristics and Treatment Strategies[J]. Int J Mol Sci,2020,21(11):4012.

[9] LI Y,XIA R,ZHANG B,et al. Chronic Atrophic Gastritis:A Review[J]. J Environ Pathol Toxicol Oncol,2018,37(3):241-259.

[10] 邝胜利,白冰,李修岭,等. 圈套器联合橡皮圈辅助内镜黏膜下剥离术在治疗上消化道早癌中的应用[J]. 中华消化内镜杂志,2018,35(3):210-212.

[11] WALDUM H,FOSSMARK R. Gastritis,Gastric Polyps and Gastric Cancer[J]. Int J Mol Sci,2021,22(12):6548.

[12] 中国中西医结合学会检验医学专业委员会. 中国早期胃癌筛查检验技术专家共识[J]. 中华检验医学杂志,2023,46(4):347-359.

[13] KLEIN E A,RICHARDS D,COHN A,et al. Clinical validation of a targeted methylation-based multi-cancer early detection test using an independent validation set[J]. Ann Oncol,2021,32(9):1167-1177.

［14］中国抗癌协会肿瘤标志专业委员会.ctDNA 高通量测序临床实践专家共识(2022 年版)［J］.中国癌症防治杂志,2022,14(3):240-252.

［15］CAO C Q,CHANG L,WU Q. Circulating methylated Septin 9 and ring finger protein 180 for noninvasive diagnosis of early gastric cancer［J］. Transl Cancer Res,2020,9(11):7012-7021.

［16］HATTA W,GOTODA T,OYAMA T,et al. A scoring system to stratify curability after endoscopic submucosal dissection for early gastric cancer:"eCura system"［J］. Am J Gastroenterol,2017,112(6):874-881.

［17］中华医学会肿瘤学分会早诊早治学组.胃癌早诊早治中国专家共识(2023 版)［J］.中华消化外科杂志,2024,23(1):23-36.

［18］Japanese Gastric Cancer Association. Japanese Gastric Cancer Treatment Guidelines 2021 (6th edition)［J］. Gastric Cancer,2023,26(1):1-25.

第六章

结直肠癌早诊早治及高危人群健康管理

第一节　结直肠癌发病的流行病学特征

一、结直肠癌的流行病学特征

全球结直肠癌(colorectal carcinoma,CRC)的高发地区主要分布在西欧、北美及新西兰等发达国家,发病率在 25/10 万~33/10 万,是第一、二位常见的内脏恶性肿瘤。发病率高的国家包括苏格兰、丹麦、新西兰、卢森堡等,而非洲、亚洲等欠发达地区发病率相对较低。根据世界卫生组织下属国际癌症研究机构(IARC)全球癌症统计估计,2020 年全球结直肠癌新发病例数约为 190 万例(发病率居第三位),因结直肠癌死亡人数约为 93.5 万例(死亡率居第二位)。在中国,由于饮食结构变化、人口老龄化等原因,结直肠癌发病率和死亡率也有所增加。

我国结直肠癌呈上升趋势,2015 年中国约有 38.8 万例结直肠癌新发病例,其中男性 22.5 万例,女性 16.3 万例;城市地区结直肠癌新发病 25.8 万例(占比 66.49%),农村地区 12.9 万例(占比 33.25%)。2015 年中国结直肠癌年龄标化发病率(ASIR)约为 18.02/10 万,其中男性 21.36/10 万,女性 14.79/10 万,城市地区 20.52/10 万,农村地区 14.56/10 万。分别进行比较,ASIR 男性高于女性,城市地区高于农村地区;城市地区男性最高,为 24.46/10 万。并且呈现如下特点:①主要发病区域分布在长江下游及东南沿海城市(发达地区),如江苏、上海、浙江、福建、台湾、香港等地区。②与欧美国家相比,我国结直肠癌的发病率明显提前,平均发病年龄仅约 45 岁,较欧美国家提前 12~18 岁。③我国低位直肠癌最多见,占所有结直肠癌的 60%~75%,其中距肛门 7 cm 范围内低位直肠癌又占 82%~98%。然而,近年来我国结肠癌患者占比呈增加趋势。国家癌症中心近期发表的数据显示,结肠癌发病率占结直肠癌发病率的 50.2%。结肠癌中,乙状结肠癌占 42.14%,升结肠癌占 23.55%。④我国血吸虫病患者患结直肠癌的人数占结直肠癌患病总人数的 18%~27%,血吸虫病的高发区也是结直肠癌的高发区。

根据国家癌症中心 2024 年 3 月发表于《中华肿瘤杂志》的《2022 年中国恶性肿瘤流行情况分析》,2022 年结直肠癌新发病例数位于恶性肿瘤第 2 位,约 51.71 万例。其中男性病例约为 30.77 万例,为男性恶性肿瘤发病第 2 位;女性病例约为 20.94 万例,为女性恶性肿瘤发病第 4 位。

我国结直肠癌的流行病学特征还包括以下几点。①地区差异:总体来说,经济水平较发达地区的结直肠癌发病率要高于经济欠发达地区。城市地区的结直肠癌标化发病率(21.71/10 万)高于农村地区(18.49/10 万)。南部地区标化发病率最高(23.8/10 万),中部地区最低(15.3/10 万)。②年龄分布:结肠癌发病率随着年纪增长而上升,40~44 岁组之后上升明显,80~84 岁组达到最高,且男性各年龄组发病率均高于女性。

死亡率方面,我国近年来结直肠癌死亡率变化趋势与发病率相似,同样呈现出上升趋势。国家癌症中心的最新数据显示,2016 年我国结直肠癌死亡人数约 19.6 万人,排名恶性肿瘤第 4 位。预计在 2020 年我国结直肠癌死亡人数将增涨至 28.61 万例。我国近年来结直肠癌死亡率表现出以下特征。①死亡率呈现逐年上升趋势,45 岁后死亡率明显上升,60~79 岁患者死亡率最高。②男女死亡率差异明显,2000—2016 年,男性死亡率平均每年上升 1.3%,而女性死亡率变化不明显。③死亡率地域差异较大,2016 年中国城市地区死亡率为农村地区的 1.34 倍。东部地区死亡率高于中西部地区,中西部地区死亡率差异不大。

二、结直肠癌的临床生物学特征

1. 结肠癌的临床特征

结直肠癌是一种常见的下消化道恶性肿瘤,早期结直肠癌临床症状不典型,进展期结直肠癌伴随症状较为明显,可能会引起较为明显的不适感,多表现为以下几点。

(1)腹泻或便秘交替:患者可能出现腹泻与便秘交替出现的情况,这是由于肿瘤影响了肠道的正常蠕动和吸收功能。

(2)便血:常为暗红色或鲜红色血液与粪便混合,有时也可能表现为黏液血便,是结直肠癌较为常见的症状之一。

(3)大便变细:随着肿瘤的生长,肠腔逐渐狭窄,大便形状会变细,严重时可能出现排便困难。

(4)腹痛:早期多为腹部隐痛或胀痛,疼痛程度一般较轻,常位于中下腹部,可能会在进食后加重,有时也会自行缓解。当肿瘤导致肠管部分或完全梗阻时,可出现腹部绞痛,疼痛较为剧烈,常伴有恶心、呕吐等症状。

(5)腹部肿块:部分患者可在腹部触及肿块,肿块质地较硬,表面不光滑,边界不清,活动度较差。

(6)贫血:结直肠癌常合并下消化道出血,长期慢性失血可导致患者出现贫血症状,如面色苍白、头晕、乏力、心慌等。

(7)消瘦:肿瘤细胞的生长消耗大量营养物质,加上患者食欲减退、消化吸收功能障碍,会导致体重进行性下降,出现消瘦、乏力等恶病质表现。

(8)低热:肿块较大或肿瘤负荷较重的晚期患者可能会出现低热,体温一般在37.5~38℃之间,可能与肿瘤组织释放的致热物质或肿瘤组织的坏死吸收有关。

2.结肠癌的分子生物学特征

2019年世界卫生组织发布结直肠癌病理组织类型包括腺癌(管状腺癌、乳头状腺癌、黏液腺癌、印戒细胞癌、锯齿状腺癌)、鳞状细胞癌、未分化癌、腺鳞癌、梭形细胞癌和腺鳞癌。各种组织类型显微镜下结构各异,常见的病理类型特点如下。

(1)管状腺癌:是结肠癌中最常见的类型,癌组织主要由腺管状结构组成。根据其分化程度可分为高、中、低分化三级。①高分化腺癌:占比相对较少,癌组织由大小不一的腺管构成,癌细胞分化好,呈柱状或高柱状,排列为单层,核多位于细胞基底部,胞浆内常有较多黏液,可出现杯状细胞分化。②中分化腺癌:癌细胞分化程度中等,大小不一致,呈假复层状排列,细胞核较大,位置参差不齐,容易找到核分裂象,胞浆内常无或仅有少量黏液,癌细胞构成大小不一、形态不规则的腺管,有时小部分癌细胞会组成实性条索状或团块状结构。③低分化腺癌:癌组织中仅见少量不规则腺管样结构,癌细胞分化差,具有多形性,大小不一,核大,胞浆少,容易找到核分裂象,常形成不规则的细胞条索和癌巢。

(2)乳头状腺癌:癌细胞组成粗细不等的乳头状结构,乳头细长,乳头中心间质很少,癌细胞呈柱状,可具有不同的分化程度,分化好的癌细胞多呈高柱状,接近正常的大肠上皮细胞;分化差的癌细胞为低柱状、立方或多边形,胞浆少,核大,异形明显,容易找到核分裂象。

(3)黏液腺癌:以癌组织中出现大量黏液为特征,常有两种表现形式,一种是大片"黏液湖"形成,其中漂浮小堆癌细胞,癌细胞一般较小,呈小多边形,核圆、染色深,胞浆量少、染色淡,常形成实性小堆,有时癌细胞为小立方形或低柱状;另一种是囊腺癌结构,囊内充满黏液,并衬以分化较好的黏液柱状上皮。

(4)印戒细胞癌:癌细胞多呈中小圆形,胞浆内充满黏液,整个细胞呈印戒形,可找到核分裂象,癌细胞弥漫成片或呈小堆,不构成腺管,有时伴有少量细胞外黏液。

结肠癌发生的分子机制涉及多个方面,其中包括基因改变(癌基因激活和抑癌基因的失活)、表观遗传学改变和微卫星不稳定(microsatellite instability,MSI)。癌基因激活主要包括 *KRAS* 和 *BRAF* 基因突变。30%~40%的结直肠癌中存在 *KRAS* 基因突变,主要发生在第12、13、61和146密码子,12和13位密码子突变占85%~90%。突变后的KRAS蛋白持续激活下游信号通路,如RAS-RAF-MEK-ERK通路,促进细胞增殖、分化和存活,使细胞获得不受控制的生长优势。约5%~10%的结直肠癌患者存在 *BRAF* 基因突变,BRAFV600E 突变是 BRAF 突变中最常见的遗传改变,由谷氨酸残基取代缬氨酸600引起。BRAF 突变体与 MLH1 启动子甲基化和高水平 CIMP 导致的散发性高度微卫生不稳定(MSI-H)肿瘤相关。BRAF 基因突变会导致 BRAF 蛋白活性增强,过度激活 MAPK 信号通路,从而促进肿瘤细胞的增殖、侵袭和转移。抑癌基因的失活主要包括 APC 和 TP53 基因突变。作为结直肠癌发生过程中的早期事件,约80%的结直肠癌中存在 APC 基因的突变或缺失。APC 蛋白正常情况下可调节 β-catenin 的稳定性,当 APC 基因失活,β-catenin 在细胞质中积累并进入细胞核,与转录因子结合,激活一系列与细胞增殖、分化相关的基因,导致细胞异常增殖。其失活突变及启动子区甲基化可降低由其组成的 B-细胞连接蛋白降解复合体对 B-细胞连接蛋白的降解作用,导致 B-细胞连接蛋白在细胞质内的大量蓄积及 Wnt 信号转导通路的异常激活,是大多数结直肠癌的起始分子事件,可导致正常大肠黏膜转变为息肉。在结直肠癌进展过程中,TP53 基因突变非常常见,发生率为50%~70%。正常的 p53 蛋白可在细胞 DNA 损伤时,诱导细胞周期停滞、促进 DNA 修复或启动细胞凋亡。TP53 基因突变后,p53 蛋白功能丧失,细胞无法对 DNA 损伤做出正确反应,受损细胞持续增殖,增加了肿瘤发生和发展的风险。表观遗传学改变主要涉及 DNA 甲基化和组蛋白修饰。在结直肠癌中,存在大量的 DNA 甲基化异常。如某些抑癌基因启动子区域的高甲基化,会导致这些基因表达沉默,失去对肿瘤的抑制作用。如 MLH1 基因启动子区高甲基化,会使 MLH1 基因无法正常表达,进而影响 DNA 错配修复功能,导致微卫星不稳定,增加基因突变的概率,促进肿瘤发生。组蛋白的乙酰化、甲基化、磷酸化等修饰在结直肠癌中也存在异常。这些修饰可改变染色质的结构和功能,影响基因的表达。例如,组蛋白 H3K27me3 的低甲基化与结直肠癌的发生发展相关,可使一些癌基因的表达增加。微卫星是基因组中由1~6个核苷酸组成的串联重复序列,在 DNA 复制过程中,微卫星序列可能会发生插入或缺失等错误。错配修复基因(mismatch repair,MMR)可纠正这些错误,当 MMR 基因功能缺陷时,微卫星的长度或序列会发生改变,即出现 MSI。约15%的结直肠癌表现为 MSI-H,这类肿瘤往往具有独特的临床病理特征,如多发生于右半结肠,分化程度较差,淋巴细胞浸润较多等。MSI-H 型结直肠癌对免疫治疗有较好的响应,而对某些化疗药物可能存在耐药性。

第二节 结直肠癌发病的危险因素

一、饮食习惯

饮食习惯是引发结直肠癌的重要的因素之一。高蛋白、高脂肪饮食:从结直肠癌发病率观察可以明显发现,结直肠癌与人们的生活水平有密切关联。发达地区结直肠癌的发生率明显较非发达地区更高。未消化的蛋白质和脂肪进入结肠后,在结肠内细菌的分解作用下生成大量的致癌物质,进而导致结直肠癌的发生。

1. 食物中缺乏人体必需的微量元素

微量元素铜、锌、铁、硒、钾、钼、钙均具有预防结直肠癌的作用,其中铜、锌、铁、硒被认为是具有抗癌作用的必需微量元素。饮食中微量元素摄取量影响结直肠癌的发病风险,增加铜、锌、铁和硒的摄取可预防结直肠癌的发生,而磷的过量摄取是直肠癌发病的危险因素。

2. 纤维素摄入水平不足

食物中的膳食纤维可通过多种作用机制发挥抗肿瘤作用。纤维素可促进肠道蠕动、增加粪便重量,帮助肠道更好地排空粪便,以减少代谢废物在肠道的中转时间及毒素吸收,降低对肠道屏障的损害。肠道纤维缺乏时,粪便会在肠道内停留过长时间而不能顺畅排出,从而增加毒素的积聚及细胞病变风险。其次,人体消化脂肪时进入结肠的胆汁酸可被肠道细菌转化为次级胆汁酸,如脱氧胆酸(deoxycholic acid,DCA),参与核因子1和环氧化酶(cyclooxygenase,COX)通路,促进CRC的发生与发展。而纤维素被摄入后,可结合次级胆汁酸或将其稀释,产生具有抗肿瘤特性的丁酸盐,具有抗肿瘤特性。姜黄素(curcumin)是从姜黄的根茎中提取的黄色色素通过调节相关通路,表现出高度的抗癌、抗氧化应激和抗炎活性。

二、年龄

结直肠癌是一种老年病,80%以上的结直肠癌发生在年龄大于50岁的中老年人,而且年龄越高,发生结直肠癌的风险越大。所以,人口的老龄化可能是目前结直肠癌发病率升高的一个重要原因。

三、结直肠癌家族史

目前有大量的研究证明得了结直肠癌患者的直系亲属(父母、子女、兄弟姐妹)发生结直肠癌的概率是正常人群的2~3倍。很多结直肠癌的患者呈现为家族后代的群发性。家族性腺瘤性息肉病的疾病,它是一种常染色体显性遗传病,常在青春发育期出现,其初始表现为大肠内广泛多发的息肉,如不治疗,都会发展为结直肠癌,患者的后代有50%的概率遗传此病。

四、肠道疾病

结肠息肉与结直肠癌的发生密切相关,绝大多数结直肠癌是由息肉演变而来的。但是并非所有的结肠息肉都会发生癌变,只有腺瘤性息肉容易发生癌变,炎性息肉和增生性息肉一般不会发生癌变。腺瘤性息肉被认为是大多数结直肠癌的癌前病变,主要通过腺瘤-肿瘤的途径进展为结直肠癌。增生性息肉也可通过锯齿状途径或微卫星不稳定的途径发展为 CRC。部分息肉可能会引起胃肠道症状,如便血、腹痛、腹胀等,影响健康和生活质量。而无症状的息肉容易被忽略,可能从而发展成恶性肿瘤。

溃疡性结肠炎和结肠血吸虫病等疾病与结直肠癌的发生密切相关。一个可能的原因是慢性炎症对肠道的反复刺激诱发肠道黏膜癌变;另一发病机制为机体组织在反复的损伤及修复过程中,增生的细胞发生了突变,进而演变成了肿瘤细胞。

五、吸烟

烟草在燃烧的过程中会产生大量的致癌物质,会增加包括肺癌和结直肠癌在内的多种恶性肿瘤的发生率。曾有吸烟史也会增加患结直肠癌的风险。与从不吸烟者相比,至少 20 年的吸烟史会使患结直肠癌的风险增加 26%;每天吸烟入烟草量超过 20 g 会使患结直肠癌的风险增加 30%;吸烟超过 30 年或每天吸入的烟草量超过 20 g,会使患结直肠癌的风险增加 48%。中国一项基于人群的结直肠癌筛查项目表明,年龄、性别、体重指数(body mass index,BMI)、家族史、进食肉食和吸烟与结直肠癌有关。吸烟被认为与结直肠息肉和结直肠癌均密切相关。由此可见,吸烟会增加患结直肠癌的风险,尽早戒烟对防治结直肠癌有利。

六、肥胖

尤其是腹部肥胖与 CRC 的发生密切相关。脂质过度堆积导致脂肪细胞过于肥大而发生破裂、凋亡与坏死,继而诱发肠道炎症,并引起后续一系列与 CRC 形成有关的炎症反应过程。正常机体的炎症反应可产生大量的促炎性细胞因子与抗炎细胞因子,且存在自限性调节;肥胖个体的炎症反应由于启动因素(即脂肪细胞凋亡过程)持续存在而无法自行停止,由此产生的大量促炎性细胞因子会不断地损伤内皮细胞,继而引发肠道慢性炎症。同时,肥大的脂肪细胞造成的局部组织缺氧与由慢性炎症反应持续分泌的炎症因子、趋化因子、黏附因子等共同形成了有利于恶性肿瘤生长的肿瘤微环境。

七、饮酒

我国学者调查部分地区提示酗酒与结直肠癌的发生有一定关联,但并不明确。值得一提的是,饮酒和吸烟经常共同影响许多疾病的流行、发生和发展。2007 年,国际癌症研究机构(International Agency for Research on Cancer,IARC)表示,有足够的证据支持将 CRC 列为酒精相关的恶性肿瘤。最近的 Meta 分析表明,酒精也与患结直肠腺瘤和锯齿状息肉的风险增加相关。国内有研究发现,饮酒与吸烟相结合,使患结直肠息肉的风险增加了 1 倍。这种现象可能是酒精和烟草中尼古丁产生了交互作用,影响机体对酒精和烟草刺激和镇静的主观感觉,以及机体对酒精和吸烟的自我控制能力。此外,吸烟和饮酒可能会导致胃肠道微生物组发生变化,但是相关的机制需要进一步探索。

八、糖尿病

多项队列研究表明,糖尿病是结直肠癌独立危险因素,来自我国的一项大样本人群10年随访前瞻性队列研究结果显示,糖尿病患者结直肠癌发生风险是非糖尿病人群的1.18倍(HR=1.18,95% CI 1.04~1.33)。对于未诊断的糖尿病人群,随机血糖水平每增加1 mmol/L,结直肠癌发病风险增加4%。美国的前瞻性队列研究表明,男性2型糖尿病患者结直肠癌发病率相较于非2型糖尿病男性显著增加(HR=1.42,95% CI 1.12~1.18)。

九、缺乏体力活动

缺乏体力活动和久坐是结直肠的潜在危险因素之一,体力活动可能通过促进肠道蠕动,增加免疫和改善代谢来降低结直肠癌的发生风险。久坐会损伤骨骼肌功能,导致胰岛素抵抗,进而促进结直肠癌的发生。研究表明,每天看电视的时间增加2h,结直肠癌的发生风险增加7%(95% CI 1.05~1.10)。

十、心理压力

长期处于压力环境下,会导致机体免疫功能下降,受损的免疫功能可能有利于肿瘤免疫逃逸,进而促进结直肠癌的发生。一项前瞻性研究显示,长时间较高的心理压力水平与直肠癌发病率显著相关,但与结肠癌发病率无相关性。

十一、肠道菌群

结直肠中存在大量与宿主保持共生关系的肠道菌群。正常情况下,这些微生物维护肠道内环境的稳定,保护肠黏膜受到炎症和癌症的侵袭。一些队列研究对粪便或黏膜活检进行了分析,发现从腺瘤性息肉到结直肠癌过程中肠道微生物组成发生变化。其中梭杆菌属、消化链球菌属和细小单胞菌属的丰富度随肿瘤进展而增加。反之,某些有益微生物,如普氏栖粪杆菌,随着肿瘤的进展而逐渐耗竭。研究发现,梭杆菌表达黏附素,可与肿瘤细胞结合,激活致癌性Wnt信号通路。某些饮食因素、抗生素和压力,可能导致肠道微环境失衡,进而导致有害细菌产物积累,进一步引发炎症反应。

结直肠癌危险因素较多,不同的危险因素与结直肠癌发病率的相关程度有所差异。普遍认为,年龄因素强烈增加结直肠癌发病风险;个人或家族肿瘤史、炎症性肠病、红肉和加工肉类和性别(男性)显著增加结直肠癌发病风险;糖尿病、肥胖、吸烟、和饮酒适度增加结直肠癌发病风险。

第三节 结直肠癌的高危人群

一、有家族结直肠癌遗传病史

家庭中有直系亲属曾患结直肠癌者,则其一生中患此病的危险性比其他人要高出 8 倍之多。大约 1/4 的结直肠癌患者有该病的家族疾病史。

二、结肠息肉患者

大部分结直肠癌是从小的癌前病变发展而来,它们被称为息肉。其中绒毛样腺瘤样息肉更容易发展成癌,癌变机会约为 25%;管状腺瘤样息肉癌变率为 1%~5%。

三、高龄人群

结直肠癌患者多在 50 岁以上。随着年龄的增加,各种致病因素对大肠黏膜刺激的时间也随之增长,故结直肠癌的发病年龄也较高,也有一部分患者发病年龄较早。

四、炎症性肠病患者

1. 炎症性肠病

炎症性肠病(IBD)患者患 CRC 的风险增加是被广泛认可的,一项历经 21 年的长期调查发现,普通人群 CRC 的平均发病率为 61.8/10 万,而 IBD 相关的 CRC 发病率为 165.4/10 万,增加了近 3 倍。

2. 溃疡性结肠炎

溃疡性结肠炎(UC)患者中发生 CRC 的风险是普通人群的 2~5 倍。2019 年,一项基于新西兰 UC 患者的队列研究发现,CRC 每年总发病率约为 1.35/1 000 人,较新西兰普通人群的 CRC 发病率增加。另一项 Meta 分析了亚洲 2016 年 7 月 1 日以前发表的相关文献,研究共纳入 31 287 例 UC 患者,CRC 发病率为 0.85%。同时也发现 UC 患者病程的延长与 CRC 发病率增加有关。

3. 克罗恩病

克罗恩病(CD)相较于 UC 患者来说,克罗恩病合并的 CRC 远期生存较差。据统计,每 12 例死亡的 CD 患者中,就有 1 例的死因是合并 CRC。在瑞典和丹麦的 IBD 患者中,研究发现相较于普通人群,CD 患者并发 CRC 的风险增加了 40%,而死亡风险高达 74%。CD 主要增加结肠的癌变风险,对直肠的影响较小。肛门或者肛周受累的 CD 患者发生肛门癌和直肠癌的风险也明显增加。

4. IBD 并发 CRC 的危险因素

（1）炎症程度和范围：疾病的严重程度可以用炎症的轻重和病程的长短来对预测 CRC 的风险有重要意义。炎症的反复刺激和病程的延长增加了炎症刺激的时间，增加了肠道受累的范围和程度，进而增加了 IBD 患者并发 CRC 的风险。

（2）IBD 确诊时的年龄：IBD 相关的 CRC 患者呈现年轻化，患者 IBD 确诊时的年龄越小，并发 CRC 的风险越高。

（3）是否伴随原发性硬化性胆管炎（primary sclerosing cholangitis，PSC）：在伴有 PSC 的成人 IBD 患者中，其每年发病率为 1.3/1 000 人，而且预后也差，生存质量不高。因此，IBD 患者一经确诊为 PSC，即应每年进行 CRC 监测，以做到早发现、早治疗。

（4）CRC 家族史：是 IBD 患者并发 CRC 的独立危险因素，在普通人群中，有 CRC 家族史的 IBD 患者发生 CRC 的风险增加了 2~3 倍。

（5）病变部位：IBD 患者结肠近端发生 CRC 的风险较远端增加 1~2 倍，这在 UC 患者和 CD 患者中都能体现。广泛性结肠炎的 IBD 患者，其并发 CRC 的风险较高。

五、吸烟、饮酒人群

研究表明，吸烟者比非吸烟者罹患结直肠癌的风险更高。有结直肠癌、大肠息肉家族史的人每日摄入酒精≥30 g，将增加罹患结直肠癌的风险。

第四节　结直肠癌的预防策略

一、饮食调整

建议如下：①减少能量的摄入有可能降低结直肠癌的发病率。②减少脂肪与红肉的摄入：结直肠癌的发生与动物脂肪和肉类密切相关，减少食物中脂肪的含量，特别是尽量少吃煎烤后的棕色肉类，预防结直肠癌的发生。③适当进食水果、蔬菜和膳食纤维：纤维素能增加粪便量，稀释结肠内的致癌剂，吸附胆汁酸盐，从而能减少结直肠癌的发生。④适当补充维生素与微量元素：有研究表明，补充维生素 A、维生素 C、维生素 E 能使腺瘤患者的结肠上皮过度增生转化为正常，但目前资料并不支持用抗氧化维生素来预防结直肠癌。微量元素与结直肠癌的关系，目前研究还不甚详细。叶酸能减少结直肠癌的发病，但具体机制尚不清楚。⑤抗致癌原膳食中的大蒜、洋葱、韭菜、葱中含有的硫醚，柑桔类含有的萜，葡萄、草莓、苹果中含有的植物酚，以及胡萝卜、薯蓣类、西瓜中含有的胡萝卜素,都被认为能够抑制突变,具有抗癌作用。尤其是大蒜,有研究表明,大蒜是具有最强保护作用而使人们免患远端结肠癌的蔬菜。

二、改变生活习惯

方式如下:①体力活动过少是结直肠癌的危险因素。适当的体力活动可以促进结肠蠕动,有利于粪便排出,从而达到预防结直肠癌的作用。②吸烟与结直肠癌的关系还不十分肯定,但吸烟是大肠腺瘤的危险因素已经得到证实,目前研究认为,吸烟是结直肠癌基因产生的刺激因素,但需要经过大约40年的时间才能发生作用。③酒精的摄入量与结直肠癌的发生有关系,酒精也是大肠腺瘤的危险因素,但具体原因不清楚。减少酒精摄入量有利于预防结直肠癌。④激素与生殖因素可能影响结直肠癌的发生,美国研究表明,单身女性的结直肠癌发病率高于结婚女性,有人认为这与激素能影响胆汁酸盐代谢有关。

三、药物

许多流行病学研究显示,长期服用非甾体抗炎药者,结直肠癌发病率降低。水杨酸类药物是非甾体抗炎药(nonsteroidal antiinflammatory drugs,NSAID)的一种,包括5-氨基水杨酸(5-aminosalicylic acid,5-ASA)、阿司匹林等具有解热镇痛作用的药物。5-ASA可以通过降低氧化应激、抑制细胞增殖、调控β-catenin和促进细胞凋亡等作用来抑制结直肠癌的发生,2017年ECCO指南指出使用5-ASA对溃疡性结肠炎引起的结直肠癌进行化学预防是合理的。阿司匹林作为最常用的水杨酸类药物,在降低结直肠癌的发病风险方面已经得到了许多研究的证实,有研究认为每月服用10~15次小剂量阿司匹林,可以使结直肠癌的相对危险度下降40%~50%。但也有研究并不支持这一说法,并且服用非甾体抗炎药的用量、用药时间、长期应用所致的不良反应也有待进一步研究。

四、治疗癌前病变

大肠腺瘤患者、溃疡性结肠炎患者发生结直肠癌的发病率明显增加,通过普查与随访,尽早切除腺瘤,治疗溃疡性结肠炎,可降低结直肠癌的发病率、死亡率。尤其是对于有家族史者,通过遗传学检查,筛查出高危人群,进行结肠镜检查,是结直肠癌预防工作的重要方面。

第五节 结直肠癌无症状一般风险人群的筛查策略

一般风险人群是指 CRC 风险较低或处于平均水平的人群。我国 CRC 流行病学相较于西方国家具有时间分布、地区分布、性别分布和年龄分布方面不同的特征。在国内外指南或共识中，关于一般风险人群的定义存在一定的差异。大多数指南均把"有无 CRC 家族史"作为一个重要指标，此外既往肠道腺瘤史、IBD 病史等也是风险分层判定的常用指标。综合国内外指南及 CRC 相关危险因素情况，本共识推荐一般风险人群为：①无 CRC 家族史；②无 CRC 病史、肠道腺瘤病史、IBD 病史；③无粪便隐血试验阳性。

对一般风险人群，国外指南多建议应从 45 岁开始进行 CRC 筛查。美国结直肠癌多学会工作组（U.S. Multi-society Task Force，USMSTF）和美国医师协会（American College of Physicians，ACP）建议一般风险人群从 50 岁开始筛查，非裔美国人则从 45 岁时开始筛查。美国癌症协会（American Cancer Society，ACS）与美国胃肠病学会（American College of Gastroenterology，ACG）的临床实践指南亦建议针对一般风险人群（不分种族）应于 45 岁时开始进行 CRC 筛查。基于现有国内外的文献证据。中国专家共识建议社区一般风险人群在 45 岁开始进行 CRC 初始筛查。

关于 CRC 的筛查终止年龄的设定，基于我国人群队列的研究较少，从现有研究来看，终止年龄的讨论集中在衡量成本效益，以及结直肠镜检查的相关风险，比如穿孔与麻醉所带来的并发症等。参考国内外的指南或共识，多以 50~75 岁作为 CRC 筛查的目标年龄段，终止年龄以 75 岁为界。76~85 岁人群根据个人情况，结合筛查史、预期寿命、当前健康状况等选择是否参与。针对这一类人群，更多的在于利弊的平衡。85 岁以上人群则不建议进一步筛查。

一般风险人群的筛查，根据 2024 年中国社区居民结直肠癌筛查专家共识，具体推荐的筛查流程见图 6-1。

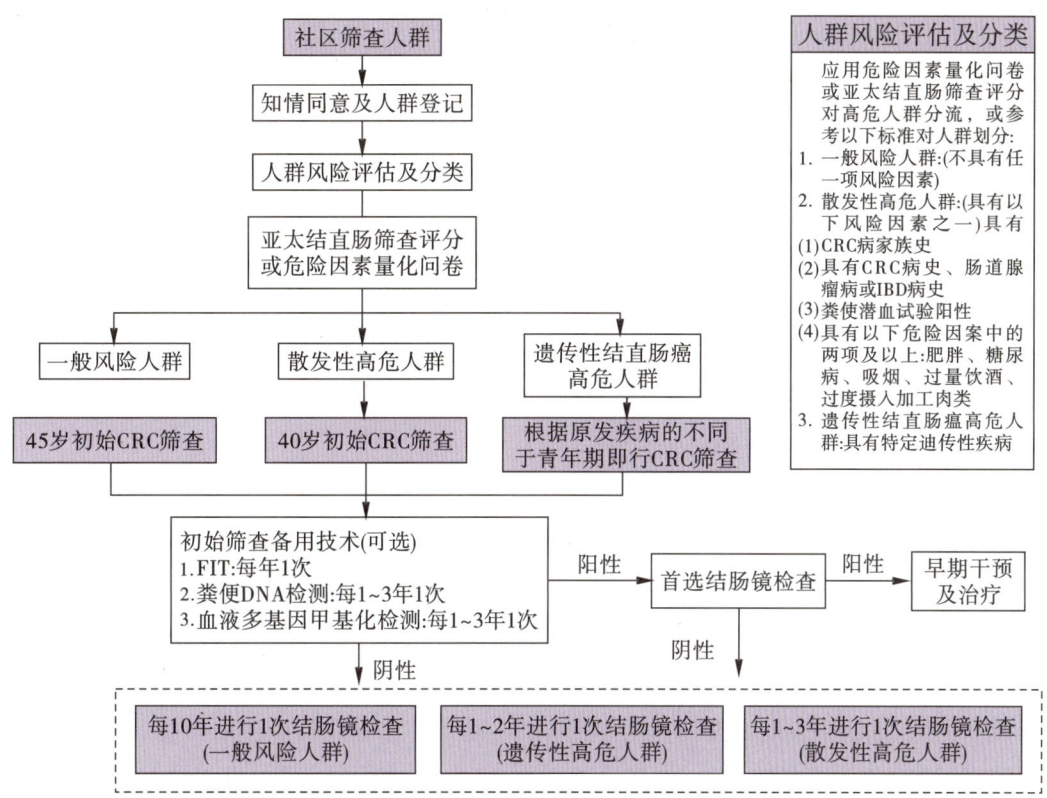

图6-1 无症状健康人群的筛查(1级专家推荐)

第六节 结直肠癌高危人群的筛查策略

一、无症状高危人群的筛查策略

筛查对象伴有腺瘤、无蒂锯齿样息肉、溃疡性结肠炎、克罗恩病、结肠癌家族史和进展期腺瘤性息肉的患者，被认为是结直肠癌的无症状高危人群。虽然糖尿病和肥胖人群罹患结肠癌的风险也较高，但是糖尿病、肥胖、性别、年龄和种族等因素尚不足以被现有的筛查指南界定为高危因素。结肠镜检查是结直肠癌无症状高危人群最优的筛查手段。根据筛查对象合并的高危因素不同，结肠镜检查开始的时间和检查的频率存在着较大的差别。总体而言，有结直肠腺瘤病史、结直肠癌家族史和炎症性肠病者，应自40岁开始每年参加结直肠癌筛查。下面我们将对不同高危因素人群的筛查策略进行详细介绍。

1. 具有结直肠癌家族史人群

筛查对象的 2 个一级亲属确诊 CRC 或进展期腺瘤;1 个一级亲属确诊年龄<60 岁即具有结直肠癌家族史。建议从 40 岁开始或比家族中最早确诊 CRC 的年龄提前 10 年开始,每 5 年进行 1 次结肠镜检查。

基于现有的风险评估模型,筛查对象家族中二级或三级亲属确诊 CRC 不足以将该筛查对象认定为高危人群。但是一些研究数据表明,筛查对象家族中二级或三级亲属存在早发 CRC(确诊年龄<50 岁),筛查对象罹患 CRC 或早发 CRC 的风险显著增高。

2. 腺瘤性息肉综合征患者

进展期结直肠腺瘤(直径≥1 cm,或伴绒毛状结构,或伴高级别瘤变)患者应在诊断后 1~3 年内复查结直肠镜,如未发现腺瘤复发,后续间隔可延长至 3~5 年。若发现腺瘤复发,继续 1~3 年内复查。

二、有症状高危人群的筛查策略

炎症性肠病包括慢性溃疡性结肠炎和克罗恩病。慢性溃疡性结肠炎是结肠黏膜层和黏膜下层连续性炎症,先累及直肠,逐渐向全结肠蔓延,临床表现为腹泻、黏液性脓血便和腹痛等。克罗恩病为非连续性结肠黏膜全层炎症,常累及末端回肠、结肠和肛周,可累及全消化道,临床表现为腹部包块、瘘管和肛周病变。慢性溃疡性结肠炎和克罗恩病是结直肠癌主要高危因素之一,发病风险提高 2~3 倍,多数癌变发生于全结肠炎患者。

慢性溃疡性结肠炎和克罗恩病使结直肠癌发病风险增加 2~3 倍,多数癌变发生于全结肠炎患者。若合并原发性硬化性胆管炎(PSC),其结直肠癌发生率显著升高。溃疡性结肠炎诱发的结直肠癌是炎-癌转化模型的经典例证。因慢性炎症产生的氧化应激导致了 DNA 损伤,从而激活了原癌基因并抑制抑癌基因的表达。在"炎症-不典型增生-癌症"的恶性演化过程中,氧化应激造成的 DNA 损伤和 DNA 双链的断裂愈演愈烈。一些基础研究表明,肠道微生物与宿主免疫状态的改变推动了炎症性肠病相关结直肠癌的发生发展过程。随着治疗手段的提升和肠镜筛查的推广,炎症性肠病相关的结直肠癌发病率呈现下降趋势。但是,炎症性肠病相关结直肠癌仍然是导致炎症性肠病患者死亡和结直肠切除的首要原因。

溃疡性结肠炎患者全结肠镜筛查应不晚于症状出现后的第 8 年,肠镜筛查过程中建议采取全结肠多部位的方式进行活检,避免遗漏早癌病变;对于广泛性溃疡性结肠炎患者在初次筛查后仍应坚持每 1~3 年接受肠镜检查,若两次肠镜检查结果阴性者可适当延长间隔时间,在症状出现 20 年后,可间隔 1~2 年复查。对全结肠溃疡性结肠炎患者进行肠镜检查时,应每隔 10 cm 取 4 个象限样本进行活检,推荐结合电子染色内镜,可以提高检出异型增生的灵敏度。PSC 患者应在确诊后,即开始每年接受肠镜检查。肠镜筛查宜在溃疡性结肠炎病情缓解期进行,若治疗后未达到缓解,也不宜无限期拖延。

对于未达到炎症性肠病诊断标准,但合并慢性腹泻(近 2 年来腹泻累计持续超过 3 个月,每次发作持续时间在 1 周以上)、慢性便秘(近 2 年来便秘每年在 2 个月以上)及黏液血便者,也应被列为高危人群。这部分人群建议行全结肠镜检查,明确大便性状改变的原因。

三、遗传性高危人群的筛查策略

遗传性结直肠癌可分为以下两大类。①以息肉病为特征:包括家族性腺瘤性息肉病(familial adenomatous polyposis,FAP)、黑斑息肉综合征(Peutz–Jeghers syndrome,PJS)、幼年性息肉综合征(juvenile polyposis syndrome,JPS)和锯齿状息肉病综合征(serrated polyposis syndrome,SPS)等。②非息肉病性结直肠癌:Lynch 综合征和家族性结直肠癌 X 型(familial colorectal cancer type X,FCCTX)。

所有结直肠癌患者应询问其肿瘤家族史并明确肠道息肉情况,符合以下条件者进入具体病种的筛查:①全结直肠范围内息肉数≥20 枚者,或家族中有确诊家族性腺瘤性息肉病患者的个体,需进入 FAP 筛查。②伴口腔黏膜、唇、鼻、面颊、眼周、生殖器、手足、肛周等处皮肤有明显黑斑者,或家族中确诊黑斑息肉综合征患者,需进入 PJS 筛查。③排除 FAP 和 PJS 的结直肠癌患者,年龄≤70 岁者全部进入 Lynch 综合征筛查。

1. 家族性腺瘤性息肉病的筛查

家族性腺瘤性息肉病特征性表现为,从 20 岁左右开始在结肠和直肠中出现数十至数千个腺瘤。大多数患者多年没有症状,直至腺瘤变大或数量增多,导致结直肠出血甚至贫血。通常在息肉出现十年后,逐步演变为结直肠癌。家族性息肉病分为经典型 FAP(classical familial adenomatous polyposis,CFAP)和衰减型 FAP(attenuated familial adenomatous polyposis,AFAP),总体发生率约为 1/8 300,男女发病率无差异,约占结直肠癌病例的 1%。经典的 FAP 为常染色体显性遗传,由腺瘤性息肉病 *APC* 基因的胚系突变引起。约 70% 的患者有结直肠息肉和结直肠癌的家族史。结合中国患者的特征,2003 年全国遗传性结直肠癌协作组推荐临床诊断 FAP 的标准为:大肠内弥漫腺瘤性息肉≥100 个;或腺瘤性息肉<100 个者,伴有家族史或先天性视网膜色素上皮肥厚。

另一种遗传性息肉病被称为 MUTYH 相关息肉病(MuTy–associated polyposis,MAP),是由人类 MuTy 同源基因(*hMYH*)基因突变所导致,是首个被发现的隐性遗传的息肉病。Welsh 团队于 2002 年首次发现了该疾病。*MUTYH* 基因突变人群发生全消化道息肉、腺瘤及结肠癌的风险均略高于野生型人群。另有研究表明,MAP 息肉病患者在 60 岁罹患结肠癌的概率为 43%。在没有及时进行健康监测的情况下,全生命周期内罹患结肠癌的风险接近 100%。

内镜发现肠道息肉 10~20 枚者,警惕其胚系基因突变引起息肉病可能。仔细询问家族史。体格检查明确患者是否有眼底视网膜色素上皮细胞肥大、颅骨骨瘤、腹腔硬纤维瘤可能,如有眼底视网膜色素上皮细胞肥大、腹腔光滑肿物或颅骨骨瘤则提示遗传性息肉病可能性大。无论是否有家族史,均应建议定期结肠镜检查,并到三甲或省级肿瘤专科医院进一步就诊。

对可疑为腺瘤性息肉综合征(CFAP、AFAP、MAP)的患者建议行相关基因检测:①大肠腺瘤性息肉>10个。②有腺瘤性息肉综合征家族史。③大肠腺瘤患者,且有 FAP 相关肠外表现。主要筛查基因为 APC 和 MUTYH 基因。当 APC 基因检测结果为阴性时,应行 MUTYH 基因检测。MUTYH 基因出现双等位基因突变,或虽无等位基因突变,但均包含致病性突变,则可确诊 MAP。对于 APC 或 MUTYH 基因致病突变携带者,应每年进行1次全结肠镜检查,直至全结肠切除为止。在部分结肠切除术后每6~12个月进行1次肠镜检查。对于家族性腺瘤性息肉病(FAP)或 MUTYH 相关息肉病的患者建议进行上消化道内镜检查。

2. 黑斑息肉综合征的筛查

黑斑息肉综合征是由 LKB1/STK11 基因胚系突变引起的常染色体显性遗传病。特定部位皮肤黏膜色素斑、胃肠道多发错构瘤息肉和家族遗传性是 PJS 的三大临床特征。皮肤黏膜色素斑多分布于口唇、颊黏膜、生殖器、手指或足趾。息肉主要位于空肠和回肠,也可见于胃、十二指肠和结直肠。

黑斑息肉综合征的筛查:①当临床遇到小儿不明原因肠套叠或便血,同时发现患儿口腔黏膜、唇、鼻、面颊、眼周、生殖器、手足、肛周等处皮肤有明显黑斑时,应询问家族史,警惕黑斑息肉综合征可能,建议其到三甲或省级肿瘤专科医院就诊。②当发现成人口腔黏膜唇、鼻、面颊、眼周、生殖器、手足、肛周等处皮肤有明显黑斑时,应询问家族史,建议行胃肠造影或内镜检查。如发现肠息肉或有肿瘤家族史,到三甲或省级肿瘤专科医院就诊。

PJS 临床诊断标准为:胃肠道多发错构瘤息肉伴皮肤、黏膜色素沉着,可有或无家族史。对于临床诊断 PJS 的患者应进行 LKB1/STK11 基因的胚系突变检测。分子检测:在66%~94%的 PJS 患者中可检测到抑癌基因 LKB1/STK11 基因突变。PJS 患者应定期进行内镜(优先推荐小肠镜)的随访观察,评估息肉有无进行性增大或恶变,并对直径>1 cm 的息肉进行镜下治疗。息肉数目较多、体积较大、分布较密集的 PJS 患者应每年进行1次小肠镜检查以避免延误病情;息肉数目较少、体积较小、分布较稀疏的 PJS 患者可每2~3年复查1次小肠镜,观察息肉进展及有无恶变,并对较大的息肉进行镜下治疗。对于临床诊断为 PJS 的患者及其家系成员应该进行 LKB1/STK11 胚系突变的检测。对于确诊为 LKB1/STK11 胚系突变携带者,每2年进行小肠镜的随访监测。

3. Lynch 综合征的筛查

Lynch 综合征,也称遗传性非息肉性结直肠癌(Hereditary nonpolyposis colorectal cancer,HNPCC),是一种常染色体显性遗传肿瘤综合征。携带 DNA 错配修复基因

（*MLH*1、*MSH*2、*MSH*6 和 *PMS*2）胚系突变被认为是发病的主要原因，*MLH*1 和 *MSH*2 是最主要的相关基因，二者胚系突变占 Lynch 综合征相关基因突变的 80%~90%。Lynch 综合征是一种早发性结直肠癌，并且显著增加罹患其他癌症的风险，如子宫内膜癌、胃癌、卵巢癌、尿路上皮癌、肝内胆管癌、胰腺癌和小肠癌。Lynch 综合征占所有结直肠癌患者 2%~3%，是最常见的遗传性结直肠癌综合征。Lynch 综合征男性患者一生中罹患结直肠癌的风险显著高于女性。定期结肠镜检查和息肉切除术已被证明可以降低结肠癌的发病率和死亡率。

Lynch 综合征临床病理特征为：①发病年龄较早，中位年龄约为 44 岁；②肿瘤多位于近端结肠；③多原发大肠癌明显增多；④肠外恶性肿瘤如胃癌、子宫内膜癌和胰腺癌等发病率高；⑤低分化腺癌和黏液腺癌常见，常伴有淋巴细胞浸润或淋巴样细胞聚集；⑥肿瘤多呈膨胀性生长，而非浸润性生长；⑦预后好于散发性大肠癌。多项研究表明，中国人群与欧美人群临床病理特征相似。

我国目前采用中国人 Lynch 综合征家系标准，家系中有≥2 例组织病理学明确诊断的结直肠癌患者，其中 2 例为父母与子女或同胞兄弟姐妹的关系（一级血亲），并且符合以下任一条件：①≥1 例为多发性结直肠癌患者（包括腺瘤）；②≥1 例结直肠癌发病年龄<50 岁；③家系中≥1 例患 Lynch 综合征相关肠外恶性肿瘤（包括胃癌、子宫内膜癌、小肠癌、输尿管和肾盂癌、卵巢癌和肝胆管癌）。因此，凡是符合以上标准的患者，均应进行 Lynch 综合征相关的基因筛检。

对于有条件的医疗单位，推荐结直肠癌患者进行肿瘤组织的 4 个 MMR 蛋白免疫组化或微卫星不稳定性检测来进行初筛。其中肿瘤组织 MMR 蛋白（MLH1、MSH2、MSH6、PMS2）免疫组化检测作为基本推荐。对于经免疫组织化学检测确定的 dMMR 患者，建议进一步检测蛋白表达缺失基因的胚系突变；对于经 MSI 方法确定的 dMMR 患者，建议行 *MLH*1、*MSH*2、*MSH*6、*PMS*2 和 *EPCAM*5 个基因的胚系突变检测。胚系突变的检测应在个体正常细胞 DNA 中进行，可以是外周血 DNA，也可以是源于其他正常细胞的 DNA。

与普通人群比较，Lynch 家系中携带有 *MMR* 基因胚系突变的成员（简称携带者）患结直肠癌、子宫内膜癌，以及其他恶性肿瘤（包括胃癌和卵巢癌等）的终身风险明显升高。对于携带有 *MMR* 胚系突变的个体，建议加强肿瘤的个体化监测，达到早诊早治的目的。

携带 *MSH*6 或 *PMS*2 胚系突变的个体到 70 岁时，患结直肠癌风险为 10%~22%，而携带 *MLH*1 或 *MSH*2 胚系突变个体的风险高达 52%~82%。因此，对于 *MLH*1 或 *MSH*2 基因突变的携带者，建议从 20~25 岁开始行结肠镜检查，每 1~2 年复查 1 次；若家族中结直肠癌初发年龄<25 岁，则筛查初始年龄较其提前 2~5 年。而对 *MSH*6 或 *PMS*2 基因突变的携带者，则建议从 25~30 岁开始行结肠镜检查，每 1~2 年复查 1 次；若家族中结直肠癌初发年龄<30 岁，则筛查初始年龄较其提前 2~5 年。

第七节 结直肠癌高危人群的早诊策略

结肠镜检查和粪便检测是结直肠癌筛查和诊断的主要手段。

一、内镜检查

内镜检查可以通过高清摄像头直接观察到结直肠黏膜,在 CRC 筛查中发挥重要作用,不仅可用于初筛,也可用于其他筛查手段阳性病例的进一步诊断,以及高危人群的长期随访监测。在我国,结肠镜应用范围远远超过乙状结肠镜。多项病例对照和前瞻性队列研究表明,接受结肠镜检查人群的癌症死亡率比未接受结肠镜检查人群低 29% ~ 68%,并且对近端和远端 CRC 均有保护作用。Singh 等人在 2 915 人中证明,规律的结肠镜检查科使 CRC 总体死亡率降低 29%,远端 CRC 死亡率降低 47%。

结肠内镜可以发现癌前病变和早期结肠腺癌。《中国结直肠癌癌前病变和癌前状态处理策略专家共识》中指出,癌前病变包括结直肠腺瘤、腺瘤病(息肉病伴异型增生)、无蒂锯齿状病变、传统锯齿状腺瘤及 IBD 相关异型增生。

结直肠腺瘤是最常见的结直肠癌前病变,结肠腺瘤具有不同程度的异型性。绒毛或管状绒毛状腺瘤和有高级别异性增生的腺瘤被认为是进展期腺瘤。进展期腺瘤有确切的癌变风险,是结肠镜筛查过程中应重点关注的病变类型。

随着电子染色内镜和放大内镜的应用,进一步提高了结肠镜检查的准确性和应用范围。这些新的内镜技术可以通过对病变黏膜腺管开口和毛细血管的观察,鉴别病变的良恶性和浸润深度。基于 NBI 检测技术,国际结直肠息肉内镜分型(NICE 分型,2010)根据息肉颜色、血管和表面腺管口形态,将息肉分为 NICE1 型、NICE2 型和 NICE3 型。其中 NICE3 型的特征为镜下颜色棕黑色,血管分布紊乱或缺失,腺管开口不规则或缺失,病理类型为浸润性癌的可能性较大。

NBI 内镜技术在上消化道癌前病变和早癌筛查中的作用比较明确,但在结直肠癌前病变和早癌筛查中的作用仍然存在争议。一项对比高清白光、NBI 和 FICE 结肠镜在腺瘤检出方面的差异的 RCT 研究显示,高清白光、NBI 和 FICE 结肠镜平均检出率为分别为 0.36、0.35 和 0.37($P=0.59$),漏诊率的差异无统计学意义,分别为 20.8%、22.9% 和 26.0%($P=0.30$)。NBI 的应用会延长退镜时间,在实际应用中受到限制。因此,图像增强技术虽对实时判断结肠病变的病理性质有所帮助,但高清白光内镜仍是发现结肠病变最主要的方法。

近些年,随着人工智能技术的飞速发展,AI辅助结肠镜应运而生。在结肠镜检查过程中,基于AI的辅助诊断技术能够实时分析高清摄像头捕获的检查图像,对病灶的大小、颜色、性状和边界等特征进行分析,对发现的可疑病灶进行预警。多项临床试验和观察表明,AI辅助结肠镜检查能够显著提高内镜医师的腺瘤检出率,降低腺瘤和锯齿状病变漏诊率。

IBD相关异型增生从形态学上可分为无异型增生、异型增生不确定、低级别异型增生和高级别异型增生。其中低级别异型增生和高级别异型增生转变为CRC的风险较高(5年癌变率高于50%)。平坦型的低级别异型增生和高级别异型增生多分布于慢性炎症区域,且内镜下不宜发现,高度依赖活检病理检测才能诊断,因此在IBD人群的结肠镜筛查过程中应对慢性炎症采取多点取样,以避免遗漏癌前病变。

结肠镜检查为侵入性检查项目,在检查或治疗性操作过程中可能存在穿孔等并发症的风险。检查的准确性高度依赖于肠道清洁情况和内镜医师的经验和耐心。由于非麻醉结肠镜的接受程度较低,全麻下的结肠镜检查也一定程度上增加了检查风险。以上因素都制约了结肠镜在CRC筛查中的应用。

高质量的结肠镜检查是提高癌前病变和早期腺癌检出率的关键。结肠镜检查病变检出率受到多种因素的影响,肠道准备情况、内镜操作的熟练度、内镜医师对病变的辨识能力和经验、内镜设备和检查时间均可能影响到检出率。《中国结直肠癌早诊早治专家共识(2023版)》中明确提出了高质量内镜检查的标准:①充分的肠道准备。推荐患者检查前1 d或检查当天分次做肠道准备。内镜医师应参考波士顿量表或渥太华量表对肠道准备情况进行评估。波士顿量表≥6分或渥太华量表≤7分提示肠道准备合格,并在内镜报告中描述肠道准备情况。②检查需由接受过系统性训练的内镜医师完成。检查过程中应记录进镜深度,是否到达盲肠及退镜时间,对关键解剖部位(回盲部、肝曲和脾曲)留取照片。③盲肠插镜率应超过95%,未行活检或治疗的结肠镜检查时间不低于6 min。④对于50岁以上的人群,男性腺瘤检出率应超过25%,女性应超过15%。

参照巴黎分型标准,早期结直肠癌内镜下肉眼形态可分为隆起型、平坦型和凹陷型。隆起型为Ⅰ型,病变明显隆起于肠腔,基底部直径明显小于病变头部最大径或病变呈半球形,基底部直径明显大于病变头部最大直径。平坦型为Ⅱ型,包括病变高度低平和平坦隆起。凹陷型为Ⅳ型,病变与周围黏膜相比明显凹陷。

超声内镜可用于观察肿瘤大小、浸润深度及与毗邻脏器的关系。直肠腔内超声(endorectal ultrasonograph,ERUS)相比普通EUS能够更加准确判断病灶浸润深度,有助于精准判断早期直肠癌T分期和是否存在直肠系膜内淋巴结转移。早期结直肠癌在EUS下通常表现为:肠壁的低回声肿块,肠壁层次结构模糊、消失、扭曲、中断或增厚,肿瘤不规则低回声肿块影可向肠腔内外突入、位于肠壁内或形成半球型,周围器官和淋巴结可能受到侵犯。

可参考超声内镜诊断结果判断病灶性质,评估病灶进入深度,有助于更合理地选择内镜和外科切除方式。对于无淋巴结转移的黏膜内癌及向黏膜下层轻度浸润的 SM1 期癌,内镜治疗与外科手术疗效相当。

二、粪便检查

全世界大多数结直肠癌筛查项目都基于粪便潜血检测。一项随机试验招募了 46 000~152 000 名处于平均风险水平的个体,结果表明每年或每两年使用一次粪便潜血检测可降低 CRC 发病率和死亡率。粪便免疫化学检测(Faecal immunochemical test,FIT)可以直接检测粪便中血红蛋白。相较于传统的化学法(Guaiac FOBT),FIT 使用针对人类血红蛋白的特异性抗体,而不是非特异性的过氧化物酶反应。FIT 具有无创性、成本低和不受饮食或药物的影响的特点,适合大规模筛查使用。如果使用定量检测,可以通过调整 FIT 阳性检测的 cut-off 值来改变检测的灵敏度和特异性。美国食品药品监督管理局(FDA)批准的 FIT 阳性阈值为 20 μg/g(每克粪便中的血红蛋白微克数)。阳性检测阈值可以调整,用于不同肠道疾病的筛查。

多靶点粪便 DNA 检测技术将粪便中甲基化肿瘤 DNA 的检测与潜血检测相结合,是一种能够提高 FIT 灵敏度的检测手段。多靶点 DNA 检测包括 FIT 检测粪便中脱落的血红蛋白以及对进展期腺瘤细胞或 CRC 脱落细胞 DNA 中与 CRC 相关基因突变(*BMP3*、*NDRG4*、突变 *KRAS*)的检测。在一项对 10 023 名接受筛查性结肠镜检查的个体进行的前瞻性研究中,一次性多靶点 DNA 检测显示 CRC 的灵敏度为 92%,进展期腺瘤的灵敏度为 42%。相比之下,FIT(检测阈值为 20 μg/g)对 CRC 的灵敏度为 74%,对晚期腺瘤的灵敏度为 24%。多靶点粪便 DNA 检测成本较高,而特异性偏低,导致不必要的结肠镜检查和更高的筛查成本。

三、影像检查

CT 和 MRI 是明确结直肠临床分期必备检查手段。胸部平扫 CT 用于排除肺转移病变,腹腔增强 CT 有助于排除腹腔淋巴结和腹腔脏器转移。直肠和肝脏的增强 MRI 则用于明确直肠癌临床分期及排除肝转移病变。

第八节 结直肠癌高危人群的早治策略

经结肠镜筛查发现的结直肠腺瘤或早期结直肠腺癌可根据病变特征选择内镜下治疗和手术治疗。

一、内镜治疗

可根据结肠镜下病变特征采取不同的镜下治疗措施。《CSCO 结直肠癌诊疗指南（2024 版）》中具体建议如下：①直径为 5～20 mm 的带蒂息肉或无梗息肉在病理活检明确性质后，可行圈套切除。②内镜下黏膜切除术（endoscopic mucosal resection，EMR）适合以下 3 类病变的内镜下治疗。a. 直径 5～20 mm 的平坦病变；b. 直径>10 mm 的广基病变怀疑为绒毛状腺瘤或广基锯齿状腺瘤/息肉；c. 可疑高级别上皮内瘤变直径≤20 mm，预计可完整切除。③≥20 mm 黏膜或黏膜下腺瘤可采用分步内镜下黏膜切除术（piecemeal endoscopic mucosal resection，PEMR）。④内镜黏膜下剥离术（endoscopic submucosal dissection，ESD）适用于以下 3 类病变的治疗。a. 部分 T1 期（SM<1 mm）结肠癌；b. 直径≥20 mm 的侧向发育型肿瘤；c. 结肠息肉伴纤维化，≥25 mm 的绒毛状腺瘤。

息肉性病变经内镜下治疗后，根据病理学诊断结果采取不同的处理策略，对于高级别内瘤变和预后良好的带蒂/广基息肉伴癌浸润（黏膜下潜浸润、脉管侵犯阴性和肿瘤出芽 G1）可以选择观察。对于合并预后不良因素的，如标本破碎、切缘未能评估或阳性、高级别、血管/淋巴管浸润、黏膜下深层浸润、肿瘤出芽（G2/3），带蒂/广基息肉伴癌浸润应行结肠切除术及区域淋巴结清扫术。

直肠腺瘤可以参考结肠腺瘤的处理方式。不同之处在于，病灶距肛缘较近者（直径≤8 cm），可借助特殊器械经肛门切除肿瘤，其优点是可直视下进行全层切除和缝合。

二、手术治疗

结肠切除加区域淋巴结清扫是结肠癌根治性手术的手术方式。对于无肠梗阻、穿孔和出血的 cT1～4N0～2M0 Ⅰ-Ⅲ 期患者应行根治性手术。若为 cT4b，dMMR/MSI-H 患者，可考虑先行免疫检查点抑制剂治疗，然后性根治性手术。

对于 cT1-2N0 的直肠癌患者应根据保留肛门括约肌的难度和保留肛门括约肌的意愿选择局部切除术、经腹根治术和根治性同步放化疗。局部切除术包括内镜下切除和经肛门内镜下微创手术（transanal endoscopic microsurgery，TEM）。局部切除术优点在于创伤小、并发症少，但是无法获得淋巴结受累的病理分期。经腹根治性手术的手术方式为全直肠系膜切除术（total mesoretal excision，TME）。TME 为整块切除直肠系膜，包括相关的血管和淋巴结构、脂肪组织和直肠系膜筋膜。除传统的经腹 TME 手术外，对于某些特殊情况的患者，也可考虑经自然腔道取标本术、经肛门 TME、经括约肌间切除术和低位早期直肠癌适形切除术等新型手术方式。对于早期低位直肠癌患者，根治性手术可能无法保留肛门，可考虑术前根治性放化疗。若放化疗后达到临床完全缓解，可考虑行"观察-等待"策略或全程新辅助治疗。临床完全缓解不能代表病理完全缓解，未行根治性手术的患者需密切随访。随访策略为：①前 3 年内每 2～3 个月进行 1 次直肠指检，

4~5年每6个月1次;②两年内每3个月进行1次CEA和CA19-9检测,3~5年每6个月进行1次;③1年每3个月进行1次直肠MRI和结肠镜检查,2~3年内每6个月进行1次,4~5年每12个月1次;④3年内每6个月进行1次胸腹CT检查,4~5年每12个月1次。

对于林奇综合征伴发早期结直肠癌的患者,可考虑选择常规的根治手术或者全结肠切除+回直肠吻合术。林奇综合征伴发肠癌的预后较好,两种手术方案的总生存期无显著差异。家族遗传腺瘤性息肉病的手术方式有全大肠切除术+末端回肠造口术、全大肠切除术+回肠储袋肛管吻合术和全结肠切除术+回肠直肠吻合术。对于携带有 *APC* 或 *MUTYH* 基因致病性胚系突变、尚未患息肉的个体,应尽早行结肠镜筛查,不建议行预防性全结肠切除。对于黑斑息肉综合征,因其息肉数目相对少,可通过定期结肠镜下治疗控制。仅在息肉发生癌变时考虑根治性结肠切除术。

第九节 结直肠癌高危人群的健康管理

一、结直肠癌前病变内镜治疗后的随访策略

结直肠癌前病变的患者在内镜治疗后要进行密切随访,密切随访可显著提高患者的生存率。有报道显示,EMR局部复发率为0.8%~7.2%。完整切除的局部复发率较低,较大病灶或无蒂病灶分块切除的复发风险较高。局部残留病例的复发风险高达20%。不同类型的癌前病变可采取不同的随访策略,具体建议如下。①对于直肠、乙状结肠增生性小息肉(直径<10 mm),每2~3年复查1次;②对于1~2个小管状腺瘤(直径<10 mm)的患者,息肉切除后1~3年进行初次随访,具体间隔可根据患者意愿选择;③对于3~10个腺瘤,并且任何一个腺瘤的直径≥10 mm,有绒毛结构、高级别内瘤变的患者,建议1~2年复查1次;④对于1次发现10个以上腺瘤的患者,建议每年复查1次,并参考家族性息肉病诊断标准排除FAP;⑤建议接受分块切除无蒂型息肉的患者,应在术后2~6个月复查肠镜;⑥建议怀疑林奇综合征和息肉病综合征的患者,参考林奇综合征随访策略加强随访。

二、早期结直肠癌根治性手术后的随访策略

Ⅰ期结直肠癌患者每6个月随访1次,持续5年。

Ⅱ~Ⅲ期:每3个月1次,持续3年;后每6个月1次,至术后5年;5年后每年1次。

术后肠镜检查策略建议如下:推荐术后1年内进行结肠镜检查,如果术前因肿瘤梗

阻无法行全结肠镜检查,术后 3~6 个月检查;每次肠镜检查若发现进展期腺瘤(绒毛状腺瘤,直径>1 cm,或有高级别不典型增生),需在 1 年内复查,若未发现进展期腺瘤,则 3 年内复查,然后每 5 年 1 次。

三、生活方式调整建议

增加膳食纤维摄入,多吃蔬菜、水果、全谷物等;减少高脂肪、高红肉、加工肉类摄入;控制盐的摄入,避免食用过咸、腌制食品。术后肠道功能恢复障碍或合并放射性结直肠炎的患者,可在医生指导下服用调节胃肠道功能药物。

每周进行至少 150 min 的中等强度有氧运动,如快走、游泳、慢跑等,也可适当进行力量训练。保持 BMI 在 18.5~23.9 之间,避免肥胖,通过合理饮食和运动维持健康体重。

限制酒精摄入,男性每天饮酒的酒精量不超过 25 g,女性不超过 15 g。建议戒烟。

结直肠癌患者行根治性治疗后,往往因为担心复发,长期处于焦虑、抑郁状态。部分携带造瘘的患者,焦虑、抑郁的比例更高。可通过培养兴趣爱好、与家人朋友交流和参加社交活动等方式缓解压力。必要时可至心理咨询门诊,在心理医师的帮助下,调节心理压力。

第十节 结直肠癌早诊早治发展方向的探索及实践

一、结直肠癌早诊早治发展方向的探索

结肠镜(colonoscopy,CS)是筛查结肠息肉的首选方法,但结肠镜检查需在专业检查中心完成,对医生的技术能力和经验有一定要求。结肠镜检查前需要进行严格的物理肠道准备,虽然保证了检查效果,但是多数患者对 CS 的接受程度较低,尤其是那些有结肠镜禁忌证、年老体弱,以及有肠道手术史的患者。以上因素导致发展中国家结肠镜检查普及程度较低。目前有一些新的检查手段可以作为结肠镜筛查的潜在替代方案。如基于粪便检测的多靶点粪便 DNA 检测;基于血液检测的血清甲基化 *SEPT*9 基因检测;基于影像技术的 CT 结肠造影和结肠胶囊内镜等技术。

结直肠上皮细胞更新很快,正常细胞和来自癌前或肿瘤的异常细胞同样会脱落并随粪便排出体外。通过检测粪便中的血红蛋白和异常细胞释放的 DNA 片段,可提前发现结直肠早期腺瘤和癌症病灶。多靶点 FIT-DNA 检测技术将粪便中甲基化肿瘤 DNA 检测与粪便隐血试验结合起来,有希望大幅提高传统粪便免疫化学检测的敏感度。多靶点粪便 DNA 检测技术包括使用免疫化学法检测粪便中血红蛋白,以及针对进展期腺瘤及结

直肠癌脱落细胞 DNA 中与结直肠癌相关突变的检测。在一项对 10 023 例接受结肠镜筛查人群的前瞻性研究中,一次性多靶点 DNA 检测对于结直肠癌检出的敏感度为 92%,进展期腺瘤检出的敏感度为 42%。多靶点 FIT-DNA 检测优势在于其是一种无创、无痛、非侵入、可居家操作的基因检测技术,具有较高的敏感度。其缺点在于费用较为昂贵,一项比较 mtsDNA 检测、结肠镜检查和 FIT 的成本效益分析得出结论,FIT 和结肠镜检查均比 mtsDNA 检测更具性价比。

血液循环肿瘤细胞(CTC)检测是一种用以检测血液中是否存在肿瘤细胞的技术。现有 CTC 检测技术可以通过多种维度筛选出血液中的肿瘤细胞,包括肿瘤细胞的物理特性(如大小、密度)、免疫特性和分子特性。相较于肠镜下的组织活检,CTC 检测具有创伤小、可重复、灵敏度和特异性高等优势。在早期筛查、预后评估和疗效评估方面有使用价值。我国台湾省的一项前瞻性研究显示,CTC 检出结直肠癌的敏感度高达 95%,显著优于粪便潜血试验筛查效果。目前 CTC 检测费用较为昂贵,检测标准尚缺乏统一标准,仍然不具备大范围推广的条件,相信随着检测技术的进步、成本控制和规范化判读标准的推出,将来有望成为早癌筛查的手段之一。

SEPT9 是编码 septin 9 蛋白的肿瘤抑癌基因,属于结直肠癌相关信号传导通路的早期突变。血清甲基化 septin 9(mSEPT 9)检测是唯一基于血液标本的结直肠癌筛查手段,目前只有 FDA 批准用于拒绝或无法完成结直肠镜检查的人群。研究表明,mSEPT9 对于所有分期结肠癌的敏感度约为 68%,对于 Ⅰ~Ⅲ 期结直肠癌的敏感度仅为 64%,所有分期的结直肠癌的特异性为 80%。与粪便隐血试验相比,mSEPT 9 检测敏感度不差于一次性 FIT,但特异性较低。与多靶点粪便 DNA 检测相比,粪便隐血试验对于结直肠癌及其癌前病变的敏感度均较低。

CT 结肠造影技术可通过 3D 或 4D 重建来检测和定位结肠息肉和结肠癌。两项大型试验比较评估了 CTC 与结肠镜检查的诊断能力。一项研究收集了 1 233 名处于平均风险水平的个体,结果表明 CTC 对结肠镜检查检测到的直径 10 mm 或更大的腺瘤的敏感度为 92%,特异性为 96%;对直径 6 mm 或更大的腺瘤的敏感度为 86%,特异性为 80%。根据医师的临床经验,CTC 的优势在于侵入性较小、无需手术镇静且并发症发生率低。缺点在于需要肠道准备和放射线暴露,此外还会发现一些非结肠病,这有可能导致额外的检测和潜在的过度治疗。

结肠胶囊内镜将一次性的无线相机整合在药丸大小的胶囊内,胶囊吞服进入消化道,在回盲末端启通。在不需要放射线照射、全身麻醉和肠道充气的前提下拍摄结肠黏膜的高清照片。在一项对 884 名一般风险个体筛查研究中,检测到直径≥6 mm 的常规腺瘤的敏感度为 88%,特异性为 82%。人工智能和机器学习在结肠胶囊检测方面有较好的应用前景,有望实现自主检测和诊断,并且可以与基因组或蛋白质组筛查结合使用。

目前还有一些仍处于研究阶段的结直肠癌筛查技术值得我们期待,比如血液 cell-free methylated DNA 检测、MRI 结肠造影和 CT 胶囊内镜等技术。相信在不远的将来,会有更多的无创、便捷和高效的筛查技术供我们选择。

二、结直肠癌早诊早治的实践

2020 年,中华医学会肿瘤学分会早诊早治学组组织结直肠癌领域肿瘤外科、肿瘤内科、消化科、病理科、核医学科和流行病学专家,结合 PubMed、中国知网、万方数据库中关于结肠癌筛查、早诊和早治相关文献,依据循证医学证据级别分级方法形成《中国结直肠癌早诊早治专家共识(2023 版)》。共识的推出,给基层卫生服务人员、消化内镜医生、肿瘤专业医生、病理医生和影像医生在结肠癌筛查、早诊和早治工作提供了标准化的筛查流程和诊治原则。

上海市是我国经济和医疗发展的排头兵,在结直肠癌筛查方面走在了全国前列。2012 年,上海市疾病预防与控制中心开展了由郑莹、龚杨明、仲伟鉴等专家参与的上海市重大公共卫生项目——社区居民大肠癌筛查项目,在上海市全范围内开展大肠癌防治健康教育与免费筛查服务。该项目在对上海市大肠癌疾病负担进行研判的基础上,经过七宝社区 3 年试点,多方论证后纳入政府重大公共卫生服务项目。项目第一轮实施期间,超过 100 万居民参加了初筛检查,检出大肠癌病例 1 960 人,早期比例达 52.8%,是筛查前本市平均水平的 4.36 倍,同时还检查出了各类癌前期病变 7 911 人,达到了项目预期目标。

河南省人民医院肿瘤中心在省内较早开设早癌筛查门诊和开展早癌筛查培训。河南省人民医院肿瘤中心连续 3 年面向乡镇、县域及市级医院卫生机构(包括体检机构)从事癌症防治工作的卫生专业技术人员开展河南省癌症筛查与早诊省级专项培训。培训按照国家癌症中心的统一布局,开展同质化培训,累计培养早癌筛查及早诊早治专业人才 300 余人。参与培训人员专业包含内镜、放射、超声、病理、临床、妇科、流行病学及健康管理等肿瘤早诊早治相关专业方向,覆盖医师、护师、技师等从业人员。培训采用线上与线下结合形式进行,内容涵盖河南省常见高发肿瘤(肺癌、乳腺癌、消化道肿瘤、宫颈癌等)的早诊技术普及、高危人群的健康管理、早诊早治癌症防治中心的建设等。

(卢创新 于 洋)

参考文献

[1] SUNG H, FERLAY J, SIEGEL R L, et al. Global cancer statistics 2020: GLOBOCAN estimates of incidence and mortality worldwide for 36 cancers in 185 countries[J]. CA Cancer J Clin,2021,71(3):209-249.

[2] GU M, HUANG Q, BAO C, et al. Attributable causes of coloreetal cancer in China[J]. BMC Cancer,2018,8(1):38.

[3] 郑荣寿,陈茹,韩冰峰,等.2022年中国恶性肿瘤流行情况分析[J].中华肿瘤杂志, 2024,46(3):221-231.

[4] RAINER J K, VALERIO P. Impact of Different Types of Diet on Gut Microbiota Profiles and Cancer Prevention and Treatment[J]. Medicina (Kaunas),2019,55(4):84.

[5] GIUSEPPE G, FRANCESCA B, JUSTYNA G, et al. Possible role of diet in cancer: systematic review and multiple meta-analyses of dietary patterns, lifestyle factors, and cancer risk[J]. Nutr Rev,2017,75(6):405-419.

[6] HULLINGS A G, SINHA R, LIAO L M, et al. whole grain and dietary fiber intake and risk of colorectal cancer in the NIH-AARP Diet and Health Study cohort[J]. Am J Clin Nutr,2020,112(3):603-612.

[7] HOSSEINI S A, ZAND H, CHERAGHPOLLR M. The innuence of curcumin on the down-regulation ofMYC, insulin and IGF-1 Receptors: A possible Mechanism Underlying the Anti-Growth and Anti-Migration in Chemoresistant Colorectal Cancer Cells[J]. Medicina (Kaunas),2019,55(4):90.

[8] CHEN H, LI N, REN J, et al. Participation and yield of a population-based colorectal cancer screening programme in China[J]. Gut,2019,68(8):1450-1457.

[9] LAURA M S, MEHDI C, AJEETH K P. Microbiome, bile acids, and obesity: How microbially modified metabolites shape anti-tumor immunity[J]. Immunol Rev,2020,295(1): 220-239.

[10] C. PELUCCHI, I. TRAMACERE, P. BOFFETTA, et al. Alcohol consumption and cancer risk[J]. Nutr Canc,2011,63:983-990.

[11] BAILIE L, LOUGHREY M B, COLEMAN H G. Lifestyle risk factors for serrated colorectal polyps: a systematic review and meta-analysis[J]. Gastroenterology,2017,152(1): 92-104.

[12] CAPURSO G, LAHNER E. The interaction between smoking, alcohol and the gut microbiome[J]. Best Pract Res Clin Gastroenterol,2017,31(5):579-588.

[13] GORDON C, CHEE D, HAMILTON B, et al. Root-cause analyses of missed opportunities for the diagnosis of colorectal cancer in patients with inflammatory bowel disease[J]. Aliment Pharmacol,2021,53(2):291-301.

[14] ARHI C, ASKARI A, NACHIAPPAN S, et al. Stage at diagnosis and survival of colorectal cancer with or without underlying inflammatory bowel disease: a population-based study[J]. J Crohns Colitis,2021,15(3):375-382.

[15] GARG S K, VELAYOSF S, KISIEL J B. Intestinal and nonintestinal cancer risks for patients with Crohn's disease[J]. Gastroenterol Clin North Am,2017,46(3):515-529.

[16] OLÉN O, ERICHSEN R, SACHS M C, et al. Colorectal cancer in Crohn's disease: a Scandinavian population-based cohort study[J]. Lancet Gastroenterol Hepatol,2020,5(5):475-484.

[17] YASHIRO M. Ulcerative colitis-associated colorectal cancer[J]. World J Gastroenterol,2014,20(4):16389-16397.

[18] PENG L, WEIGL K, BOAKYE D, et al. Risk scores for predicting advanced colorectal neoplasia in the average-risk population: a systematic review and meta-analysis[J]. Am J Gastroenterol,2018,113(12):1788-1800.

[19] JESS T, LOFTUS E V, VELAYOS F S, et al. Risk factors for colorectal neoplasia in inflammatory bowel disease: a nested case? Control study from Copenhagen County, Denmark and Olmsted County, Minnesota[J]. Am J Gastroenterol,2007,102(4):829-836.

[20] SAMADDER N J, VALENTINE J F, GUTHERY S, et al. Family history associates with increased risk of colorectal cancer in patients with inflammatory bowel diseases[J]. Clin Gastroenterol Hepatol,2019,17(9):1807-1813.

[21] KUIPERS E J, GRADY W M, LIEBERMAN D, et al. Colorectalcancer[J]. Nat Rev Dis Primers,2015,1(1):15065.

[22] NAGAO-KITAMOTO H, KITAMOTO S. Inflammatory bowel disease and carcinogenesis[J]. Cancer Metastasis Rev,2022,41(2):301-316.

[23] MAGRO F, GIONCHETTI P, ELIAKIM R, et al. Third european evidence-based consensus on diagnosis and management of ulcerative colitis. Part 1: definitions, diagnosis, extra-intestinal manifestations, pregnancy, cancer surveillance, surgery, and ileo-anal pouch disorders[J]. J Crohns Colitis,2017,11(6):649-670.

[24] DREW D A, CAO Y, CHAN A T. Aspirin and colorectal cancer: the promise of precision chemoprevention[J]. Nat Rev Cancer,2016,16(3):173-186.

第七章

肝癌的早诊早治和高危人群的健康管理

第一节 肝癌发病的流行病学特征和生物学特征

一、肝癌的流行病学特征

肝癌,也称肝细胞癌(hepatocellular carcinoma,HCC),是全球范围内常见的恶性肿瘤之一,具有较高的发病率和死亡率。根据中国国家癌症中心发布的数据显示,2022年全国原发性肝癌新发患者数36.77万,位列各种癌症新发患者数第4位(前4位分别为肺、结直肠、甲状腺、肝),发病率位列第5位(前5位分别为肺、女性乳腺、甲状腺、结直肠、肝);2022年因原发性肝癌死亡的人数为31.65万,死亡人数和死亡率均位列第2位(首位为肺)。肝癌的流行病学特征主要涵盖了患者分布规律及其影响因素,这些特征对于探讨病因、制定预防和控制策略具有重要意义。以下是肝癌流行病学特征的概述。

(一)地理分布

肝癌的发病在全球范围内存在显著的地理差异。不同地区由于环境因素、生活习惯、病毒感染率等多种因素的影响,肝癌的发病率和死亡率呈现出不同的特点。

1.全球分布

在全球范围内,肝癌的发病率和死亡率均较高,尤其是亚洲和非洲的一些地区。据统计,中国是肝癌的高发国家之一,其发病率和死亡率均位居世界前列。

2.中国分布

(1)地区差异:在中国,肝癌的发病具有显著的地域性特征。东南沿海地区,如江苏、福建、广东和广西等省区,是肝癌的高发区。这些地区的肝癌发病率和死亡率均高于内陆地区。同时,沿海岛屿和江河入海口的发病率也较高。

(2)城市与农村:虽然整体上东南沿海地区发病率较高,但在城市与农村之间也存在差异。一些农村地区由于卫生条件较差、病毒感染率高,以及缺乏有效的预防措施,肝癌的发病率和死亡率可能更高。

(二)人群特征

肝癌的发病与人群特征密切相关,包括性别、年龄、职业、生活习惯等因素。

1. 性别

肝癌的发病在性别上存在一定的差异。男性肝癌的发病率明显高于女性,男女比例通常在2∶1至4∶1。这可能与男性在生活习惯、工作环境,以及病毒感染率等方面与女性的差异有关。

2. 年龄

肝癌的发病年龄跨度较大,从婴儿到老年人都有可能发病。但在中国,肝癌的发病年龄主要集中在中年和老年人群。发病率从30岁组开始明显上升,至45岁组达高峰,并且近年来有逐渐年轻化的趋势。

3. 职业

某些职业可能由于工作环境或工作性质的特殊性,使得从业人员更容易接触到肝癌的致病因素。例如,长期接触化学物质、重金属或农药等有害物质的职业人群,其肝癌的发病率可能相对较高。

4. 生活习惯

不良的生活习惯也是肝癌发病的重要危险因素之一。长期大量饮酒、吸烟、缺乏运动,以及不健康的饮食习惯等都与肝癌的发病密切相关。

(三)时间趋势

肝癌的发病率和死亡率在不同时间段内呈现出不同的趋势。

1. 长期趋势

从长期趋势来看,肝癌的发病率和死亡率在全球范围内呈现出缓慢上升的趋势。这可能与人口老龄化、环境污染、病毒感染率上升,以及不良生活习惯的普及等多种因素有关。

2. 短期波动

在短期内,肝癌的发病率和死亡率可能会受到多种因素的影响而出现波动。例如,疫情防控期间的医疗资源紧张、人们生活习惯的改变,以及病毒感染率的波动等都可能对肝癌的发病和死亡产生影响。

二、肝癌的临床生物学特征

肝癌细胞中的细胞信号通路通常分为两个主要部分:RTK信号通路和其他通路。了解肝癌中的细胞信号通路,有利于揭示它们在细胞增殖、存活和迁移等过程中的重要作用,有望通过这些细胞信号通路来设计新型的靶向药物,推进癌症治疗策略。

1. RTKs 信号通路

RTK 由一组跨膜受体组成,这些受体在与特定配体(如生长因子或激素)结合时被激活。RTKs 信号通路的失调与肝癌相关,这也使其成为肝癌重要的治疗靶点,这里我们重点讨论包括血管内皮生长因子受体(VEGFR)、表皮生长因子受体(EGFR)、c-Met、血小板衍生生长因子受体(PDGFR)、成纤维细胞生长因子受体(FGFR)、胰岛素样生长因子受体(IGFR)、KIT、RET(转染时重排)等多条 RTK 通路及其下游,包括 MAPK 通路、磷脂酰肌醇 3-激酶(PI3K)通路和 JAK-STAT 通路在肝癌中的生物学行为及其治疗价值。

(1)VEGFR:肝癌是一种血供丰富的实体肿瘤,新生血管在肝癌的发展中起着重要作用,目前大多数现有的靶向治疗都旨在靶向其血管生成途径。VEGF/VEGFR 通路是影响肝癌发展的最典型和最关键的促肿瘤血管生成因素之一。通常 VEGFR1 和 VEGFR2 在肝癌中高度表达,循环 VEGF 是肝癌转移的重要标志物之一,而 VEGF 信号同时也在肝癌免疫抑制性的肿瘤微环境的维持起到重要作用。

目前,几乎所有已获批的用于晚期肝癌的酪氨酸激酶抑制剂都涉及 VEGF/VEGFR 的靶点。癌症新生血管生成主要通过 VEGFA/VEGFR2 轴介导,这使 VEGFA 和 VEGFR2 成为新药开发的关键靶点。抑制 VEGFR 信号通路在肝癌细胞系和小鼠模型中都显示出有效的抗肿瘤作用,许多选择性 VEGFR 相关抑制剂已经在临床实践中广泛应用。贝伐珠单抗是一种针对 VEGFA 的重组人源单克隆抗体,贝伐珠单抗与阿替利珠单抗的组合于 2020 年被批准作为晚期肝癌的一线治疗方案。该组合具有合理的生物学机制,通过抑制 VEGFR 相关的免疫抑制微环境,进一步增强免疫检查点抑制剂在抗肿瘤治疗中的疗效。选择性 VEGFR2 小分子抑制剂阿帕替尼联合 PD-1 单克隆抗体卡瑞利珠单抗的联合治疗,目前也已被国家药品监督管理局批准作为不可切除或转移性肝癌的一线治疗。另外一种 VEGFR2 单克隆抗体雷莫芦单抗已被美国食品药品监督管理局(FDA)批准用于先前接受过索拉非尼且 AFP ≥ 400 ng/mL 的晚期肝癌患者的治疗。这些药物的成功,证明了 VEGFR 在肝癌治疗中的重要作用。

(2)EGFR:EGFR 属于 ErbB 受体家族,在人体的许多器官中以低水平表达。与其他组织相比,EGFR 在成人肝脏的肝细胞中表达相对较高,表明其在维持肝功能方面的重要性。*EGFR* 突变可发生在多种实体恶性肿瘤中,尤其是在亚洲非小细胞肺癌患者中,然而 *EGFR* 外显子 18~21 的激活突变在肝癌患者中相对罕见。一项研究探索了肝癌组织的 *EGFR* 突变情况,结果显示,在外显子 19~23 中发现了 13 个新的错义突变,其中 7 个突变(*K757E*、*N808S*、*R831C*、*V897A*、*P937L*、*T940A* 和 *M947T*)对第一代 EGFR 抑制剂耐药。

EGFR 在超过 60% 的肝癌患者中表达,并且与分化不良、增殖活性高、晚期、肝内转移和无进展生存期较差呈正相关。此外,在循环肿瘤微栓子中,上调的 EGFR 表达可通过激活 MAPK 通路来维持悬浮肝癌细胞的稳定性和远处转移。

EGFR 信号通路同时介导对仑伐替尼和索拉非尼的耐药性。抑制 FGFR 是仑伐替尼耐药机制之一，FDFR抑制可导致EGFR-PAK2-ERK1/2和EGFR-PAK2-ERK5信号通路的反馈激活，从而使恶性细胞维持存活和增殖。最近的研究还揭示了EGFR相关的多种其他机制也参与了仑伐替尼的耐药，包括活性氧积累、激活ABCB1以增强仑伐替尼的细胞毒作用，以及作为RNA修饰的下游靶标。对外周血循环肿瘤DNA的分析表明，治疗前低拷贝数 *EGFR/ERBB*2 扩增可能作为仑伐替尼耐药的生物标志物。此外，EGFR还会导致肝癌细胞对索拉非尼的原发性和获得性耐药，并且可以作为对索拉非尼耐药的潜在预测因子。

（3）c-Met：c-Met主要在上皮细胞上表达，是一种包含酪氨酸激酶催化结构域的跨膜受体。唯一已知的内源性配体是肝细胞生长因子（hepatocyte growth factor, HGF），它主要由间充质细胞分泌，是一种肝细胞有丝分裂原，HGF通常与c-Met结合，可激活下游MAPK、PI3K/AKT和STAT3信号通路。此外，它还独立于HGF的非经典方式传递信号，这是恶性细胞在病理条件下获得对抑制剂耐药的重要机制。约1%的肝癌患者中检测到c-Met突变或扩增，而约1/4的肝癌患者中，检测出c-Met的过表达，在晚期肝癌中，c-Met的过表达甚至高达80%。HGF/c-Met的激活是对索拉非尼和仑伐替尼耐药的关键机制之一，HGF/c-Met可绕过索拉非尼和仑伐替尼所抑制的靶标，激活下游MAPK通路和诱导上皮间质化转变。因此，c-Met水平可以作为预测对索拉非尼和仑伐替尼反应的潜在生物标志物。

卡博替尼是一种c-Met/RTK抑制剂，目前作为二线药物用于肝癌患者的治疗。Ⅲ期试验COSMIC-312结果表明，与索拉非尼相比，卡博替尼与PD-L1抑制剂阿替利珠单抗联合使用延长了无进展生存期，但没有改善总生存期。两种高选择性c-Met抑制剂已被FDA批准用于携带 *METex*14 跳跃突变的非小细胞肺癌适应证，即特泊替尼和卡马替尼，在肝癌的早期临床试验中初步显示了疗效。

（4）FGFR：FGFR在肝癌中高表达，导致肿瘤发生、进展和耐药。目前，在肝癌中研究最多的是FGF19/FGFR4信号通路，它是肝癌中的关键致癌驱动信号。研究显示，FGF19和FGFR4的表达随着致癌作用的不同组织学阶段（脂肪变性-脂肪性肝炎-肝硬化-肝癌）而依次增加，这说明其与肝癌的发展密切相关。此外，FGF19还可以通过激活其它生长因子途径发挥促癌作用，例如增加EGFR配体、结缔组织生长因子和两性调节蛋白的表达，从而通过间接或直接途径影响肝癌的发展。此外，FGF19/FGFR4与多激酶抑制剂治疗的获得性耐药相关，靶向FGF19/FGFR4轴可以增强索拉非尼和瑞戈非尼的抗肿瘤作用。FGFR4在肝脏中特异性表达，使其成为药物开发的有前途的靶标。目前，已有多个FGFR4抑制剂在肝癌中显示出抗肿瘤活性，其中一些已在Ⅰ期或Ⅱ期临床试验中显示出初步疗效和良好的耐受性。

（5）PDGF：PDGF家族由 *PDGFA*、*PDGFB*、*PDGFC* 和 *PDGFD* 4个基因编码。PDGFR是一种Ⅲ型酪氨酸激酶蛋白，包含两种亚型，即PDGFR-α和PDGFR-β。超过一半的肝

癌患者肿瘤组织中存在 PDGFR-α 高表达。过表达的 PDGFR 促进肝癌进展,并与肝癌患者预后恶化显著相关。与 VEGF 和 FGF 的功能类似,PDGF 也可作为肝癌组织中的促血管生成因子,并在诱导肿瘤新生血管形成中发挥作用。上调的 PDGFR-α 可能参与肝癌的发展,并与肿瘤的微血管密度和血管浸润显著相关,可作为预测肝癌转移的生物标志物和潜在的治疗靶点。

(6)c-Kit:c-Kit 可能在肝脏中起到双刃剑的作用。一方面,c-Kit 阳性细胞在肝损伤的情况下通过促进靶细胞再生来参与组织修复;另一方面,c-Kit 作为原癌基因,其过表达或突变有助于肝癌的发生。肝癌异质性的一个重要因素是肝癌干细胞(liver cancer stem cells,LCSC)与耐药性和肿瘤复发有关。c-Kit 受体作为 LCSC 的标志物,其过表达促进肝干细胞/祖细胞向 LCSC 的转化。HBV 的 PreS1 蛋白和 HCV 的核心蛋白通过刺激 c-Kit 表达诱导肿瘤细胞的 LCSC 产生和自我更新,加速肝癌的发生和进展。SCF/c-Kit 与其他促癌途径(如 TGF-β/SMAD2)之间存在异常的串扰,形成促进恶性细胞增殖和侵袭的正反馈回路。

目前,一线靶向药物索拉非尼和仑伐替尼以及二线的瑞戈非尼和卡博替尼治疗靶点中都涵盖 c-Kit。以 c-Kit 为靶点之一的多激酶抑制剂安罗替尼在临床研究中也显示出良好的疗效和可耐受的安全性。选择性 c-Kit 抑制剂对肝癌的影响研究较少。

2. MAPK 通路

MAPK 通路是真核生物维持生命活动最重要的信号通路之一,在多种疾病中经常发生改变。RAS、RAF、MEK 和 ERK 蛋白是该通路的关键组分,其中任何一种的功能异常都可能导致严重后果。约一半的早期肝癌患者存在 MAPK 通路的异常激活,并且在几乎所有晚期患者中都检测到 ERK 信号的高表达。激活的 MAPK 信号与肝癌患者较差的预后和转移显著相关。

靶向 MAPK 通路的抑制剂是抗肿瘤药物开发的热点,具有巨大的临床应用潜力。目前批准的肝癌中几乎所有 RTK 靶向药物都可能影响 MAPK 通路的下游激活。索拉非尼和瑞戈非尼的靶标之一包括 RAF 蛋白。目前,已开发了多个靶向 MAPK 通路组分的选择性抑制剂,主要集中在两种关键激酶 MEK 和 ERK 上。尽管他们目前的适应证均不包括肝癌,但在几项临床前和早期临床试验中,其在肝癌中的抗肿瘤活性得到初步证明。

第二节 肝癌发病的危险因素

肝癌的发病与多种危险因素密切相关,这些危险因素包括病毒感染、黄曲霉毒素污染、遗传因素、酗酒,以及非酒精性肝病等。

1. 病毒感染

病毒感染是肝癌发病的最主要危险因素之一。其中,乙型肝炎病毒(hepatitis B virus,HBV)和丙型肝炎病毒(hepatitis C virus,HCV)与肝癌的关系最为密切。HBV 感染是中国肝癌发生最主要的因素之一,约 90% 以上的肝癌患者血清中可检出 HBV 标志物。HCV 感染虽然在中国相对较少见,但也可能导致肝癌的发生。

2. 黄曲霉毒素

黄曲霉毒素 B1(aflatoxin B1,AFB1)是一种强烈的致癌物质,主要在温暖、潮湿环境下的玉米、花生、稻米和小麦等谷物中产生。AFB1 与肝癌的发病密切相关,尤其在肝癌高发区更为显著。

3. 遗传因素

肝癌具有明显的家族聚集性和遗传易感性。有肝癌家族史的人群其发病风险明显高于一般人群。遗传因素在肝癌的发病中可能起到一定的促进作用。

4. 酗酒

长期大量饮酒是肝癌的另一重要危险因素。酒精可直接损害肝脏细胞并引发肝炎和肝硬化等疾病进而增加肝癌的发病风险。此外酗酒还与 HBV 或 HCV 有协同作用进一步增加肝癌的发病风险。

5. 非酒精性脂肪性肝病

非酒精性脂肪性肝病(non-alcoholic fattly liver disease,NAFLD)包括单纯性脂肪肝、脂肪性肝炎、脂肪性肝纤维化和肝硬化等类型。随着肥胖和代谢综合征的流行,NAFLD 的发病率不断上升并已成为导致肝损伤和肝硬化的重要病因之一。因此,NAFLD 也可能成为未来肝癌发病的重要危险因素之一。

第三节 肝癌高危人群

据世界卫生组织(WHO)估算,2020 年全球肝癌新发病例约 90.6 万例,中国约占 45.3%。在中国,肝癌位列常见恶性肿瘤的第 5 位及肿瘤致死病因的第 2 位。中国肝癌患者多有乙肝病毒感染/肝硬化病史,就诊时大多数已为中晚期(70%)。此外,中国人群的肝癌存在生存率低的情况,《柳叶刀-全球健康》杂志发表的一项关于中国癌症患者生存率的 17 项统计分析显示,中国肝癌患者 5 年生存率仅为 12.1%。肝癌早筛对提高肝癌患者生存率至关重要。对肝癌高危人群的筛查与监测,有助于肝癌的早期发现、早期诊断和早期治疗,是提高肝癌疗效的关键。

1. 肝炎病毒感染者

(1) 慢性乙型肝炎患者：慢性乙型肝炎是导致肝癌最常见的原因之一。HBV 可以在肝脏内持续复制，导致肝细胞损伤、炎症反应和纤维化。长期的炎症反应和纤维化会进一步发展为肝硬化，最终可能导致肝癌的发生。特别是那些无症状的乙肝病毒携带者，其转化为肝癌的风险显著增加。超过 50% 的肝癌病例与乙型肝炎病毒感染有关，乙型肝炎患者患肝癌的风险是普通人的 100 倍。

(2) 慢性丙型肝炎患者：HCV 也是导致肝癌的主要病因之一。丙型肝炎患者患肝癌的风险是普通人的 20 倍。与乙型肝炎类似，丙型肝炎病毒可以在肝脏内大量复制，导致肝细胞损伤和癌变。如果丙型肝炎病毒感染者有抗病毒治疗的指征，则需要积极治疗；如果没有治疗的指征，则要进行定期的监测，以降低其发生肝癌的风险。

2. 长期饮酒者

酒精是导致肝癌的另一大病因。长期大量饮酒会对肝脏造成损害，增加肝癌的风险。酒精在肝脏内代谢时会产生有毒物质，这些物质会损伤肝细胞，导致肝细胞脂肪变性、炎症反应和纤维化。长期的炎症反应和纤维化可能进一步发展为肝硬化，最终增加肝癌的发病风险。研究显示，酒精性肝硬化患者中约 10%~20% 会发展为肝癌。因此，建议肝癌高危人群戒酒，同时定期进行肝癌的筛查。

3. 脂肪肝患者

脂肪肝是指肝脏内积聚了大量脂肪，如果不及时治疗，可能会发展为肝硬化和肝癌。NAFLD 近年来发病率上升，已成为一种重要的肝癌风险因素。数据显示，有非酒精性脂肪肝病史的人群中，大约 30% 会发展成脂肪性肝炎，进一步有 5%~10% 会发展成肝硬化，从而增加肝癌风险。因此，脂肪肝患者也应被视为肝癌的高危人群，需要定期进行相关检查和治疗。

4. 免疫功能差者

长期工作压力大、工作负荷重或长期精神压抑、睡眠差会导致身体基础免疫功能减弱，这可能加重肝癌风险。此外，某些自身免疫性疾病如自身免疫性肝病等，也可能增加肝癌的发病风险。这些疾病可能导致肝脏细胞持续损伤和炎症反应，进而增加癌变的可能性。

5. 有肝癌家族史者

肝癌具有一定的遗传性。如果家族中有肝癌患者，其亲属患肝癌的风险会相应增加。数据显示，有肝癌家族史者患病风险比普通人高出 2~3 倍。这可能与遗传因素在肝癌发病中的作用有关，尽管肝癌本身不是一种遗传病，但遗传因素可能增加个体对肝癌的易感性。

6. 其他高危人群

(1) 肝硬化患者：肝硬化是肝癌的前期疾病，需要密切关注并进行定期检查。肝硬化患者的肝细胞已经发生了严重的结构和功能改变,这种改变可能进一步发展为肝癌。因此,肝硬化患者应被视为肝癌的高危人群,并接受定期的肝癌筛查和治疗。

(2)长期暴露于有害化学物质环境中:长期接触工业毒物、化学品等有害化学物质也可能增加肝癌的风险。这些化学物质可能对肝脏产生直接的损伤作用,导致肝细胞癌变。因此,从事相关工作的人群应定期进行体检和肝癌筛查。

(3)中老年人:肝癌多见于40岁以后的中老年人。随着年龄的增长,人体的代谢功能和免疫功能逐渐减弱,这可能导致肝脏对有害物质的抵御能力下降,从而增加肝癌的发病风险。因此,中老年人应更加重视定期体检和肝癌预防工作。肝癌高风险人群推荐监测起始年龄为40岁,74岁或预期寿命<5年时终止监测。此外,肝硬化患者的肝癌监测起止年龄不限。

第四节 肝癌的预防策略

在我国,大部分肝癌患者经历了由慢性肝炎、肝硬化等慢性肝病直至肝癌的长期发展过程,这也是一个多因素参与、多步骤协同的复杂过程。肝癌起病隐匿、症状体征不典型、早期诊断率低、病情进展迅速。肝炎、肝硬化背景下的多中心起源,血供丰富、易形成癌栓并引起转移和肿瘤高度异质性等恶性生物学行为,造成大部分患者就诊时已失去早期根治机会。除肿瘤因素外,肝炎和肝硬化程度、肝功能代偿情况和门静脉高压症等因素也限制了肝癌临床治疗方法的选择,进而影响疗效。面对肝癌复杂的致病因素、不典型的临床特征、高度恶性的生物学行为、慢性肝损伤和肝硬化的疾病背景,以及众多的预后影响因素,简单化的单一治疗手段显然难以满足进一步提升肝癌临床治疗效果的需求,不断探索肝癌的最佳治疗方案和策略显得尤为迫切。肝癌是一种严重的恶性肿瘤,其预防和早期诊断对于提高患者生存率和生活质量至关重要。以下是详细的肝癌预防策略。

一、一级预防

一级预防的目标是防止肝癌的发生,主要措施为控制和消除肝癌的致病因素。

1.乙肝疫苗接种

HBV感染是肝癌的主要危险因素之一。新生儿和儿童应接种乙肝疫苗,以预防HBV感染。成人高危人群,如医务人员、血液透析患者、HIV感染者等,也应接种乙肝疫苗。HBV感染引发的慢性持续炎症,破坏机体抗肿瘤免疫,促进肿瘤转移和微血管侵犯,因此HBV感染不仅是肝细胞癌(hepatocellular carcinoma,HCC)发生的重要始动因素,也参与HCC根治后复发。国内外诸多研究均已证实,有效的抗病毒治疗对于降低HCC发生和复发具有重要意义,为此诸多指南、共识均推荐在HCC治疗前后辅以抗病毒治疗。Wang等最新研究证实,HBV-DNA≥2 000 U/mL的HBV-HCC患者发生微血管侵犯(microvascular invasion,MVI)风险为HBV-DNA<2 000 U/mL患者的1.399倍,且其联合补体C4、白细胞分化抗原4阳性、免疫球蛋白A可用于预测合并MVI的HCC患者肝切除术后1年复发风险。不仅如此,术前HBV-DNA>2 000 U/mL也是HBV-HCC肝移植术后复发的独立危险因素。除HBV-DNA外,乙型肝炎表面抗原(hepatitis B surface antigen,HBsAg)水平同样也被证实与HCC发生风险相关。

韩国一项相关研究随访2 520例HBsAg阳性的肝炎切除患者,除术后HCC患者,其中172例患者在3.6年中位随访期内发生HBsAg阴转,该人群远期HCC复发风险较HBsAg持续阳性患者显著降低(20.9% vs 36.4%)。Qi等纳入447例HBV-DNA阳性HCC根治性治疗后患者的随机对照研究显示,抗病毒治疗≥1年复发风险降低45%~66%,而且早期联合抗病毒治疗患者2年、8年无复发生存(relapse free survive,RFS)显著优于晚期联合抗病毒治疗组、单药治疗组。不仅如此,根治性治疗前抗病毒治疗亦有助于降低术后MVI发生及HCC发生。因此,对于HBV感染者早期抗病毒治疗,尤其在根治性治疗前有效的抗病毒应答对于预防术后复发具有重要价值,其中HBV-DNA下降及HBsAg阴转成为抗病毒应答以及HCC复发的重要性指标。

2. HCV筛查和治疗

丙型肝炎是另一个重要的肝癌危险因素。通过筛查和治疗HCV感染,可以显著降低肝癌的发生率。推荐对高危人群进行HCV抗体和核酸检测,确诊后进行抗病毒治疗。

3. 避免黄曲霉毒素暴露

黄曲霉毒素是一种强致癌物质,常见于受污染的玉米和花生中。应避免食用这些受污染的食物,减少肝癌的发生风险。

4. 健康饮食

推荐低脂肪、高纤维的饮食,减少红肉和加工肉类的摄入,增加蔬菜和水果的摄入。避免过量摄入黄曲霉毒素、亚硝酸盐和重金属等致癌物质。

5. 控制饮酒

长期过量饮酒是肝癌的重要危险因素。应控制饮酒量,减少酒精性肝病的发病风险。

6. 预防肥胖和糖尿病

肥胖和糖尿病与肝癌的发生密切相关。通过健康饮食和适量运动,控制体重和血糖水平,降低发生肝癌的风险。

二、二级预防

二级预防的目标是早期发现和诊断肝癌,提高治愈率。

1. 高危人群筛查

对有乙型肝炎或丙型肝炎、肝硬化、NAFLD、长期饮酒、肝癌家族史等高危人群进行定期筛查。推荐每6个月进行1次超声检查和血清甲胎蛋白（α-fetoprotein，AFP）检测。

2. 筛查技术

（1）超声检查：超声检查是肝癌筛查的首选方法，具有无创、便捷、经济等优点。

（2）血清 AFP 检测：AFP 是肝癌的常用血清标志物，AFP≥400 μg/L 提示肝癌风险。

（3）CT 和 MRI：对于超声和 AFP 筛查异常者，进一步使用 CT 和 MRI 进行诊断。

3. 新型标志物和筛查技术

（1）AFP-L3 和 PIVKA-2：作为补充筛查技术，提高肝癌早期检出率。

（2）液体活检：包括 ctDNA 和 miRNA，用于早期诊断和监测。

4. 监测方案

超声联合 AFP 检测：推荐每6个月或每年1次的监测方案，提高肝癌高风险人群的早期检出率和生存率。

第五节　肝癌高危人群的筛查和监测

对肝癌高危人群的筛查与监测（超声显像联合 AFP 检测），有助于肝癌的早期发现、早期诊断和早期治疗，同时可以显著降低患者的死亡风险（证据等级1，推荐A）。肝癌高危人群的快速、便捷识别是实施大范围肝癌筛查的前提，而对人群肝癌风险的分层评估是制定不同肝癌筛查策略的基础。在我国，肝癌高危人群主要包括：①HBV 和（或）HCV 感染。②过度饮酒。③肝脂肪变性或代谢功能障碍相关性肝病。④饮食中黄曲霉毒素 B1 的暴露。⑤其他各种原因引起的肝硬化及有肝癌家族史等人群，尤其年龄>40 岁的男性。目前，抗 HBV 和抗 HCV 治疗可显著降低肝癌的发生风险，但仍无法完全避免肝癌的发生。由我国学者研发的适用于多种慢性肝病和各种族的肝癌风险评估模型 aMAP 评分（age-male-albi-platelets score），可便捷地将肝癌患者群分为肝癌低风险（aMAP 评分 0～50 分）、中风险（aMAP 评分 50～60 分）和高风险（aMAP 评分 60～100 分）人群，各组人群肝癌的年发生率分别为 0～0.2%、0.4%～1.0% 和 1.6%～4.0%（证据等级2，推荐B）。此外，基于多变量纵向数据（aMAP、AFP）和 cfDNA 特征构建的两种新型肝癌预测模型 aMAP-2 和 aMAP-2Plus，可进一步识别出肝癌发生率高达12.5%的超高风险人群。肝癌筛查应重视将肝癌风险预测评分作为有效工具，开展社区、医院一体化的精准筛查新模式，从而有效提高肝癌早期诊断率，降低病死率。高危人群至少每隔6个月进行1次筛查。

一、肝癌的影像学检查

不同影像学检查手段各有特点,应该强调综合应用、优势互补、全面评估。

1. 超声显像

超声显像具有便捷、实时、无创和无辐射等优势,是临床上最常用的肝脏影像学检查方法。常规灰阶超声显像可以敏感地检出肝内占位性病变,鉴别其是囊性或实性,初步判断良性或恶性。典型肝癌灰阶超声表现为肝内实性占位,呈圆形或椭圆形,周边常可见低回声的声晕;内部多为低回声,也可表现为等回声、高回声或不均匀回声。

2. CT 和 MRI 动态增强

CT、MRI 扫描是肝脏超声和(或)血清 AFP 筛查异常者明确肝癌诊断的首选影像学检查方法。肝脏动态增强 MRI 具有无辐射、组织分辨率高、多方位多序列动态增强成像等优势,且具有形态结合功能(包括弥散加权成像等)综合成像能力,成为肝癌临床检出、诊断、分期和疗效评价的优选影像技术。动态增强 MRI 对直径≤2.0 cm 肝癌的检出和诊断能力优于动态增强 CT 并且在评价肝癌是否侵犯门静脉、肝静脉主干及其分支,以及腹腔或腹膜后间隙淋巴结转移等方面,较动态增强 CT 具有优势。采用动态增强 MRI 扫描评价肝癌治疗疗效时,可使用实体瘤临床疗效评价标准(modified responseevaluation criteria in solid tumor, mRECIST)加 T2 加权成像及弥散加权成像进行综合判断。

肝癌影像学诊断主要根据为动态增强扫描的"快进快出"强化方式。动态增强 CT 和 MRI 动脉期(主要在动脉晚期)肝肿瘤呈均匀或不均匀明显强化,门静脉期和(或)延迟期肝肿瘤强化低于肝实质。"快进"为非环形强化,"快出"为非周边轮廓清。"快进"在动脉晚期观察,"快出"在门静脉期及延迟期观察。Gd-EOB-DTPA(钆塞酸二钠)通常在门静脉期观察"快出"征象,但移行期及肝胆特异期"快出"征象可以作为辅助恶性征象。

3. 数字减影血管造影

数字减影血管造影(digital subtraction angiography, DSA)是肝癌患者血管内介入治疗前必须进行的检查,常采用经选择性或超选择性肝动脉插管进行。DSA 检查可以清楚显示肝动脉解剖和变异,以及肿瘤血管、染色,明确肿瘤数目、大小及其血供丰富程度。

4. 核医学影像学检查

(1)正电子发射计算机断层成像(positronemission tomography and computed tomography, PET-CT):18F-氟代脱氧葡萄糖(18F-flurodeoxyglucose, 18F-FDG)PET-CT 全身显像的优势在于以下方面。①对肿瘤进行分期,通过 1 次检查能够全面评价有无淋巴结转移及远处器官的转移。②再分期,因 PET-CT 功能影像不受解剖结构的影响,可以准确显示解剖结构发生变化后或者解剖结构复杂部位的复发转移灶。③对于抑制肿瘤活性的靶向药物的疗效评价更加敏感、准确。④指导放射治疗生物靶区的勾画、确定穿刺活检部位。⑤评价肿瘤的恶性程度和预后。PET-CT 对肝癌诊断的灵敏度和特异性有限,可作为其他影像学检查的辅助和补充,在肝癌的分期、再分期和疗效评价等方面具有优势。采用碳-11 标记的乙酸盐(^{11}C-acetate)或胆碱(^{11}C-choline)等对比 PET 显像可以提高对高分化肝癌诊断的灵敏度,与18F-FDG PET-CT 显像具有互补作用。镓-68 或氟-18 标记的成纤维激活蛋白抑制剂-04(68Ga-DOTA-FAPI-04/18F-NOTA-FAPI-04)PET-CT 可有效提高癌原发灶、转移灶的诊断灵敏度,尤其是中高分化肝细胞癌及肝内胆管癌,补充18F-FDG PET-CT 显像的不足。

(2)单光子发射计算机断层成像(singlephoton emission computed tomography and computedtomography,SPECT/CT):SPECT/CT 已逐渐替代 SPECT 成为核医学单光子显像的主流设备,选择全身平面显像所发现的病灶,再进行局部 SPECT/CT 融合影像检查,可以同时获得病灶部位的 SPECT 和 CT 诊断图像,诊断准确性得以显著提高。

(3)正电子发射计算机断层磁共振成像(positronemission tomography and magnetic resonance imaging,PET/MRI):1 次 PET/MRI 检查可以同时获得解剖结构信息、动态增强 MRI 信息及 PET 功能代谢信息,提高肝癌诊断的灵敏度。

二、肝癌的血液学分子标志物

血清 AFP 是当前诊断肝癌和疗效监测常用且重要的指标。血清 AFP≥40 μg/L,在排除妊娠、慢性或活动性肝病、生殖腺胚胎源性肿瘤,以及其他消化系统肿瘤后,高度提示肝癌。

而血清 AFP 轻度升高者,应结合影像学检查或作动态观察,并与肝功能变化对比分析,有助于诊断。异常凝血酶原[protein induced by vitamin K absence/antagonist-Ⅱ(PIVKA Ⅱ)或 des-gamma carboxyprothrombin(DCP)]、血浆游离微小核糖核酸(microRNA)和血清甲胎蛋白异质体(lens culinaris agglutinin-reactive fraction of AFP,AFP-L3)也可以作为肝癌早期诊断标志物,特别是对于血清 AFP 阴性人群。

近年来,"液体活检"包括循环游离 microRNA、CTC、cfDNA、ctDNA、游离线粒体 DNA、游离病毒 DNA 和细胞外囊泡等,在肿瘤早期诊断和疗效评价等方面展现出重要价值。

三、肝癌的穿刺活检

具有典型肝癌影像学特征的肝占位性病变,符合肝癌临床诊断标准的患者,通常不需要以诊断为目的的肝病灶穿刺活检,特别是对于具有外科手术指征的肝癌患者。能够手术切除或准备肝移植的肝癌患者,不建议术前行肝病灶穿刺活检,以减少肝肿瘤破裂出血、播散风险。对于缺乏典型肝癌影像学特征的肝占位性病变,肝病灶穿刺活检可获得明确的病理诊断。肝病灶穿刺活检可以明确病灶性质及肝癌分子分型,为明确肝病病因、指导治疗、判断预后和进行研究提供有价值的信息,故应根据肝病灶穿刺活检的患者受益、潜在风险,以及医师操作经验综合评估穿刺活检的必要性。

第六节 无症状高危人群的健康管理

肝癌高危人群的健康管理主要包括生活方式管理、肝脏功能评估和肝脏疾病管理。

一、生活方式管理

1. 戒酒

戒酒不仅能够降低肝相关疾病的进展风险,还能降低酒精的致癌作用。戒酒者发生肝癌的年风险比持续饮酒者降低6%~7%。一项针对112项流行病学研究的Meta分析结果显示,饮酒与肝癌风险之间存在显著正相关。与不饮酒者比较,饮酒12 g/d、50 g/d、100 g/d和125 g/d者肝癌发病的相对风险分别为1.08(95% CI 1.04~1.11)、1.54(95% CI 1.36~1.74)、2.14(95% CI 1.74~2.62)、3.21(95% CI 2.34~4.40)和5.20(95% CI 3.25~8.29)。

2. 戒烟

对38项队列研究和58项病例对照研究的meta分析结果显示,吸烟对肝癌的相对危险度为1.51(95% CI 1.37~1.67)。吸烟可加重肝纤维化程度,增强HBV和HCV的致癌作用。我国研究显示,吸烟与HBV感染间存在正向交互作用,与HBsAg阴性不吸烟者比较,HBsAg阳性不吸烟者的肝癌发病风险为7.66(95% CI 6.05~9.71),HBsAg阳性吸烟者为15.68(95% CI 12.06~20.39)。吸烟显著增加HBV感染者发生肝癌的风险。

3. 控制体重

多项研究确定了肥胖与肝癌的相关性,在亚洲人群中,与正常体重者比较,男女性的肝癌发病风险均因肥胖(体质指数≥30 kg/m^2)而增加,其中男性的相对危险度为1.57(95% CI 1.32~1.87),女性为1.53(95% CI 1.14~2.06)。此外,糖尿病也可增加肝癌发病风险,相对危险度为1.50~1.65。建议通过健康饮食和适量运动,控制体重和血糖水平,降低发生肝癌的风险。

4. 健康饮食

我国上海人群队列研究显示,以蔬菜为基础的膳食模式可显著降低肝癌发病风险。膳食来源和补充剂来源的维生素E均可降低肝癌发生的危险性,HR分别为0.60(95% CI 0.40~0.89)和0.52(95% CI 0.30~0.90)。推荐低脂肪、高纤维的饮食,减少红肉和加工肉类的摄入,增加蔬菜和水果的摄入。避免摄入黄曲霉毒素、亚硝酸盐和重金属等致癌物质。

二、肝脏功能评估

每3~6个月监测血常规、肝脏生物化学指标、血脂及血糖水平、凝血功能及肝纤维化进展情况。肝脏储备功能反映肝脏损伤程度,终末期肝病模型(MELD)积分≥10分的患者超声诊断早期肝癌的灵敏度为60%,低积分者仅为18.8%。肝脏瞬时弹性成像所检测肝脏硬度值(liverstiffnessmeasurement,LSM)、FIB-4指数有助于预测肝癌发生风险。韩国有研究报道,慢性HBV感染者LSM介于8.1~13.0 kPa、13.1~18.0 kPa、18.1~23.0 kPa和>23 kPa发生肝癌风险依次增加3.07、4.68、5.55和6.60倍。中国台湾HCV感染者中,LSM<12.0 kPa、12.0~24.0 kPa及>24.0 kPa患者肝癌的5年累积发病率依次为0.9%、9.5%和45.1%。非酒精性脂肪性肝病患者FIB-4为1.30~2.67(中度肝纤维化)和>2.67(重度肝纤维化/肝硬化),较FIB-4<1.3(无明显纤维化)患者发生肝癌风险依次增加3.74和25.2倍。因此,准确评价肝纤维化程度对预测肝癌发生风险有一定临床价值。

三、肝脏疾病管理

1. 病因治疗

研究证实,乙型病毒性肝炎患者发生肝癌的风险较健康人群增加30倍,乙型肝炎病毒DNA水平越高发生肝癌的风险越大,因此,针对乙型病毒性肝炎的病因治疗,在高危人群的全程管理中至关重要。口服核苷酸类似物和聚乙二醇干扰素α是慢性HBV感染抗病毒治疗的两大类药物。慢性HBV感染患者接受干扰素α治疗后肝癌发生风险显著降低(RR=0.66),在肝硬化患者中效果更为显著(RR=0.53)。中国台湾临床队列研究结果提示,非典型抗精神病药物治疗可有效抑制HBV复制,降低慢性HBV感染者肝癌发生风险(HR=0.37)。经抗病毒治疗后即使HBsAg消失,年龄>50岁、男性和肝硬化仍是发生肝癌的高危因素。

(1)丙型肝炎肝硬化:抗病毒治疗已进入以索磷布韦、维帕他韦为代表的泛基因型直接作用抗病毒药物(direct-acting antivirals,DAAs)时代。DAAs治疗可以降低慢性HCV感染者肝癌发生风险(HR=0.66)。丙型肝炎肝硬化患者经过DAAs治疗获得持续病毒学应答(sustained virological response,SVR),肝癌发生率仍显著高于获得SVR的非肝硬化患者(HR=4.73),DAAs治疗获得SVR的肝硬化人群肝癌年发病率仍大于1.5%。因此,丙型肝炎肝硬化患者DAAs治疗获得SVR后仍需定期复查超声和甲胎蛋白等项目,检测肝癌的发生。

(2)酒精性肝病:戒酒是酒精性肝病最主要和最基本的治疗措施。戒酒可减轻肝组织学损伤、延缓纤维化进程、提高酒精性肝病患者生存率。

(3)非小细胞肺癌:至今尚无有效药物可推荐用于NAFLD患者肝癌的预防。依据中华医学会肝病学分会《非酒精性脂肪性肝病防治指南》(2024更新版),非小细胞肺癌患者的治疗需要多学科协作,治疗对策为减少体脂量和腰围,改善IR,防治代谢综合征和乙型糖尿病,缓解代谢功能障碍相关的脂肪性肝炎和逆转纤维化。通过健康宣教等方式改变不良的生活习惯和方式,当合并有代谢心血管危险因素和肝损伤时,需应用相关药物干预。

(4)糖尿病:慢性肝病合并乙型糖尿病患者,采取个体化生活方式干预及降糖药物治疗,严格控制血糖水平。乙型糖尿病治疗参考《中国2型糖尿病防治指南》(2024年版)。研究表明,二甲双胍可显著降低慢性肝病合并糖尿病患者肝癌的发病风险(OR=0.16)。

四、健康管理干预全程化

1. 宣传教育

加强预防措施。多渠道宣传肝癌防治知识,开展针对高危人群的科普教育和针对医务人员的肝病诊治的专业技能培训。通过电视、网上直播等不定期举办肝癌防治讲座,普及乙型肝炎疫苗注射。

2. 人群筛选,风险评估

根据肝癌的流行病学调查分析,病毒感染、性别、年龄、饮食习惯、药物、黄曲霉素、携带乙型肝炎病毒等均为高危因素。使用现有的临床和实验室参数,建立预测肝癌风险评分系统,对肝癌高危人群进行风险分层评估,制定个体化健康管理方案。

3. 生活方式干预

改变不良的家庭生活方式,规避危险因素。清淡饮食,注意饮食卫生,切勿大量饮酒。避免感冒等其他疾病的发生。合理安排生活工作,注意劳逸结合,避免过劳和熬夜。坚持服药治疗,定期坚持肝功、复诊等。

4. 心理干预

健康管理师应对患者及家属进行心理指导,减少患者的偏激、焦虑情绪。医生应关心、理解、支持患者,提高患者就医信心,帮助患者对工作和生活保持乐观情绪等。

5. 疾病干预

疾病管理包含患者识别、循证医学指导、定期报告和反馈、抗病毒治疗,系统治疗等众多重要的内容。

6. 开设肝癌专科健康管理中心

建立随访门诊,微信随访等,监控患者病情发展,及时调整健康管理方案,使健康干预的连续性和一致性能够得到保证。同时,庞大的随访数据库能成为医教研的共同发展平台,便于肝癌防治研究深入发展。

第七节 肝癌的临床诊断思路

结合肝癌发生的高危因素、影像学特征以及血液学分子标志物,依据路线图的步骤对肝癌进行临床诊断(图7-1)。

肝癌高危人群,至少每隔6个月进行1次超声显像及血清AFP检测,发现肝内直径≤1 cm结节,动态增强MRI、动态增强CT、超声造影3种检查中至少1项检查以及Gd-EOB-DTPA增强MRI检查同时显示"快进快出"的肝癌典型特征,则可以做出肝癌的临床诊断;若不符合上述要求,可以进行每2~3个月的影像学检查随访并结合血清AFP、DCP、7个microRNA组合以明确诊断,必要时进行肝病灶穿刺活检。

肝癌高危人群,随访发现肝内直径1~2 cm结节,若动态增强MRI、动态增强CT、超声造影或Gd-EOB-DTPA增强MRI的4种检查中至少2项检查有典型的肝癌特征,则可以做出肝癌的临床诊断;若上述4种影像学检查无或只有1项典型的肝癌特征,可以进行每2~3个月的影像学检查随访并结合血清AFP、DCP、7个microRNA组合以明确诊断,必要时进行肝病灶穿刺活检。

肝癌高危人群,随访发现肝内直径>2 cm结节,若动态增强MRI、动态增强CT、超声造影或Gd-EOB-DTPA增强MRI的4项检查中至少1项检查有典型的肝癌特征,则可以做出肝癌的临床诊断;若上述4种影像学检查无典型的肝癌特征,可以进行每2~3个月的影像学检查随访并结合血清AFP、DCP、7个microRNA组合以明确诊断,必要时进行肝病灶穿刺活检。

肝癌高危人群,如血清AFP升高,特别是持续升高,应进行影像学检查以明确肝癌诊断;若动态增强MRI、动态增强CT、超声造影或Gd-EOB-DTPA增强MRI的4种检查中至少1项检查有典型的肝癌特征,即可以临床诊断为肝癌;如上述4种影像学检查未发现肝内结节,在排除妊娠、慢性或活动性肝病、生殖腺胚胎源性肿瘤以及其他消化系统肿瘤的前提下,应每隔2~3个月进行1次影像学复查,同时密切随访血清AFP、DCP、7个microRNA组合变化。

肝癌的分期对于治疗方案的选择、预后评估至关重要。国外有多种分期方案,如巴塞罗那肝癌临床分期(Barcelona Clinic Liver Cancer,BCLC)、TNM分期、日本肝病学会(Japanese Society of Hepatology,JSH)分期和亚太肝病研究学会(Asian Pacific Association for the Study of the Liver,APASL)分期等。结合中国的具体国情及实践积累,依据患者体能状态(performance status,PS)、肝肿瘤及肝功能情况,建立中国肝癌的分期方案(China Liver Cancer Staging,CNLC),包括:CNLC Ⅰa期、Ⅰb期、Ⅱa期、Ⅱb期、Ⅲa期、

Ⅲb期、Ⅳ期,具体分期方案描述见图7-2。

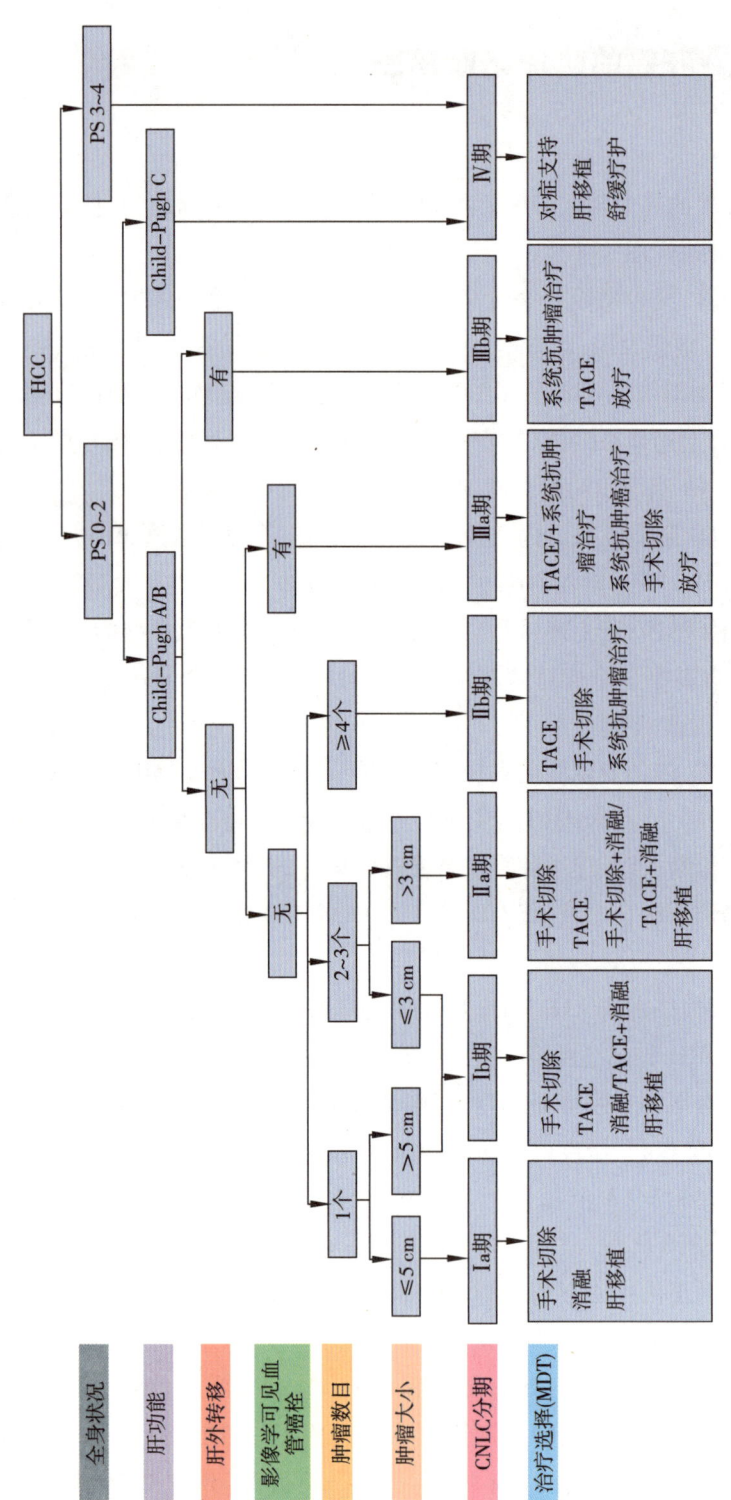

图7-1 肝癌诊断路线

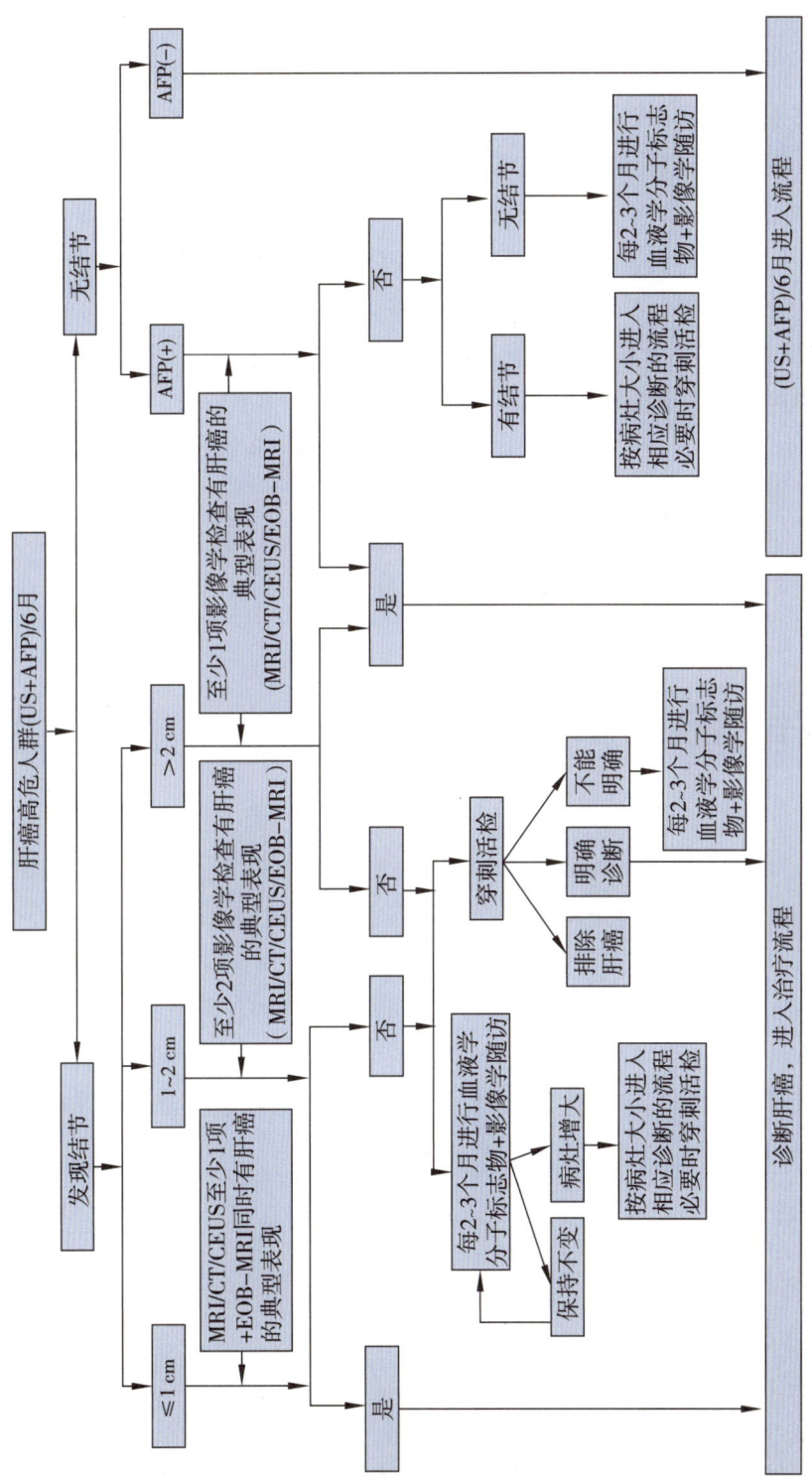

图 7-2 中国肝癌临床分期与治疗路线

CNLC Ⅰa 期:PS 评分 0~2 分,肝功能 Child-Pugh A/B 级,单个肿瘤、直径≤5 cm,无影像学可见血管癌栓和肝外转移。

CNLC Ⅰb 期:PS 评分 0~2 分,肝功能 Child-Pugh A/B 级,单个肿瘤、直径>5 cm,或 2~3 个肿瘤、最大直径≤3 cm,无影像学可见血管癌栓和肝外转移。

CNLC Ⅱa 期:PS 评分 0~2 分,肝功能 Child-Pugh A/B 级,2~3 个肿瘤、最大直径>3 cm,无影像学可见血管癌栓和肝外转移。

CNLC Ⅱb 期:PS 评分 0~2 分,肝功能 Child-Pugh A/B 级,肿瘤数目≥4 个,不论肿瘤直径大小,无影像学可见血管癌栓和肝外转移。

CNLC Ⅲa 期:PS 评分 0~2 分,肝功能 Child-Pugh A/B 级,不论肿瘤直径大小和数目,有影像学可见血管癌栓而无肝外转移。

CNLC Ⅲb 期:PS 评分 0~2 分,肝功能 Child-Pugh A/B 级,不论肿瘤直径大小和数目,不论有无影像学可见血管癌栓,但有肝外转移。

CNLC Ⅳ期:PS 评分 3~4 分,或者肝功能 Child-Pugh C 级,不论肿瘤直径大小和数目,不论有无影像学可见血管癌栓,不论有无肝外转移。

第八节　肝癌高危人群的早治策略

肝癌治疗的特点是多学科参与、多种治疗方法共存,其常见治疗方法包括肝切除术、肝移植术、消融治疗、血管内介入治疗、放射治疗、系统性抗肿瘤治疗、中医药治疗等多种手段,各种治疗手段均存在其特有的优势和局限性,且适应证互有重叠。规范而准确的治疗决策应基于指南及高级别循证医学证据,同时也需兼顾各领域的最新进展及研究结果,而单一学科对其他领域治疗方法的知识更新可能存在局限性和滞后性,因此,肝癌诊疗须重视多学科诊疗团队的沟通与合作,以确保为患者选择最适合的治疗决策,并不断推动肝癌治疗的进步。

一、外科治疗

肝癌的外科治疗是肝癌患者获得长期生存的重要手段(证据等级 2,推荐 A),主要包括肝切除术和肝移植。

1. 肝切除术的基本原则

(1)彻底性:完整切除肿瘤,切缘无残留肿瘤。

(2)安全性:保留足够体积且有功能的肝组织(具有良好血供,以及良好的血液和胆汁回流)以保证术后肝功能代偿,减少手术并发症、降低死亡率。

2.肝癌切除的适应证

(1)肝脏储备功能良好的 CNLC Ⅰa 期、Ⅰb 期和 Ⅱa 期肝癌:首选治疗方式是手术切除。既往研究结果显示:对于直径≤3 cm 的肝癌,手术切除的总体生存时间类似或稍优于消融治疗(证据等级1,推荐A)。同时有部分研究显示:手术切除后局部复发率显著低于射频消融后。对于复发性肝癌,手术切除的预后优于射频消融(证据等级2,推荐B)。

(2)CNLC Ⅱb 期肝癌:多数情况下不宜首选手术切除,而以 TACE 为主的非手术治疗为首选。如果肿瘤局限在同一段或同侧半肝者,或可以同时行术中消融处理切除范围外的病灶;即使肿瘤数目>3 个,经过 MDT 讨论,手术切除有可能获得比其他治疗更好的效果时,也可以推荐行手术切除(证据等级2,推荐B)。

(3)CNLC Ⅲa 期肝癌:大多数情况下不宜首选手术切除,尤其是合并门静脉主干癌栓者,而以 TACE 或 TACE 联合系统抗肿瘤治疗为主的非手术治疗为首选。但有研究提示与索拉非尼相比,肝切除术治疗晚期非转移性肝癌的总体生存率(overall survival,OS)和无进展生存时间(progression free survival,PFS)显著更优。手术切除治疗 CNLC Ⅲa 期肝癌的数据大部分来源于亚洲国家,少部分来自西方国家。如符合以下情况,经过 MDT 讨论,也可考虑行手术切除:①合并门静脉分支癌栓(程氏分型Ⅰ/Ⅱ型)者,若肿瘤局限于半肝或肝脏同侧,可以考虑手术切除肿瘤同时切除癌栓,术后再实施 TACE 治疗、门静脉化疗或其他系统抗肿瘤治疗(证据等级3,推荐C);此类患者术前接受三维适形放射治疗,亦可以改善术后生存(证据等级2,推荐B);门静脉主干癌栓(程氏分型Ⅲ型)者术后短期复发率较高,多数患者的术后生存不理想,因此不是手术切除的绝对适应证(证据等级3,推荐B)。②合并胆管癌栓但肝内病灶亦可以切除者。③部分肝静脉受侵犯但肝内病灶可以切除者。

(4)CNLC Ⅲb 期肝癌:经过 MDT 讨论,可以考虑切除肿瘤的同时行肝门淋巴结清扫或术后外放射治疗。周围脏器受侵犯可以一并切除者,也可以考虑手术切除。

二、消融治疗

目前消融治疗已经被认为是手术切除之外治疗小肝癌的根治性治疗方式,消融治疗具有对肝功能影响少、创伤小、疗效确切的特点,在一些早期肝癌患者中可以获得与手术切除相类似的疗效。肝癌消融治疗是借助医学影像技术的引导,对肿瘤病灶靶向定位,局部采用物理或化学的方法直接杀灭肿瘤组织的一类治疗手段。主要包括 RFA、微波消融(microwave ablation,MWA)、无水乙醇注射治疗(percutaneous ethanol injection,PEI)、冷冻消融(cryoablation,CRA)、高强度超声聚焦消融(highintensity focused ultrasound ablation,HIFU)、激光消融(laser ablation,LA)、不可逆电穿孔(irreversible electroporation,IRE)等。消融治疗常用的引导方式包括超声、CT 和 MRI,其中最常用的是超声引导,具有方便、实时、高效的特点。CT、MRI 可以用于观察和引导常规超声无法探及的病灶。CT 及 MRI 引导技术还可以应用于肺、肾上腺、骨等肝癌转移灶的消融治疗。

三、经动脉介入治疗

根据动脉插管化疗、栓塞操作的不同,经动脉介入治疗通常分为以下几种。

1. 动脉灌注化疗

是指经肿瘤供血动脉灌注化疗药物,包括 HAIC,常用化疗药物有蒽环类、铂类和氟尿嘧啶类等,需根据患者的肿瘤负荷、体表面积、肝肾功能状态、血细胞水平、体能状态、既往用药及合并疾病等情况选择配伍与用量,同时根据化疗药物的药代动力学特点设计灌注药物的浓度和时间。

2. 经动脉化疗栓塞术(TACE)

是指将带有化疗药物的碘化油乳剂或载药微球、辅以颗粒型栓塞剂(如明胶海绵颗粒、空白微球、聚乙烯醇颗粒)等经肿瘤供血动脉支的栓塞治疗。

3. 经动脉栓塞术(TAE)

单纯用颗粒型栓塞剂栓塞肿瘤的供血动脉分支。

4. 经动脉放射性栓塞(transarterial radioembolization, TARE)

指经肿瘤供血动脉注射带有放射性核素的物质。

其中 TACE 是肝癌最常用的经动脉介入治疗方法。HAIC 作为一种经动脉介入治疗方式,目前尚未形成统一治疗技术标准。近年来,我国学者采用 mFOLFOX 为基础的灌注方案使晚期肝癌患者 HAIC 疗效得以提高。研究表明,mFOLFOX-HAIC 治疗对于多次 TACE 治疗产生抵抗、肝癌伴门静脉癌栓、肝外寡转移的肝癌患者,疗效优于索拉非尼治疗(证据等级 1,推荐 A);另外对肝癌伴门静脉癌栓患者(CNLC Ⅲa 期)采用 HAIC 联合索拉非尼治疗疗效优于单用索拉非尼治疗(证据等级 1,推荐 A)。

四、放射治疗

放射治疗分为外放射治疗和内放射治疗。外放射治疗是利用放疗设备产生的射线(光子或粒子)从体外进入体内对肿瘤照射。内放射治疗是利用放射性核素,经机体管道或通过针道植入肿瘤内。肝癌对放射敏感,中等剂量的放疗,就可以获得较好的肿瘤缓解率。

肝癌外放射治疗实施原则为综合考虑肿瘤照射剂量,周围正常组织耐受剂量,以及所采用的放射治疗技术。肝癌外放射治疗实施要点为:①放射治疗计划制定时,肝内病灶在增强 CT 中定义,必要时参考 MRI 影像等多种影像资料,可以利用正常肝组织的增生能力,放射治疗时保留部分正常肝不受照射,以期部分正常肝组织获得增生。②肝癌照射剂量与患者生存时间及局部控制率密切相关,基本取决于周边正常组织的耐受剂量。

肝癌照射剂量:SBRT 一般推荐 $\geq 45 \sim 60$ Gy/$3 \sim 10$ 分次(fraction, Fx)、放射治疗生物

等效剂量(biological effective dose,BED)≥80 Gy(α/β 比值取 10 Gy),病灶可获得较好的放疗效果;常规分割放射治疗为 50~75 Gy;新辅助放射治疗门静脉癌栓的剂量可以为 3 Gy/6 Fx。具有图像引导放射治疗(imageguided radiation therapy,IGRT)技术条件者,部分肝内病灶、癌栓或肝外淋巴结、肺、骨等转移灶可行低分割放射治疗者尽量采用低分割放疗,以提高单次剂量、缩短放射治疗时间、疗效不受影响甚至可以提高;非 SBRT 的低分割外放射治疗,可以利用模型计算 BED,有 HBV 感染患者的肝细胞 α/β 比值取 8 Gy,肿瘤细胞 α/β 比值取 10~15 Gy,作为剂量换算参考。

五、系统治疗

系统治疗又称为全身性治疗,主要指抗肿瘤治疗,包括分子靶向药物治疗、免疫检查点抑制剂治疗、化学治疗和中医中药治疗等;另外还包括了针对肝癌基础疾病的治疗,如抗病毒治疗、保肝利胆和支持对症治疗等。由于肝癌起病隐匿,首次诊断时只有不到 30% 的肝癌患者适合接受根治性治疗,系统抗肿瘤治疗在中晚期肝癌的治疗过程中发挥重要的作用。系统抗肿瘤治疗可以控制疾病的进展,延长患者的生存时间,部分患者可获得肿瘤部分或完全缓解。系统抗肿瘤治疗在不可手术切除的中晚期肝癌中的适应证主要为:①CNLC Ⅲa、Ⅲb 期肝癌患者;②不适合手术切除或 TACE 治疗的 CNLC Ⅱb 期肝癌患者;③TACE 治疗抵抗或 TACE 治疗失败的肝癌患者。

1. 一线系统抗肿瘤治疗

(1)阿替利珠单克隆抗体联合贝伐珠单克隆抗体:阿替利珠单克隆抗体联合贝伐珠单克隆抗体被批准用于既往未接受过全身系统性治疗的不可切除肝癌患者(证据等级 1,推荐 A)。IMbrave150 全球多中心Ⅲ期研究结果显示,阿替利珠单克隆抗体联合贝伐珠单克隆抗体组的中位生存时间和 PFS 较索拉非尼组均有明显延长,死亡风险降低 34%,疾病进展风险降低 35%。对于中国亚群,联合治疗组患者也有明显的临床获益,与索拉非尼相比死亡风险降低 47%,疾病进展风险降低 40%。并且联合治疗延迟了患者报告的中位生命质量恶化时间。常见的不良反应有高血压、蛋白尿、肝功能异常、腹泻,以及食欲缺乏等。

(2)信迪利单克隆抗体联合贝伐珠单克隆抗体类似物:信迪利单克隆抗体联合贝伐珠单克隆抗体类似物已在我国被批准用于既往未接受过系统抗肿瘤治疗的不可切除或转移性肝癌的一线治疗(证据等级 1,推荐 A)。ORIENT-32 全国多中心Ⅲ期研究结果显示,信迪利单克隆抗体联合贝伐珠单克隆抗体类似物疗效显著优于索拉非尼组,与索拉非尼组相比,联合治疗组死亡风险下降 43%,疾病进展风险下降 44%。联合方案安全性较好,联合治疗组最常见的不良反应为蛋白尿、血小板减少、谷草转氨酶升高、高血压和甲状腺功能减退等。

(3)甲磺酸阿帕替尼联合卡瑞利珠单克隆抗体:甲磺酸阿帕替尼联合卡瑞利珠单克

隆抗体在我国被批准用于不可切除或转移性肝癌患者的一线治疗(证据等级1,推荐A)。CARES-310国际多中心Ⅲ期研究结果显示,甲磺酸阿帕替尼联合卡瑞利珠单克隆抗体组与索拉非尼单药组相比,联合治疗组死亡风险降低38%,疾病进展风险下降48%。联合治疗组≥3级不良事件主要是高血压、手足综合征和氨基转移酶升高。

(4)多纳非尼:多纳非尼在我国已被批准用于既往未接受过全身系统性抗肿瘤治疗的不可切除肝癌患者(证据等级1,推荐A)。与索拉非尼相比,多纳非尼能够明显延长晚期肝癌的中位生存时间,死亡风险下降17%;多纳非尼和索拉非尼两组的中位PFS相似,但多纳非尼组具有良好的安全性和耐受性。最常发生的不良反应为手足皮肤反应、谷草转氨酶升高、总胆红素升高、血小板降低和腹泻等。

(5)仑伐替尼:仑伐替尼适用于不可切除的肝功能Child-Pugh A级的晚期肝癌患者(证据等级1,推荐A)。临床Ⅲ期对照研究显示,其总体生存期非劣于索拉非尼,研究达到非劣效终点(RR=0.92;95% CI 0.79~1.06)。仑伐替尼组中位PFS显著优于索拉非尼组,疾病进展风险下降34%,ORR也高于索拉非尼组。常见不良反应为高血压、蛋白尿、腹泻、食欲缺乏、疲劳、手足综合征,以及甲状腺功能减退等。

(6)替雷利珠单克隆抗体:替雷利珠单克隆抗体在我国被批准一线治疗不可切除或转移性肝癌患者(证据等级1,推荐A)。RATIONALE-301全球多中心Ⅲ期研究结果显示,与索拉非尼相比,达到了预设的主要研究终点,OS为非劣效性(RR=0.85;95% CI 0.71~1.02),死亡风险降低了15%。常见不良反应为谷草转氨酶升高、谷丙转氨酶升高和总胆红素升高。

(7)索拉非尼:索拉非尼是第一个被批准用于肝癌系统抗肿瘤治疗的分子靶向药物。多项临床研究表明,索拉非尼对于不同国家地区、不同肝病背景的晚期肝癌患者都具有一定的生存获益(证据等级1,推荐A)。索拉非尼可以用于肝功能Child-Pugh A/B级的患者,但是相对于肝功能Child-Pugh B级,Child-Pugh A级的患者生存获益比较明显。治疗过程中应定期评估疗效和监测毒性。常见的不良反应为腹泻、手足综合征、皮疹、高血压、食欲缺乏,以及乏力等,一般发生在治疗开始后的2~6周内。治疗过程中需要密切监测血压,定期检查肝肾功能、HBV-DNA、血常规、凝血功能,以及尿蛋白等。在治疗过程中,还需要注意心肌缺血风险,特别高龄患者应给予必要的监测和相关检查。

(8)系统化疗:FOLFOX4方案在我国被批准用于一线治疗不适合手术切除或局部治疗的局部晚期和转移性肝癌(证据等级1,推荐A)。另外,三氧化二砷对中晚期肝癌具有一定的姑息治疗作用(证据等级3,推荐C),在临床应用时应注意监测和防止肝肾毒性。

(9)其他一线系统抗肿瘤治疗进展:双免疫联合治疗在不可手术切除的中晚期肝癌一线治疗领域也取得了成功。全球Ⅲ期临床试验HIMALAYA研究结果显示,与索拉非尼对比,程序性死亡受体配体1抑制剂度伐利尤单克隆抗体联合细胞毒性T淋巴细胞相关抗原4抑制剂替西木单克隆抗体(STRIDE方案:单次给药300 mg替西木单克隆抗体+

度伐利尤单克隆抗体 1 500 mg 每 4 周 1 次,常规间隔给药)具有较好的临床疗效和可控的安全性,降低死亡风险 22%。STRIDE 方案使得亚洲(除日本以外)患者死亡风险降低了 29%,HBV 阳性患者的死亡风险降低了 34%。STRIDE 方案被美国 FDA、欧盟和日本批准用于治疗不可切除的肝癌患者。但在我国该方案尚未得到批准,不能用于切除肝癌的一线治疗。

2. 二级抗肿瘤治疗

目前二线治疗药物的适应证获批基于针对一线索拉非尼或系统化疗失败后与安慰剂对照的Ⅲ期临床研究。对于一线接受免疫联合方案、免疫单药或酪氨酸激酶抑制剂单药治疗的患者,二线治疗方案国内外目前尚未提供高级别循证医学证据。可根据疾病进展情况及一线治疗的具体方案,选择批准的二线治疗药物,也可选择未曾使用过的一线治疗药物。

六、中医传统方药治疗

在病证辨治中西医结合临床医学体系指导下,针对肝癌早期、中晚期、终末期等不同阶段,采取病证结合临床诊疗模式,以肝癌的核心病机"癌毒盛衰"为着眼点,综合运用中国医药学方药、现代中药制剂,以及中医药特色诊疗技术,与现代医学技术互补协作,形成系统规范方案,以期达到协同抗癌、提高治疗耐受性、减少术后并发症、预防复发转移、减轻不良反应及延长生存期的作用。

七、对症支持治疗

肝癌患者往往合并有肝硬化、脾大,并因抗肿瘤治疗等导致一系或多系血细胞减少,可考虑给予药物治疗或血制品输注。中性粒细胞减少患者可酌情给予粒细胞集落刺激因子(granulocyte colony stimulating factor,G-CSF,包括 PEG-rhG-CSF 和 rhG-CSF)。血红蛋白<80 g/L 的患者,可根据贫血的病因给予铁剂、叶酸、维生素 B_{12} 和促红细胞生成素等治疗。慢性肝病引起血小板减少的患者根据病情需要可以使用重组人血小板生成素或血小板生成素受体激动剂(如阿伐曲泊帕、芦曲泊帕)等提升血小板计数。对于终末期肝癌患者,应给予最佳支持治疗,包括积极镇痛、纠正低蛋白血症、加强营养支持,控制合并糖尿病患者的血糖水平,处理腹水、黄疸、肝性脑病、消化道出血及肝肾综合征等并发症。针对有症状的骨转移患者,可以使用双膦酸盐类药物或地舒单抗。另外,适度的康复运动可以增强患者的免疫功能。同时,要重视患者的心理干预,增强患者战胜疾病的信心,把消极心理转化为积极心理,通过舒缓疗护让其享有安全感、舒适感,从而减少抑郁与焦虑。

第九节 有症状人群的健康管理

肝癌患者肝脏切除术后5年复发率高达40%~70%,做好术后患者的全程健康管理,降低复发率,是提高肝癌治疗疗效的关键所在。

肝癌手术切除患者的术后复发包括早期复发和晚期复发,通常认为术后2年内的复发属于早期复发,2年及以后的复发为晚期复发。早期复发的危险因素包括肿瘤多发、肿瘤长径>5 cm、肿瘤分化差(Edmondson Ⅲ~Ⅳ级)、微血管或大血管侵犯、淋巴结转移、切缘≤1 cm、肿瘤标志物[AFP和(或)异常凝血酶原(des-gamma carboxyprothrombin,DCP)]持续异常等。晚期复发可能与基础肝脏疾病导致的新发肿瘤有关,其危险因素包括年龄>60岁、慢性病毒性肝炎活动期、HBV DNA>106 copies/mL、HBsAg阳性、肝硬化程度、Ishak评分>6分或Scheuer>4分、低白蛋白血症、多发肿瘤等。

目前,尚无公认的针对肝癌术后辅助治疗的策略,多项临床研究仍在进行中。对于存在早期复发危险因素的肝癌患者,术后应根据情况酌情接受辅助治疗。术后1~2个月即应开始进行随访,随访项目包括:复查肝肾功能、肿瘤标志物,影像学(超声与增强CT或MRI),有条件的医学中心也可选择microRNA 7。如存在复发危险因素的中高危患者,应考虑评估后接受术后辅助治疗或参加相关临床研究。对于复发风险为低危(通常指不合并复发危险因素,例如单个肿瘤长径≤5cm且无微血管侵犯)的肝癌患者,可采取常规随访的策略,每3个月定期随访肝肾功能、肿瘤标志物和影像学检查。

此外,为了做好肝癌的三级预防,尽可能改善患者的预后,建议综合考虑早期和晚期术后复发的危险因素而选择适合启用辅助治疗的患者,具体包括肿瘤多发、肿瘤长径>5cm、Edmondson Ⅲ~Ⅳ级、微血管或大血管侵犯、淋巴结转移、切缘≤1cm、肿瘤标志物持续异常、HBsAg阳性、HBV DNA>106 copies/mL、肝硬化等。

术后辅助治疗包括针对肝病背景的治疗,如乙型病毒性肝炎和丙型病毒性肝炎的治疗和针对中高危复发因素的治疗,如介入、靶向、免疫治疗、中医药治疗等。但需要注意的是,除了规范化的抗病毒治疗以外,其他治疗尚缺乏充分的循证医学证据的支持,仍需进一步的探索和完善。

第十节 肝癌早诊早治的实践及探索

中国是肝癌大国,每年肝癌新发病例和死亡病例占全球近50%。2022年肝癌新发患者为36.77万例,居所有恶性肿瘤第4位,死亡人数31.65万,仅次于肺癌,位居第二。早期发现、早诊早治,完全可以达到根治或者治愈肝癌的目的,这对保障人民群众健康、预防肝癌对健康的危害,提高生活质量,非常重要。肝癌早诊早治的探索及实践是一个系统而深入的过程,旨在提高肝癌患者的治疗效果和生存率。肝癌早诊早治的实践和探索是一个复杂而多维的领域,涉及临床实践、研究进展、筛查模式等多个方面。

一、肝癌早诊早治的重要性

肝癌是全球常见的恶性肿瘤之一,尤其在中国,肝癌的发病率和死亡率都非常高。据《中国肝癌早筛策略专家共识》指出,HCC是全世界常见的恶性肿瘤之一,每年一半的新发肝癌发生在中国。大量的临床研究和实践证明,早筛和早诊可以有效降低肝癌的5年总病死率。因此,探索建立适合中国国情的肝癌筛查策略显得尤为重要。

在临床实践中,通过监测血清标志物如AFP和异常凝血酶原等,可以对肝癌进行早期筛查。如"梅斯医学"报道的病例中,通过监测AFP水平的显著升高,结合影像学检查,成功在早期诊断出肝癌并进行了手术治疗。这些病例显示了临床标志物在肝癌早期筛查中的重要作用,提高了HCC早期诊断率、接受治愈性治疗率和生存率。

二、肝癌早诊早治的研究进展

1. 新型检测方法

复旦大学附属中山医院樊嘉的研究团队开发了一种基于血液ctDNA甲基化信号的肝癌早诊方法——HepaAiQ。这种方法能准确地区分HCC患者与慢性乙型肝炎/肝硬化(CHB/LC)患者,并在非常早期(0期)和早期(A期)的HCC患者中显示出良好的诊断敏感性,与AFP和DCP等常用生物标志物相比,展现出更高的诊断准确性。

2. 组学研究

多组学研究在肝癌早筛早诊治中的应用提供了肝癌发生发展机制、早期发现和诊断、个体化治疗策略的制定和预后评估等方面的依据。基因组学、蛋白组学、代谢组学和影像组学等多组学研究为肝癌的早期发现和诊断提供了新的思路和方法。

三、肝癌早诊早治的筛查模式

1. "金字塔"筛查模式

创建医院社区一体化"金字塔"肝癌筛查模式,实现肝癌早筛早诊早治。这种模式通过精准识别高危/极高危人群,并将其运用于医院和社区筛查,构建医院社区一体化的HCC筛查模式,对HCC高危人群及患者实行跨学科科学管理和治疗,最终降低肝癌相关死亡率。

2. 全国多中心前瞻性肝癌极早期预警筛查项目(PreCar)

该项目基于国内外主要相关指南、临床实践和PreCar项目研究最新进展,提出了中国早期肝癌筛查策略和具体流程。旨在为早期肝癌筛查和诊断提供实际方法,提高我国防控水平。

四、肝癌早筛早诊早治的挑战与对策

1. 提高公众意识

公众对于肝癌早筛早诊的重要性认识不足,需要通过健康教育提高公众的防癌意识。

2. 优化筛查策略

需要根据中国国情,优化肝癌筛查策略,提高筛查的准确性和效率。

3. 加强基层医疗能力

加强基层医疗机构的肝癌筛查和诊断能力,使更多的患者能够在早期得到诊断和治疗。

4. 多学科合作

肝癌的早筛早诊早治需要多学科的合作,包括肝病学、肿瘤学、影像学等多个领域的专家共同参与。

(杨红杰)

参考文献

[1] HAN B F, ZHENG R S, ZENG H M, et al. Cancer incidence and mortality in China, 2022 [J]. Journal of the National Cancer Center, 2024, 4(1): 1809-1814.

[2] ZHENG R S, ZHANG S W, ZENG H M, et al. Cancer incidence and mortality in China, 2016 [J]. J Natl Cancer Center, 2022, 2(1): 1-9.

[3] ZHOU M, WANG H, ZENG X, et al. Mortality, morbidity, and risk factors in China and its

provinces,1990-2017: a systematic analysis for the Global Burdenof Disease Study 2017 [J]. Lancet,2019,394(10204):1145-1158.

[4] BRAY F, FERLAY J, SOERJOMATARAM I, et al. Global cancer statistics 2018: GLOBOCAN estimates of incidence and mortality worldwide for 36 cancers in 185 countries [J]. CA Cancer J Clin,2018,68(6):394-424.

[5] ZENG H, CAO M, XIA C, et al. Performance and effectiveness of hepatocellular carcinoma screening in individuals with HBsAg seropositivity in China: a multicenter prospective study[J]. Nat Cancer,2023,4(9):1382-1394.

[6] HOU J L, ZHAO W, LEE C, et al. Outcomes of Long-term Treatment of Chronic HBV Infection With Entecavir or Other Agents From a Randomized Trial in 24 Countries[J]. Clin Gastroenterol Hepatol,2020,18(2):457-467. e21.

[7] FAN R, PAPATHEODORIDIS G, SUN J, et al. aMAP risk score predicts hepatocellular carcinoma development in patients with chronic hepatitis[J]. J Hepatol,2020,73(6):1368-1378.

[8] FAN R, CHEN L, ZHAO S, et al. Novel, high accuracy models for hepatocellular carcinoma prediction based on longitudinal data and cell-free DNA signatures[J]. J Hepatol,2023,79(4):933-944.

[9] 郝新,樊蓉,郭亚兵,等.创建医院社区一体化"金字塔"肝癌筛查模式,实现肝癌早筛早诊早治[J].中华肝脏病杂志,2021,29(4):289-292.

[10] DONG Y, WANG W P, LEE W J, et al. Contrast-Enhanced Ultrasound Featuresof Histopathologically Proven Hepatocellular Carcinoma in the Non-cirrhotic Liver: A Multicenter Study[J]. Ultrasound Med Biol,2022,48(9):1797-1805.

[11] WANG W P, DONG Y, CAO J, et al. Detection and characterization of small superficially located focal liver lesions by contrast-enhanced ultrasound with high frequency transducers[J]. Med Ultrason,2017,19(4):349-356.

[12] DONG Y, WANG W P, MAO F, et al. Imaging Features of Fibrolamellar Hepatocellular Carcinoma with Contrast-Enhanced Ultrasound[J]. Ultraschall Med,2021,42(3):306-313.

[13] FAN P L, XIA H S, DING H, et al. Characterization of Early Hepatocellular Carcinoma and High-Grade Dysplastic Nodules on Contrast-Enhanced Ultrasound: Correlation With Histopathologic Findings[J]. J Ultrasound Med,2020,39(9):1799-1808.

[14] Shen Y T, Yue W W, Xu H X. Non-invasive imaging in the diagnosis of combined hepatocellular carcinoma and cholangiocarcinoma[J]. Abdom Radiol (NY),2023,48(6):2019-2037.

[15] HAN H, JI Z, HUANG B, et al. The Preliminary Application of Simultaneous Display of Contrast-Enhanced Ultrasound and Micro-Flow Imaging Technology in the Diagnosis of Hepatic Tumors[J]. J Ultrasound Med, 2023, 42(3):729-737.

[16] BARR R G, HUANG P, LUO Y, et al. Contrast-enhanced ultrasound imaging of the liver: a review of the clinical evidence for SonoVue and Sonazoid[J]. Abdom Radiol (NY), 2020, 45(11):3779-3788.

[17] DIETRICH C F, NOLSE CP, BARR RG, et al. Guidelines and Good Clinical Practice Recommendations for Contrast-Enhanced Ultrasound (CEUS) in the Liver-Update 2020 WFUMB in Cooperation with EFSUMB, AFSUMB, AIUM, and FLAUS[J]. Ultrasound Med Biol, 2020, 46(10):2579-2604.

[18] LEE J Y, MINAMI Y, CHOI B I, et al. The AFSUMB Consensus Statements and Recommendations for the Clinical Practice of Contrast-Enhanced Ultrasound using Sonazoid[J]. J Med Ultrasound, 2020, 28(2):59-82.

[19] ZHAO C K, GUAN X, PU Y Y, et al. Response Evaluation Using Contrast-Enhanced Ultrasound for Unresectable Advanced Hepatocellular Carcinoma Treated With Tyrosine Kinase Inhibitors Plus Anti-PD-1 Antibody Therapy[J]. Ultrasound Med Biol, 2024, 50(1):142-149.

[20] ZHOU B Y, LIU H, PU Y Y, et al. Quantitative analysis of pre-treatment dynamic contrast-enhanced ultrasound for assessing the response of colorectal livermetastases to chemotherapy plus targeted therapy: a dual-institutional study[J]. Abdom Radiol (NY), 2023, 48(1):1-10.

[21] ZHUANG Y, DING H, ZHANG Y, et al. Two-dimensional Shear-Wave Elastography Performance inthe Noninvasive Evaluation of Liver Fibrosis in Patients with Chronic Hepatitis B: Comparison with Serum Fibrosis Indexes[J]. Radiology, 2017, 283(3):873-882.

[22] GUAN X, CHEN Y C, XU H X. New horizon of ultrasound for screening and surveillance ofnon-alcoholic fatty liver disease spectrum[J]. Eur J Radiol, 2022, 154(9):110450.

[23] HUANG Y L, BIAN H, ZHU Y L, et al. Quantitative diagnosis of nonalcoholic fatty liver diseasewith ultrasound attenuation imaging in a biopsy-proven cohort[J]. Acad Radiol, 2023, 30(Suppl 1):S155-S163.

[24] CHEN Y, LU Q, ZHU Y, et al. Prediction of Microvascular Invasion in Combined Hepatocellular-Cholangiocarcinoma Based on Pre-operative Clinical Data and 117/143Contrast-Enhanced Ultrasound Characteristics[J]. Ultrasound Med Biol, 2022, 48(7):1190-1201.

[25] ZHANG H, GUO L, WANG D, et al. Multi-Source Transfer Learning Via Multi-Kernel

SupportVector Machine Plus for B-Mode Ultrasound-Based Computer-Aided Diagnosis of LiverCancers[J]. IEEE J Biomed Health Inform,2021,25(10):3874-3885.

[26] DING W,WANG Z,LIU F Y,et al. A Hybrid Machine Learning Model Based on SemanticInformation Can Optimize Treatment Decision for Naïve Single 3-5 cm HCC Patients[J]. Liver Cancer,2022,11(3):256-267.

[27] LIU F,LIU D,WANG K,et al. Deep Learning Radiomics Based on Contrast-EnhancedUltrasound Might Optimize Curative Treatments for Very-Early or Early-Stage HepatocellularCarcinoma Patients[J]. Liver Cancer,2020,9(4):397-413.

[28] LEE Y J,LEE J M,LEE J S,et al. Hepatocellular carcinoma:diagnostic performance ofmultidetector CT and MR imaging - a systematic review and meta-analysis[J]. Radiology,2015,275(1):97-109.

[29] LIU X,JIANG H,CHEN J,et al. Gadoxetic acid disodium-enhanced magnetic resonance imagingoutperformed multidetector computed tomography in diagnosing small hepatocellularcarcinoma:A meta-analysis[J]. Liver Transpl,2017,23(12):1505-1518.

[30] MARRERO J A,KULIK L M,SIRLIN C B,et al. Diagnosis,staging,and management of hepatocellularcarcinoma:2018 practice guidance by the American association for the study of liverdiseases[J]. Hepatology,2018,68(2):723-750.

[31] VOGEL A,CERVANTES A,CHAU I,et al. Hepatocellular carcinoma:ESMO Clinical PracticeGuidelines for diagnosis, treatment and follow-up[J]. Ann Oncol, 2018, 29(Suppl 4):iv238-iv255.

[32] 明心亮,刘雪芳,李硕,等.肝癌高危人群的早期筛查及健康管理模式探讨[J].中华健康管理学杂志.2019,13(3):254-258.

[33] 中国抗癌协会肝癌专业委员会.中国肝癌一级预防专家共识(2018)[J].中华肿瘤杂志,2018,40(7):550-557.

[34] 中华医学会肝病学分会.原发性肝癌二级预防共识(2021)[J].中华肝脏病杂志,2021,29(3):216-226.

第八章

胆囊癌早诊早治及高危人群健康管理

第一节 胆囊癌发病的流行病学特征和生物学特征

一、胆囊癌的流行病学特征

(一)发病率及死亡率概况

胆囊癌(gallbladder cancer,GBC)是一种起源于胆囊黏膜上皮的恶性肿瘤,其发病率在全球范围内存在一定的差异,且呈现出地域性特征。近年来,随着分子生物技术的不断发展,对胆囊癌分子特征的认识逐渐深入,更加先进的理论基础研究为胆囊癌的精准诊疗提供了新的思路。

1. 发病率

全球胆囊癌年发病率为(2~6)/10万人。这意味着在每10万人口中,每年有2~6人新发胆囊癌。发病率在不同国家和地区存在差异,发达国家发病率较高,发展中国家发病率较低,这可能与饮食习惯、生活方式、环境污染等因素有关。

中国胆囊癌发病率约为3.3/10万人。这意味着在每10万人口中,每年大约有3.3人新发胆囊癌。中国胆囊癌发病率呈上升趋势,可能与以下因素有关。

(1)饮食习惯:高脂肪、高胆固醇饮食及腌制、烧烤等饮食习惯可能与胆囊癌的发生有关。

(2)肥胖:肥胖是胆囊癌的危险因素之一,中国肥胖人群数量增加可能加速了胆囊癌发病率的提升。

(3)胆结石:胆结石是胆囊癌的重要危险因素,中国胆结石患病率较高,这也是高危因素之一。

(4)环境污染:一些地区的环境污染可能增加胆囊癌的发病率。

2. 死亡率

胆囊癌的死亡率相对较高,5年生存率仅为5%~10%。这意味着在确诊为胆囊癌的患者中,只有5%~10%的人能够存活5年或更长时间。死亡率高的原因包括以下内容。①早期诊断困难:胆囊癌早期症状不明显,容易被误诊或漏诊,导致患者就诊时已处于晚期。②缺乏有效的治疗手段:虽然手术切除是胆囊癌的首选治疗方法,但对于一些晚期患者,治疗效果有限。

(二)发病率相关因素

1. 性别

胆囊癌的发病率存在明显的性别差异,女性患者多于男性,男女比例约为1∶2。这可能与多种因素有关:①女性体内雌激素水平较高,雌激素可能促进胆汁中胆固醇的沉积,形成胆固醇结石,进而增加胆囊癌的风险。②孕激素可能影响胆囊黏膜的代谢,导致胆汁成分改变,增加胆囊癌的风险。③女性更倾向于高脂肪、高胆固醇的饮食习惯,这可能导致胆汁成分改变,增加胆囊癌的风险。④女性肥胖率高于男性,肥胖是胆囊癌的危险因素之一。⑤女性胆汁中胆汁酸浓度可能低于男性,胆汁酸浓度低可能增加胆囊癌的风险。⑥女性胆汁中磷脂浓度可能高于男性,胆汁磷脂浓度高可能增加胆囊癌的风险。

2. 年龄

胆囊癌的发病率和死亡率在不同年龄阶段存在差异,呈现出随年龄增长而增加的趋势,发病高峰年龄为60~70岁。这可能与随着年龄增长,胆囊功能逐渐衰退,更容易发生胆囊结石、胆囊息肉等癌前病变有关。55岁以下人群的胆囊癌发病率较低,可能与年轻人群的生活方式和环境暴露等因素有关。

3. 吸烟

吸烟是胆囊癌的危险因素之一,但女性吸烟率低于男性,可能部分解释了性别差异。

4. 口服避孕药

使用口服避孕药的女性患胆囊癌的风险可能增加,但使用时间较短,风险相对较低。

5. 家族史

虽然目前没有明确证据表明胆囊癌具有遗传性,但家族史可能增加患胆囊癌的风险。

6. 地理因素

胆囊癌的发病率存在明显的地域差异,如在我国东南沿海地区发病率较高。这可能与当地的饮食习惯、生活方式、环境污染等因素有关。

二、胆囊癌的临床生物学特征

(一)胆囊癌各病理类型的临床特征

胆囊癌的病理类型主要包括腺癌、鳞状细胞癌(简称鳞癌)、腺鳞状细胞癌(简称腺鳞癌)、未分化癌等。不同病理类型的胆囊癌在临床生物学特点上存在差异,以下分别进行介绍。

1. 腺癌

腺癌是最常见类型,占胆囊癌的绝大多数,为90%~95%。腺癌多呈膨胀性生长,侵袭性相对较低,主要通过淋巴途径转移,较少发生血行转移。预后相对较好,5年生存率为30%~40%。

2. 鳞状细胞癌

鳞状细胞癌是较少见类型,占胆囊癌的5%~10%,呈浸润性生长,侵袭性相对较高,易发生淋巴转移和血行转移,预后较差,5年生存率为15%~20%。

3. 腺鳞状细胞癌

占胆囊癌的1%~5%,生长方式介于腺癌和鳞状细胞癌之间,易发生淋巴转移,血行转移较少见。

4. 未分化癌

占胆囊癌的1%~5%,浸润性生长,侵袭性相对较高。5年生存率为10%~20%。

(二)胆囊癌的分子生物学特征

胆囊癌的分子生物特征是其发病机制、诊断、预后和精准治疗的基础。

1. 基因突变

(1) $KRAS$ 基因突变:$KRAS$ 基因突变是胆囊癌中最常见的基因突变之一,突变率为20%~30%。$KRAS$ 基因编码的蛋白参与细胞信号传导,控制细胞生长和分裂。$KRAS$ 基因突变导致蛋白活性异常,细胞生长失控,从而诱发癌变。$KRAS$ 基因突变与胆囊癌的侵袭性、预后不良相关。

(2) $TP53$ 基因突变:$TP53$ 基因是抑癌基因,参与细胞周期调控、DNA 损伤修复等过程。$TP53$ 基因突变导致抑癌功能丧失,细胞生长失控,增加癌变风险。胆囊癌中 $TP53$ 基因突变率为15%~20%,$TP53$ 基因突变与胆囊癌的侵袭性、预后不良相关。

(3) $PIK3CA$ 基因突变:$PIK3CA$ 基因编码的蛋白参与 PI3K/AKT 信号通路,调控细胞生长、存活和代谢。$PIK3CA$ 基因突变导致信号通路异常激活,细胞生长失控,增加癌变风险。胆囊癌中 $PIK3CA$ 基因突变率为10%~15%,$PIK3CA$ 基因突变与胆囊癌的侵袭性、预后不良相关。

(4) 其他基因突变:除了 $KRAS$、$TP53$、$PIK3CA$ 基因突变外,胆囊癌中还存在其他基因突变,如 $NRAS$、$BRAF$、$CDKN2A$、$PTEN$ 等。这些基因突变也可能参与胆囊癌的发生发展。

2. 信号通路异常

(1) PI3K/AKT 信号通路:PI3K/AKT 信号通路在胆囊癌中异常激活,导致细胞生长、存活和代谢失控,增加癌变风险。PI3K/AKT 信号通路异常激活与胆囊癌的侵袭性、预后不良相关。

(2) Wnt/β-catenin 信号通路:Wnt/β-catenin 信号通路在胆囊癌中异常激活,导致细胞生长失控,增加癌变风险。Wnt/β-catenin 信号通路异常激活与胆囊癌的侵袭性、预后不良相关。

（3）Notch 信号通路：Notch 信号通路在胆囊癌中异常激活，导致细胞生长失控，增加癌变风险。Notch 信号通路异常激活与胆囊癌的侵袭性、预后不良相关。

（4）其他信号通路：除了 PI3K/AKT、Wnt/β-catenin、Notch 信号通路外，胆囊癌中还存在其他信号通路异常，如 EGFR、HER2、MET 等。这些信号通路异常也可能参与胆囊癌的发生发展。

3. 与治疗相关的分子特征

（1）*HER2* 基因扩增/过表达：*HER2* 基因编码的蛋白参与细胞生长和分裂。*HER2* 基因扩增/过表达导致蛋白活性异常，细胞生长失控，增加癌变风险。*HER2* 基因扩增/过表达的患者预后较差，但可以使用抗 *HER2* 靶向药物（如曲妥珠单抗、帕妥珠单抗）进行治疗，提高治疗效果。

（2）*NTRK* 基因融合：*NTRK* 基因编码的蛋白参与细胞信号传导，控制细胞生长和分裂。*NTRK* 基因融合导致蛋白活性异常，细胞生长失控，增加癌变风险。*NTRK* 基因融合的患者可以使用 *NTRK* 抑制剂（如恩曲替尼、拉罗替尼）进行治疗，提高治疗效果。

4. 其他分子特征

（1）微卫星不稳定性：微卫星不稳定性是指 DNA 重复序列的长度发生改变，导致基因突变。胆囊癌中微卫星不稳定性发生率为 10%~15%，与肿瘤侵袭性和预后不良相关。

（2）DNA 甲基化：DNA 甲基化是指 DNA 上的甲基基团添加或去除，影响基因表达。胆囊癌中 DNA 甲基化异常，导致抑癌基因沉默和致癌基因激活，增加癌变风险。DNA 甲基化异常与胆囊癌的侵袭性、预后不良相关。

（3）肿瘤微环境：肿瘤微环境对肿瘤的生长、侵袭和转移具有重要影响。胆囊癌的肿瘤微环境特征包括肿瘤细胞、免疫细胞、基质细胞等，这些细胞相互作用，影响肿瘤的生长和进展。

第二节　胆囊癌发病的危险因素

一、年龄

年龄是胆囊癌的一个重要危险因素，且与发病率呈正相关。随着年龄增长，胆囊功能逐渐衰退，更容易发生胆囊结石、胆囊息肉等癌前病变，增加癌变风险。老年人免疫系统功能下降，难以有效清除体内的异常细胞，增加癌变风险。随着年龄增长，生活方式可能发生改变，如饮食结构变化、缺乏运动等，增加胆囊癌的危险因素。随着年龄增长，胆汁成分可能发生改变,如胆汁酸浓度降低、胆汁磷脂浓度升高,增加胆囊癌的风险。

不同年龄段胆囊癌发病特点如下。①55岁以下:胆囊癌发病率较低,可能与年轻人群的生活方式和环境暴露等因素有关。②55~70岁:胆囊癌发病率逐渐上升,达到高峰。③70岁以上:胆囊癌发病率仍然较高,可能与老年人更易合并其他疾病、治疗选择有限等因素有关。

二、胆囊疾病

胆囊疾病与胆囊癌发病之间的关系密切,了解这些疾病的诱因及其与胆囊癌风险增加的关联有助于制定更有效的预防和干预措施,降低胆囊癌的发病率。对于存在胆囊疾病的患者,应定期进行体检,密切关注胆囊病变情况,及时发现并处理异常,降低胆囊癌的风险。

1. 胆结石

胆汁中的胆固醇、胆汁酸、磷脂等成分的平衡失调,导致胆固醇过饱和,形成胆固醇结石。此外,胆汁中的钙盐和脂肪酸结合形成混合性结石。肥胖、高脂饮食、女性激素水平变化(如妊娠、口服避孕药)、代谢综合征(如糖尿病、高脂血症)等均可引起胆囊结石。胆结石的存在可能导致胆囊黏膜炎症,长期慢性炎症可能刺激细胞发生异常增殖,增加癌变风险。

2. 胆囊息肉

胆囊息肉的形成可能与胆囊黏膜慢性炎症、胆汁成分异常、遗传因素等有关。胆囊息肉分为良性息肉和恶性息肉,其中腺瘤样息肉具有较高的恶变倾向。直径超过1 cm的胆囊息肉,特别是单发、宽蒂息肉,需要密切随访或进行手术切除,以降低癌变风险。

3. 急性胆囊炎

由胆囊结石阻塞胆囊出口,导致胆汁淤积、细菌感染引起的炎症。

4. 慢性胆囊炎

胆囊壁长期受到炎症刺激,导致慢性炎症反应。慢性胆囊炎可能导致胆囊黏膜慢性炎症,长期慢性炎症可能刺激细胞发生异常增殖,增加癌变风险。胆囊壁增厚可能是胆囊黏膜慢性炎症、胆汁成分异常、遗传因素等导致的,是胆囊癌的常见特征之一,其发生机制可能与慢性胆囊炎、胆结石等因素有关。胆囊壁增厚可能提示胆囊癌的风险增加。

三、生活方式

1. 肥胖

肥胖是胆囊癌的危险因素之一,可能与胰岛素抵抗、代谢紊乱等因素有关。

2. 饮酒

是胆囊癌的危险因素之一,可能与酒精对胆囊黏膜的刺激和代谢产物的毒性作用有关。

3. 高脂肪、高胆固醇饮食

高脂肪、高胆固醇饮食可能导致胆汁成分改变,增加胆汁中胆固醇的沉积,形成胆固醇结石,进而增加胆囊癌的风险。

四、其他因素

吸烟是胆囊癌的危险因素之一,但其作用机制尚不明确。虽然目前没有明确证据表明胆囊癌具有遗传性,但家族史可能增加胆囊癌的风险。环境因素一些地区的环境污染可能增加胆囊癌的风险。

第三节 胆囊癌的高危人群

以下人群为良性胆囊疾病中胆囊癌的高危人群。①慢性结石性胆囊炎患者(结石越大风险越高)。②有胆囊息肉(直径超过 1 cm,特别是单发、宽蒂息肉)者。③瓷化胆囊或胆囊萎缩者。④胆胰管汇合异常或先天性胆管囊肿患者。⑤胆囊腺肌症患者。⑥慢性伤寒感染人群。⑦原发性硬化性胆管炎人群。⑧炎症性肠症患者群。⑨合并糖尿病患者群。

第四节 胆囊癌的预防策略

一、预防措施

针对以上胆囊癌发病的高危因素需要进行以下预防措施。

1. 饮食调整

避免高脂肪、高胆固醇的饮食,减少肥胖和代谢综合征的风险。

2. 胆囊结石和息肉的早期发现和治疗

对于直径超过 1 cm 的胆囊息肉、胆囊腺肌症患者、胆囊萎缩、瓷化胆囊、慢性胆囊炎、胆囊结石反复发作的患者,建议进行胆囊切除术以预防胆囊癌。

3. 生活方式的调整

戒烟限酒，保持健康的体重，适量运动，有助于降低胆囊癌的发病风险。

4. 慢性胆囊炎和胆囊结石的治疗

积极治疗慢性胆囊炎和胆囊结石，以减少胆囊黏膜慢性炎症和癌变的发病风险。

5. 遗传咨询

对于有胆囊癌家族史的人群，应进行遗传咨询，了解家族遗传风险，并采取相应的预防措施。

6. 环境因素的评估

对于生活在环境污染较严重地区的人群，应评估环境因素对胆囊癌风险的影响，并采取相应的防护措施。

二、体检策略

早期发现依然是预防胆囊癌最重要的手段。体检项目主要包括以下几个方面。

1. 影像学检查

影像学检查是胆囊癌筛查和诊断的重要手段。常用的方法包括超声、CT扫描、MRI，以及胆囊造影。超声可以直接观察胆囊内的肿块、结石和其他异常；CT扫描可以提供更详细的图像，以评估胆囊癌的大小、位置和周围淋巴结的状况；MRI适用于评估胆囊癌的侵犯深度和周围组织的受累情况；胆囊造影是通过口服或静脉注射造影剂，然后通过X射线检查胆囊和胆道系统的方法。

2. 血液检查

血液检查可以帮助评估身体的整体状况，如肝功能、肾功能等。对于胆囊癌患者来说，检查胆固醇、肝胆酶、癌胚抗原，以及肿瘤标志物糖类抗原19-9的水平也是常规的检查项目。这些指标的异常可以提供一定的线索，但并不能单独用于诊断胆囊癌。

3. 胆囊穿刺液细胞学检查

对于可疑的胆囊癌病灶，进行胆囊穿刺液细胞学检查可以确定病理类型，如腺癌、鳞癌等，从而指导治疗方案。

4. 腹腔镜检查

胆囊癌的确诊通常需要手术切除胆囊，并进行病理学检查以确定肿瘤的类型和分级。腹腔镜检查是一种微创手术技术，通过腹壁小孔进行观察和操作，可以提供更准确的病理学评估。

第五节 胆囊癌无症状高危人群的筛查策略

一、建议行胆囊癌筛查的人群

1. 高风险人群

包括有胆囊结石、胆囊息肉、慢性胆囊炎、胆囊腺肌症、瓷化胆囊、胆囊萎缩等疾病的人群,尤其是结石较大、息肉直径超过 1 cm 或腺瘤样息肉的患者。这些患者应根据医生的建议进行定期筛查。

2. 年龄因素

随着年龄的增长,胆囊癌的发病风险增加。因此,对于中老年人群,尤其是 60 岁以上的人群,建议进行定期筛查。

3. 性别因素

女性患胆囊癌的风险高于男性,因此在筛查策略中应给予女性更多的关注。

4. 家族史

有胆囊癌家族史的人群应增加筛查频率,以早期发现潜在风险。

二、胆囊癌高危患者的筛查手段

1. B 超检查

B 超是胆囊癌筛查的首选方法,可以检测胆囊壁的增厚、胆囊息肉、胆囊结石等病变。

2. 血液肿瘤标志物检测

血清肿瘤标志物检测,如 CA19-9、CEA 等,有助于评估胆囊健康状况。

3. PET-CT、CT、MRI

这些影像学检查可以更全面地评估胆囊病变,发现微小的病变。

4. 内镜超声(EUS)

EUS 可以直接观察胆囊壁的微小病变,并可进行细针穿刺活检,提高诊断准确性。

5. 磁共振胰胆管成像(MRCP)

MRCP 可以显示胆囊和胆管系统的形态和功能,有助于发现胆囊癌的高危患者。

第六节　胆囊癌相关良性疾病的高危人群的处理策略

胆囊癌高危人群的健康管理需要采取一系列的措施来降低发病风险。以下是对高危人群治疗方法及健康管理的建议。

一、慢性结石性胆囊炎患者

慢性结石性胆囊炎的治疗取决于患者的具体症状、疾病严重程度以及结石的大小和位置。抗生素用于治疗急性胆囊炎发作，减轻炎症和感染。NSAIDs 和阿片类药物，用于缓解疼痛。胆囊溶解药物如熊去氧胆酸，用于治疗胆固醇性结石，帮助溶解结石。对于有症状的慢性结石性胆囊炎，尤其是结石较大或胆囊炎症反复发作的患者，建议进行胆囊切除术。这可以预防胆囊癌的发生，并解决因胆囊结石引起的反复炎症和疼痛。定期进行 B 超检查，监测胆囊和胆囊结石的情况，以及胆囊壁的炎症程度。在选择治疗方案时，应考虑患者的年龄、健康状况、结石的大小和位置，以及患者的个人意愿。治疗计划应由医生根据患者的具体情况制定。慢性结石性胆囊炎的治疗目标是在控制症状的同时，尽量减少并发症的风险，并预防胆囊癌的发生。

二、胆囊息肉患者

胆囊息肉的治疗原则和手术原则取决于息肉的类型、大小、数量，以及是否存在癌变的风险。

治疗原则如下。①良性息肉：直径小于 1 cm 的良性息肉，尤其是多发息肉，通常可以观察随访，不需要立即手术。②恶性或疑似恶性息肉：直径大于 1 cm 的息肉，尤其是单发、宽蒂息肉，或者在随访过程中迅速增大，可能需要手术切除。

对于需要手术切除的息肉，手术的原则是完整切除息肉及其基底部，以防止癌变。①腹腔镜胆囊切除术（LC）：大多数胆囊息肉可以通过腹腔镜手术切除，这是一种微创手术，对患者的身体影响较小。②开腹手术：在某些情况下，如息肉非常大或腹腔镜手术存在技术困难时，可能需要开腹手术。③术中病理检查：手术过程中，通常会进行快速病理检查（术中冰冻切片），以确定息肉的良恶性，并指导后续手术决策。④预防性胆囊切除：对于高风险人群，如胆囊癌家族史、多发息肉、息肉直径较大等，可能需要进行预防性胆囊切除术。

三、瓷化胆囊或胆囊萎缩患者

瓷化胆囊（Calcified Gallbladder）或胆囊萎缩（Atrophic Gallbladder）是胆囊壁内钙质

沉积或胆囊体积缩小的情况。这些情况通常不需要特殊治疗,因为它们本身不引起症状,也不会增加癌变的风险。然而,如果这些情况伴随有胆囊炎或其他并发症,可能需要治疗。在极少数情况下,如果瓷化胆囊或胆囊萎缩伴随有严重的并发症,如反复发作的胆囊炎、胆囊穿孔或胆囊癌风险增加,可能需要考虑手术切除胆囊。

第七节 胆囊癌有症状高危人群的早诊策略

胆囊癌的早诊需要对高危人群进行识别,比如:①慢性胆囊炎胆囊结石患者,尤其是结石较大的患者;②直径超过 1 cm 的胆囊息肉,尤其是单发、宽蒂息肉者;③瓷化胆囊;④胆囊萎缩;⑤胆囊腺肌症患者;⑥胆胰管汇合异常或先天性胆管囊肿患者;⑦原发性硬化性胆管炎人群;⑧合并糖尿病患者群;⑨炎症性肠病,尤其是溃疡性结肠炎患者;⑩慢性伤寒感染人群等。其次针对这些人群,也要根据临床症状进行鉴别。筛查需要合适的检测手段,包括血液学检测和影像学检查,甚至一些侵入性或有创的检查。

一、临床表现

胆囊癌患者缺乏特异的临床表现,合并胆囊结石者早期多表现为胆囊结石和胆囊炎症状,如右上腹痛、恶心、呕吐、厌食等,晚期可有体重下降、腹部包块等表现,如果肿瘤转移至肝门部或肝外胆管,甚至会出现梗阻性黄疸。

二、实验室检查

胆囊癌患者可有肝功能异常、胆红素升高、肿瘤标志物癌胚抗原、CA19-9 等升高,胱硫醚-β-合成酶和趋化因子配体 21 阳性表达与胆囊癌的临床严重程度和不良预后密切相关,并且可以作为胆囊鳞状细胞癌、腺鳞癌和腺癌型胆囊癌诊断的标志。

三、影像学检查

胆囊癌既没有明确的早期诊断方法,也没有特定的标志物。超声检查作为首选的检查方法,准确率为80%左右。许红丽等认为,相比于普通彩超,彩色多普勒超声可反映病灶的血流特征,在胆囊良、恶性肿瘤的鉴别诊断中有很好的敏感度与特异性。胆囊癌超声诊断类型有 4 型:Ⅰ型为隆起型;Ⅱ型为壁厚型;Ⅲ型为混合型;Ⅳ型为实块型。

CT 和 MRI 在胆囊癌的诊断及鉴别诊断中有重要的意义,其可通过断层扫描及三维重建等技术操作为临床诊断与治疗提供更多的帮助。在增强 CT 扫描中,增厚的胆囊壁会出现明显强化,并且其门脉期会持续强化,其对胆囊癌的鉴别诊断价值高,在该方面,MRI 与 CT 的诊断结果没有太大差别;杨涛等的报道显示,在评价周围器官侵袭和转移情况比较中,MRI 对胆囊癌周围器官侵袭和转移的诊断符合率为 91.94%,CT 对胆囊癌周围器官侵袭和转移的诊断符合率为 75.81%,MRI 的诊断符合率明显高于 CT,且 MRI 对肝脏转移的诊断敏感度也高于 CT,在这方面 MRI 更有优势。PET-CT 在局部晚期胆囊癌的转移性疾病中检出率很高,尤其是在横断面成像中具有局部区域淋巴结转移的患者中,PET-CT 有着很重要的作用。其他检查包括内镜超声检查、磁共振胰胆管成像也可作为补充检查手段。

第八节 胆囊癌的早治策略

一、手术治疗

GBC 最有效的治疗方法是手术切除,根据肿瘤的 TNM 分期、肿瘤侵犯肝脏的途径和范围来决定术式的选择及肝切除范围。对于 Tis 期(原位癌)、T1a 期(侵犯固有层)的早期患者,单纯胆囊切除术已能达到根治目的,长期存活率达 85%~100%。腹腔镜下胆囊切除术(LC)已成为切除胆囊的主要方式,但术前怀疑 GBC 的情况下,由于腔镜操作使胆囊穿孔的风险增加,造成胆汁外溢,可能会发生切口部位肿瘤种植传播,导致 GBC 患者的生存率低下,因此腹腔镜切除胆囊的方法存在争议。腹腔镜下 GBC 术后出现炎性粘连或肝十二指肠韧带及周围纤维化,二次手术技术上具有挑战性,但其可行性已被证实。T1b 期(侵犯肌层)术式选择仍存在争议。目前更多观点认为应行胆囊癌根治术,包括胆囊连同胆囊床楔形切除 2~3 cm 肝组织+肝十二指肠韧带淋巴结清扫。虽有研究显示,T1 期患者行单纯胆囊切除术和胆囊癌根治术的生存率相当,但该期淋巴结转移隐匿、发生率高,仍主张确诊后应尽早行胆囊癌根治术,减少局部和区域淋巴结复发并获得更好的预后。T2 期肿瘤侵及肌层周围结缔组织,未超出浆膜。国内对于此期已达成共识,应给予胆囊连同肝 S4b+S5 整块切除及淋巴结清扫,争取达到 R0 切除。国外一项 81 例 GBC 患者回顾性研究结果显示,淋巴结转移是 T2 期 GBC 患者生存的唯一独立危险因素,肝切除非该期 GBC 患者存活的预后因素,需要研究来进一步评估 T2 期 GBC 肝切除的必要性。同时指出,肿瘤位置是 T2 期 GBC 患者存活的预后因素。近来,第 8 版 AJCC 癌症分期系统对 T2 期 GBC 进行细分,分为 T2a 期(腹腔侧)、T2b 期(肝脏侧)。有研究证实,T3、T4 期 GBC 常已伴有淋巴结转移、血管侵犯、肝脏等周围邻近器官侵犯及远处转移,往往需要行扩大胆囊癌根治术,根据肿瘤部位、大小、侵犯范围等来决定手术切除范围,包括肝脏 S4b+S5、右半肝、扩大右半肝、联合肝外胆管、胰十二指肠切除等。晚期 GBC 患者合并黄疸时应仔细评估病情后再行手术切除,若患者一般状况较差及预期寿命有限,可予内镜或经皮肝穿刺胆道引流的方法对症保守治疗缓解症状。临床医师应充分评估患者病情及预后,为患者提供适合的治疗方案。

二、化学及放射治疗

对于具有高风险特征的 GBC 患者,辅助化学疗法和放射疗法与其长期预后独立相关。Tran 等的一项回顾性研究中显示,无论 GBC 患者手术切缘有无癌残留,给予辅助治疗的患者比单独手术的死亡风险降低。Gu 等的研究同样证实,胆囊癌根治术后行放化疗与单纯胆囊切除术相比,GBC 患者的总生存率显著改善,并且放射疗法结合单药或双药化疗均可行且耐受良好。在化疗药物的选择上,吉西他滨和铂类药物的联合化疗被认为是晚期胆道癌患者的标准治疗方法,且吉西他滨加顺铂治疗的患者比单用吉西他滨治疗的患者平均寿命长 3.6 个月,故一线化疗通常以顺铂和吉西他滨的形式给药,二线化疗的益处有待确认。

三、免疫疗法

目前,免疫疗法扩展了治疗侵袭性肿瘤的新途径。有研究表明,GBC 细胞裂解物成熟后的树突状细胞能够强烈诱导 $CD4^+$ 和 $CD8^+T$ 细胞的活化,天然宿主 $CD8^+T$ 细胞介导的 GBC 的免疫应答增加了患者的生存率,可以考虑将载有 GBC 细胞裂解物的树突状细胞用于未来的免疫治疗方法。

四、靶向治疗

最近相关研究认为,许多与 DNA 损伤修复相关的蛋白质可被用作药物靶向,通过抑制同源重组机制,从而增加对化疗、放疗和其他治疗的敏感度。国外研究表明,GBC 患者中常见 *HER*2/*neu* 基因的改变。一项回顾性研究显示,*HER*2/*neu* 扩增的 GBC 患者采用 *HER*2/*neu* 定向治疗(拉帕替尼、曲妥珠单抗或帕妥珠单抗),具有良好的疗效。同时,miR-30d-5p 模拟物靶向 LDHA 沉默能抑制 GBC 肿瘤生长,可能是 GBC 患者治疗的新策略。其他生物标志物 FGF19、ERRFI1、TERT、BAP1、BRAF、CD-KN2A、肿瘤突变负荷等值得进一步探索。

第九节 胆囊癌指南中的早诊早治指导意见

一、《胆囊癌诊断和治疗指南(2019版)》

1. 发病危险因素及干预方法

指南明确了胆囊癌的发病危险因素,包括胆囊结石、胆囊息肉样病变、胆囊慢性炎症、"保胆取石"术后胆囊等。对于这些危险因素,该指南提出了早期干预和随访的方法。

2. 随访流程

"该指南"描述了胆囊癌患者的随访流程,包括定期进行血液肿瘤标志物检测和影像学检查,以监测肿瘤复发或转移的风险。

3. TNM 分期和临床分型

该"指南"提供了胆囊癌 TNM 最新分期和临床分型的描述,这些信息有助于医生更准确地评估病情和制定治疗计划。

4. 综合治疗理念

对于进展期胆囊癌,该"指南"提出了综合治疗的理念,包括多学科讨论、科学决策等治疗手段。这可能涉及外科治疗、化疗、放疗、靶向治疗及免疫治疗的结合应用。

5. 外科治疗的规范

该"指南"强调胆囊癌的外科治疗应在具有丰富经验的肝胆胰外科医师和病理科医师的医疗中心完成,实施规范的胆囊癌根治性切除术。

该"指南"为胆囊癌的早诊早治提供了全面的指导,旨在提高我国胆囊癌的总体治疗效果。该"指南"的具体内容和详细解读可以参考《胆囊癌诊断和治疗指南(2019版)》的原文或相关解读文章。

二、NCCN 指南

1. 多学科联合诊治的重要性

"NCCN 指南"强调,胆囊癌的治疗需要多学科团队的协作,包括外科、内科、影像科、病理科等。

2. 术前评估和分期

该"指南"强调,准确的分期是指导胆囊癌治疗的关键。美国癌症联合会(AJCC)的 TNM 分期系统是目前应用最广泛的分期系统。

3. 手术治疗

手术被认为是根治胆囊癌的唯一可能手段。手术方式的选择依赖于术前精确的评估和分期。

4. 术后辅助治疗

该"指南"推荐，对于胆囊癌术后的患者，应进行个体化的辅助治疗，以改善预后。

5. 随访策略

对于胆囊癌术后的患者，推荐术后前 2 年每 6 个月复查影像学检查，此后每年复查 1 次，至术后 5 年。此外，血清 CEA 及 CA19-9 检测可作为术后常规随访项目。

第十节　胆囊癌早诊早治发展方向的探索及实践

胆囊癌是胆道系统最常见的恶性肿瘤，其早期诊断与治疗对于提高患者生存率至关重要。胆囊癌的早期症状通常不具特异性，容易与胆囊结石和胆囊炎的症状混淆，导致误诊和晚期确诊，晚期确诊的患者超过 50%。胆囊癌的侵袭性很强，是预后最差的恶性肿瘤之一，5 年生存率低于 10%。

胆囊癌的危险因素包括胆囊结石和慢性胆囊炎，其中 85% 的胆囊癌患者有胆囊结石。胆囊结石越大，癌变风险越高。胆囊息肉也是胆囊癌的常见危险因素。

所以，胆囊癌的早期诊断主要依赖于常规影像学检查和血液标记物水平。然而，这些筛查工具的敏感度、特异性和准确率尚不理想。新兴技术的出现为改善胆囊癌的早期诊断现状提供了可能。未来的发展将着重于改善现有的筛查技术，验证并发展新兴检查技术，以及制定新的胆囊癌早期诊断策略。

影像学检查在胆囊癌的早期诊断中起着重要作用。常用的影像学检查方法包括超声、CT、MRI 和胆道造影等。其中，超声检查因其无创、安全、方便和成本低廉等优点，成为首选的筛查方法。CT 扫描和 MRI 则能提供更详细的解剖信息，如胆囊壁厚度、肿瘤大小、淋巴结转移等。

在治疗方面，胆囊癌的治疗方法包括外科手术、化疗和放疗。由于胆囊癌的恶性程度高，目前尚缺乏有效的治疗手段，因此早期诊断对于改善患者预后尤为重要。

综上所述，胆囊癌的早诊早治仍面临诸多挑战，但随着研究的深入和新技术的应用，未来在改善早期诊断率和治疗效果方面仍有很大的发展空间。

一、胆囊癌早期诊断对于改善患者预后至关重要

近年来，研究者们对胆囊癌早期诊断的分子标志物进行了广泛的研究和探索。这些

研究主要集中在以下几个方面。

1. 血清学标志物

仍然以 CA19-9、CA125、CA153 等为主,通过检测血清中这些肿瘤标志物的水平,可以辅助胆囊癌的早期诊断。

2. 微生物组检测

利用宏基因组学和宏转录组学技术,分析胆囊癌患者肠道微生物组的变化,为早期诊断提供新的途径。

3. ctDNA

ctDNA 是肿瘤细胞释放到血液中的 DNA 片段,通过检测 ctDNA 中的特定基因突变,可以实现对胆囊癌的早期诊断。

4. 基因检测

通过检测胆囊癌相关基因(如 $BRAF$、$TP53$ 等)的突变,可以实现对胆囊癌的早期诊断。

5. 蛋白质组学

分析胆囊癌患者血清或组织中的蛋白质表达谱,为早期诊断提供新的生物标志物。

6. 肿瘤标志物

随着液体活检、基因测序等技术的进步,肿瘤标志物的应用范畴得以拓宽,为胆囊癌的检测、诊断及治疗提供了帮助。

这些研究表明,胆囊癌的早期诊断分子标志物研究已经取得了一定的进展,但仍需要进一步的研究来提高诊断的准确性和效率。随着技术的不断发展和完善,这些分子标志物在胆囊癌诊疗中的应用将更加广泛和深入。

二、内镜技术在胆囊癌早诊早治中扮演重要角色

根据最新的研究和临床实践,内镜技术主要包括以下几个方面。

(1)胆囊镜检查:通过直接观察胆囊内部情况,结合活检病理学检查,可以提高胆囊癌的早期诊断率。这种方法可以直接观察到胆囊的内部结构,发现可能的癌变区域,并通过活检获取病理学证据。

(2)超声内镜(EUS):结合超声和内镜技术,可以提供更加详细的解剖信息,包括胆囊壁厚度、肿瘤大小、淋巴结转移等。EUS 技术在胆囊癌的早期诊断中具有较高的准确性和敏感性。

(3)介入性超声(EUS-FNA):通过超声引导下穿刺胆囊组织,获取细胞学或组织学标本,用于胆囊癌的早期诊断。这种方法可以获取组织样本进行病理学分析,从而对胆囊癌做出更加准确的诊断。

(杨红杰 赵 阳)

参考文献

[1] WEN Z J, SI A F, YANG J, et al. Elevation of CA19-9 and CEA is associated with a poor prognosis in patients with resectable gallbladder carcinoma[J]. HPB (Oxford), 2017, 19(11): 951-956.

[2] HUNDAL R, SHAFFER E A. Gallbladder cancer: epidemiology and outcome[J]. Clin Epidemiol, 2014, 6(1): 99-109.

[3] SHARMA A, SHARMA K L, GUPTA A, et al. Gallbladder cancer epidemiology, pathogenesis and molecular genetics: recent update[J]. World J Gastroenterol, 2017, 23(22): 3978-3998.

[4] SCHMIDT M A, MARCANO-BONILLA L, ROBERTS L R. Gallbladder cancer: epidemiology and genetic risk associations[J]. Chin Clin Oncol, 2019, 8(4): 31.

[5] 于皆平, 沈志祥, 罗和生, 等. 《实用消化病学》[M]. 北京: 科学出版社, 2017.

[6] SIEGEL R L, MILLER K D, JEMAL A. Cancer statistics, 2019[J]. CA Cancer J Clin, 2019, 69(1): 7-34.

[7] LAPUMNUAYPOL K, TIU A, THONGPRAYOON C, et al. Effects of aspirin and non-steroidal anti-inflammatory drugs on the risk of cholangiocarcinoma: a meta-analysis[J]. QJM, 2019, 112(6): 421-427.

[8] NEYAZ A, HUSAIN N, GUPTA S, et al. Investigation of targetable predictive and prognostic markers in gallbladder carcinoma[J]. J Gastrointest Oncol, 2018, 9(1): 111-125.

[9] LI V D, LI K H, LI J T. *TP*53 mutations as potential prognostic markers for specific cancers: analysis of data from the cancer genome atlas and the international agency for research on cancer *TP*53 database[J]. J Cancer Res Clin Oncol, 2019, 145(3): 625-636.

[10] 李卫峰, 张景丽, 陆中萃. 胆囊癌、胆囊腺瘤性息肉和慢性胆囊炎组织中 *p*53、*β-catenin* 基因的表达及临床意义[J]. 临床和实验医学杂志, 2018, 17(4): 391-394.

第九章

宫颈癌早诊早治及高危人群健康管理

第一节 宫颈癌发病的流行病学特征

子宫颈癌是严重威胁女性健康的常见恶性肿瘤,已成为全球重大公共卫生问题。2020年11月,世界卫生组织(World Health Organization,WHO)发布了《加速消除子宫颈癌全球战略》,得到了全球,包括中国在内的194个国家的积极响应和承诺。我国先后发布多个文件,积极推动全国的宫颈癌防治工作。2023年1月,国家卫生健康委员会等十部门印发《加速消除子宫颈癌行动计划(2023—2030年)》,要求进一步完善宫颈癌防治服务体系,提高综合防治能力,加快我国宫颈癌的消除进程。

首先我们需要明确,与其他肿瘤不同,宫颈癌是病因明确,可防可控的。目前几乎所有的流行病学调查与生物学资料均证明,高危型人乳头瘤病毒(high-risk human papillomavirus,hr-HPV)持续感染是宫颈癌及癌前病变发病的主要条件,其自然病程是由一个从宫颈上皮不典型增生到原位癌,再到浸润癌的一个连续发生、发展的过程(图9-1)。多项研究表明,持续感染会引起子宫颈上皮内病变及子宫颈癌,这个持续感染的时间可能是5~10年。见图9-1。

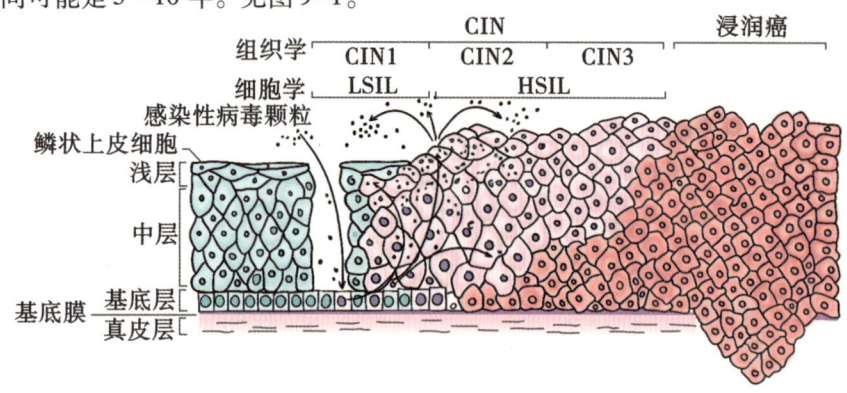

图9-1 HPV病毒感染至宫颈癌发生示意

注:CIN 宫颈上皮内瘤变;LSIL 低级别鳞状上皮内病变;HSIL 高级别鳞状上皮内病变

宫颈癌的早诊早治与预防 HPV 感染和子宫颈上皮内病变密切相关。在宫颈癌防治的二级预防中,开展子宫颈癌筛查和对筛查异常者进行分流,是重要的管理环节。

一、中国 HPV 感染率

《全球 HPV 及相关疾病》数据报告显示,子宫颈细胞学正常人群的 HPV 感染率在不同地区间的差异较大。我国 20 岁及其以上普通女性人群的 HPV 总感染率为 15.0%,其中常见型别主要包括 HPV52、HPV58、HPV53、HPV16、HPV51,并且 HPV 感染率呈中西部地区高于东部地区的差异。HPV 感染与年龄密切相关,具有 2 个感染高峰,分别为 17~24 岁和 40~44 岁。我国女性子宫颈细胞学正常、LSIL、HSIL 和浸润癌人群中的高危型 HPV 感染率分别为 15.6%、69.8%、86.0% 和 88.7%。以医院为基础的全国多中心研究显示,子宫颈鳞状细胞癌和子宫颈腺癌中高危型 HPV 感染率分别为 97.6% 和 74.5%。

二、时间趋势

2005—2015 年,全国、城乡宫颈癌发病率整体趋势均呈上升趋势,全国、城市、农村宫颈癌发病率平均每年的增长速度分别为 4.9%、3.3% 和 4.4%。2005—2015 年,全国、城乡宫颈癌死亡率整体趋势亦呈上升趋势,全国、城市宫颈癌标化死亡率平均每年的增长速度分别为 6.9% 和 7.8%。农村宫颈癌标化死亡率整体高于城市,城乡差距随年份的增加逐渐缩小。

三、地区分布

2016 年,中国肿瘤登记城市地区宫颈癌发病率为 16.64/10 万,均低于农村地区(发病率 17.52/10 万)。我国中部地区宫颈癌发病率为 14.45/10 万,高于西部地区和东部地区(分别为 12.80/10 万和 11.07/10 万)。2016 年,中国肿瘤登记城市地区宫颈癌死亡率为 5.34/10 万,低于农村地区(5.59/10 万)。我国中部地区死亡中标率为 4.43/10 万,高于西部地区(4.16/10 万)和东部地区(2.79/10 万)。

四、人群特征分布

宫颈癌发病率在 20 岁之前处于较低水平,20 岁以后快速上升,至 50~54 岁年龄组达到高峰,之后逐渐下降。死亡率在 25 岁之前处于较低水平,25 岁以后随年龄增加逐渐升高,在 80~84 岁组达到高峰。

第二节　宫颈癌发病的危险因素

一、人乳头瘤病毒

发生宫颈癌前病变和宫颈癌病变的主要原因是感染 HPV。大多数宫颈癌病例是由 HPV16 型和 HPV18 型感染引起的。高风险类型,特别是 HPV16 型在人群中非常普遍。感染通常通过性接触传播,引起鳞状上皮内病变。大多数病变可通过免疫干预在 6~12 个月后消失。然而,这些病变中有一小部分仍然存在,并可能导致癌症。一项 Meta 分析结果显示,HPV 较为流行的年龄出现在 25 岁,这可能与性行为的改变有关。在另一项 Meta 分析中,研究了宫颈癌在某些地区的双峰分布。在这种分布中,性行为后立即可以观察到 HPV 的暴发,继而是成年后的平台期;第 2 个高峰出现在 45 岁之后。随着时间的推移,长期感染 HPV 会导致宫颈上皮内瘤变的发生、发展。

HPV 促进致癌的主要机制包括两种病毒癌蛋白(E6 和 E7)的活性,它们干扰主要的肿瘤抑制基因 $p53$ 和视网膜母细胞瘤蛋白。此外,E6 和 E7 与宿主 DNA 及病毒 DNA 甲基化的变化有关。E6 和 E7 与细胞蛋白及 DNA 甲基化修饰的相互作用与调节遗传完整性、细胞黏附、免疫反应、凋亡和细胞控制的关键细胞途径的变化有关。

大多数(约 80%)的 HPV 感染是一过性的,病毒感染后会被人体免疫系统自行清除,因此可以理解为多数 HPV 感染是可以自愈的。但机体抵抗力差或反复感染后部分 HPV 病毒会持续存在,从而导致宫颈癌的发生。目前尚没有根治 HPV 的有效药物。

二、人类免疫缺陷病毒

感染人类免疫缺陷病毒的女性感染 HPV 的风险更高。关于人类免疫缺陷病毒和宫颈癌之间关系的研究结果表明,在人类免疫缺陷病毒携带者中,HPV 感染率更高,巴氏涂片更异常,宫颈癌前病变和浸润性宫颈癌的发病率更高。感染人类免疫缺陷病毒的妇女在早期(13~18 岁)感染 HPV 的风险增加,患宫颈癌的风险也很高。与未感染的女性相比,人类免疫缺陷病毒阳性的宫颈癌患者的诊断年龄更早(15~49 岁)。

三、性行为因素

与性行为有关的因素也与宫颈癌有关。一项研究发现,有多个性伴侣的人患宫颈癌的风险增加。此外,许多研究还表明,有多个性伴侣的女性感染 HPV 和患宫颈癌的风险增高。即使在控制了 HPV 感染状况后,这种相关性仍然存在,HPV 感染是宫颈癌的主要原因。此外,初次性交的年龄较早也是宫颈癌的危险因素。

四、口服避孕药

众所周知,口服避孕药是宫颈癌的一个危险因素。在一项关于宫颈癌的国际合作流行病学研究中,与当前使用口服避孕药者比较,随着口服避孕药使用时间的延长,患宫颈癌的相对风险增加。该研究结果还显示使用口服避孕药 5 年或更长时间会使患宫颈癌的风险增加 1 倍。此外,最近的一项 Meta 分析也表明,服用口服避孕药与宫颈癌尤其是腺癌的发生有一定的相关风险。这项研究得出结论,口服避孕药是导致宫颈癌的一个独立的危险因素。

第三节 宫颈癌的高危人群

一、人乳头瘤病毒感染者

有资料显示,99.6% 宫颈癌由 HPV 感染引起。人乳头瘤病毒主要经由性行为感染,当男伴与带有病毒的女性发生性行为后,就有可能把病毒传给其他和他发生关系的女伴,但感染病毒并不一定发病,还需患者本身有适合的条件使受感染的细胞产生癌化,因此只有 1% 会发展成宫颈癌。临床上发现,在癌前病变的初期,有 60% 的患者会自动恢复正常,有 30% 的人维持稳定不变的情形,另有 10% 的患者可能渐渐发展成宫颈癌。根据统计,在中国每年约有 150 000 女性罹患宫颈癌,高居女性癌症的首位。

二、多个性伴侣

美国一项研究表明,性伴侣数≥10 个者在宫颈癌新发病例中占 36%,说明多个性伴侣与宫颈原位癌及宫颈癌均有明显的相关性。频繁的性伴侣交换会增加高危型 HPV 的重新感染风险,增加合并感染风险,从而影响免疫系统功能,减弱机体对高危型 HPV 的控制。

三、早婚多育者

调查报告显示,20 岁以前结婚者,其患病率比 21~25 岁组高 3 倍,比 26 岁以后结婚者高 7 倍。同时宫颈癌的发生率随产次增加而递增,7 胎以上比 1~2 胎的女性高 10 倍以上。

四、年龄在 40 岁以上的女性

20 岁以前的女性患宫颈癌概率较低,20~50 岁宫颈癌高发,50 岁以后发病率下降。总体来说,近年有年轻化趋势。有报道在调查确诊的宫颈癌 900 例中,发病年龄主要在 34~48 岁,其中 40 岁以下者占 33.3%,40~48 岁者占 66.6%。

五、长期口服避孕药、吸烟人群

使用口服避孕药的女性宫颈癌发病的危险度随时间增加。特别是在长期服用(>10 年)的女性中,宫颈癌的发病危险度达 1.55,这提示口服避孕药可能是促进宫颈癌发病的危险因素之一。

吸烟和宫颈癌的发生也存在一定的相关性。烟草中的致癌物质和芳香族碳氢化合物容易诱发患者癌变,且在免疫力较差者中发病率较高。被动吸烟促进子宫颈癌发生的作用机制尚不清楚,可能为烟草烟雾中可溶性的致癌物质如尼古丁、可替宁、4-甲基亚硝胺-1-3-吡啶基-1-丁酮(NNK)等直接作用于宫颈上皮细胞,影响宫颈上皮化生,导致癌变;也可能是破坏宫颈黏膜中的朗格汉斯细胞和 T 淋巴细胞,通过免疫抑制使宫颈上皮易受 HPV 反复感染,最终发展为宫颈癌。

第四节 宫颈癌的预防策略

一、一级预防

HPV 疫苗自 2006 年上市,目前已在 100 多个国家获得许可。尽管发达国家提供常规的 HPV 疫苗接种作为其常规免疫计划的一部分,但发展中国家的疫苗接种覆盖率仍然很低。

根据最近的 Meta 分析发现,当疫苗覆盖率超过 50% 时,有可能降低 HPV 流行率。此外,一项研究发现从 2015 年至 2024 年,开展的预防工作包括为所有 10 岁女孩接种 HPV 疫苗,以及为所有 30~49 岁的发展中国家妇女进行筛查和预防性治疗,可以在癌症治疗方面节省 46.9 亿人民币。

HPV 疫苗是全球第一个用于预防肿瘤的疫苗,人类首次尝试通过疫苗消灭一种癌症。这种疫苗是利用病毒上的一种特别的蛋白质外壳,来引发人体的免疫力。所以疫苗本身不是病毒而是蛋白,没有病毒的功能,不会造成病毒感染。

HPV 疫苗是根据它所针对的血清型划分的,目前全球上市的 HPV 疫苗有二价、四价、九价3种,"价"代表了疫苗可预防的病毒种类。能免疫两种血清型病毒的称为二价,能免疫四种血清型病毒的称为四价,能免疫九种血清型病毒的称为九价。

二价HPV疫苗,可以预防HPV16型和HPV18型病毒感染。四价疫苗可以预防HPV6型、HPV11型、HPV16型、HPV18型HPV感染。尽管HPV6型和HPV11型不属于宫颈癌高危型HPV病毒,但它们可以引起外阴尖锐湿疣,这两种疫苗已经在国内外上市。二价适用于9~25岁的女性,四价适用于20~45岁女性。疫苗通常分3次注射给药,共6个月,才能有效。二价疫苗是第0、1、6个月给药;四价疫苗是第0、2、6个月给药。九价疫苗是针对HPV6型、HPV11型、HPV16型、HPV18型、HPV31型、HPV33型、HPV45型、HPV52型、HPV58型九种亚型。我国批准的九价HPV疫苗由6型、11型、16型、18型、31型、33型、45型、52型、58型HPV的主要衣壳蛋白组成的病毒样颗粒经高度纯化、混合制成。该疫苗适用于16~26岁的女性,用于预防HPV引起的宫颈癌、外阴癌、阴道癌、肛门癌、生殖器疣、持续感染、癌前病变或不典型病变。国内的研究显示,超过84.5%的宫颈癌由HPV16和HPV18型病毒感染引起,目前国内上市的二价和四价疫苗,能够防控84.5%的宫颈癌发病风险,而九价疫苗可以预防92.1%的宫颈癌。女性可以根据自身年龄和经济状况,选择接种不同价型的HPV疫苗。

一般认为青春期女性是接种的首选人群。关于适合接种HPV疫苗的年龄,各个国家或者同一国家的不同机构建议都不一样。美国食品药品监督管理局(FDA)批准的年龄是9~26岁;WHO推荐的接种人群为9~12岁。预防接种时间应早于平均开始性生活年龄,这一时期也是机体免疫系统对疫苗的反应的最佳时期,但年龄限制不是绝对的。由于HPV疫苗对于已存在的HPV感染作用甚微,因此理论上性生活开始前接种,其产生的保护作用最大。总体来说,如果有过性生活,在接种年龄内,也可以接种,但获益会减少;同理,超过26岁是否接种主要取决于自身的性生活情况,如还没有性生活,可以接种;对于已婚或者有固定性伴侣的人来说,接种的意义不大。

许多人认为HPV疫苗是女性疫苗,是用来预防宫颈癌的,所以男性是没有接种必要的,这个想法是不对的。因为HPV病毒的分型有很多种,会引起寻常疣、尖锐湿疣(生殖器湿疣),长期感染会导致宫颈癌、肛门癌等。因此,男性也需要接种HPV疫苗。

二、二级预防

宫颈癌的筛查方法主要有常规巴氏涂片、醋酸染色检查、细胞学检查和人乳头瘤病毒检测。自20世纪50年代以来,在发达国家,常规巴氏涂片显著降低了宫颈癌的疾病负担。然而,常规巴氏涂片的准确度很容易受到专业技术人员、取样方法、玻片质量等因素的影响。在实验条件和技术水平较高的发达国家,细胞学的敏感度高达80%。相比之下,在资源有限的国家或地区,这一比例可能低至30%~40%。由于常规巴氏涂片在宫颈癌筛查中的局限性,细胞学检查于1996年被FDA开发并批准用于临床用途。与常规巴氏涂片相比，细胞学检查的敏感度显著提高。

自从病因明确以来，宫颈癌筛查工作得到了促进。除细胞学检查外，HPV 检测是宫颈癌筛查的关键部分。2014 年，FDA 批准 HPV 检测用于宫颈癌筛查。此后，HPV 检测在宫颈癌筛查实践中发挥着越来越重要的作用。高危型 HPV 核酸检测作为宫颈癌初筛的方法，其优势包括检出癌前病变的灵敏度更高、阴性预测好，可延长筛查间隔。

目前我国推荐高危型 HPV 核酸检测作为初筛的首选方法，推荐不具备高危型 HPV 核酸检测条件的地区可采用子宫颈细胞学检查（图 9-2）。

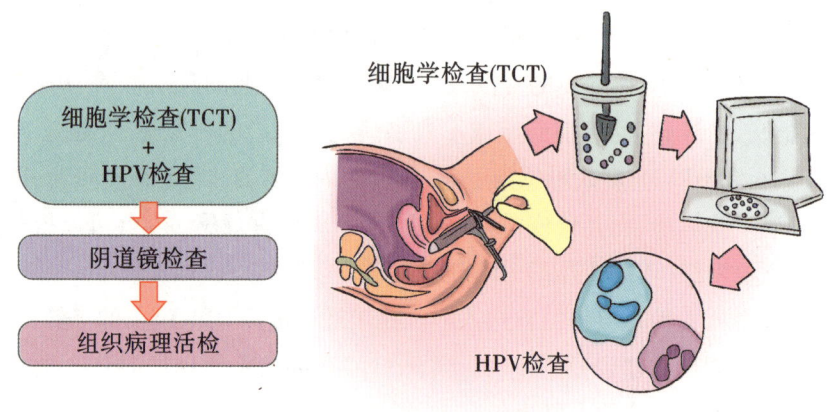

图 9-2　宫颈癌筛查示意

第五节　宫颈癌无症状高危人群的筛查策略

一、筛查起始年龄

筛查起始年龄为 21 岁。主要基于<25 岁女性 HPV 感染率较高，但多为一过性感染；宫颈癌的发病率低，如果过早干预可能对妊娠结局产生不利影响。随着年轻女性 HPV 疫苗接种率的逐渐升高，HPV 相关癌前病变和癌的发生率可能会进一步下降。

二、21～64 岁女性筛查

采用每 5 年 1 次的 HPV 核酸单独检测，或联合筛查；或每 3 年 1 次细胞学检查。

三、筛查终止年龄

65岁以上女性,如既往有充分的阴性筛查记录(即10年内有连续3次细胞学筛查,或连续2次的HPV筛查或联合筛查,且最近一次筛查在5年内,筛查结果均正常),并且无宫颈上皮内瘤变、HPV持续感染,以及无HPV相关疾病治疗史等高危因素,可终止筛查。

对65岁以上,如从未接受过筛查,65岁前10年无充分阴性筛查记录或有临床指征者,仍应进行子宫颈癌筛查。

四、特殊人群的筛查

1. 25岁以下高危女性的筛查

25岁以下女性,如存在多个性伴侣、过早性生活史、感染人类免疫缺陷病毒(HIV),以及吸烟等高危因素,发生宫颈癌的风险增高。因此,这一人群建议性生活开始后1年内进行筛查,并适当缩短筛查间隔。

2. 妊娠期女性的筛查

对妊娠期女性进行筛查的目的是排除宫颈癌。妊娠期进行宫颈癌筛查是安全的,不会对母子健康构成威胁。对于从未接受过宫颈癌筛查的女性、未进行规范宫颈癌筛查的女性、恰好到需再次宫颈癌筛查的女性;建议在孕前检查或者第一次产前检查时进行宫颈癌筛查,筛查方法采用单独细胞学检查或联合筛查。

3. 子宫切除术后女性的筛查

(1)对于因子宫颈癌前病变切除子宫的女性:子宫颈HSIL/AIS治疗后CIN2及以上复发率为5%~16%,子宫颈浸润癌的发病风险是普通人群的2~5倍。对于因子宫颈癌前病变行全子宫切除的女性,每年进行联合筛查,若联合筛查3次均阴性,延长至每3年1次,持续25年。

(2)对于因良性子宫疾病(非子宫颈癌前病变)切除子宫的女性:因阴道癌发病率低,若无可疑临床症状或体征,不推荐常规进行筛查。对于不明确子宫颈切除术前是否有癌前病变的患者,若有临床可疑症状或体征,建议进行联合筛查。

4. 免疫功能低下人群筛查

免疫功能低下人群,如HIV、实体器官移植者和异体造血干细胞移植(hematopoietic stem cell transplantation,HSCT)者;自身免疫病,如系统性红斑狼疮、干燥综合征、炎症性肠病等,因长期服用免疫抑制剂,导致免疫功能抑制,发生HPV感染、宫颈癌及癌前病变的风险更高。有性行为的血液病患者,进行HSCT前应常规行联合筛查。推荐对于有性行为的免疫功能低下女性,尽早进行筛查,筛查策略遵循HIV感染人群。

5. 预防性 HPV 疫苗接种后的筛查

预防性 HPV 疫苗未涵盖所有的高危 HPV 型别,不能预防所有 HPV 型别感染;已有性生活的接种者在接种 HPV 疫苗前可能已被 HPV 感染,接种 HPV 疫苗并不能阻断 HPV 感染进程,因此接种 HPV 疫苗后仍应定期接受筛查。随着 HPV 疫苗的广泛应用,对 HPV 疫苗接种人群的筛查间隔、筛查方法等,需要进一步研究获得循证依据。目前预防性 HPV 疫苗接种人群的筛查策略与普通人群相同。

第六节 宫颈癌高危人群的健康管理

全球宫颈癌的发病率和死亡率未来仍有升高趋势,并且欠发达国家和地区的宫颈癌疾病负担尤为严重。首先要建立由政府主导的宫颈癌二级预防,医疗机构通过健康教育和健康促进加大公众对宫颈癌的认知和预防,从而形成一套行之有效的预防体系。

一、健康教育

宫颈癌是常见的妇科生殖系统肿瘤,也是病毒致细胞恶变过程了解得最清楚的肿瘤之一,HPV 感染是宫颈癌发生的必要条件。70%～80% 的女性在其一生中至少感染 1 次 HPV,但 HPV 感染中的大多数是一过性的,机体的免疫对病毒有清除作用,持续性的 HPV 感染才是发生宫颈癌的前提条件,只有 5%～10% 高危型 HPV 的持续感染可引起宫颈病变,从感染 HPV 到发展成宫颈癌需要 9～25 年的时间。在这段时间内只进行定期筛检,可以避免宫颈癌的发生。一般认为性生活过早(如 16 岁以前有性生活)、过频、早婚、多个性伴侣、配偶性生活混乱,可致 HPV 感染的危险增大。当存在 HPV 感染时,性伴侣亦要进行检测,以防止反复感染。HPV 疫苗已应用于临床,但其对已感染的及其他亚型感染者无保护作用。

二、积极参与宫颈癌筛检

21 岁以上有性生活史或有 3 年以上性生活史的任何女性均为筛查对象。高危人群是必检对象。HPV 检测原则上每年 1 次,但连续 2 次正常根据身体情况可以适当延长至 3～5 年。而高风险人群则应定期检测。

三、HPV 高危感染的干预

1. 生活方式干预

HPV 感染并非系统性感染,以局部为主。生殖道局部免疫力强大时可加速 HPV 的清除,因此注意生殖道保健有十分重要的作用,保持外阴清洁,注意经期卫生;产后、人流术后流血未止时不得进行性生活;雌激素缺乏,局部抗感染能力差时更要注意卫生保健。

2. 性行为防护

避孕套的使用在预防 HPV 在性伴侣间传播是有效的和必需的,但不是 100%;不性滥交,对性伴侣有一定的选择;不与高危性伴侣(有病毒感染者,同时有多个性伴侣者)在无保护措施时发生关系。

3. 加强体育锻炼

合理膳食,不挑食,不偏食,营养均衡,增强身体素质,从而使机体免疫力增强,抵抗及清除病毒。

4. 心理干预

研究显示,心理活动能够影响机体的生理功能,负性心理能显著降低机体免疫力。而免疫力对 HPV 的抵抗是至关重要的。HPV 高危阳性者一般都有一定的心理压力,如恐惧、焦虑、忧郁、烦躁等一系列负面心理。而事实上,只有极少数 HPV 会转化子宫颈癌,这个过程是长期的,在此期间亦是能够阻止宫颈癌发生的。体检人员应以诚恳、耐心、关心的态度倾听、了解,减轻其思想负担。

相信通过有效的预防和控制措施,宫颈癌将在未来得到有效的控制。

第七节 宫颈癌癌前病变的早诊策略

一、宫颈上皮内瘤变分级解读

宫颈上皮内瘤变(cervical intraepithelial neoplasia,CIN)是一组与宫颈浸润癌密切相关的癌前病变的统称。包括宫颈不典型增生和宫颈原位癌,反映了宫颈癌发生发展的连续过程,即由宫颈不典型增生(轻→中→重)→原位癌→早期浸润癌→浸润癌的一系列病理变化。

宫颈原位癌指的是宫颈上皮细胞发生癌变,但癌变未突破基底膜,未侵犯间质。

宫颈不典型增生是指宫颈上皮细胞部分或是大部分被不同程度异型细胞所代替,是宫颈癌前病变。根据其侵害上皮的程度,可以分为 3 个级别。

1. CIN Ⅰ 级

病变局限在上皮层的下 1/3,即轻度宫颈不典型增生。

2. CIN Ⅱ 级

病变局限在上皮层的 1/2~2/3,即中度宫颈不典型增生。

3. CIN Ⅲ级

病变几乎累及全部上皮层，仅余1～2层表面的正常鳞状上皮，即重度宫颈不典型增生及宫颈原位癌。

二、宫颈上皮内瘤变（CIN）的处理方法

1. CIN Ⅰ级

约65%的患者可以逆转正常，20%的患者可以维持稳定，大约15% CIN Ⅰ级最终可能进一步发展，因此可随诊观察，6个月和12个月复查细胞学联合HPV检测。也可以通过物理治疗或手术的手段治疗病变。

2. CIN Ⅱ级

约25%进展为CIN Ⅲ或宫颈浸润癌，故推荐进行治疗，并通过切除病理排除高级别病变，一般采用宫颈冷刀锥切术或LEEP术切除病灶。

3. CIN Ⅲ级

推荐进行治疗，宫颈锥切术包括冷刀锥切或LEEP术，术后密切随访。不采用子宫全切术作为初始治疗。若病理提示浸润癌，需按照宫颈浸润癌的治疗原则处理。

对宫颈上皮内瘤变进行积极处理，能够避免使癌前病变发展为宫颈浸润癌，从而达到了预防进一步恶化的目的，可以使宫颈浸润癌的发病率大大降低。因此，宫颈癌前病变的早期筛查和早期诊断极其重要。

第八节　浸润性宫颈癌的早治策略

一、宫颈癌的临床表现

早期宫颈癌常无明显症状和体征，宫颈可光滑或难与宫颈柱状上皮异位区别。颈管型患者因宫颈外观正常易漏诊或误诊。随病变发展，可出现以下表现。

1. 阴道流血

早期多为接触性出血，中晚期为不规则阴道流血。出血量根据病灶大小、侵袭间质内血管情况而不同，若侵袭大血管可引起大出血。年轻患者也可表现为经期延长、经量增多，老年患者常为绝经后不规则阴道流血。一般外生型较早出现阴道出血症状，内生型较晚出现该症状。

2. 阴道排液

多数患者有阴道排液，液体为白色或血性，可稀薄如水样或米泔状，或有腥臭。晚期

患者因癌组织坏死伴感染,可有大量米汤样或脓性恶臭白带。

3. 晚期症状

根据癌灶累及范围出现不同的继发性症状,如尿频、尿急、便秘、下肢肿痛等;癌肿压迫或累及输尿管时,可引起输尿管梗阻、肾盂积水及尿毒症;晚期可有贫血、恶病质等全身衰竭症状。

二、宫颈癌的病理诊断

组织或细胞学检查是诊断宫颈癌的金标准,主要有以下几种取材方法。

1. 宫颈细胞学检查

是宫颈癌筛查的主要方法,应在宫颈转化区取材。

2. 阴道镜检查

宫颈刮片细胞学检查巴氏Ⅲ级及Ⅲ级以上、液基薄层细胞学检查(thin-prep cytology test,TCT)提示为鳞状上皮内瘤变,均应在阴道镜观察下选择可疑癌变区行宫颈活组织检查。

3. 宫颈和宫颈管活组织检查

为确诊宫颈癌及宫颈癌前病变的可靠手段,若宫颈刮片或液基细胞学阳性,但宫颈光滑或宫颈活检阴性,应搔刮宫颈管,刮出物送病理检查。

4. 宫颈锥切术

适用于宫颈刮片检查多次阳性而宫颈活检阴性患者,或宫颈活检为宫颈上皮内瘤变需排除浸润癌者。可采用冷刀切除、环形电刀切除或冷凝电刀切除。

三、宫颈癌的影像学检查

在宫颈癌的诊断中,不同的影像学检查方法是互补的,综合使用可以评估肿瘤转移、侵犯的范围和程度。超声检查方便经济,全身 CT 可发现远处转移病灶,MRI 软组织分辨率高,是目前显示宫颈癌病变的最佳影像方法,PET-CT 能够同时提供肿瘤的解剖结构和代谢图像,对宫颈癌患者淋巴结和远处转移的检查效果优于传统的影像学检查,并且有助于早期发现肿瘤复发。新型高场磁共振的"类 PET"及 PET-MRI 对宫颈癌的早期转移和复发提供了新的检查方法,合理选择检查方法和联合检查对宫颈癌的早期诊断和治疗、疗效评价尤为重要。

四、宫颈癌的病理类型

1. 鳞癌

鳞癌是宫颈癌最常见的类型,按照组织学分化分为Ⅲ级,Ⅰ级为高分化鳞癌,Ⅱ级为中分化鳞癌,Ⅲ级为低分化鳞癌。

2. 腺癌

腺癌占宫颈癌的 15%~20%,可分为高、中、低分化腺癌。

3. 腺鳞癌

腺鳞癌占宫颈癌的 3%~5%,是由宫颈细胞同时向腺细胞和鳞状细胞分化发展而形成,癌组织中含有腺癌和鳞癌两种成分。

4. 其他少见类型

如小细胞癌、黑色素瘤、癌肉瘤等。

五、宫颈癌的分期

0 期:原位癌。

Ⅰ 期:病灶局限在宫颈(宫体是否受累不予考虑)。

Ⅰ A 期:肉眼未见癌灶,仅在显微镜下可见浸润癌,间质浸润深度最深≤5 mm。

Ⅰ A1 期:间质浸润深度≤3 mm。

Ⅰ A2 期:间质浸润深度 3~5 mm。

Ⅰ B 期:间质浸润深度>5 mm,临床病灶范围超过Ⅰ A 期。

Ⅰ B1 期:间质浸润深度>5 mm,而最大径线≤2 cm 的浸润癌。

Ⅰ B2 期:最大径线>2 cm 而≤4 cm 的浸润癌。

Ⅰ B3 期:最大径线>4 cm 的浸润癌。

Ⅱ 期:癌灶已超出宫颈,但未达盆壁,阴道浸润未达阴道下 1/3。

Ⅱ A 期:累及阴道上 2/3,无宫旁浸润。

Ⅱ A1 期:最大径线≤4 cm 的浸润癌。

Ⅱ A2 期:最大径线>4 cm 的浸润癌。

Ⅱ B 期:有宫旁浸润,但未达盆壁。

Ⅲ 期:癌累及阴道下 1/3,和(或)扩散至骨盆壁,和(或)导致肾盂积水或肾无功能,和(或)盆腔淋巴结转移,和(或)腹主动脉旁淋巴结转移。

Ⅲ A 期:癌未达盆壁,但累及阴道下 1/3。

Ⅲ B 期:癌已达盆壁,或有肾盂积水,或肾无功能(须排除其他疾病所致)。

Ⅲ C 期:盆腔淋巴结转移,和(或)腹主动脉旁淋巴结转移(包括镜下微转移),无论肿瘤大小与范围。

Ⅲ C1 期:仅盆腔淋巴结转移。

Ⅲ C2 期:腹主动脉旁淋巴结转移。

Ⅳ期:癌播散超出真骨盆或累及膀胱黏膜或直肠黏膜(活检为证)。泡样水肿不属于Ⅳ期。

Ⅳ A 期:癌累及膀胱黏膜或直肠黏膜。

Ⅳ B 期:癌超出真骨盆,有远处转移。

六、宫颈癌的治疗

根据临床分期、患者年龄、生育要求、全身情况、医疗技术水平及设备条件等综合考虑制定适当的个体化治疗方案。采用以手术和放疗为主、化疗为辅的综合治疗方案。

1. 手术治疗

手术主要用于 0～ⅡA 期的早期宫颈癌患者。常用术式有：①子宫全切术；②次广泛子宫全切术+盆腔淋巴结清扫术；③广泛子宫全切术+盆腔淋巴结清扫术+腹主动脉旁淋巴切除或取样。年轻患者卵巢正常可保留。对要求保留生育功能的年轻患者，属于特别早期的可行宫颈锥切术或根治性宫颈切除术。根据患者不同分期选用不同的术式。

宫颈鳞癌的发病与雌激素无关，早期患者卵巢转移率<2.5%，故ⅠB1、ⅡA1期及以前的<45岁绝经前患者可以保留卵巢，ⅠB2、ⅡA2期及以上的患者不推荐保留卵巢。宫颈腺癌的发病与雌激素是否相关未有定论，以前的资料显示卵巢转移率平均约为10%，多不主张保留卵巢。目前建议ⅠB1、ⅡA1期及以前的<45岁绝经前患者，不存在中、高危因素的宫颈鳞癌患者可以保留卵巢。

2. 放射治疗

宫颈癌治疗的主要手段之一，主要适用于以下情况：①中晚期患者；②全身情况不适宜手术或不愿行手术治疗的早期患者；③手术切除后病理发现存在中高危因素的辅助放射治疗。

根治性同步放化疗主要应用于ⅡB～ⅣA期不能手术宫颈癌患者，若Ⅰ～ⅡA期的早期宫颈癌患者不能耐受手术或不愿接受手术，也可行根治性同步放化疗。20世纪末，先后5个大样本前瞻性随机对照研究的结果证明同步放化疗较单纯放疗能使死亡风险下降30%～50%，并明显改善患者的生存，从而奠定了同步放化疗在中晚期宫颈癌治疗中的地位。因此，根治性同步放化疗是ⅡB～ⅣA期的标准治疗手段，而对于阴道残端阳性、盆腔淋巴结或腹主动脉旁淋巴结阳性、宫旁阳性的患者术后同步放化疗可降低复发率，提高5年生存率，是根治术后存在高危因素患者的标准治疗手段。

采用CT定位的治疗计划和适形设野被视为体外放疗的标准治疗。体外放疗的体积应当能覆盖可见病灶、宫旁组织、宫骶韧带、距离可见病灶足够长的阴道边缘（至少3 cm）、骶前淋巴结，以及存在风险的其他淋巴结。对于手术或放射影像学检查淋巴结阴性的患者，放疗靶区应包括髂外、髂内和闭孔淋巴结区。对于被视为存在淋巴结受累高风险的患者（如较大肿瘤或可疑/确定的真骨盆的淋巴结转移），放疗靶区应扩大至包括髂总淋巴结区。对于已证实髂总和（或）主动脉旁淋巴结受累者，则建议盆腔和主动脉旁延伸野的放疗，上达肾血管水平（甚或更高，视受累淋巴结分布而定）。镜下淋巴结受累需要的体外放疗剂量约为 45 Gy（1.8～2.0 Gy/d），对于小体积可见而未切除的淋巴结区域可考虑高适形下 10～15 Gy 的加量。对于绝大部分接受体外放疗治疗宫颈癌的患者,在体外放疗期间给予含顺铂(单用顺铂或者顺铂+5-氟尿嘧啶)的同步化疗。

对于所有患有宫颈癌且不适合手术的患者来说,近距离放疗是根治性疗法中至关重要的组成部分(图9-3)。这通常通过腔内途径进行,采用宫腔内管和阴道施源器实施。根据患者和肿瘤的解剖情况,子宫颈完好的宫颈癌患者近距离放疗的阴道放射源可采用卵圆体、环或者圆柱体(与宫腔内管联合使用)。当与体外放疗联合时,近距离放疗通常于治疗后期阶段启用,此时原发性肿瘤已发生充分消退,可以满足近距离放疗仪器几何外形要求。对于由解剖学和肿瘤外形导致近距离放疗不能实施的罕见病例,最好采用组织间插植的方式。对于经选择的子宫切除术后患者(尤其是阴道黏膜手术切缘阳性或近切缘者),可采用阴道圆柱体近距离放疗作为体外放疗的辅助。体部立体定向放疗(SBRT)被认为不是一种可常规替代近距离放疗的恰当方法。

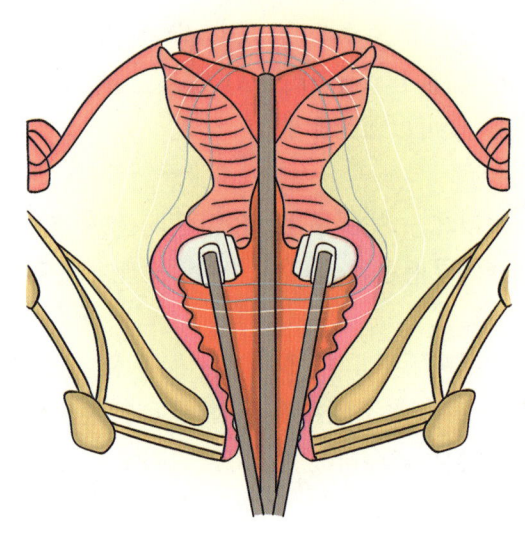

图9-3 宫颈癌近距离治疗示意

手术切除后病理提示阴道残端阳性、盆腔淋巴结或腹主动脉旁淋巴结阳性、宫旁阳性的患者需接受同步放化疗。有以下危险因素者可根据sedis标准(表9-1)综合评估决定是否放疗:血管淋巴管有癌栓、宫颈局部肿瘤体积巨大(≥4 mm)、宫颈肌层浸润深度≥1/2。单纯子宫切除术后意外发现的宫颈癌,分期为ⅠA2及以上的患者需要补充盆腔放疗。有术后治疗指征的患者若术后恢复良好,一般建议术后2~4周可行放射治疗及全身化疗,如阴道切缘阳性或有残余病灶时,建议尽早放疗,最好不超过术后9周。

表 9-1　Sedlis 标准（根治性手术后淋巴结、切缘和宫旁阴性者辅助放疗）

淋巴脉管间隙浸润	间质浸润	肿瘤大小（取决于临床触诊）
+	深 1/3	任何大小
+	中 1/3	最大径≥2 cm
+	浅 1/3	最大径≥5 cm
-	中或深 1/3	最大径≥4 cm

3. 化疗

对于复发及转移性宫颈癌患者，化疗是主要的治疗手段。也可用于不能手术的中晚期宫颈癌患者的根治性放疗的增敏，与放疗同步可提高疗效，降低死亡率。对术后病理提示淋巴结转移、宫旁阳性，以及切缘阳性的患者，术后放疗联合化疗能够降低复发风险，提高生存率。常用化疗药物有顺铂、卡铂、紫杉醇、吉西他滨、拓扑替康等，贝伐珠单抗也被批准用于晚期或复发转移的宫颈癌患者。近年来免疫治疗和靶向治疗进展迅速，许多临床研究正在宫颈癌患者中开展。

4. 免疫治疗

免疫治疗是通过增加免疫细胞数量、改善免疫微环境和打破免疫逃避等方式达到杀灭肿瘤细胞的目的。多个研究表明，宫颈癌细胞高表达多种免疫抑制因子，比如细胞毒性 T 淋巴细胞相关抗原-4（CTLA4）、程序性死亡蛋白 1（PD-1）及其配体（PD-L1）、淋巴细胞激活基因 3（LAG-3）、T 细胞免疫球蛋白和 TIIM 结构域（TIGIT）；这些因子可以通过与免疫细胞表面特定的蛋白分子结合，从而抑制 T 细胞功能或耗竭免疫细胞；而肿瘤细胞则以此获得长期生存及进展。

有研究发现，在宫颈癌患者中，PD-1 特异性表达在肿瘤细胞和肿瘤浸润淋巴细胞，PD-L1 高表达与临床预后不良相关。阻断 PD-L1 可能对恢复 T 细胞功能和免疫 T 细胞初级反应有作用，并维持免疫稳态，从而达到治疗和预防肿瘤复发的目的。

一项Ⅱ期临床试验 KEYNOTE-158 纳入的 98 例宫颈癌患者，平均年龄为 46 岁（24～75 岁），包括 83 例（84.69%）PD-L1 阳性患者和 15 例（15.3%）PD-L1 阴性患者；93 例（94.9%）患者为Ⅳ期患者，77 例（78.6%）因肿瘤复发或转移接受过一种或多种化疗。受试者每 3 周通过静脉单次给予帕博利珠单抗 300 mg，持续 2 年。结果显示 PD-L1 阳性组中位 PFS 为 2.1 个月，但中位 OS 达到 11 个月，揭示了免疫治疗在 PD-1 阳性宫颈癌中的潜在治疗价值。2022 年更新的《NCCN 宫颈癌诊治指南》中推荐 PD-1 阳性的复发转移性宫颈癌患者首选免疫治疗联合化疗和贝伐珠单抗。

2020—2022 年一项 3 期临床试验（代号 KEYNOTE-A18）在全球 30 个国家的 176 个

医疗中心开展。共有 1 060 名新诊断且高危的局部晚期宫颈癌患者被随机分组接受免疫治疗联合放化疗(529 人)或安慰剂联合放化疗(531 人)。结果显示,两组的无进展生存期有显著的统计学差异,帕博利珠单抗联合放化疗组的 2 年无进展生存率更高(68% vs 57%),疾病进展或死亡风险显著降低 30%(HR 0.70;95% CI 0.55~0.89;P=0.002)。目前,在宫颈癌治疗中,免疫疗法与手术或放化疗的融合正在进行着大量的临床研究,相信在未来,一定能为提高患者疗效提供新的策略。

第九节　宫颈癌有症状高危人群的健康管理

一、随访时间

治疗结束后 2 年内每 3~6 个月 1 次,3~5 年每 6~12 个月 1 次,5 年后每年 1 次。

随访的频率基于患者的复发风险及个人意愿,治疗结束后 2 年内:高风险患者每 3 个月 1 次,低风险患者每 6 个月 1 次。风险因素包括淋巴结阳性、切缘阳性、宫旁阳性及淋巴血管间隙浸润、肿瘤大小、宫颈间质浸润深度等。

二、随访内容

1. 基础诊疗与康复指导

包括病史询问、体格检查、血液学检测、健康宣教。疾病可能复发的症状体征(异常阴道出血,消瘦,食欲下降,盆腔、臀部、腰、背、腿痛,持续咳嗽等症状,盆腔、腹部新增包块,异常增大淋巴结等体征),定期自我检查。提倡健康生活方式,减肥、戒烟、营养咨询、体育锻炼;治疗后潜在远期并发症,如性健康(阴道扩张器使用,阴道润滑剂,激素替代治疗)。

2. 术后影像学检查

在手术后无需进一步治疗患者,6 个月进行 1 次盆腔 MRI 检查,然后每年 1 次盆腔 MRI 检查。有高危因素需行术后放疗或同步放化疗的患者,可以在治疗结束后 3~6 个月内进行 1 次胸、腹、盆腔 CT 或必要时 PET/CT 检查,持续 2~3 年。根据复发转移的相关临床症状及体征选择其他影像学检查。

3. 宫颈及阴道细胞学筛查

宫颈及阴道细胞学检查每年 1 次。

4. 高危 HPV 阳性者复诊检测

既往高危 HPV 阳性者复诊时行 HPV 检测。

5. 异常情况阴道镜检查

宫颈和(或)阴道细胞学异常,或 HPV16 阳性和(或)HPV18 阳性者行阴道镜检查+活检。

6. 肿瘤标志物复查

治疗前 SCC-Ag、细胞角蛋白、CA19-9、CEA、CA125、NSE 等肿瘤标志物升高者复诊时复查。

第十节　宫颈癌早诊早治发展方向的探索

众所周知,肿瘤的发生、发展离不开基因组学和表观遗传学改变,DNA 甲基化会导致染色体不稳定和肿瘤相关基因异常表达。越来越多的证据显示,DNA 甲基化是一种非常有前途的肿瘤物标志物,尤其是抑癌基因的甲基化沉默,会促进早期癌症的发生和进展。既往的研究发现,PCDHGB7 甲基化在多种癌症类型中表达增加,是肿瘤特异性标志物。PCDHGB7 甲基化检测可用于宫颈癌的早期诊断,表明宫颈癌可能存在共同的表观遗传学改变。通过子宫内膜刷取、宫颈刮片均可检测 PCDHGB7 高甲基化,其可用于低风险宫颈癌的早期诊断,适用于有保留生育力要求的女性,但需要更多样本量和前瞻性的队列研究进行验证。联合子宫内膜刷、宫颈刮片取样可获得更好的检测性能。国外最新的研究表明,宫颈脱落细胞 DNA 表观遗传学检测可用于有宫颈癌症状或高风险因素女性患者的预防性筛查和早期诊断,其可能是一种友好的、合适的管理异常子宫出血的工具。但国内关于宫颈脱落细胞学甲基化检测的相关研究甚少,更没有临床适用的可靠筛查方案。宫颈脱落细胞用于宫颈癌筛查,具有取材简单、无创、细胞量充足、准确性高、细胞与组织学结果高度吻合等诸多优点。有学者通过研究靶基因 CDO1 和 CELF4 表观遗传改变与宫颈癌的关系时发现,DNA 甲基化联合经阴道超声可以改善检测的灵敏度,可用于筛查和分诊有宫颈癌症状或风险的女性。

由于不同女性群体的自身特点、文化程度和工作环境等因素不同,对宫颈癌筛查的认知程度存在差异,探索提高女性认知程度和参与度的有效方法时,需要针对不同女性群体的特点进行有针对性的宣传教育。我国是一个农业和人口大国,农村女性是宫颈癌防控的重点人群,提高适龄女性对宫颈癌筛查的认识和理解,对于降低宫颈癌的发病率和死亡率有重要意义。对于妊娠女性,除了定期产检,也要加强宫颈癌筛查相关健康知识的宣教;对于 HIV 女性,在进行健康教育使 HIV 女性掌握宫颈癌筛查相关知识的同时,应关注与提高其身心健康与生活质量;对于医务人员特别是基层医务人员的宫颈癌筛查工作定期进行评估,根据评估结果提供反馈和建议。我国宫颈癌筛查覆盖率虽已较之前提高，但不少贫困偏远地区的宫颈癌筛查尚未全面有效覆盖，当前宫颈癌治疗服务能力仍需加强，不同群体卫生保健意识存在差异。因此，今后研究中可针对不同群体开展宫颈癌筛查相关知识、信念和行为现状调查，从而能采取有针对性的宫颈癌筛查健康教育干预模式。

（胡金龙　刘明博）

参考文献

[1] BRUNI L, ALBERO G, SERRANO B, et al. ICO/IARC Informa-tion Centre on HPV and Cancer (HPV Information Cen-tre). Human papillomavirus and related diseases in the world[EB/OL].[2023-03-10]. https://hpvcentre.net/statistics/reports/XWX.pdf.

[2] BAO H L, JIN C, WANG S, et al. Prevalence of cervicovaginal human papillomavirus infection and genotypes in the pre-vaccine era in China: a nationwide population-based study[J]. J Infect, 2021, 82(4):75-83.

[3] ZHAO F H, LEWKOWITZ A K, HU S Y, et al. Prevalence of hu-man papillomavirus and cervical intraepithelial neoplasia in China: a pooled analysis of 17 population-based studies[J]. Int J Cancer, 2012, 131(12):2929-2938.

[4] MA X, WANG Q, ONG J J, et al. Prevalence of human papil-lomavirus by geographical regions, sexual orientation and HIV status in China: a systematic review and meta-analysis [J]. Sex Transm Infect, 2018, 94(6):434-442.

[5] CHEN W, MOLIJN A, ENQI W, et al. The variable clinico-pathological categories and role of human papillomavirus in cervical adenocarcinoma: a hospital based nation-wide multi-center retrospective study across China[J]. Int J Cancer, 2016, 139(12):2687-2697.

[6] 赫捷,魏文强.2019中国肿瘤登记年报[M].北京:人民卫生出版社,2021.

[7] 李想,刘灿,周维,等.2005—2015年中国宫颈癌发病与死亡趋势分析[J].华中科技大学学报(医学版),2020,50(3):325-330.

[8] 何婵婵,曾典,张玥,等.全球各国宫颈癌筛查年龄范围的分析与讨论[J].现代预防医学,2024,51(4):630-639.

[9] COHEN P A, JHINGRAN A, OAKNIN A, et al. Cervical cancer[J]. Lancet, 2019, 393(10167):169-182.

[10] STELZLE D, TANAKA LF, LEE K K, et al. Estimates of the global burden of cervical cancer associated with HIV[J]. Lancet Glob Health, 2021, 9(2):161-169.

[11] YUAN Y, CAI X, SHEN F, et al. HPV post-infection microenviron-ment and cervical cancer[J]. Cancer Lett,2021,497:243-254.

[12] COOPER D,HOFFMAN M,CARRARA H,et al. Determinants of sexual activity and its relation to cervical cancer risk among South African women[J/OL]. BMC Public Health,2007,7:281[2022-04-20]. https://pubmed.ncbi.nlm.nih.gov/18042284/.

[13] REMSCHMIDT C,KAUFMANN A M,HAGEMANN I,et al. Risk factors for cervical human papillomavirus infection and high-grade intra-epithelial lesion in women aged 20 to 31 years in Germany[J]. Int J Gynecol Cancer,2013,23(3):519-526.

[14] CLEMENTS A E,RAKER C A,COOPER A S,et al. Prevalence and patient characteristics associated with CIN 3 in adolescents[J]. Am J Obstet Gynecol,2011,204(2):128.

[15] LIU Z C,LIU W D,LIU Y H,et al. Multiple sexual partners as a potential independent risk factor for cervical cancer:a meta-anal-ysis of epidemiological studies[J]. Asian Pac J Cancer Prev,2015,16(9):3893-3900.

[16] LOUIE K S,DESANJOSE S,DIAZ M,et al. Early age at first sexual intercourse and early pregnancy are risk factors for cervical cancer in developing countries[J]. Br J Cancer,2009,100(7):1191-1197.

[17] APPLEBY P,BERAL V,et al. Cervical cancer and hormonal contraceptives:collaborative reanalysis of individual data for 16,573 women with cervical cancer and 35,509 women without cervical cancer from 24 epidemiological studies[J]. Lan-cet,2007,370(9599):1609-1621.

[18] ASTHANA S,BUSA V,LABANI S. Oral contraceptives use and risk of cervical cancer-A systematic review meta-analysis[J]. Eur J Obstet Gynecol Reprod Biol,2020,247(1):163-175.

[19] 陈明,林仲秋,陈勍. 口服避孕药与宫颈癌关系外文文献的Meta分析[J]. 中国计划生育学杂志,2006,14(9):535-538.

[20] LIU W B,CUI Z H,AO L,et al. Aberrant methylationaccounts for cell adhesion-related gene silencing during 3-methylcholanthrene and diethylnitrosamine induced multistep rat lung carcinogenesis associated with overexpression of DNA methyl-transferases 1 and 3a[J]. Toxicol Appl Pharmacol,2011,251(1):70-78.

[21] APTER D,WHEELER C M,PAAVONEN J,et al. HPV PATRICIA Study Group. Efficacy of human papillomavirus 16 and 18(HPV-16/18)AS04-adjuvanted vaccine against cervical infection and precancer in young women:final event-driven analysis of the ran-domized,dou-ble-blind PATRICIA trial[J]. Clin Vaccine Im-munol,2015,22(4):333-361.

[22] DROLET M, BENARD E, BOILY M C, et al. Population-level impact and herd effects following human papillomavirus vaccination pro-grammes: a systematic review and meta-analysis[J]. Lancet Infect Dis, 2015, 15(5):565-580.

[23] BRISSON M, KIM J J, CANFELL K, et al. Impact of HPV vaccination and cervical screening on cervical cancer elimination: a comparative modelling analysis in 78 low-income and lower-middle-income countries[J]. Lancet, 2020, 395(10224):575-590.

[24] ZHANG S K, XU H F, ZHANG L Y, et al. Cervical cancer: Epidemi-ology, risk factors and screening[J]. Chin J Cancer Res, 2020, 32(6):720-728.

[25] QUINLAN J D. Human papillomavirus: screening, testing, and prevention[J]. Am Fam Physician, 2021, 104(2):152-159.

[26] 中华医学会妇产科学分会绝经学组, 造血干细胞移植患者的妇产科管理专家共识专家组. 造血干细胞移植患者的妇产科管理专家共识[J]. 中华妇产科杂志, 2022, 57(6):401-406.

[27] 李双, 李明珠, 丛青, 等. 人乳头瘤病毒疫苗临床应用中国专家共识[J]. 中国妇产科临床杂志, 2021, 22(2):225-234.

[28] GENNIGENS C. Recurrent or primary metastatic cervical cancer: Current and future treatments[J]. European Journal of Surgical Oncology, 2022, 7(5):100579.

[29] LORUSSO D, et al. (2024). Pembrolizumab or placebo with chemoradiotherapy followed by pembrolizumab or placebo for newly diagnosed, high-risk, locally advanced cervical cancer (ENGOT-cx11/GOG-3047/KEYNOTE-A18): a randomised, double-blind, phase 3 clinical trial[J]. The Lancet, 2024, 403(10434):1341-1350.

[30] SCHFFSKI P, TAN DSW, MARTÍN M, et al. Phase Ⅰ/Ⅱ study of the LAG-3 inhibitor ieramilimab (LAG525) ± anti-PD-1 spartalizumab (PDR001) in patients with advanced malignancies[J]. J Immunother Cancer, 2022, 10(2):e003776.

[31] GALICIA-CARMONA T, ARANGO-BRAVO E, SERRANO-OLVERA J A, et al. ADXS11-001 LM-LLO as specific immunotherapy in cervical cancer[J]. Hum Vaccin Immunother, 2021, 17(8):2617-2625.

[32] FRANKE V, STAHLIE E H A, VAN DER HIEL, et al. Re-introduction of T-VEC monotherapy in recurrent melanoma is effective[J]. J Immunother, 2022, 45(6):263-266.

[33] KAGABU M, YOSHINO N, SAITO T, et al. The efficacy of a third-generation oncolytic herpes simplex viral therapy for an HPV-related uterine cervical cancer model[J]. Int J Clin Oncol, 2021, 26(3):591-597.

第十章

子宫内膜癌早诊早治及高危人群健康管理

第一节 子宫内膜癌发病的流行病学特征

子宫内膜癌(endometrial cancer,EC)又称子宫体癌,是发生于子宫内膜的一组上皮性恶性肿瘤,为发达国家和我国部分发达城市女性生殖系统最常见的恶性肿瘤。20世纪90年代后期以来,随着人口平均寿命和肥胖率的增加,子宫内膜癌的发病率持续上升或趋于稳定,且有向年轻化发展的趋势,尤其在南非和部分亚洲国家增长最快。2017年,子宫内膜癌发病率为10.06/10万,占女性全部癌症发病的3.8%,占妇科恶性肿瘤的27.8%,死亡率为2.44/10万,占女性全部癌症死亡的1.9%,占妇科恶性肿瘤的20.24%(图10-1)。

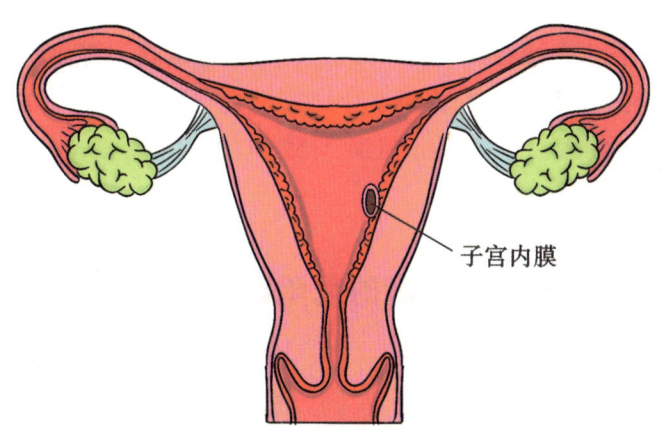

图10-1 子宫内膜癌发生位置示意

子宫内膜癌多发生于围绝经期及绝经后妇女,发病高峰为50~54岁,其发生机制至今尚不完全清楚。约70%的子宫内膜癌发现时肿瘤局限于子宫体,属临床早期,预后较好,5年生存率可达95%。但仍有10%~20%的子宫内膜癌患者诊断时已发生远处转移,其5年生存率<20%。研究表明,低级别子宫内膜样癌、高级别子宫内膜样癌、浆液性癌、癌肉瘤、透明细胞癌诊断时晚期患者占比分别为8.8%、38.9%、48.2%、44.3%和33.1%。因此,通过有效的筛查方法来实现子宫内膜癌的早期诊断与治疗至关重要。

子宫内膜癌的人群分布特点如下。

1. 地区分布

我国学者黄英兰曾报道:EC以城镇妇女为主,城镇子宫内膜癌的发病率是同期农村发病率的3~10倍。亦有国内文献研究证实我国EC的发病率表现为城镇高于农村。导致这一变化的综合原因可能与社会、经济及生活环境因素等有关。城镇人群内分泌及代谢性疾病(肥胖、高血压、糖尿病及高脂血症等)的发病率高于农村,且生活压力可能较农村更大,从而影响疾病的发生发展。

2. 年龄

EC多见于绝经后妇女,据统计我国约60%的患者发病在50岁之后,有15%发病于40岁以下。我国EC的好发年龄为46~55岁,发病中位年龄为51岁。有文献报道各年龄段的EC发病率均有上升趋势,其中年轻妇女(<40岁)发病率升高明显,有年轻化趋势。广东省妇幼安康工程曾进行大样本多中心临床研究报告显示,中青年患者(≤40岁)构成比为9.4%,平均年龄为35.5岁。

3. 民族

我国为多民族聚集国家,在EC患者中以汉族为主,但目前各民族间EC发病率及死亡率是否有明显差异尚缺乏相关研究。

4. 职业及文化程度

子宫内膜癌多发生在社会阶层较低的妇女中,但考虑这一变化与社会人文环境及EC发病高危因素有关,可能与EC疾病本身关系不大。社会阶层较低的妇女缺乏就医意识及相关医学知识,可能导致早期病情延误,导致EC的发生发展。

第二节 子宫内膜癌发病的危险因素

一、年龄因素

国外研究指出年龄是EC的高危因素。在美国,50岁以下的EC发病率为102/10万,而50岁以上的发病率则上升为1 374/10万,且年龄越大存活率越低。国际癌症研究机构对中国的研究数据表明,随着年龄的增长,子宫内膜癌的发病率呈上升趋势,相对风险为2~3,这与国外研究相一致。国内有研究显示年龄≥48岁是并发子宫内膜癌的高危因素。因此,对于高龄,特别是年龄≥48岁的子宫内膜不典型增生患者临床上需要谨慎对待。

二、月经及孕育因素

初潮早、绝经延迟是子宫内膜癌发病的高危因素。12岁或12岁以后初潮者患癌相对风险度为1.5~2.0,小于12岁初潮更早者,但初潮年龄的推迟不意味着EC风险的下降。延迟绝经者患EC的危险比49岁之前绝经者增加2.4倍,为45岁以前绝经者的1.5~2.5倍。有研究显示对于从未怀孕的人群,子宫内膜癌发病风险较有孕史者高,15%~20%的EC患者有不育史,可能与子宫内膜缺乏孕激素的保护、长时间受雌激素刺激有关。

三、相关疾病因素

1. 肥胖、糖尿病、高血压等代谢综合征

代谢综合征(Metabolic syndrome,MS)是多种代谢物的异常集结,临床主要表现为中心性肥胖、血脂代谢的异常、糖代谢的紊乱或糖尿病、高血压等。有研究表明代谢综合征是女性人群发生EC的独立危险因素。肥胖、糖尿病、高血压并称为EC三联征。BMI与EC的发病有明显的相关性,BMI每增加$5\ kg/m^2$,发生子宫内膜癌的风险增加1.6倍,其致病原因可能与脂肪组织对性激素生成的干预和对雌激素的储存有关。糖尿病患者患EC的危险比正常人增加1.2~5.6倍,高胰岛素可以促进雄激素增高,而高雄激素通过芳香化酶转化生成雌激素,促进子宫内膜病变的发生与发展。有研究指出,单纯高血压不增加子宫内膜癌的发生,但高血压患者常并发肥胖及糖尿病。研究显示肥胖、糖尿病和高血压诱发EC的共同病理生理基础是胰岛素抵抗,故胰岛素相关因素可能是介导EC发生发展的机制之一。如今随着社会经济水平增高,MS的患者也呈现明显增高趋势,应加强对高危人群的EC健康教育,以期提高其风险意识,可能有利于显著降低MS患者的EC发病率。

2. 多囊卵巢综合征(PCOS)

PCOS是一种生殖功能障碍与糖代谢异常并存的内分泌紊乱综合征,以持续性无排卵、雄激素过多及胰岛素抵抗为其重要的临床特征。研究显示,PCOS患者患EC的风险是普通人群的3倍。PCOS患者由于长期无排卵,使子宫内膜处于持续的雌激素刺激,导致内膜无法周期性脱落而发生增生改变;另外PCOS患者体内雄激素水平高于正常妇女,雄激素可转化为雌激素导致内膜增生和增殖,进而发生子宫内膜不典型增生。子宫内膜的增生与EC的发生发展密切相关。研究表明,合并PCOS的子宫内膜增生患者发展为EC的风险是没有合并PCOS的子宫内膜增生患者的4倍。PCOS患者常伴有胰岛素抵抗和高胰岛素血症,而胰岛素抵抗和高胰岛素血症与EC的发生风险密切相关。

PCOS 也是导致女性不孕的重要因素。迄今为止,我国尚没有对 PCOS 女性大样本的流行病学数据研究,但在临床工作中 PCOS 患者群呈增加趋势,临床医师应重视降低 PCOS 患者 EC 的发病风险。

3. 功能性卵巢肿瘤

卵巢性索间质肿瘤包括颗粒细胞瘤和卵泡膜细胞瘤。部分浆液性卵巢肿瘤具有分泌雌激素的功能,而卵泡膜细胞瘤较颗粒细胞瘤具有更强的雌激素分泌功能。雌激素增高是 EC 的高危因素,约 25% 的卵泡膜细胞瘤并发子宫内膜癌。国外报道较多颗粒细胞瘤并发子宫内膜癌,但国内相关病例报道较少。

四、外源性雌激素作用

1. 激素替代治疗

不少研究表明雌激素替代治疗与 EC 的发生有关,单独使用雌激素替代治疗可增加子宫内膜癌的危险性 10～20 倍。且危险性与雌激素替代治疗的时间和用药剂量有关,用药时间≤1 年者危险性增加 40%,用药时间≥10 年者危险性上升达 10 倍以上。停药后 EC 的发病风险仍增加 2 倍左右,且持续时间≥5 年。有研究证实联合孕激素可降低雌激素替代治疗患者 EC 的危险性,故近年来雌激素替代治疗患者常辅以孕激素以降低 EC 的发病风险。但也有研究表明,如果曾用过雌激素治疗的女性,即使之后改用孕激素联合治疗仍存在高风险。激素替代治疗与 EC 的相关性仍有待进一步研究。

2. 三苯氧胺

三苯氧胺(Tamoxifen,TAM)又称他莫昔芬,为非甾体类抗雌激素药物,主要应用于 ER 阳性乳腺癌患者的内分泌治疗。与未应用 TAM 者相比,应用 TAM 发生 EC 的相对危险度为 1.7～3.6,故对于此类人群建议加强日常筛查。

五、遗传因素

约 10% 的 EC 与遗传学因素有关。研究表明,有卵巢癌、乳腺癌或结直肠癌家族史者,患子宫内膜癌的危险性增大,这可能与肿瘤易感基因有关。遗传性非息肉性结肠直肠癌(HNPCC)患者发生子宫内膜癌的终身风险比其他患者高 50 倍,在 50 岁以下的 EC 患者中,有 9% 发生 HNPCC 相关基因的突变。PTEN 错构瘤肿瘤综合征中的考登综合征(cowden syndrome)患者患 EC 的比率亦高于一般人群,为 5%～10%。

六、其他因素

有部分研究提出吸烟可降低 EC 的危险性,但相关机制目前仍不明确;亦有研究显示吸烟是 EC 的危险因素,故吸烟与 EC 的确切关系目前仍有待进一步研究。多数研究认为,饮酒和哺乳对 EC 的发生有保护作用,且这种保护作用可能不受种族影响。另外,宫内节育器的应用可诱导子宫环境发生免疫和生化方面的变化,从而可能增加 EC 的发病风险,但更多研究认为宫内节育器对 EC 具有保护作用。目前宫内节育器与 EC 的确切关系有待更进一步研究。

第三节 子宫内膜癌的高危人群

根据发病机制和生物学行为特点将子宫内膜癌分为雌激素依赖型(Ⅰ型)和非雌激素依赖型(Ⅱ型)。雌激素依赖型子宫内膜癌大部分病理类型为子宫内膜样腺癌,少部分为黏液腺癌;非雌激素依赖型子宫内膜癌病理类型包括浆液性癌、透明细胞癌、癌肉瘤等。

大部分子宫内膜癌属于Ⅰ型。Ⅰ型子宫内膜癌的发生与无孕激素拮抗的雌激素持续刺激直接相关,缺乏孕激素对抗,子宫内膜长期处于过度增生的状态,进一步发展为子宫内膜癌。Ⅱ型子宫内膜癌的发生机制至今尚不完全清楚。

因此,子宫内膜癌发生的主要危险因素总结如下。

1. 生殖内分泌失调性疾病

如无排卵性月经异常、无排卵性不孕、多囊卵巢综合征等。由于无周期性排卵,子宫内膜缺乏孕激素拮抗,长期的单一雌激素作用致使子宫内膜发生增生,甚至癌变。

2. 肥胖、高血压、糖尿病,又称为子宫内膜癌三联征

有研究表明体重指数每增加 1 kg/m^2,子宫内膜癌的相对风险增加 9%。与体重指数 <25 kg/m^2 的女性相比,体重指数在 30~35 kg/m^2 期间的女性发生子宫内膜癌的风险大约增加 1.6 倍,而体重指数>35 kg/m^2 的女性发生子宫内膜癌的风险增加 3.7 倍。糖尿病患者或糖耐量异常者患病风险比正常人增加 2.8 倍;高血压者增高 1.8 倍。

3. 初潮早与绝经晚

初潮过早可能导致子宫内膜长时间受雌激素的刺激。晚绝经的妇女在后几年大多为无排卵月经,因此延长了无孕激素协同作用的雌激素刺激时间。

4. 不孕不育

不孕不育会增加子宫内膜癌的风险,而与之相反,每次妊娠均可一定程度降低子宫内膜癌的发病风险。此外,末次妊娠年龄越高,患子宫内膜癌的概率也越低。

5. 卵巢肿瘤

有些卵巢肿瘤,如卵巢颗粒细胞瘤、卵泡膜细胞瘤等,常产生较高水平的雌激素,引起月经不调、绝经后出血、子宫内膜增生甚至内膜癌。对存在上述疾病患者应常规行子宫内膜活检。

6. 外源性雌激素

单一外源性雌激素治疗如达5年以上,发生子宫内膜癌的风险增加10~30倍。采用雌、孕激素联合替代治疗则不增加罹患内膜癌的风险。

7. 遗传因素

大部分子宫内膜癌患者是散发性的,约20%内膜癌患者有家族史。林奇综合征,又称Lynch综合征,患者发生结肠以外恶性肿瘤的风险增高,主要包括子宫内膜癌、卵巢癌和胃癌等。有林奇综合征的女性,其终身发生子宫内膜癌的风险高达60%,建议每年进行子宫内膜活检以评估是否有癌症。推荐可以在分娩完成后甚至更早进行预防性子宫全切术/双侧输卵管卵巢切除术。遗传性子宫内膜癌发病年龄比散发性子宫内膜癌患者平均年龄小,因此筛查应该在50岁以前进行,建议进行基因检测和遗传咨询。有子宫内膜癌家族史的其他家庭成员子宫内膜癌的发生危险也相应增加,一级亲属患子宫内膜癌的女性发生子宫内膜癌的风险大约为对照组的1.5倍。

8. 药物因素

他莫昔芬是一种选择性雌激素受体修饰剂,既可表现出类雌激素作用,也可表现为抗雌激素作用,与不同的靶器官有关。他莫昔芬是乳腺癌内分泌治疗药物,有研究表明,长期服用可导致内膜增生,发生子宫内膜癌危险性增加。

9. 生活方式

目前已知有些生活方式因素与子宫内膜癌相关,包括饮食习惯、运动、饮酒、吸烟等。为减少子宫内膜癌的发生,应对有危险因素的人群进行宣教,包括规范生活习惯、在医师指导下的激素替代治疗等。对存在上述子宫内膜癌的危险因素者,对有遗传性家族史的患者、长期口服他莫昔芬的乳腺癌患者等坚持定期检查。但目前为止,尚没有推荐的子宫内膜癌常规筛查方法。超声是可选择的检查方法。主要筛查方式为经阴道或经腹部超声检查,监测子宫内膜厚度及异常情况。血液学方面没有特异性血清标志物,因此无常规监测筛查指标。

第四节 子宫内膜癌的预防策略

一、健康教育

对人群进行教育,使其意识到肥胖和癌症风险之间的关系。Soliman等对一般人群进行问卷调查发现,有58%的受调查者不知道肥胖可以增加子宫内膜癌的风险。对这些人进行相关知识的健康教育可以提高女性的相关风险意识,从而降低子宫内膜癌的发病率。有效治疗糖尿病后可以显著降低癌症风险,糖尿病未控制组子宫内膜癌的 RR = 5.563;糖尿病控制组的 RR = 1.331,两者相比有显著差异。对糖尿病规范化诊治的有效宣传可间接降低子宫内膜癌的发病风险。

二、改变饮食习惯

有研究表明,喝茶和咖啡可以降低 EC 的发生风险。有 Meta 分析表明,与从不饮茶或者极少饮茶者相比,总的饮茶者 RR = 0.85,其中少量到中量饮茶者和大量饮茶者的 RR 分别是 0.88 和 0.75。每天增加 2 杯茶的摄入可以降低 25% 患子宫内膜癌的风险,绿茶对子宫内膜癌的保护效果似乎较红茶更明显。Friberg 等发现饮用咖啡可降低子宫内膜癌的患病风险。

另外,蔬菜摄入尤其是花菜摄入与子宫内膜癌风险呈中等程度的负相关,低摄入组与高摄入组相比,蔬菜组 OR = 0.71,花菜组 OR = 0.85,水果组 OR = 0.90。每天摄入 100 g 蔬菜、花菜、水果的 OR 值分别为 0.90、0.79 和 0.97。

三、加强体力活动

体力活动可以调节新陈代谢和激素代谢途径,是保持体重、调节激素代谢的一个重要因素。Patel 等研究体力活动与子宫内膜癌发病风险之间的关系,发现少量到中量体力活动包括日常活动可以降低子宫内膜癌发病风险,尤其对于超重或肥胖妇女。研究发现所有轻度的体力活动和避免久坐的行为都可减低子宫内膜癌风险。在排除了 BMI 的多变量模型中,基础的娱乐性体力活动可以降低 33% 的风险。然而,在调整了 BMI 之后,这种趋势严重减弱,BMI 在调节体力活动和子宫内膜癌风险的关系方面起着重要的作用。体力活动对子宫内膜癌的保护作用仅在超重或肥胖妇女中起作用,在正常体重妇女中无此作用。

四、口服避孕药及使用宫内节育器

上海的一项子宫内膜癌的病例对照研究显示,口服避孕药和宫内节育器的使用可以对子宫内膜癌有长期的保护作用。调整已知的子宫内膜癌保护因素后,口服避孕药的 OR = 0.75;使用口服避孕药超过 72 个月后,OR 值降低至 0.50;停止使用口服避孕药 25 年及更长期者与从未使用的对照组相比,相关的 OR = 0.57。病例组与对照组相比,使用宫内节育器的比例较低,调整后的多因素分析结果显示宫内节育器的 OR = 0.53。无论宫内节育器使用的年限长短,子宫内膜癌的发病风险均降低。

五、Lynch 综合征的预防策略

有学者对 Lynch 综合征妇女进行了子宫内膜癌筛查和预防的研究,他们把人群分成

5个组:①没有采取预防措施的对照组;②30岁时行预防性手术(全子宫和双侧附件切除术)组;③40岁时行预防性手术组;④从30岁起每年进行子宫内膜活检、经阴道超声检查和CA125检查组;⑤从30岁起每年进行筛查,至40岁时行预防性手术联合策略组。

最终研究结果发现,第5组,也就是从30岁起每年筛查至40岁时行预防性手术,即全子宫和双侧附件切除术,是最有效的预防策略。当然这样的结果可能不容易被社会人群所接受。另外,还有专家建议可以进行与此相关的基因检测,发现子宫内膜癌的易发人群。

第五节 子宫内膜癌无症状高危人群的筛查策略

子宫内膜癌无症状高危人群的筛查要分不同的人群来进行,包括一般人群的筛查和特殊人群的筛查。

一、一般筛查人群

1. 需要筛查的人群

(1) 肥胖,BMI$\geq$30 kg/m^2。

(2) 多囊卵巢综合征。

(3) 无孕激素拮抗的雌激素使用史。

(4) 55岁以后绝经。

(5) 长期未育或原发不孕。

(6) 长期服用他莫昔芬。

(7) 长期糖尿病病史。

无上述风险的人群不推荐进行常规的子宫内膜癌筛查。

2. 筛查内容

(1) 建议每年进行经阴道超声检查以监测子宫内膜厚度。

(2) 如超声提示增殖期子宫内膜厚度>11 mm(或绝经后>5 mm)或血管增多、子宫内膜不均质、肿物、绝经后有透声差的宫腔积液等,建议进行子宫内膜细胞学检查或子宫内膜微量组织病理检查。

(3) 当超声发现子宫内膜异常时,建议行盆腔MRI检查进一步评估盆腔磁共振。

二、特殊筛查人群

1. 第1类人群

Lynch 综合征患者,该人群建议 35 岁后每年进行子宫内膜癌筛查。

2. 第2类人群

一至三级亲属中有 Lynch 综合征患者但本人未行基因检测。

3. 第3类人群

有子宫内膜癌或结肠癌家族史。

第2、3类人群建议先行基因检测,为 Lynch 综合征者,建议 35 岁后每年进行子宫内膜癌筛查;其余按一般风险人群进行筛查。

三、常用筛查手段

目前,EC 的检查方法主要有两种:①无创性筛查。包括血清肿瘤标志物 CA125 和人附睾蛋白 4(HE4)检测、影像学检查及基因检测。②有创性筛查。主要是诊断性刮宫和宫腔镜下取活体组织病理学检查。

1. 经阴道彩色多普勒超声

近年来,已有较多关于经阴道彩色多普勒超声被用于 EC 的术前筛查之中的报道。经阴道彩色多普勒超声(transvaginal color Doppler ultrasound,TVCDS)通过分析子宫内膜的血流动力学改变,检测子宫内膜厚度、宫腔内有无病灶及病灶的位置与大小,以进一步判断是否有 EC 的可能性。Smith-Bindman R 等一项大样本临床研究表明经阴道超声检查对绝经后妇女进行 EC 筛查有较高的灵敏度,当子宫内膜厚度≥5 mm 时,EC 及其癌前病变的灵敏度和特异性分别达到 80.5% 和 85.7%,可以作为绝经后妇女 EC 的筛查方法之一。

经阴道超声因价廉、无创且可重复性强已成为众多妇科疾病的首选检查方法,其对子宫大小、内膜厚度、病灶分布及血流动力学等情况可得到初步认识。

2. 子宫内膜细胞学检查

子宫内膜细胞学检查(endometrial cytologic test,ECT)是通过子宫内膜细胞采集器获取细胞标本,采用液基薄层细胞学制片技术进行细胞学诊断。近年来,国内外关于 ECT 筛查 EC 的研究已有较多的报道,其准确度与诊断性刮宫无统计学差异。

日本是最早将 ECT 用于 EC 筛查的国家,且在 1987 年被纳入日本的老年人健康保健法。据日本法律规定,在最近 6 个月有不规则阴道流血和年龄大于 50 岁或已绝经或患有不孕症者均应进行 EC 筛查。通过筛查,日本 EC 死亡率从 1950 年的 20.0% 下降至 1999 年的 8.0%。Yanaki F 等的研究结果显示,子宫内膜细胞学检查的敏感度和特异性分别为 96.4% 和 100%,与诊断性刮宫相比差异无统计学意义。近年来,国内亦有较多的相关研究被报道,其结果与国外一致。Yang X 等的一项临床对照研究指出,ECT 与诊断性刮宫相比差异无统计学意义,其检测子宫内膜病变的敏感度、特异性、符合度分别为 87.3%、88.4% 和 88.2%。

因此,ECT 在 EC 的筛查中具有重要的临床价值和广阔的应用前景,可作为筛查 EC 的一线方法。

3. 血清肿瘤标志物检测

目前,EC 的肿瘤标志物尚缺乏高度特异性,因此仅这里仅做简单介绍,常用的标志物有 CA125 和 HE4。Chen Y 等一项 Meta 分析显示:单独检测 HE4 和 CA125 的敏感度分别为 53% 和 26%,特异性分别为 91% 和 81%,而同时检测两者所对应的值分别为 58% 和 92%。未来我们还需要发现新的肿瘤标志物,或联合多项肿瘤标志物的检测,进一步提高对于 EC 的检测能力,使得该项检测具有重要意义。

4. 基因检测

随着分子生物学技术的发展,越来越多的基因检测方法被用于肿瘤的早期诊断中,进一步从发病机制上区分 I 型与 II 型 EC。目前研究较多的主要有 *PTEN*、*TP*53、*Ki*-67 和微卫星不稳定(microstatllite instability,MSI)等。

PTEN 突变是 EC 最常见的遗传学改变,其主要发生在 EC 的早期阶段,这提示 *PTEN* 突变可能是一种早期诊断因子。McConechy MK 等人研究发现,与 II 型 EC 相比,*PTEN* 突变更多发生于 I 型 EC($P<0.0001$)。*TP*53 基因突变主要见于浆液性癌,是 II 型 EC 的特征性分子改变。Lia L 等人对 *TP*53 基因进行检测发现其表达于正常子宫内膜(%)、子宫内膜增生(43%)、子宫内膜腺癌(72%)和浆液性癌(96%)。*Ki*-67 与 EC 的分期、分级和预后均有密切关系,是 EC 的重要标记物。Konstantinos K 等人研究发现 *Ki*-67 在增生期子宫内膜和 EC 中高表达,且与 EC 的分期、分级、病理类型及有无淋巴结转移相关。MSI 主要发生在 Lynch 综合征相关 EC。

第六节 子宫内膜癌筛查高危人群的健康管理

一、肥胖、高血压、糖尿病

肥胖、高血压、糖尿病是 EC "三联征",胰岛素抵抗是其诱发 EC 的共同病理生理基础。

该类人的日常行为管理包括合理饮食和运动、体重控制、戒烟、限盐、限酒等,倡导健康生活方式。行为管理总体目标是尊重患者的喜好、需求和价值观,指导临床决策;将血糖控制、健康获益和预防并发症作为患者必须掌握的内容，使高危人群实现体重管理，血糖、血脂、血压等糖尿病危险因素得到控制。

1. 饮食管理、体重管理、适量运动

进行生活方式干预的核心是使超重或肥胖者减轻体重，而合理膳食和适度运动是减轻体重的关键。合理膳食是指低糖、低盐、低脂肪，以谷类为主、高膳食纤维为辅的多样化膳食模式。适度运动为每日>30 min 中至高强度的体育运动。生活方式干预目标为使超重或肥胖者 BMI 达到或接近 24 kg/m² 或 3~6 个月内使初始体重至少下降 5%，并长期维持理想的体重和血糖水平，控制血脂异常、高血压等心血管及糖尿病危险因素。

2. 限烟限酒管理

吸烟或被动吸烟会增加肥胖和胰岛素抵抗风险，是糖化血红蛋白升高的独立危险因素。戒烟有利于血脂水平控制，能使低密度脂蛋白胆固醇降低、高密度脂蛋白胆固醇升高，预防糖尿病及糖尿病危险因素的发生。另外，饮酒与心血管疾病、血糖调节之间的关系复杂，不推荐糖尿病患者饮酒，因为酒精的吸收和代谢会影响到脂肪氧化作用，同时可能会诱发低血糖，限制酒精同样是控制体重的饮食策略。

3. 教育管理

一级预防是在一般人群中开展健康宣教，提高人群对肥胖、高血压、糖尿病防治的知晓率，鼓励人们参与，倡导健康的生活方式，提高疾病防控意识，控制相关的危险因素。目前健康教育方式多样化，可以是个体式、小组式及大课堂式。具体实施要根据人群教育程度和文化背景、病程、并发症、治疗方案等灵活安排，且各种形式可以互相结合。

二、月经、生育史的相关人群

大量研究结果已证实初潮较早、绝经延迟、月经紊乱、未孕未产及初次妊娠年龄等与 EC 的发生高度相关。调查研究发现：与初潮年龄≤12 岁者相比，初潮年龄≥15 岁者发生 EC 的风险明显降低（HR=0.72）；与绝经年龄≤50 岁者相比，绝经年龄≥55 岁者患 EC 的风险明显增加（HR=2.20）；与未孕未产妇相比，经产妇患 EC 的风险减少（HR=0.65）。

三、遗传因素的相关人群

EC 主要发生于绝经后妇女，但年轻患者亦不罕见，仍有 15%~25% 病例发生于绝经前的女性，有研究表明这可能主要与遗传因素有关。

目前，已被较多研究的肿瘤家族性疾病是 Lynch 综合征（Lynch syndrom, LS）。LS 属于常染色体显性遗传病，常并发多种恶性肿瘤，主要是结直肠癌与 EC。在女性 LS 患者中，EC 发生率高于结直肠癌。Wang YY 等研究表明 LS 的女性患者发生 EC 的终身风险比无 LS 患者高达 50 倍，且主要发生于绝经前妇女，年龄多在 46~54 岁，其中<40 岁的 EC 患者占 20%，这可能是导致 EC 有年轻化趋势的主要原因。

PCOS 是育龄期女性最常见的内分泌疾病,是以生殖障碍、内分泌异常、代谢紊乱和精神问题为特征的一组临床综合征。PCOS 患者长期无排卵,黄体功能缺陷,导致子宫内膜受雌激素持续刺激而不断增生和增殖,进一步发展为不典型增生甚至 EC。患有 PCOS 的 EC 患者多见于绝经前妇女。一项 Meta 分析结果显示,对于绝经前女性,患 PCOS 者与无 PCOS 者相比,其发生 EC 的风险增加 1.24 倍;而在绝经后女性人群,PCOS 与 EC 的发生无明显相关性。

第七节 子宫内膜癌有症状高危人群的早诊策略

一、临床症状

有下列症状应及时就诊。

1. 阴道流血

少数早期子宫内膜癌可能无任何症状,临床上难以发现。但 90% 子宫内膜癌的主要症状为各种阴道流血。

(1) 绝经后阴道流血:绝经后阴道流血为子宫内膜癌患者的主要症状,90% 以上的绝经后患者以阴道流血症状就诊。阴道流血于肿瘤早期即可出现,因此,初次就诊的子宫内膜癌患者中早期患者约占 70%。

(2) 月经紊乱:约 20% 的子宫内膜癌患者为围绝经期妇女,40 岁以下的年轻妇女仅占 5%~10%。患者可表现为月经周期紊乱,月经淋漓不尽甚至阴道大量出血。

2. 阴道异常排液

早期可为少量浆液性或血性分泌物。晚期因肿瘤体积增大发生局部感染、坏死,排出恶臭的脓血样液体。

3. 疼痛

多为下腹隐痛不适,可由宫腔积脓或积液引起,晚期则因病变扩散至子宫旁组织韧带或压迫神经及器官,还可出现下肢或腰骶部疼痛。

4. 其他

晚期患者可触及下腹部增大的子宫,可出现贫血、消瘦、发热、恶病质等全身衰竭表现。

子宫内膜癌的辅助诊断技术包括经腹或经阴道超声、MRI、CT、PET 检查等。血清肿瘤标记物检查也有助于鉴别良、恶性病变。但最终确诊需要依赖病理学检查。

根据涉及部位的不同,相关检查大体分为原发性肿瘤部位检查以及区域和全身检查(表 10-1)。

表 10-1　子宫内膜癌诊断及检查原则

部位	Ⅰ级推荐	Ⅱ级推荐
原发肿瘤部位	体格检查（包括妇科检查） CA125、HE4 等血清肿瘤标志物检查 超声 盆腔 MRI 或 CT 诊断性刮宫或分段取内膜 宫腔镜下子宫内膜活检	TCT、HPV
区域和全身评估	体格检查 超声 颈胸腹盆腔 CT 组织活检或胸/腹水脱落细胞学检查 血常规、肝肾功能等重要脏器功能评价 营养状况评价	PET-CT（必要时） 骨扫描（必要时） 胃肠镜（必要时）

二、影像学检查

CT 及增强 CT 主要在明确子宫内膜病变周围的浸润和转移情况上有较明显的优势，而且不会被体内金属物质所干扰。MRI 主要用于判断 EC 肌层浸润程度，有研究结果显示其用于术前诊断 EC 肌层浸润的准确率为 93.1%，敏感度为 92.6%，明显优于超声。但因 CT、MRI 价格昂贵等缺点，一般只用于对已确诊的 EC 患者进行术前分期分级，而不作为 EC 筛查的常规手段。

三、组织病理学检查

组织病理学检查是子宫内膜病变的最终诊断依据。通过刮宫器或宫腔镜进入女性子宫腔内，对子宫内膜进行观察、取样或切除。诊断性刮宫作为 EC 诊断的"金标准"一直被广泛应用。伴随着腔镜技术的不断成熟与发展，宫腔镜下诊刮亦被越来越多的应用（图 10-2）。

Li XM 等一项大样本病例对照研究发现，宫腔镜下诊刮与传统诊刮术的病理结果差异无统计学意义，两者的敏感度、特异性相似，分别为 91% 和 90.75%。但诊断性刮宫是一种有创性检查，且费用高、疼痛明显，不易被患者接受，将其作为常规的筛查方法是不可行的，但可作为高危人群的 EC 筛查手段之一。

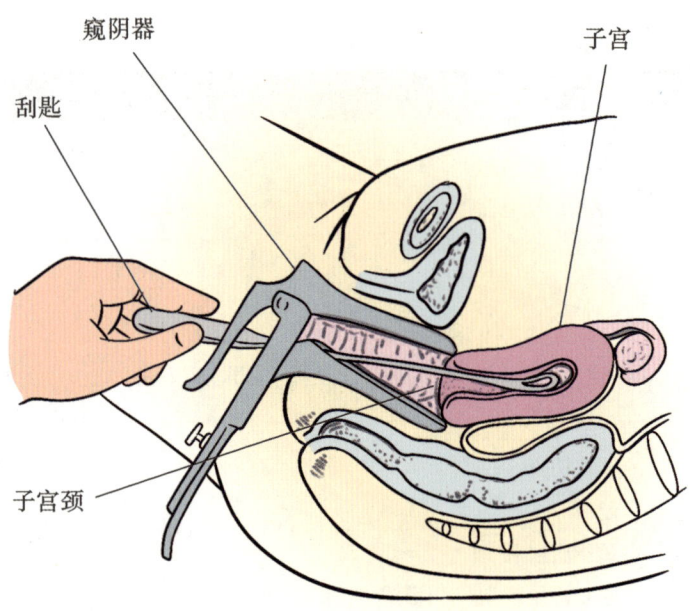

图 10-2 子宫内膜癌诊断性刮宫示意

第八节 子宫内膜癌有症状高危人群的早治策略

一、子宫内膜癌治疗原则

子宫内膜癌的治疗以手术治疗为主,辅以放射治疗、化学治疗和激素等综合治疗。治疗方案应根据病理诊断和组织学类型,以及患者的年龄、全身状况、有无生育要求、有无手术禁忌证、有无内科合并症等综合评估以制定治疗方案。

手术是子宫内膜癌的主要治疗手段,除不能耐受手术或晚期无法手术的患者外,都应进行全面的分期手术。对于伴有严重内科并发症、高龄等不宜手术的各期子宫内膜癌患者,可采用放疗和药物治疗。严格遵循各种治疗方法适应证,避免过度治疗或治疗不足。强调有计划的、合理的综合治疗,并重视个体化治疗。

除对于不能手术的子宫内膜癌可行根治性放疗,包括体外放疗联合近距离放疗。放疗在子宫内膜癌中常为对术后患者的辅助治疗。

系统性化疗主要应用于晚期(FIGO 分期Ⅲ~Ⅳ期)或复发患者,以及特殊病理类型患者。对于ⅠB期、G3 的高危组患者,NCCN 指南也推荐进行术后辅助化疗改善预后,但并不是所有的专家都这样认为。激素治疗仅用于分化较好的子宫内膜样腺癌,不宜用于需保留生育功能的年轻早期子宫内膜癌患者及晚期、复发性或无法手术的患者。

2013年,癌症基因组图谱根据全基因组测序基因特征将子宫内膜癌进行分子分型,以指导临床诊疗。这一基于分子遗传特征的个体化精准治疗,革新了子宫内膜癌的治疗模式,为免疫靶向药物的选择提供指引。

二、保留生育功能的指征和方法

约5%的子宫内膜癌患者在40岁之前被诊断。对于有生育需求、要求保留生育功能的患者,进行子宫内膜病理检查是必要的(推荐行宫腔镜检查),宫腔镜检查更可靠,G1病变中仅23%级别升高。还应该对肌层浸润的深度进行增强MRI评估。

保留生育功能只适用于子宫内膜样腺癌,符合下列所有条件才能保留生育功能。①分段诊刮标本经病理专家核实,病理类型为子宫内膜样腺癌,G1级。②MRI检查(首选)或经阴道超声检查发现病灶局限于子宫内膜。③影像学检查未发现可疑的转移病灶。④无药物治疗或妊娠的禁忌证。⑤经充分解释,患者了解保留生育功能并非子宫内膜癌的标准治疗方式并在治疗前咨询生殖专家。⑥对合适的患者进行遗传咨询或基因检测。⑦可选择甲地孕酮、醋酸甲羟孕酮和左炔诺孕酮宫内缓释系统治疗。最常用的口服孕激素包括醋酸甲羟孕酮(250～600 mg/d,口服)或醋酸甲地孕酮(160～480 mg/d,口服)。⑧治疗期间每3～6个月分段诊刮或取子宫内膜活检,若子宫内膜癌持续存在6～12个月,则行全子宫+双附件切除+手术病理分期,术前可考虑行MRI检查;若6个月后病变完全缓解,鼓励患者受孕,孕前持续每3～6个月进行子宫内膜取样检查;若患者暂无生育计划,予孕激素维持治疗及定期监测。⑨完成生育后或子宫内膜取样发现疾病进展,即行全子宫+双附件切除+手术病理分期。许多子宫内膜样腺癌的年轻患者还有其他影响生育功能的因素,包括肥胖与多囊卵巢综合征,强烈建议减肥。咨询不孕不育专家可能对成功妊娠非常必要。在患者激素治疗后可能需要应用一些辅助生殖技术,包括枸橼酸氯米芬、人工授精和体外受精。

第九节　子宫内膜癌有症状高危人群的健康管理

该类人群需要坚持规律的随访观察。

一、随访时间

在治疗结束后的2～3年内,应每3～6个月复查1次,之后每半年复查1次,5年后每年复查1次。

二、随访内容

1. 一般症状询问

可能复发的症状、体征包括但不限于阴道出血或血性分泌物、腹部或盆腔包块、血尿、血便、持续性疼痛（尤其是腹部或盆腔区域）、腹胀、食欲缺乏、咳嗽、呼吸困难、下肢水肿、体重减轻等。

2. 体格检查

每次复查时应特别注意进行妇科检查和全身表浅淋巴结检查，阴道穹隆细胞学检查可用于检测阴道残端复发。

3. 肿瘤标志物检查

CA125、CA19-9、HE4 检测。

4. 影像学检查

可选择超声（腹部、盆部）、增强 CT（胸部、腹部、盆部）或 MRI 检查，必要时行全身 PET-CT 检查。

5. 健康教育

向患者宣教健康生活方式，指导饮食营养、运动、戒烟、性健康等，鼓励适当的性生活（包括阴道扩张器、润滑剂的使用），评估其他合并疾病如糖尿病、高血压等情况，注意治疗的远期不良反应处理等。

第十节　子宫内膜癌早诊早治发展方向的探索

对于子宫内膜癌的关注除了一级预防中的改变生活方式及减少危险因素外，可进行二级预防，即在高危人群中行必要的筛查。

结合美国癌症协会及日本妇科肿瘤协会的指南，推荐长期居住地为城市、年龄大于 50 岁的女性接受子宫内膜癌的筛查；年龄在 50 岁以下，但具有子宫内膜癌的高危因素，如肥胖、糖尿病、高血压、排卵障碍、恶性肿瘤病史或家族史（尤其是乳腺癌、结直肠癌）的女性，也推荐常规筛查子宫内膜癌，筛查间隔为 1 年。筛查阳性或高度可疑的患者行宫腔镜检查并组织病理学确诊。

目前数据支持，在子宫内膜癌高危人群中进行子宫内膜细胞学单独筛查，或者辅助阴道超声检查，都可以减少年龄校正后的死亡率，在我国还需要进一步通过随机对照研究进行证明。评价一个筛查项目需要看其正负两面，高级别证据支持在高危人群中进行子宫内膜癌筛查是很有必要的。将来的研究会重点进行精确的经济效益数学建模，包括社会及伦理问题,目前这两方面还未考虑在内。但根据目前情况考虑,子宫内膜癌的筛查已经得到业界,以及公共卫生层面的重视,特别是在发达地区,而子宫内膜细胞学的筛查和其他方法联合的早期诊断应该可以起到降低我国女性子宫内膜癌的发病和减少晚期而致死亡率升高的作用。

(刘明博)

参考文献

[1] SUNG H, FERLAY J, SIEGEL R L, et al. Global cancer statistics 2020: GLOBOCAN estimates of incidence and mor-tality worldwide for 36 cancers in 185 countries[J]. CA Cancer J Clin, 2021, 71(3): 209-249.

[2] SIEGEL R L, MILER K D, WAGLENS, et al. Cancer statistics, 2023[J]. CA Cancer J Clin, 2023, 73(1): 17-48.

[3] ZHENG R S, ZHANG S W, ZENG H M, et al. Cancer incidence and mortality in China, 2016[J]. INCC, 2022, 2(1): 1-9.

[4] 国家癌症中心. 2020中国肿瘤登记年报[R]. 北京: 人民卫生出版社, 2022: 175-178.

[5] BARCLAY M E, ABEL G A, GREENBERG D C, et al. Socio-demographic variation in stage at diagnosis ofbreast, bladder, colon, endometrial, lung, melanoma, prostate, rectal, renal and ovarian cancer in England and its population impact[J]. Br J Cancer, 2021, 124(7): 1320-1329.

[6] 黄英兰, 黄薇, 龙少康, 等. 广西壮族自治区20年1466例子宫内膜癌住院病例分析[J]. 第二军医大学学报, 2007, 28(6): 681-683.

[7] 周琦, 陶玲, 李霞, 等. 子宫内膜癌352例临床资料回顾性分析[J]. 现代肿瘤医学, 2012, 20(4): 788-791.

[8] 黄星, 杨丽, 徐燕, 等. 536例子宫内膜癌的临床特点分析[J]. 广州医科大学学报, 2016, 44(6): 29-32.

[9] 李小毛, 刘继红, 何勉, 等. 年轻妇女子宫内膜癌626例临床分析[J]. 实用妇产科杂志, 2012, 28(7): 541-545.

[10] MATSUO K, RAMZAN A A, GUALTIERI M R, et al. Ptediction of concurrent endometrial carcinoma in women with endomemal hyperplasia[J]. Gynecologic Oncology, 2015, 139(2): 261-267.

[11] ACOG. Practice bulletin no. 149: endometrial cancer[J]. Obstet Gynecol, 2015, 125(4): 1006-1026.

[12] 周莹,冯凤芝,金滢,等.子宫内膜增生并发子宫内膜癌的高危因素及预后分析[J].实用妇产科杂志,2016,32(11):826-829.

[13] 米贤军,储兵,熊小英,等.子宫内膜癌临床病理学研究[J].现代临床医学生物工程学杂志,2001(3):183-184.

[14] 刘云伟,康彩梅,等.代谢综合征对子宫内膜癌发病的影响因素调查[J].中国妇幼保健,2017,32(15):3627-3631.

[15] AREM H, PARK Y, PELSER C, et al. Prediagnosis body mass index, physical activity, and mortality in endometrial cancer patients[J]. JNCI J Natl Cancer Inst,2013,105(5):342-349.

[16] DE PERGOLA G, SILVESTRIS F. Obesity as a major risk factor for cancer[J]. J Obes,2013,4(2013):291546.

[17] 郑达礼.子宫内膜癌患者胰岛素及性激素水平的临床研究[J].临床和实验医学杂志,2012,11(20):1635-1636.

[18] 单伟伟,罗雪珍,宁程程,等.代谢异常与子宫内膜增生性病变的关系[J].复旦学报,2013,40(6):639-644.

[19] HAO U LA Z, SALMAN M, ATIO MO W. Evaluating the association between endometrial cancer and polycystic ovary syndrome[J]. Hum Reprod,2012,27(5):1327-1331.

[20] SHAO R. Progesterone receptor isoforms A and B: new insights into the mechanism of progesterone resistance for the treatment of endometrial carcinoma[J]. Ecancer medical science,2013,7(1):381.

[21] FEARNLEY E J, MARQU A RT L, SPURDLE A B, et al. Polycystic ovary syndrome increases the risk of endometrial cancer in women aged less than 50 years: an Australian case-control study[J]. Cancer Causes Control,2010,21(12):2303-2308.

[22] DOLL A, ABAL M, RIGAU M, et al. Novel molecular profiles of endometrial cancer—new light through old windows[J]. Steroid Biochem Mol Biol,2008,108(3-5):221-229.

[23] 杨曦,马珂,吴成.子宫内膜癌的流行病学及高危因素[J].实用妇产科杂志,2015,31(7):485-488.

[24] 高静,项永兵,徐望红,等.吸烟、饮酒与子宫内膜癌关系的病例对照研究[J].复旦学报(医学版),2006,33(1):10-16.

[25] 石赞堃,李楠,张明月,等.子宫内膜癌高危因素的Meta分析[J].中国妇幼保健,2015,30(1):38-41.

[26] SMITH-BINDMAN R, WEISS E, FELDSTEIN V. How thick is too thick? When endometrial thickness should prompt biopsy in postmenopa-usal women without vaginal bleeding[J]. Ultrasound Obstet Gyne-col,2004,24(5):558-565.

[27] YANAKI F, HIRAI Y, HANADA A, et al. Liquid-based endometrial cytology using surepath TM is not inferior to suction endometrial tissue biopsy in clinical performance for detecting endometrial cancer including atypical endometrial hyperplasia [J]. Acta Cytol,2017,61(2):133-139.

[28] YANG X, LIAO Q P, WU C, et al. Screening and sampling of endome-trial carcinoma accuracy of the endometrial cytology test for the screening of endometrial cancer[J]. Chinese Journal of Obstetrics and Gynecology,2013,48(12):884-901.

[29] CHEN Y, REN YL, LI N, et al. Serum human epididymis protein 4 vs carbohydrate antigen 125 and their combination for endometrial cancer diagnosis: A Meta-analysis[J]. Eur Rev Med Pharmacol Sci,2016,20(10):1974-1985.

第十一章

膀胱癌早诊早治及高危人群的健康管理

第一节 膀胱癌的流行病学特征和生物学特征

一、膀胱癌的流行病学特征

膀胱癌是起源于膀胱尿路上皮的恶性肿瘤,也是泌尿系统最常见的恶性肿瘤之一。在全球范围内,膀胱癌发病率位于所有恶性肿瘤第9位,为3.0%,死亡率位于所有恶性肿瘤第13位,为2.1%。膀胱癌可见于各年龄段,高发年龄为50~70岁,且随着年龄增加,发病率也逐渐增加。

在人群分布中,膀胱癌呈现男多于女的特点。男性发病率为女性的3~4倍,其中男性为9.50/10万,女性为2.41/10万。在男性中,它是第七大常见癌症和第十一大癌症死亡原因。统计数据显示,对于相同分期的膀胱癌患者,女性比男性的预后更差。膀胱癌在不同地域、种群中发病率亦有不同。总体来说,发达国家发病率高于发展中国家,其中南欧男女发病率最高(希腊是全球男性发病率最高的国家),其次是西欧和北美(图11-1)。

膀胱癌也是威胁我国居民健康的重要疾病之一,根据2019年全国肿瘤登记中心发布的数据显示,2015年我国膀胱癌发病率为5.80/10万,位居全身恶性肿瘤的第13位,男性发病率为8.83/10万,位居第7位;女性发病率为2.61/10万,位居第17位。2015年我国膀胱癌死亡率为2.37/10万,位居第13位,其中,男性死亡率为3.56/10万,位居第11位;女性死亡率为1.11/10万,位居第16位。总体而言,我国膀胱癌发病率略低于西方国家;不论男女,城市发病率均高于农村。

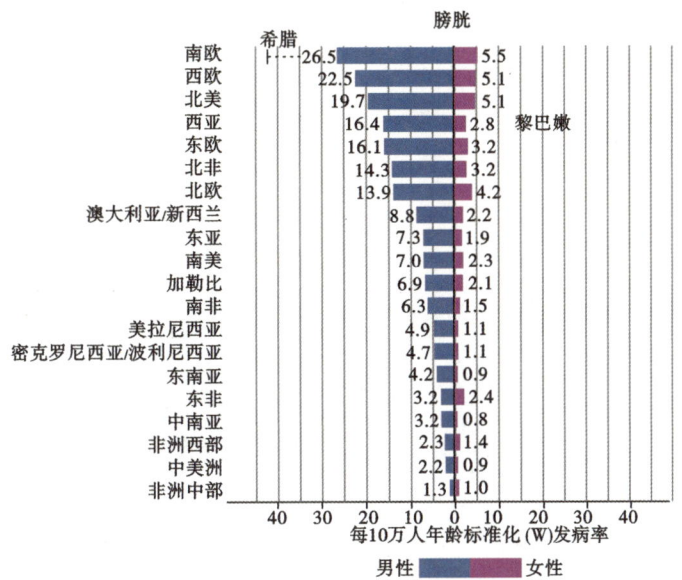

图 11-1 膀胱癌在全球不同地域的发病率

二、膀胱癌的临床生物学特征

1. 膀胱癌的临床特征

(1) 原发肿瘤本身局部生长引起的症状血尿是膀胱癌患者最常见的临床表现,约80%~90%的患者以间歇性、无痛性全程肉眼血尿为首发症状。尿色可呈淡红色或深褐色不等,多为洗肉水色,可形成血凝块。部分患者为初始血尿,提示膀胱颈部病变;终末血尿,提示病变位于膀胱三角区、膀胱颈部或后尿道。少数患者仅为镜下血尿。血尿严重程度、持续时间及出血量与肿瘤恶性程度、分期、大小、数目、形态并不一致。部分患者是体检或因其他疾病例行检查时无意中发现膀胱癌。约有10%的膀胱癌患者伴有膀胱刺激征,表现为尿频、尿急、尿痛。提示患者可能存在原位癌、肌层浸润性尿路上皮癌、鳞状细胞癌或腺癌等。

(2) 原发肿瘤侵犯邻近器官、结构引起的症状:包括输尿管梗阻所致腰部疼痛、下肢水肿、骨痛、尿潴留、体重减轻等,均为晚期症状。

2. 膀胱癌的生物学特征

(1) 组织学类型:目前,推荐采用2004年WHO尿路系统肿瘤分类标准。膀胱癌包括尿路上皮(移行细胞)癌、鳞状细胞癌和腺细胞癌、脐尿管癌、苗勒氏管恶性肿瘤、神经内分泌肿瘤(如小细胞癌)、间叶性肿瘤、混合型癌、肉瘤样癌及转移性癌等。其中,膀胱尿路上皮癌最为常见,占膀胱癌的90%以上;膀胱鳞状细胞癌约占3%~7%;膀胱腺癌比例<2%。

2016 年 WHO 对膀胱尿路上皮肿瘤病理类型进行更新,主要分为两大类,浸润性尿路上皮癌和非浸润性尿路上皮癌。浸润性尿路上皮癌又分为不同变异亚型,不同变异亚型与患者预后密切相关。病理医生除做出主要病理诊断外,还需要判断是否合并各种变异亚型(表 11-1)。

表 11-1　2016 版 WHO 尿路上皮癌病理类型及变异亚型

病理类型	变异亚型
浸润性尿路上皮癌 浸润性尿路上皮癌伴不同分化 尿路上皮癌伴部分鳞样分化 尿路上皮癌伴部分和/或腺样分化 尿路上皮癌伴部分滋养层分化 尿路上皮癌伴部分 Müllerian 分化	微乳头型尿路上皮癌 微囊型尿路上皮癌 巢状变异型尿路上皮癌(包括大巢状) 淋巴上皮瘤样癌 浆细胞样癌/印戒细胞癌/弥漫型 巨细胞变异型癌 未分化癌 透明细胞性癌 肉瘤样癌 富含脂质型癌
非浸润性尿路上皮癌 尿路上皮原位癌 • 非浸润性乳头状尿路上皮癌,低级别 • 非浸润性乳头状尿路上皮癌,高级别 • 尿路上皮乳头状瘤 • 低度恶性潜能乳头状尿路上皮肿瘤 内翻性尿路上皮乳头状瘤 恶性潜能未定的尿路上皮增生 尿路上皮异型增生	

(2)分子分型:研究显示,非肌层浸润性膀胱癌(non-muscle-invasive bladder cancer,NMIBC)与肌层浸润性膀胱癌(muscle-invasive bladder cancer,MIBC)在发生发展过程中,其分子机制存在差异。随着基因检测技术的不断进步,基于基因分析的多种膀胱癌分子分型已初步应用于临床。2019 年,膀胱癌分子分型协作组对 MIBC 进行分子分型,将其分为六种类型,分别是管腔乳头型(24%)、管腔非特异型(8%)、管腔不稳定型(15%)、基质富集型(15%)、基底/鳞状细胞癌型(35%)以及神经内分泌型(3%)。

分子/基因组检测可应用于新型药物的临床试验研究,以此实现更精准、更有效的治疗目的。目前临床上最常见的相关基因异常包括 *CDKN2A*（34%）、*FGFR3*（21%）、*PIK3CA*（20%）、*ERBB2*（17%）、*PD1/PD-L1* 基因异常表达等。

除了患者的临床及病理分期、病理类型及分级与患者的预后密切相关外，研究还发现一些生物标志物对患者预后具有预测作用。例如，血清血管内皮生长因子、循环肿瘤细胞，以及 DNA 损伤修复基因缺陷（包括 *ERCC2*、*ATM*、*RB1* 和 *FANCC*），能够预测患者对以顺铂为基础的新辅助化疗的反应。分子亚型、免疫基因特征以及基质信号，可能在预测免疫治疗效果方面发挥重要作用。虽然 PD-L1 免疫组织化学检测结果和 *TMB* 的表达水平在某些情况下具有一定的预测价值，但仍需进一步研究。经过前瞻性验证的预测性分子生物标志物，将为临床和病理数据提供有价值的补充，不过这还需要大型Ⅲ期随机对照试验（RCT）来加以验证。目前，膀胱癌的分子分型主要用于判断预后以及预测药物反应性，尤其是对新辅助化疗的反应，同时也与患者对免疫治疗的反应相关。但该领域仍处于研究探索阶段，其价值还需要大量研究来证实

第二节 膀胱癌发病的危险因素

膀胱癌的发生、发展是多因素、多步骤的病理过程。到目前为止，其发病机制仍未完全阐明，但是现有的研究表明，环境与遗传因素在这个过程中发挥了重要作用，此外一些疾病和治疗手段也可能和膀胱癌发病息息相关。

一、吸烟

在几个公认的危险因素中，吸烟是最确定和最主要的危险因素。约 50% 的膀胱癌患者具有吸烟史，吸烟可使膀胱癌的患病风险增加 2~5 倍，并与吸烟强度和时间成正比。这与烟草中的芳香胺化合物 4-氨基联苯有关。电子烟也是膀胱癌发生的高危因素。

二、职业暴露

职业暴露是膀胱癌发生第二重要的危险因素，20%~25% 的病例与其职业暴露有关，常见于染料、橡胶、纺织品、油漆、皮革和化工行业中，以及暴露于致癌物质如芳香胺类化合物、多环芳烃和氯代烃、β-萘胺、4-氨基联苯等中的患者，多发生于暴露之后数十年内。

三、饮食和水

膀胱癌和饮食密切相关，饮用含有砷的水可致膀胱癌发病风险增高。饮用由氯处理的饮用水亦与膀胱癌发病风险增高有关。但现有研究未证明总饮水量与膀胱癌发生率

有明确关联。至于其他饮食因素与膀胱癌之间的关联存在争议,一般认为大量摄入脂肪、胆固醇、油煎食品和红肉与多种肿瘤发病有关,但目前尚无明确证据证明其与膀胱癌的发生有相关性。

四、膀胱的感染和机械刺激

膀胱黏膜慢性炎症和机械刺激也与较高的膀胱癌风险有关,反复的尿路慢性感染,留置尿管,以及膀胱结石均可能增加导致膀胱癌的发生率。膀胱血吸虫病是仅次于疟疾的第二大寄生虫感染,非洲、亚洲、南美洲和加勒比地区约有6亿人暴露于感染。血吸虫病与膀胱尿路上皮癌、鳞状细胞癌之间存在明确的关系。随着寄生虫的控制,该病因引起的膀胱癌发病率正在逐渐下降。

五、药物

因为大量药物成分或代谢物需经尿液排出,因此多种药物与膀胱癌发病密切相关。环磷酰胺、非那西汀、氯萘嗪是明确可导致膀胱癌的物质,其他药物如吡格列酮,与膀胱癌风险相关,但迄今为止证据仍存在争议。含有马兜铃酸的中药也被认为与膀胱癌有关联。

六、射线

膀胱癌会继发于既往其他癌症的盆腔照射后(如宫颈癌、前列腺癌)。例如,前列腺癌盆腔照射后继发膀胱癌的 HR 为 1.67(95% CI 1.55~1.80),自暴露于射线到诊断为膀胱癌的中位时间为 58 个月。

七、遗传因素

膀胱癌具有遗传易感性,有家族史者发生膀胱癌的危险性明显增加,但具体机制尚需进一步研究。

与膀胱癌有关的癌基因包括 *HER2*、*HRAS*、*BCL-2*、*FGFR-3*、*C-myc*、*MDM2*、*MSH2* 等。另一种分子机制是编码调节细胞生长、DNA 修复或凋亡的蛋白抑制基因失活,使 DNA 受损的细胞不发生凋亡,导致细胞生长失控。如 *P53*、*RB*、*P21* 等抑癌基因的 17、13 及 9 号染色体的缺失或杂合性丢失与膀胱癌的发生有关系。

现有的研究认为化学致癌物质是膀胱癌的主要外在致病因素,而一些遗传突变如 *NAT2* 和 *GSTM1*,可以导致正常膀胱细胞在暴露于包括芳香类化合物如 2-萘胺、4-氨基联苯等致癌物中更容易发生恶变。亦有研究认为林奇综合征患者发生膀胱癌的风险也高于普通人群。

第三节 膀胱癌的高危人群

膀胱癌发病相关高危因素众多,不同因素在不同人群中的分布和作用强度差异较大,因为不同原因暴露于不同高危因素的时间和强度也各不相同,因此高危人群的界定存在一定的难度。目前认为,存在以下高危因素之一者即可定义为高危人群。①长期吸烟者。②有膀胱癌家族史者。③有油漆、染料、金属或是有相关产品等职业接触史者。④接受过盆腔部位放射治疗者。⑤曾使用环磷酰胺或异环磷酰胺等抗癌药物者。⑥曾服用含马兜铃酸的中草药,如广防己、青木香、天仙藤、马兜铃、寻骨风、朱砂莲等。⑦饮用砷含量高的水者。⑧饮用经氯处理过的水者。⑨反复急、慢性膀胱感染史,包括血吸虫引起的膀胱感染者。⑩长期使用导尿管者。

第四节 膀胱癌的预防策略

一、一级预防

(一)调整生活方式,避免长期接触致癌因素

1. 戒烟

烟草是膀胱癌发生的重要因素,亦与多种肿瘤的发生密切相关,并且与多种慢性疾病相关,有研究发现戒烟后可降低膀胱癌的发病率,因此高度推荐戒烟。

2. 适当多饮水,提高饮用水质量

多饮水可以促进身体内代谢废物排除,减少泌尿系统感染的发生,是降低膀胱癌发病的重要手段。提高饮用水质量,可以减少致癌物质的暴露。

3. 养成良好的饮食习惯

控制脂肪摄入,适当的热量摄入,补充优质蛋白,多吃水果、蔬菜、豆类、蘑菇类、鱼类食品,少饮酒,限制烟熏、食盐腌制的食物;远离含农药高的食物。

4. 养成良好的生活习惯,提高免疫力

保持良好的作息习惯,减轻生活工作压力,保持愉快心境,避免熬夜,避免憋尿等行为,提高免疫力,减少感染的发生。

(二)关注自身健康,规范疾病治疗

1. 规范用药

任何急、慢性疾病都应在医生指导下规范治疗,避免自行服用中药或使用偏方。中西药均应按照医生的指导严格控制用量和时间,减少不必要的长期或过量用药,减少药物毒性。

2. 规范诊治

对于泌尿系统感染及泌尿系统疾病应在医师指导下规范治疗,避免反复的泌尿系统感染,早诊早治,尽量避免出现需长期留置导尿情况。

二、二级预防

在无症状的健康人群中发现早期膀胱癌患者,及早介入治疗,有利于提高治愈率、延长生存时间、降低死亡率。目前认为,早期膀胱癌仍有较高的治愈率,大部分患者经过正规治疗后能够获得治愈。部分早期膀胱癌可做到内镜下切除,免于膀胱部分切除或膀胱切除,极大地提高了生活质量。因膀胱癌尚无法做到精准的一级预防,所以二级预防尤为重要。目前膀胱癌的筛查方法和策略仍在不断完善中,做好高危人群的筛选,一般人群和高危人群的筛查,早发现、早诊断、早治疗是降低死亡率的主要手段之一。

三、三级预防

三级预防内容有缓解症状、延长生命、提高生活质量,预防合并症、残疾发生。

对已经确诊为膀胱癌的中晚期患者,根据现代的膀胱癌的治疗理念,进行精准化、个体化、综合性治疗(选择适合的手术治疗、全身化学治疗、膀胱灌注化疗、靶向治疗、免疫治疗、中医药治疗等),可以提高患者的生存质量、减轻患者的痛苦、延长患者的寿命。

第五节　膀胱癌的筛查策略和健康管理

一、筛查方法

膀胱癌筛查常采用的方法是尿常规、尿脱落细胞学、尿液膀胱肿瘤标志物、超声、膀胱镜等,具体优、缺点如下。

1. 尿常规检查

因血尿是膀胱癌最常见的症状,因此尿常规可以早期发现具有血尿的可疑膀胱癌患者以进入下一步筛查程序,具有成本低、无痛苦等优点,因其开展技术难度低,也利于大

规模筛查的进行。但其敏感度和特异性均不高,需要与其他检查配合应用。

2. 尿脱落细胞学检查

尿脱落细胞学检查是膀胱癌诊断的重要方法之一,具有标本易获取、成本相对低廉的优点,尿液中检测出癌细胞是肾盂癌、输尿管癌和膀胱癌定性诊断之一。建议自然排尿收集,并尽量留取新鲜尿液,为提高检出率,建议连续留尿 3 d。尿脱落细胞学检查的敏感度为 13%～75%,特异性为 85%～100%。其敏感度与肿瘤分级呈正相关,高级别肿瘤(包括原位癌)阳性率达 84%;低级别肿瘤的敏感度为 16%。

但是尿脱落细胞学评估结果受脱落细胞多少、尿路感染、结石或膀胱灌注治疗等因素影响,因此尿脱落细胞学检查相对敏感度不高,应与影像学检查或膀胱镜检查配合进行,以降低漏诊率。

3. 尿液膀胱肿瘤标志物检查

目前有多种相对成熟的尿液膀胱肿瘤标志物检查技术,其中较为成熟的是核基质蛋白 22(NMP22)。但尿液肿瘤标志物检测在临床上尚未广泛应用,仍存在一些缺点,尚无能取代膀胱镜检查和尿细胞学检查的尿肿瘤标志物。

4. 超声检查

超声检查是筛查和诊断膀胱癌最常用、最基本的检查项目,具有成本低、无痛苦等优点,包括腹、盆腔超声检查,可以同时检查肾脏、输尿管、前列腺、盆腔和腹膜后淋巴结及其他脏器(如肝脏等)情况,缺点是对一些早期病变敏感度较低。

5. 膀胱镜检查

膀胱镜检查是诊断膀胱癌的重要检查方法。通常膀胱镜检查包括普通硬性膀胱镜及软性膀胱镜检查,为减轻痛苦,在进行筛查和检查时一般推荐常规行无痛膀胱镜检查。如有条件,建议使用软性膀胱镜检查。与硬性膀胱镜相比,该方法具有损伤小、视野无盲区、相对舒适等优点。

膀胱镜检查可以明确膀胱肿瘤的数目、大小、形态(乳头状的或广基的)、部位、生长方式及周围膀胱黏膜的异常情况,可以对肿瘤和可疑病变进行活检以明确病理类型。

当尿脱落细胞学检查阳性或膀胱黏膜异常时,建议行选择性活检,以明确诊断和了解肿瘤范围。尿脱落细胞学阳性而膀胱黏膜正常、怀疑存在原位癌时,应考虑行随机活检。膀胱镜为有创操作,成本高,不易于进行大规模人群筛查,因此目前仅推荐用于高度怀疑膀胱癌患者的确诊检查。

针对不同的人群结合不同筛选方式的灵敏度、特异性、是否可及、有无创伤,以及经济成本等多方面因素灵活进行选择不同的方式,以减少疾病的漏检,尽量减少筛查的痛苦,达到最大的效益,是制定筛查策略的主要宗旨。

二、筛查策略

1. 膀胱癌一般人群的筛查策略

膀胱癌一般风险人群是指没有膀胱癌相关高危因素的人群。一般风险人群的膀胱癌筛查项目包括：膀胱癌知识宣教；60 岁以上人群应进行每年 1 次尿常规检查；当出现血尿时应加做尿脱落细胞学检查及泌尿系统超声检查，必要时可进行膀胱镜检查。

2. 膀胱癌高危人群的筛查策略

膀胱癌高危人群应从 50 岁开始进行膀胱癌筛查，筛查手段应包括每年 1 次尿常规，联合尿液肿瘤标志物，如核基质蛋白-22（NMP22）、泌尿系统超声，必要时还可以加做尿脱落细胞学检查和膀胱镜检查。

第六节　膀胱癌无症状高危人群的管理策略

对于膀胱癌高危人群，应着重强调依据病史、家族史以及暴露于不同高危因素的情况，采取差异化的管理策略。

针对因环境或职业暴露而成为高危人群的情况，去除危险因素并定期筛查是健康管理的关键所在。比如，针对吸烟者，要开展戒烟管理（可借助戒烟门诊）；对于职业暴露者，要给予健康防护指导；同时，要引导相关人群避免饮用砷含量高以及经氯处理的水，并根据不同的暴露状况，指导其进行筛查和管理。

对于因医源性因素暴露而成为高危人群的健康管理，应将筛查与规范治疗原发疾病紧密结合。例如，对于既往接受盆腔放疗的患者，要留意放疗近期及远期副反应的处理，以降低膀胱炎的发生几率；对于使用环磷酰胺或异环磷酰胺等抗癌药物的患者，要注重膀胱保护，并在后续随访中开展膀胱癌的筛查管理；而对于有反复急、慢性膀胱感染史（包括血吸虫引起的膀胱感染）以及留置导尿的患者，应积极治疗原发病，消除病因。

对于有膀胱癌家族史的人群，应强化健康宣教，指导其定期筛查，保持健康的生活方式，避免接触膀胱癌高危因素，以此降低膀胱癌的发生风险，争取尽早发现早期膀胱癌。

总而言之，需要提升人群的自我保健意识，推动健康行为的养成，使其远离致癌因素，主动接受膀胱癌筛查，从而提高早诊早治水平，降低膀胱癌的发病率和死亡率。

第七节 膀胱癌有症状高危人群的早诊策略

膀胱癌高危人群如有以下症状要警惕并及早就诊。①血尿：包括肉眼血尿和镜下血尿。②膀胱刺激征：表现为尿频、尿急、尿痛。③其他症状：包括腰部疼痛、下肢水肿、骨痛、尿潴留、体重减轻等。

其中血尿是膀胱癌最常见的临床症状，据统计80%~90%的膀胱癌患者以间歇性、无痛性全程肉眼血尿为首发症状。需要注意的是血尿的严重程度、出血量，以及持续时间与肿瘤的严重程度和分期并不成正比，尿液可呈现淡红色、洗肉水色或深褐色，其中洗肉水色最为常见，部分患者可形成血凝块。少数患者也可仅为镜下血尿。约10%的患者可出现膀胱刺激征，而其他症状如腰部疼痛、下肢水肿、骨痛、尿潴留、体重减轻等均为晚期症状。

需要注意的是尽管前述症状特异性均不强，在泌尿系统感染、前列腺增生等泌尿系统常见良性病变中亦为常见症状，但在高危人群中出现时仍应引起足够警惕，及早就诊，需要临床医生结合患者病史、查体，以及实验及影像学检查结果排除膀胱癌后再考虑良性病变，如本身罹患良性病变存在前述症状的突然加重或改变，亦应引起足够警惕。

另有部分患者早期无明确临床症状，在筛查时需要医生耐心细致，可结合尿常规、尿液膀胱肿瘤标志物、尿脱落细胞学、泌尿系统超声等方式以最大限度早期发现膀胱癌。

第八节 膀胱癌有症状高危人群的早治策略

膀胱癌早期发现、早期诊断、早期治疗，不但疗效提高、预后改善，还可以减少膀胱切除等严重影响生活质量的手术方式的使用，减轻治疗带来的痛苦。

NMIBC的标准治疗手段首选经尿道膀胱肿瘤电切术（transurethral resection of bladder tumor，TURBT），术后根据复发危险决定膀胱内灌注治疗方案。NMIBC的治疗流程见图11-2。

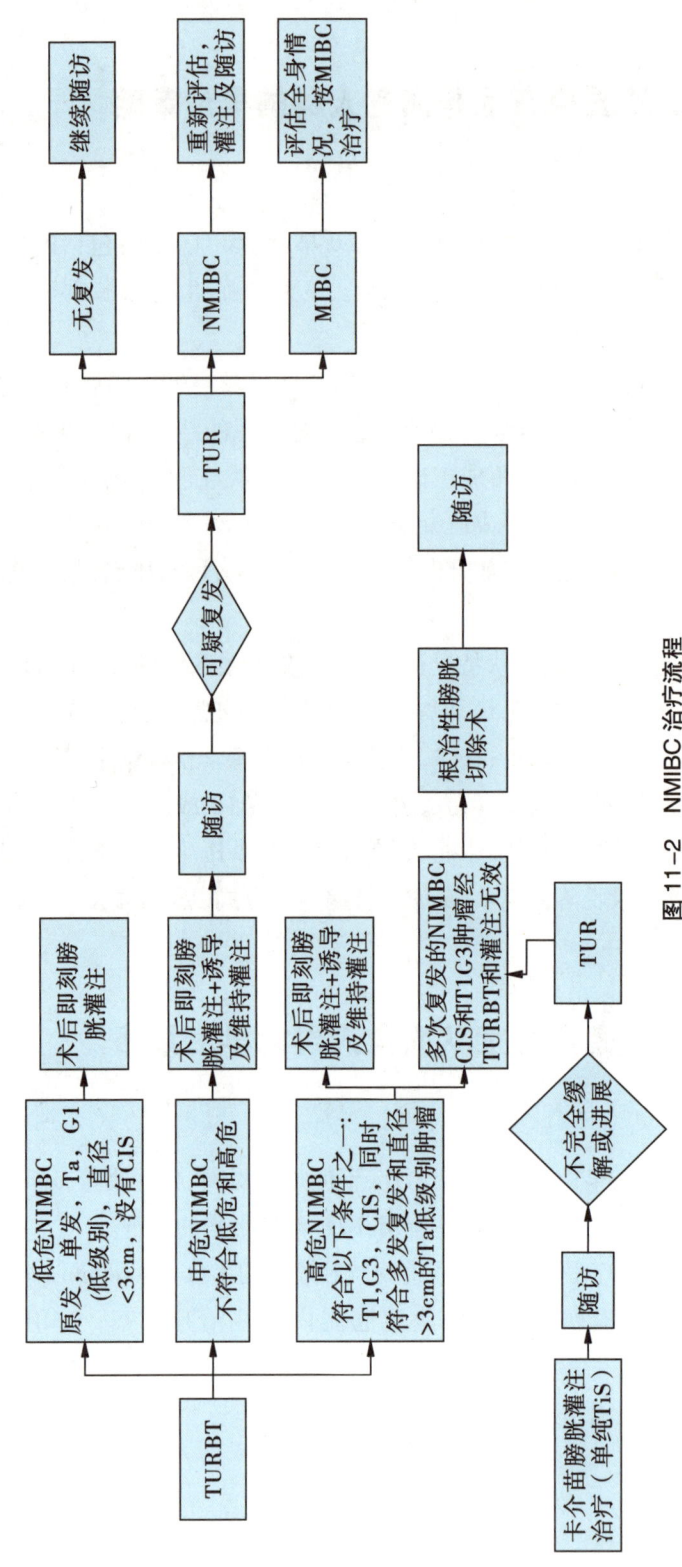

图11-2 NMIBC治疗流程

对于 MIBC(肌层浸润性膀胱癌)、鳞状细胞癌、腺癌、脐尿管癌等,主要采用以外科手术为主的综合治疗方案。其中,手术方式主要为根治性膀胱切除术;部分患者可根据自身情况选择行膀胱部分切除术。对于 T2~T4AN0M0 期膀胱尿路上皮癌患者,可选择在术前进行新辅助化疗,术后则依据病理结果中的高危因素决定是否需要辅以术后全身化疗和(或)放疗。转移性膀胱癌则以全身化疗为主,必要时可采用姑息性手术、放疗来缓解症状。MIBC 治疗流程见图 11-3。

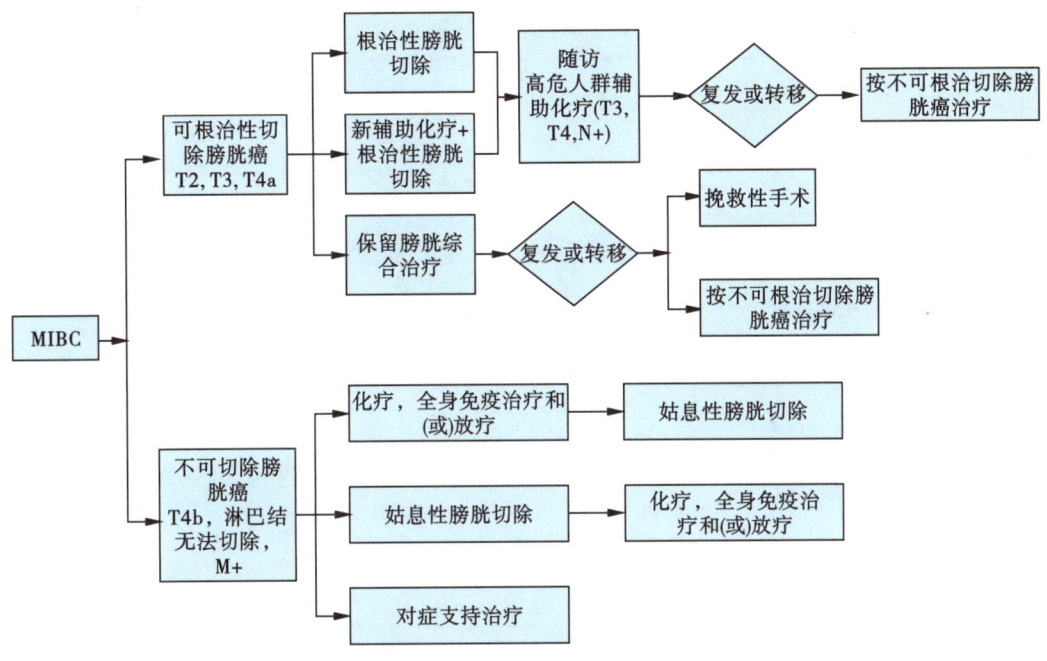

图 11-3　MIBC 治疗流程

第九节　有症状高危人群的随诊管理

膀胱癌具有易复发的特点,因此治疗后的随诊检查尤为重要,对于 NMIBC 和 MIBC 治疗后的随访策略有所不同。

NMIBC 危险分组及对应随访策略如表 11-2、表 11-3 所示。

表 11-2　NMIBC 危险分组

危险分组	随访策略
低危组	原发、单发、TaG1（低级别尿路上皮癌）、直径<3 cm，无原位癌
中危组	所有不在低危组和高危组的肿瘤
高危组	包括以下任何一项：①T1 期肿瘤；②G3（高级别尿路上皮癌）；③原位癌（CIS）；④多发、复发和直径>3 cm 的 TaG1G2/低级别尿路上皮癌的肿瘤（必须同时满足以上条件）

表 11-3　NMIBC 随访策略

危险分层	随访内容	随访频次
低危组	膀胱镜检查	第 1 年术后 3 个月及 12 个月各 1 次，以后每年 1 次至第 5 年，5 年后可替换为其他低侵入性的检查
	影像学检查：上尿路影像、腹盆腔影像	术后 1 次
中危组	膀胱镜检查	第 1 年术后 3 个月、6 个月及 12 个月各 1 次，第 2 年每 6 个月 1 次，以后每年 1 次至终身
	影像学检查：上尿路影像、腹盆腔影像	术后 1 次
	尿液检查：尿脱落细胞学检测	第 1 年术后 3 个月、6 个月及 12 个月各 1 次，第 2 年每 6 个月 1 次，以后每年 1 次至终身
高危组	膀胱镜检查	术后前 2 年每 3 个月 1 次，第 3 年至第 5 年每 6 个月 1 次，5 年以后每年 1 次至终身
	影像学检查：上尿路影像、腹盆腔影像	术后 1 次，术后 12 个月 1 次，以后每年 1 次直至第 10 年
	尿液检查：尿脱落细胞学检测	术后前 2 年每 3 个月 1 次，第 3 年至第 5 年每 6 个月 1 次，5 年以后每年 1 次至终身

对于肌层浸润性膀胱癌，其根治性切除及保留膀胱治疗后其随访策略有所不同，具体随访策略如表 11-4、表 11-5 所示。

表 11-4 肌层浸润性膀胱癌-膀胱根治性切除术后随访

随访项目	随访内容	随访频次
影像学检查	CT 尿路造影/磁共振泌尿系水成像(上尿路成像+腹部/盆腔轴位成像) 胸部 CT 全身 PET-CT(仅在临床可以远处转移时检查)	术后 2 年内,每 3~6 个月 1 次 术后 3~5 年,每年 1 次 术后 5~10 年内改行肾脏超声,每年 1 次 术后>10 年,根据临床需要,严密随诊
血液学检查	肾功能检查(电解质和肌酐) 肝功能检查 血常规、血生化全项	术后 2 年内,每 3~6 个月 1 次 术后 3~5 年,每年 1 次 术后>5 年,仅查维生素 B_{12} 为每年 1 次
尿液检查	尿液脱落细胞学 尿道冲洗细胞学	术后 2 年内,每 6~12 个月 1 次 术后>2 年,根据临床需要,严密随诊

表 11-5 肌层浸润性膀胱癌-保留膀胱治疗(膀胱部分切除/同步放化疗)随访

随访项目	随访内容	随访频次
膀胱镜检查	膀胱镜检查	术后 2 年内,每 3 个月 1 次 术后 3~5 年,每 6 个月 1 次 术后 5~10 年内每年 1 次 术后>10 年,根据临床需要,严密随诊
影像学检查	CT 尿路造影/磁共振泌尿系水成像(上尿路成像+腹部/盆腔轴位成像) 胸部 CT 全身 PET-CT(仅在临床可以远处转移时检查)	术后 2 年内,每 3~6 个月 1 次 术后 3~5 年内每年 1 次 术后 5~10 年根据临床需要,严密随诊
血液学检查	肾功能检查(电解质和肌酐) 肝功能检查 血常规、血生化全项	术后 2 年内,每 3~6 个月 1 次 术后>2 年,根据临床需要,严密随诊
尿液检查	尿液脱落细胞学 尿道冲洗细胞学	术后 2 年内,每 6~12 个月 1 次 术后>2 年,根据临床需要,严密随诊

第十节 膀胱癌早诊早治发展方向的探索

因为没有特异的症状和灵敏、低廉的筛查手段,一直以来,膀胱癌的筛查进展并不如人意,想要大规模在人群中进行筛查,仍然有很多工作要做。膀胱镜检查被普遍认为是膀胱癌筛查的"金标准",但因其为侵入性操作且价格相对较昂贵,限制了使用的频率。尿脱落细胞学具有特异性高、无创的优点,对高级别尿路上皮癌具有较好的敏感度,但对低级别肿瘤的敏感度较低,仅为4%~31%,并且其准确度依赖于病理医生的经验,因此亦不易于大规模开展。

目前,有多种相对成熟的尿液膀胱肿瘤标志物检查技术,包括核基质蛋白22(NMP22)、膀胱肿瘤抗原相关(BTAstat及BTAtrak)、免疫-细胞检查、纤维蛋白原降解产物和尿荧光原位杂交(fluorescence in situ hybridization,FISH)等,但其敏感度和特异性仍不能让临床满意。

因此,一种无创、高敏感度、特异性的膀胱癌标志物是目前膀胱癌早诊早治所急需的,可以减少膀胱镜检查的频率,尽早筛查出目标人群。一般来说,可以设想两种不同的尿液检查使用方向:①对低危人群进行筛查,以尽早发现健康人群中的肿瘤患者;②对高危人群随访和监测,以尽早发现肿瘤。目前该方面的研究正在进行中,并取得了一定的成绩,但目前为止仍没有满意的标志物,膀胱癌的筛查和早诊早治同肺癌、乳腺癌的筛查和早诊早治相比仍有很多不足,中国的膀胱癌早诊早治的临床实践方兴未艾。

(贾 刚 周伟巍)

参考文献

[1] BRAY F, FERLAY J, SOERJOMATARAM I, et al. Global cancer statistics 2018: GLOBOCAN estimates of incidence and mortality worldwide for 36 cancers in 185 countries[J]. CA Cancer J Clin,2018,68(6):394-424.

[2] LIU S,YANG T,NA R,HU M,et al. The impact of female gender on bladder cancer-specific death risk after radical cystectomy:a meta-analysis of 27,912 patients[J]. Int urol nephrol,2015,47(6):951-958.

[3] HARLING M, SCHABLON A, SCHEDLBAUER G, et al. Bladder cancer among hairdressers:a meta-analysis[J]. Occup environ med. 2010,67(5):351-358.

[4] WEISTENHOFER W, BLASZKEWICZ M, BOLT H M, et al. N-acetyltransferase-2 and medical history in bladder cancer cases with a suspected occupational disease (Bk 1301) In germany[J]. J toxicol environ health a,2008,71(13-14):906-910.

[5] BURGER M, CATTO JWF, DALBAGNI G, et al. Epidemiology and risk factors of urothelial bladder cancer[J]. Eur Urol,2013,63(2):234-241.

[6] SALEM H K, MAHFOUZ S. Changing patterns (age, incidence, and pathologic types) of schistosoma-associated bladder cancer in egypt in the past decade[J]. Urology,2012,79(2):379-383.

[7] LEWIS J D, HABEL L A, QUESENBERRY C P, et al. Pioglitazone use and risk of bladder cancer and other common cancers in persons with diabetes[J]. JAMA,2015,314(3):265-277.

[8] MALATS N, REAL F X. Epidemiology of bladder cancer[J]. Hematol Oncol Clin North Am,2015,29(2):177-189.

[9] WALLIS C J, MAHAR A L, CHOO R, et al. Second malignancies after radiotherapy for prostate cancer:systematic review and meta-analysis[J]. BMJ,2016,352(5):i851.

[10] SKELDON S C, SEMOTIUK K, ARONSON M, et al. Patients with Lynch syndrome mismatch repair gene mutations are at higher risk for not only upper tract urothelialcancer but also bladder cancer[J]. Eur Urol,2013,63(2):379.

[11] RAMIREZ D, GUPTA A, CANTER D, et al. Microscopic haematuria at 1019 time of diagnosis is associated with lower disease stage in patients 1020 with newly diagnosed bladder cancer[J]. BJU Int,2016,117(5):783-786.

第十二章

胶质瘤早诊早治及高危人群的健康管理

胶质瘤是起源于神经胶质细胞的肿瘤,是最常见的原发性颅内肿瘤。胶质瘤组织类型主要包括星形细胞瘤、少突胶质细胞瘤。WHO 中枢神经细胞肿瘤分类将胶质瘤分为 WHO Ⅰ~Ⅳ级。Ⅰ~Ⅱ级为低级别胶质瘤,Ⅲ~Ⅳ级为高级别胶质瘤。Ⅰ级肿瘤生长缓慢,可能为良性。许多Ⅰ级胶质瘤患者生存期很长,通常可以通过单独手术治疗,但是如果肿瘤重新生长,可能需要其他治疗(如放疗)。Ⅱ级肿瘤看起来有所异常。这类肿瘤生长缓慢,但可以侵入正常组织,有时会在治疗后以高级别胶质瘤的形式重新生长。Ⅲ级癌细胞异型性明显。这类细胞数量增长迅速,并侵入附近组织。高级别胶质瘤(Ⅲ级和Ⅳ级)在手术后需要额外治疗,如放疗和化疗。Ⅳ级癌细胞生长和扩散速度非常快,胶质母细胞瘤是Ⅳ级胶质瘤。

第一节 胶质瘤发病的流行病学特征和生物学特征

一、胶质瘤的流行病学特征

近 30 年来,原发性恶性脑肿瘤发生率逐渐递增,年增长率为 1%~2%,在老年人群尤为明显。根据美国脑肿瘤注册中心统计,胶质瘤约占所有中枢神经系统肿瘤的 27%,约占原发恶性中枢神经系统肿瘤的 80%。

世界脑胶质瘤发病率为 5.48/10 万,我国脑胶质瘤发病率为 7.00/10 万,男性发病率略高于女性。世界恶性脑肿瘤年病死率为 4.37/10 万,而其中恶性程度最高的胶质母细胞瘤 1 年生存率为 39.5%,5 年生存率仅为 5.4%。在胶质瘤中,胶质母细胞瘤的发病率最高,约占 50%,男性多于女性,其次是弥漫性星形细胞瘤。胶质母细胞瘤的发病率随着年龄的增长而增加。

各类型神经胶质瘤有其好发年龄,如星形细胞瘤常见于壮年,多形性胶质母细胞瘤常发生在中年人中,室管膜瘤好发于儿童及青年,髓母细胞瘤大多发生在儿童。不同类型神经胶质瘤的好发部位也不同,如星形细胞瘤在成人常发生在大脑半球,在儿童则多发生在小脑；多形性胶质母细胞瘤几乎均发生于大脑半球；室管膜瘤多见于第四脑室；髓母细胞瘤几乎均发生于小脑蚓部。

二、胶质瘤的临床生物学特征

1. 胶质瘤的临床特征

胶质瘤往往起病比较隐匿，而且临床症状缺乏特异性，造成胶质瘤早期诊断的困难。随着肿瘤的逐渐长大，会出现一系列症状。第一是颅内压增高症状。胶质瘤的生长会导致肿瘤细胞在颅内发生占位，影响周围正常组织的功能，甚至使正常结构发生水肿，导致颅内压增高。患者可能出现持续性或阵发性加重的头痛，疼痛可能在晨醒、咳嗽或大便时加重。呕吐也是颅内压增高的常见表现，尤其是突发性、喷射状的呕吐。第二，胶质瘤可以引起神经功能障碍。胶质瘤的生长部位不同，可能压迫或破坏不同的脑组织区域，导致相应的神经功能障碍。当肿瘤压迫视神经或视交叉时，可引起视力减退、视野缺损等视觉障碍。枕叶胶质瘤也可能导致视力障碍。额叶胶质瘤可能导致性格改变、记忆力下降和智力异常。顶叶胶质瘤可能引起一侧肢体乏力、手脚麻木等运动感觉障碍。颞叶胶质瘤可能导致语言功能障碍、听力障碍和幻觉。第三，胶质瘤可引起癫痫发作。胶质瘤容易引起神经元异常放电，进而导致癫痫发作。癫痫发作的频率和严重程度可能因肿瘤的生长速度和位置而异，可表现为突然意识丧失伴肢体抽搐，也可仅表现为局部肢体的抽搐。第四，部分胶质瘤患者可表现为精神与智力障碍。胶质瘤患者可能出现情绪不稳定、情绪快速变化、行为异常、意识紊乱等精神症状。由于神经功能缺损，患者还可能出现失算、失读等智力异常的表现。

2. 胶质瘤的分子生物学特征

胶质瘤的发生发展过程中，涉及一系列的分子改变，这些分子生物学特征不仅有助于胶质瘤的诊断，还为胶质瘤的个体化治疗提供了新的思路。常见的分子改变包括异柠檬酸脱氢酶（*IDH*）基因突变、1*p*/19*q* 共缺失、*TERT* 启动子突变、*MGMT* 启动子甲基化、*EGFR* 扩增与突变等。*IDH* 基因突变是胶质瘤中最常见的分子标志物之一，尤其是在低级别胶质瘤中。*IDH* 突变通常与较好的预后相关，患者的生存时间较长。IDH1/2 抑制剂在临床研究中也显示出一定的疗效。1*p*/19*q* 共缺失主要表现在少突胶质细胞瘤中，是预后良好的重要分子标志。这一特征与患者对放疗和化疗的良好反应及更长的生存时间相关。*TERT* 启动子突变在胶质瘤中较为常见，尤其是恶性度较高的胶质母细胞瘤中，这种突变与肿瘤的侵袭性增加和预后不良相关。*MGMT* 启动子甲基化状态与胶质瘤患者对烷基类化疗药物的敏感性相关。*EGFR* 扩增与突变等在胶质瘤中较为常见，尤其是胶质母细胞瘤中。

第二节 胶质瘤发病的危险因素

胶质瘤发病的危险因素比较复杂,涉及了遗传因素、环境因素和行为因素等。文献报道的危险因素主要包括:肿瘤家族史、喜食腌渍熏烤食物、颅脑损伤史、农药接触史、射线或电磁场接触史、汽油柴油接触史、铅等重金属接触史、吸烟及饮酒史等。

一、遗传危险因素

部分胶质瘤的发生有家族聚集性,即一个家庭的多个成员被诊断为胶质瘤。胶质瘤患者的一级亲属发生胶质瘤的风险增加2倍。如果家庭成员在年轻时诊断为胶质瘤,这种影响将会更大。一些遗传性综合征与胶质瘤的发病风险增加有关,比如 Lynch 综合征、Li-Fraumeni 综合征、Ⅱ型神经纤维瘤病等。胶质瘤全基因组关联研究发现了7种与胶质瘤发病风险增加的基因组变异,包括 *TERT*(rs2736100)、*EGFR*(rs2252586 和 rs11979158)、*CCDC*26(rs55705857)、*CDKN2B*(rs1412829)、*PHLDB*1(rs498872)、*TP*53(rs78378222)、*TREL*1(rs6010620)。

二、饮食、吸烟及饮酒

研究表明,大量或长时间吸烟(吸烟大于20支/日或吸烟持续时间大于20年)与脑胶质瘤发病呈强相关。喜食腌渍熏烤食品与脑胶质瘤发病呈中度相关。未加工的红肉摄入和胶质瘤的发生呈现一定的相关性($RR=1.30$;95% CI 1.08~1.58)。饮酒与脑胶质瘤发病关系研究结论不完全一致,可能呈现负相关。另有部分研究认为只有大量饮酒才会增加胶质瘤的发病风险。咖啡和茶的摄入分别可以降低15%及16%的胶质瘤的发生($RR=0.85$;95% CI 0.74,0.98;$RR=0.84$;95% CI 0.79,0.89)。

三、磁场、电离辐射

射线或电磁场接触史与脑胶质瘤发病呈中度相关。放射治疗是脑胶质瘤的一个重要的危险因素。许多研究已经表明那些因患急性淋巴细胞性白血病而接受预防性神经系统放疗的儿童其脑胶质瘤的患病风险会大大增加,他们在接受放疗后的7~9年间可能患上脑胶质瘤。在原子弹爆炸幸存者中观察到胶质瘤的发病率增高,尤其是中等辐射剂量人群中,胶质瘤发生的危险度和辐射剂量呈线性相关。

四、职业与环境因素

研究显示某些职业可以增加脑瘤的发病风险。在这些报道中被认为可以增加胶质瘤发病风险的职业包括医师和农民。有研究指出在工作中长期接触塑料、橡胶制品的人群也是脑肿瘤的高发人群。汽油、柴油存在的2,3-苯并芘均具有致癌性,动物实验证实多环芳香烃类化合物和亚硝胺类化合物均可进入人体内经过代谢活化或生物转化后起到致癌作用。农村地区胶质瘤的发病还可能与患者大量接触杀虫剂、除草剂有关。

五、疾病状态

颅脑损伤史与脑胶质瘤发病呈弱相关。从生物学的角度来说外伤后常会引起受伤部位强烈的胶质增生,从而使该部位发生肿瘤的机会增大,故在一些流行病学的研究中颅脑损伤被认为是脑肿瘤潜在的危险因素。一些过敏状态,比如哮喘或食物过敏,可能会减少胶质瘤的发生。

第三节 胶质瘤的高危人群

一、肿瘤家族史及特定基因变异

胶质瘤患者的一级亲属发生胶质瘤的风险增加,尤其是家庭成员在年轻时诊断为胶质瘤的家属更应该提高警惕。具有部分遗传性综合征的患者,比如 Lynch 综合征、Li-Fraumeni 综合征、Ⅱ型神经纤维瘤病等与胶质瘤的发病率增加有关。具有上述 *TERT*、*EGFR* 等特定基因位点变异人群中,如果出现相应的症状,要及时进行头部影像学检查,及早发现脑部占位情况。

二、具有不良生活习惯者

喜食腌渍熏烤食品、未加工的红肉、大量吸烟等不良生活习惯者,胶质瘤发病风险增高,要及时进行筛查,早期发现胶质瘤患者。而饮酒与脑胶质瘤发病关系研究结论不完全一致,但对于大量饮酒者,也要注意及时进行肿瘤筛查。

三、有磁场、电离辐射接触史者

射线或电磁场接触史与脑胶质瘤发病呈中度相关,既往脑部有射线接触史者,尤其是脑部接受过放射治疗的患者,或长期从事放射相关工作的人员,更应警惕脑胶质瘤的发生。

四、长期接触某些化学及物理制品者

研究显示,一些杀虫剂、除草剂及氯化溶剂可以增加胶质瘤的发生,长期接触这些化

学致癌物有可能导致脑胶质瘤的发生。从事暴露于砷、汞,以及石油产品职业者也可能会增加脑胶质瘤的发病风险。对于这类人群,如果出现相应的症状,也要及时行脑部影像学检查。

第四节 胶质瘤的预防策略

胶质瘤需要遵循肿瘤三级预防策略,来降低肿瘤的发病率、提高早期诊断率以及改善治疗效果和提高患者的生活质量。主要包括病因学预防、早诊断早治疗以及积极的治疗、康复训练及定期的随访。

一、一级预防

一级预防,主要是病因学预防。尽量避免长时间暴露在有害化学物质、辐射等环境中。如无法避免,则应采用相应的预防措施,如佩戴口罩、手套及铅衣等防辐射设备。还要保持良好的作息习惯,避免长期熬夜、过度劳累、吸烟等不良行为。同时注意饮食均衡,增强身体免疫力。适当的体育锻炼,也有助于疾病的预防。

二、二级预防

二级预防侧重于早期发现和早期治疗。针对高风险人群,以及有脑肿瘤家族史的家庭成员,可以考虑定期进行脑部检查,以便早期发现并治疗潜在的问题。

三、三级预防

三级预防主要指改善胶质瘤患者综合治疗方案,提高疗效,适当的康复治疗,规律随访,尽早发现肿瘤的复发。包括完成规范化的手术、放疗及化疗;早期预防并发症;积极的心理支持治疗,早期功能锻炼及康复治疗,定期随访复查等。

第五节 胶质瘤的早期发现

体检能发现胶质瘤,但必须做到两点:一是详细了解有无胶质瘤的早期症状,二是要查头部 CT 或 MRI。如果出现下列症状,须警惕胶质瘤。

1.不明原因的头痛

头痛逐渐加重,严重时伴有呕吐。呕吐呈喷射状,呕吐后头痛暂时好转。头痛伴有一侧肢体麻木无力或语言障碍。

2.癫痫发作

俗称"羊角风"或"抽风"。表现为发作性的意识丧失、肢体抽动、口吐白沫等,每次发作持续数秒至数分钟不等。

3.肢体麻木无力、失语

一侧肢体无力常常逐渐加重,并伴有麻木,休息后不能缓解。失语表现为能听懂别人说话,自己说不出来,叫不出常用物品的名称等。

4.步态不稳

常伴有眩晕感,闭目加重,行走直线困难,活动后容易出现恶心、呕吐,类似"晕车""晕船"的感觉。

5.嗅觉异常

持续不可逆性的嗅觉减退或丧失,或在没有异常味道的环境里能闻到怪味道(出现幻嗅)。

6.视觉障碍

表现为视敏度明显下降,注视时某个方向"看不清"或"看不见",两眼外侧余光变窄,行走时容易撞人撞物;还可以表现为视物重影、向某一个方向注视时明显。这些表现不同于近视和老视。单侧耳鸣及随后出现缓慢加重的耳聋,伴有或不伴头晕和步态不稳。

7.头晕、记忆力下降与性格改变

这些症状常见于脑血管疾病、阿尔茨海默病,甚至被认为是年老后的"正常现象"。

8.缓慢加重的饮水呛咳、声音嘶哑和吞咽困难

如果出现上述症状一定要做必要的检查,尤其是症状逐渐加重,常规药物治疗效果不好时更应该到神经外科就诊,排除胶质瘤。

第六节 胶质瘤的诊断

胶质瘤患者的诊断,需要临床症状结合必要的影像学检查,作出初步的诊断意见,而最终的确诊,需要结合病理学诊断及必要的分子检测。

一、MRI

最常见的胶质瘤影像学检查是MRI。MRI可以显示大脑中胶质瘤的大小和位置,并

有助于计划手术的其他细节。在胶质瘤的诊断和治疗过程中需要多次进行 MRI 检查,如果医生认为患者可能患有脑肿瘤,会进行 MRI 检查;还可以在治疗后立即进行 MRI 检查,以查看治疗效果如何;治疗完成后,时常需要进行更多的 MRI 检查,以观察是否有任何新的肿瘤生长。

二、CT

CT 扫描是另一类影像学检查。CT 扫描使用 X 射线从不同角度拍摄身体的多张影像,然后计算机将这些图片组合成 3D 影像。MRI 在拍摄大脑影像方面通常效果更好,但是,有些患者戴有某些植入型医疗器械,如心脏起搏器、义齿、人工耳蜗等无法进行 MRI 时将采用 CT 扫描。

三、病理组织活检

如果 MRI 显示肿瘤(或类似于肿瘤物),则需要采集样本明确病理类型。病理组织活检是肿瘤诊断的"金标准"。

病理组织活检是一种外科手术,由外科大夫切下一块病变组织,取出由病理科医生在显微镜下检查组织。病理科医生将确定肿瘤是恶性还是良性,如果是恶性的,病理科医生将确定癌症的类型和等级。病理科医生还将进行分子检测和病理分型,有助于发现胶质瘤的严重程度和其他特定特征,从而指导后续的治疗。

外科手术既可以进行活检,也可以用来治疗病变组织。进行外科手术时,神经外科医生将尝试切除整个肿瘤,或至少尽可能多地切除肿瘤。切除整个肿瘤可以缓解症状并延长患者寿命。当胶质瘤位于难以触及的位置或大脑的重要部位时,将无法完全切除,这个时候可进行活检。胶质瘤活检分为两类:立体定向活检,通常当脑肿瘤位于难以触及或重要的区域时,会进行这种活检;开放活检,允许神经外科医生尝试尽可能多地切除肿瘤。

四、ctDNA

ctDNA 为肿瘤的早期诊断提供了新的思路,但由于血脑屏障的存在,脑肿瘤的游离 DNA 在外周血中含量很低,相对而言,脑脊液中 ctDNA 含量更为丰富。随着研究的深入,未来脑脊液 ctDNA 检测为脑胶质瘤的早期诊断提供了新的手段。

五、分子检测

分子检测用于寻找以下生物标志物,发现这些生物标志物可以提供有关胶质瘤的特定信息。

1. *IDH*1 和 *IDH*2 基因突变

许多Ⅱ级和Ⅲ级胶质瘤中,都会发生 *IDH*1 和 *IDH*2 突变。从Ⅱ级和Ⅲ级星形细胞瘤发展而来的胶质母细胞瘤(Ⅳ级)中也常发现这些突变。

*IDH*1 和 *IDH*2 基因突变检测包括免疫组化(IHC)、聚合酶链反应(PCR)和 DNA 测序,这些检测的结果可以协助诊断和计划治疗。例如,有 *IDH*1 或 *IDH*2 突变的癌细胞倾向于对放疗或替莫唑胺化疗反应更佳。另一方面,惊厥发作在 *IDH* 突变胶质瘤患者中更为常见。

2. 1p/19q 共缺失

少突胶质瘤的一个标志是失去 1 号染色体的短臂和 19 号染色体的长臂,这被称为 1p/19q 共缺失。PCR 和荧光原位杂交(FISH)可以检测 1p/19q 共缺失,这些检测的结果用于协助诊断和计划治疗。例如,同时有 *IDH* 突变和 1p/19q 共缺失的肿瘤应被诊断为少突胶质瘤。在治疗方面,*IDH* 突变和 1p/19q 共缺失癌细胞对放疗和化疗相对不敏感。

3. *ATRX* 突变

ATRX 可通过免疫组化检测,检查结果可用于诊断。例如,Ⅱ级和Ⅲ级胶质瘤患者和继发性胶质母细胞瘤患者中更常发现该突变。*ATRX* 与 *IDH* 突变同时出现提示病理类型可能为星形细胞瘤。*ATRX* 突变几乎从不与 1p/19q 共缺失同时出现。1p/19q 共缺失与少突胶质瘤相关。

4. *MGMT* 启动子甲基化

MGMT 有助于修复受损的 DNA。*MGMT* 基因的启动子区域被甲基化时,该基因就会关闭。大约 40% 的胶质母细胞瘤患者的 *MGMT* 启动子区域发生甲基化,这些患者对替莫唑胺等化疗反应更佳。

MGMT 启动子甲基化检测包括 PCR 和 DNA 测序。化疗药物替莫唑胺对具有甲基化的胶质母细胞瘤的整体效果优于启动子未甲基化的胶质母细胞瘤。单用替莫唑胺化疗可能对 *MGMT* 启动子甲基化的人是更好的选择。对该人群中 *MGMT* 启动子未甲基化者,单用放疗可能是最佳选择。

5. *TERT* 启动子状态

TERT 突变可以通过 DNA 测序进行检测,该检测结果可用于诊断和预后。这种突变经常发生在胶质母细胞瘤和少突胶质瘤中。与 *MGMT* 基因一样,*TERT* 基因在其启动子区域甲基化时会被沉默。在少突胶质瘤中,经常发现 *TERT* 启动子突变以及 1p/19q 共缺失和 *IDH* 突变。

6. *BRAF* 突变

BRAF 基因突变可通过 DNA 测序检测,该检测结果可用于诊断和治疗。例如,*BRAF* 突变通常表明是缓慢进展的毛细胞星形细胞瘤。一种 *BRAF* 突变类型 *BRAFV600E* 可见于低级别和高级别肿瘤。*BRAF* 突变的肿瘤可用 BRAF 抑制剂。

第七节 胶质瘤的早期治疗

一、手术治疗

治疗选择包括手术、放疗、化疗、靶向药物治疗或这些疗法的组合。通常,标准治疗计划包括手术切除大部分或全部肿瘤,然后进行化疗和放疗以破坏残留的癌细胞。但最终,癌症通常会在某个时候复发。

对许多胶质瘤而言,可采用手术诊断癌症并将其从大脑中切除。手术的首要目的是明确诊断,另一个目的是安全切除尽可能多的病变组织。一般来说,切除的肿瘤越多,预后越好。手术还可以减轻颅内的压力或治疗症状。

二、放射治疗

手术结束后,可能会接受放疗以破坏残留的胶质瘤细胞。放疗用于治疗完全切除和部分切除的肿瘤患者。

放疗是将高能射线聚焦在肿瘤细胞上,这种射线可以是 X 射线、光子或质子。将射线照向肿瘤区域以破坏肿瘤细胞内的 DNA,杀死癌细胞或阻止产生新的癌细胞。但是放疗会有副作用,即伤害正常细胞。

放疗的总剂量分布在多次治疗中。治疗次数根据患者病情而定。治疗通常每天 1 次,最多每周 5 d,持续约 6 周。1 次需要 15~30 min。放射疗法的副作用因人而异,肿瘤类型、肿瘤位置、辐射剂量、治疗时间和其他因素等因素都会引起不同的副作用。

放疗副作用具有累积性,也就是说在治疗过程中会更加严重。放疗最常见的不良反应是疲乏,也可能会在治疗部位发生脱发或头皮刺激。放疗的其他不良反应包括肿胀、头痛,有时还会出现恶心或食欲缺乏。罕见的不良反应包括惊厥发作、听力损失、言语或记忆问题,以及治疗开始前已有症状的恶化。可能的长期不良反应包括记忆力下降。

放疗的另一个不良反应是放射性坏死。这可发生在治疗后数月至数年内,并可能导致头痛或惊厥发作等症状。

三、化疗

化疗使用药物来破坏和消灭全身快速分裂的细胞,通过改变癌细胞生长和分裂方式发挥作用。化疗也会伤害健康细胞,因此会引起不良反应。可使用单一化疗药物或药物的组合进行治疗。替莫唑胺是标准的胶质瘤单药化疗药物;有时会选择药物联合治疗,治疗胶质瘤的常用药物组合是丙卡巴肼、洛莫司汀和长春新碱（或称 PCV）。如果肿瘤在替莫唑胺或 PCV 化疗后复发,则可以使用铂类化疗,如顺铂和卡铂。

化疗是按周期进行的。一个周期包括数天的治疗时间,然后是数天的恢复时间,周期长短取决于使用的药物。常见的周期为 14 d、21 d 或 28 d。

化疗可能是治疗胶质瘤的单一方法,更常见的情况是与放射疗法结合使用。这类治疗选择包括:①同步治疗,在放疗期间同时给予化疗;②辅助治疗,在放疗后给予化疗;③同步治疗加辅助治疗,在放疗期间和结束之后均给予化疗。

化疗的不良反应取决于许多因素,包括药物、用量、治疗时间和患者差异。有些人会发生很多不良反应,另一些人则很少;一些不良反应可能非常严重,另一些并不严重。大多数不良反应在治疗开始后不久出现,并在治疗后停止;有些不良反应是长期的,甚至可能在数年后出现。化疗的常见不良反应包括白细胞或者血小板低下、食欲缺乏、恶心、呕吐、腹泻、脱发、疲乏和口疮。

四、靶向治疗

靶向治疗药物攻击癌细胞的特定部分,以减缓其生长和扩散。由于靶向治疗仅针对癌细胞,因此对正常细胞的伤害少于化疗。目前,只有少数靶向治疗药物可用于胶质瘤。

贝伐珠单抗（Avastin）靶向帮助血管生长的血管内皮细胞生长因子（VEGF）蛋白。贝伐珠单抗阻滞 VEGF,减缓或停止肿瘤产生新血管的过程,在没有供血的情况下,肿瘤生长很困难。贝伐珠单抗可以单独给药或与化疗同时给药,它更常用于复发性高级别胶质瘤。

BRAF 基因突变可以使细胞过度生长,导致癌症。BRAF 抑制剂是一种阻断由 *BRAFV600E* 基因突变引起的细胞生长的药物,与 MEK 抑制剂联合使用。MEK 是一种类似于 BRAF 的蛋白,与仅使用 BRAF 抑制剂相比,联合治疗效果更强且危害更小。BRAF/MEK 联合治疗包括达拉非尼和曲美替尼,或维莫非尼和考比替尼。具有 *NTRK* 基因融合的胶质瘤,NTRK 抑制剂拉罗替尼及恩曲替尼具有较好的疗效。

此外,多靶点的激酶抑制剂瑞戈非尼及安罗替尼等药物在胶质瘤的治疗中也具有一定的疗效。

五、肿瘤电场治疗

肿瘤电场治疗是一种相对较新的癌症治疗方法,其机制为使用低强度能量阻止癌细胞增长。这种疗法是某些新诊断或复发性胶质母细胞瘤患者的一种选择。

这种疗法的作用机制如下。癌细胞通过分裂成更多的癌细胞而繁殖,电磁能够破坏这个复制过程。能量被"调整"为专门针对胶质母细胞瘤细胞,以干扰其细胞分裂,电场治疗会破坏新近分裂的癌细胞,但不会影响健康细胞。该治疗每天需使用 18 h,持续至少 4 周。最常见的不良反应是皮肤刺激。

六、免疫治疗

免疫检查点抑制剂是单克隆抗体,通过阻断免疫检查点与其配体的结合,抑制负性免疫调节途径来激活抗肿瘤反应。

一项早期临床试验评估了纳武利尤单抗(一种 PD-1 抑制剂)联合或不联合伊匹木单抗(一种 CTLA-4 抑制剂)在复发性胶质母细胞瘤患者中的安全性。该试验结果表明,纳武利尤单抗单药治疗表现出更长的中位总生存时间,而在另一项入组复发性胶质母细胞瘤患者的Ⅲ期临床试验里,患者随机接受纳武利尤单抗或贝伐珠单抗治疗,结果显示接受纳武利尤单抗治疗和接受贝伐珠单抗治疗的患者,两组间的中位总生存时间和 12 个月生存率基本一致。

关于另一种 PD-1 检查点抑制剂帕博利珠单抗,目前有多项研究用于神经胶质瘤的治疗。有研究显示,大分割立体定向照射联合帕博利珠单抗和贝伐珠单抗治疗复发性高级别胶质瘤患者通常耐受性良好。

七、康复治疗及心理治疗

胶质瘤患者在治疗过程中往往面临不同程度的心理及运动功能障碍,某种程度上影响了患者的生活,并造成了巨大的精神和心理压力。因此,康复治疗和心理治疗显得尤为重要。康复治疗有助于缓解患者的运动障碍,显著改善术后生活质量,缩短病程,加速患者的康复。而及时的心理治疗对于缓解患者因肿瘤引起的焦虑、抑郁状态来说至关重要。它有助于患者调整心态,重拾对抗疾病的信心,从而更好地应对治疗带来的挑战。

第八节 胶质瘤患者的随访

胶质瘤患者即使经过标准的综合治疗,仍然有复发风险,所以需要进行规律的随访。一般在治疗结束后的前 2 年内,建议每 3 个月随访 1 次;第 3 年到第 5 年,建议每半年随访 1 次;5 年后仍需要至少每年 1 次。对于恶性程度比较高的肿瘤,可以制定个体化的随访策略,适当缩短随访间隔。通过规律的随访,可以早期发现肿瘤的复发,并及时启动抗肿瘤治疗策略。随访的内容主要包括详细的体格检查,头部 MRI 检查,评估患者的血常规、肝肾功能、免疫学功能、体力条件及营养状态等。同时也要评估前期治疗所带来的近期及远期的毒副作用,并及时的给予支持治疗或康复训练。

第九节 胶质瘤早诊早治发展方向的探索及实践

尽管目前病理诊断仍是胶质瘤诊断的金标准,但随着分子生物学技术及人工智能的发展,未来胶质瘤的早诊早治呈现出了新的发展方向。胶质瘤细胞在发生及发展过程中,可以释放多种成分进入血液或脑积液中,并随之循环到身体其它部位。这些释放的成分包括完整的细胞、肿瘤细胞的 DNA、RNA、蛋白或者外泌体等。技术的进步,使通过血液、脑脊液或其它体液来检测这些肿瘤相关的成分成为可能,这种技术被称之为液体活检。相对于标准的有创的病理诊断,液体活检具有独特的优势。液体活检创伤小,可以提供诊断和预后信息,判断肿瘤的治疗疗效,并可以方便多次检测,实现实时监测功能。研究发现,健康对照人群中循环游离 DNA(cfDNA)呈现较低水平,而胶质母细胞瘤患者中,cfDNA 含量明显增高,提示 cfDNA 可以作为胶质瘤的诊断标志物。越来越多的研究表明,cfDNA 也可作为胶质瘤基因突变检测的手段,提供胶质瘤基因突变信息。此外如 miRNA、外泌体以及肿瘤蛋白等成分,也可为胶质瘤的早期诊断提供帮助。尽管有血脑屏障的存在,循环肿瘤细胞(CTC)在胶质瘤的早期诊断中也具有一定的作用。研究表明,胶质瘤患者中 CTC 发现率可达 39%～77%。而且胶质瘤患者 CTC 检测对胶质瘤治疗疗效的判断及早期复发也具有重要的预测作用。新近来自欧洲的大样本研究表明,血液中胶质瘤的代谢产物,早至胶质瘤确诊的 2～8 年之前就发生了改变。以其中 20 种代谢产物为标志物,甚至能够很好地区分低级别胶质瘤和胶质母细胞瘤。未来胶质瘤早期诊断的方向之一就是结合脑部 MRI 及液体活检,为胶质瘤的早期诊断、分子分型、疗效判断及预后提供依据。

AI 是新一轮科技革命和产业变革的重要驱动力量,是研究、开发用于模拟、延伸和扩展人的智能的理论、方法、技术及应用系统的一门新的技术科学。AI 和医学的结合,必将对医学的创新和发展产生极大的推动作用。新近研究发现,AI 和脑 MRI 图像结合,可以区分胶质瘤的级别,并预测患者的生存,甚至可以预测胶质瘤 *IDH* 突变状态、1*p*19*q* 共缺失、*MGMT* 甲基化情况等胶质瘤的分子特征,以及是否假性进展等,这种预测的准确性已经达到 80%～90%。随着研究的深入,AI 技术未来很可能用来指导胶质瘤患者早期诊断、治疗决策及预后判断。

(王朝杰　张梦怡)

参考文献

[1] LOUIS D N, PERRY A, WESSELING P, et al. The 2021 WHO classification of tumors of the central nervous system: a summary[J]. Neuro Oncol, 2021, 23(8): 1231-1251.

[2] SIEGEL R L, MILLER K D, FUCHS H E, et al. Cancer statistics. 2022[J]. CA Cancer J Clin, 2022, 72(1): 7-33.

[3] SAVAGE W M, YEARY M D, TANG A J, et al. Biomarkers of immunotherapy in glioblastoma[J]. Neurooncol Pract, 2024, 11(4): 383-394.

[4] OSTROM Q T, ADEL FAHMIDEH M, COTE D J, et al. Risk factors for childhood and adult primary brain tumors[J]. Neuro Oncol, 2019, 21(10): 1357-1375.

[5] 朱航, 雷迅, 张帆, 等. 脑胶质瘤危险因素 Meta 分析及危险因素控制后发病率的变化趋势[J]. 中国医科大学学报, 2012, 41(5): 554-558.

[6] SHU L, YU D, JIN F. Alcohol intake and the risk of glioma: a systematic review and updated meta-analysis of observational study[J]. Br J Nutr, 2022(8): 1-9.

[7] FRIEDMAN J S, HERTZ CAJ, KARAJANNIS MA, M et al. Tapping into the genome: the role of CSF ctDNA liquid biopsy in glioma[J]. Neurooncol Adv, 2022, 4(3): ii33-ii40.

[8] MILLER J J, ARRILLAGA-ROMANY I. IDH-mutant glioma: A new IDH1 inhibitor moves forward[J]. Neuro Oncol, 2023, 25(2): 337-338.

[9] KHOURY J E, WEHBE S, ATTIEH F, et al. A critical review of RAF inhibitors in BRAF-mutated glioma treatment[J]. Pharmacogenomics, 2024(7): 1-13.

[10] JEZIERZANSKI M, NAFALSKA N, STOPYRA M, et al. Temozolomide (TMZ) in the treatment of glioblastoma multiforme a literature review and clinical outcomes[J]. Curr Oncol, 2024, 31(7): 3994-4002.

[11] SAHEBJAM S, FORSYTH PA, TRAN ND, et al. Hypofractionated stereotactic re-irradiation with pembrolizumab and bevacizumab in patients with recurrent high-grade gliomas: results from a phase I study[J]. Neuro Oncol, 2021, 23(4): 677-686.

[12] 刘海红, 马君芳, 孟艳艳. 多学科协作干预对脑胶质瘤术后患者心理状况及神经功能恢复的影响[J]. 癌症进展, 2020, 18(5): 1932-1935.

[13] SKOURAS P, MARKOULI M, KALAMATIANOS T, et al. Advances on liquid biopsy analysis for glioma diagnosis[J]. Biomedicines, 2023, 11(9): 2371.

[14] LODING S, ANDERSSON U, KAAKS R, et al. Altered plasma metabolite levels can be detected years before a glioma diagnosis[J]. JCI Insight, 2023, 8(19): e171225.

第十三章

头颈部肿瘤的早诊早治及高危人群的健康管理

2024年,中国国家癌症中心发布的最新全国癌症统计数据显示,2022全年我国恶性肿瘤估计新发病例数为482.47万例,其中男性253.39万例,女性229.08万例,平均每天超过1万人被确诊为恶性肿瘤,每分钟有7.5人被确诊为恶性肿瘤,头颈部肿瘤约占全身恶性肿瘤的5%,为第6位常见的恶性肿瘤。

头颈部肿瘤大致可以分为3类:头颈部鳞癌、唾液腺肿瘤和甲状腺肿瘤。涉及以下部位:①鼻腔、鼻窦及颅底肿瘤;②鼻咽肿瘤;③下咽部、喉、气管及咽旁间隙肿瘤;④口腔与可移动舌部肿瘤;⑤口咽(舌基底部、扁桃体及腺样体)肿瘤;⑥颈部及淋巴结肿瘤与瘤样病变;⑦唾液腺肿瘤;⑧牙源性与颌面部骨肿瘤;⑨耳部肿瘤;⑩副神经节肿瘤。

第一节 头颈部肿瘤发病的流行病学特征

在医学研究领域,头颈部肿瘤作为一类具有较高发病率和影响力的疾病,其流行病学特征的深入探究对于疾病的预防、诊断和治疗均具有至关重要的意义。了解头颈部肿瘤在不同人群、地域以及不同影响因素下的发病规律,能够为制定针对性的防控策略提供坚实依据,进而有效提高患者的生存率和生活质量。

一、整体发病率及性别差异

1. 发病率水平

在我国,随着医疗检测技术的不断进步以及对癌症数据统计的日益完善,我们得以更准确地掌握头颈部肿瘤的发病情况。头颈部肿瘤的年发病率约为15.22/10万,这个数据在全身恶性肿瘤中所占比例为4.45%。这一比例虽然看似不高,但考虑到我国庞大的人口基数,实际的发病人数相当可观。据相关数据统计,2021年新确诊的头颈部肿瘤患者数量约达14.8万例,而死亡病例接近7.8万例,这一数字更是凸显了头颈部肿瘤的严重性。

在性别差异方面,男性的发病率高于女性,男女发病比例约为1.41∶1。这种性别差异背后可能蕴含着多种复杂的因素。从生理角度来看,男性和女性的激素水平存在差异,激素可能会影响细胞的生长和分化,从而与肿瘤的发生发展产生关联。例如,雄激素在某些情况下可能会促进细胞的增殖,增加肿瘤发生的风险。从生活方式的角度分析,男性往往更容易接触到一些与肿瘤发病相关的危险因素。比如,男性吸烟和饮酒的比例相对较高,而吸烟与饮酒患者在头颈部鳞癌病例中所占比例高达80%,这无疑增加了男性患头颈部肿瘤的风险。

2. 常见类型分布

头颈部肿瘤发病率位居前五位的依次为:口腔癌(占比32.1%)、甲状腺癌(占比19.6%)、喉癌(占比16.1%)、鼻咽癌(占比14.9%)以及鼻腔鼻窦癌(占比6.6%)。这些不同类型的肿瘤在发病机制、临床表现以及预后等方面都存在着差异。

口腔癌的高发病率与多种因素有关。口腔是人体与外界环境直接接触的部位之一,容易受到各种有害物质的侵袭。例如,长期吸烟、酗酒以及咀嚼槟榔等不良习惯,会使口腔黏膜不断受到刺激,导致细胞发生变异,进而引发肿瘤。此外,口腔卫生状况不佳,如牙菌斑、牙结石等长期存在,也会滋生细菌,产生一些致癌物质,增加口腔癌的发病风险。

喉癌在男性中的发病率较高,这与男性吸烟和饮酒的习惯密切相关。烟雾和酒精中的有害物质会直接刺激喉部黏膜,导致黏膜细胞发生损伤和异常增生。而且,喉癌的发生还可能与长期过度用嗓有关,比如职业歌手、教师等人群,如果在咽喉部已经受到其他因素损伤的情况下,依旧过度用嗓可能会进一步加重喉部的病变,增加喉癌的发病风险。

鼻咽癌在我国部分地区呈现出特殊的发病情况,这将在后面的地域与种族特征部分详细阐述。鼻腔鼻窦癌相对发病率较低,但同样会给患者带来严重的健康问题。鼻腔鼻窦的解剖结构复杂,肿瘤一旦发生,早期诊断较为困难,而且治疗起来也比较棘手。其中,男性高发的肿瘤类型为口腔癌、喉癌和鼻咽癌;女性高发的肿瘤类型为甲状腺癌和口腔癌。这种性别与肿瘤类型的分布关系反映了不同性别在生理、生活方式以及环境暴露等方面的差异对肿瘤发生的影响。

二、地域与种族特征

1. 地域差异

地域因素对头颈部肿瘤的发病有着明显影响。不同的地理环境、气候条件、饮食习惯以及卫生状况等都会在肿瘤的发生过程中发挥作用。

例如,鼻咽癌在广东等地区呈现高发态势。广东地区气候湿润,有利于EB病毒的生存和传播。EB病毒感染被认为是鼻咽癌发病的重要危险因素之一。研究发现,广东地区部分人群EB病毒感染率相对较高,而且这种病毒可以潜伏在人体细胞内,长期影响细胞的正常功能,导致细胞发生癌变。此外,广东地区的饮食习惯也可能与鼻咽癌的发病有关。当地一些传统的腌制食品,如咸鱼、腌肉等,含有较高的亚硝酸盐,亚硝酸盐在体内可以转化为亚硝胺,这是一种强致癌物质。

口腔癌在新疆、湖南等地高发。在新疆,部分少数民族有嚼食槟榔的习惯,槟榔中含有槟榔碱等有害物质,这些物质会刺激口腔黏膜,引发口腔黏膜下纤维化,进而增加口腔癌的发病风险。在湖南,同样存在嚼槟榔的习俗,而且湖南地区的槟榔加工方式多样,一些加工过程中添加的物质可能会进一步增强槟榔的致癌性。此外,湖南地区的饮食习惯偏辣,辛辣食物对口腔黏膜也会产生一定的刺激作用。

2. 民族差异

不同种族的头颈部肿瘤发病情况也有所不同。这反映了民族之间在遗传、生活方式以及环境适应等方面的差异。

汉族人群中,甲状腺癌和口腔癌较为常见。汉族人口众多,分布广泛,不同地区的汉族人群在生活方式和环境暴露方面存在一定的差异,但总体上甲状腺癌和口腔癌的发病率相对较高。这可能与汉族人群的饮食习惯、生活节奏以及环境因素等有关。例如,随着现代生活节奏的加快,汉族人群中甲状腺疾病的发病率有所上升,甲状腺癌的发病风险也相应增加。同时,部分汉族地区存在口腔卫生意识不足的情况,这也为口腔癌的发生埋下了隐患。

维吾尔族人群则以口腔癌和鼻咽癌的高发为特征。维吾尔族主要聚居在新疆地区,当地的地理环境、气候条件以及生活方式等因素可能对肿瘤的发生产生影响。如前面提到的嚼槟榔习惯在部分维吾尔族人群中存在,这增加了口腔癌的发病风险。对于鼻咽癌来说,虽然EB病毒感染在广东地区与鼻咽癌的关系研究较多,但在新疆地区,也有研究发现部分维吾尔族人群中EB病毒感染率较高,同时当地的一些特殊环境因素和生活方式可能与EB病毒相互作用,共同促进了鼻咽癌的发生。

三、年龄分布

头颈部肿瘤的高发年龄集中在40～69岁,该年龄段患者占总病例数的63.38%,其中位年龄约为55岁。这个年龄段正处于人体生理机能逐渐发生变化的时期。随着年龄的增长,人体的免疫系统功能会逐渐下降,细胞的修复能力也会减弱。同时,这个年龄段的人群往往在社会和家庭中承担着较大的压力,长期的精神压力会影响身体的内分泌系统和免疫系统,从而增加肿瘤发生的风险。

在该年龄段,人们可能已经积累了较长时间的不良生活习惯,如吸烟、饮酒等。这些不良习惯对身体的损害是一个长期的过程,到了40～69岁,身体对这些损害的耐受性逐渐降低,肿瘤就更容易发生。而且,随着年龄的增长,人体细胞内的基因突变也会逐渐积累,这些基因突变可能会导致细胞的生长和分化失控,从而引发肿瘤。

第二节　颈部肿瘤发病的危险因素

头颈部肿瘤作为一类涉及口腔、喉、鼻咽、甲状腺等多个关键部位的恶性肿瘤，对人类健康构成了严重威胁。深入探究其发病的危险因素，对于疾病的早期预防、诊断及治疗具有至关重要的意义。这不仅有助于降低发病率，提高患者的生存率和生活质量，还能为公共卫生政策的制定提供科学依据。

一、生活方式因素

1. 吸烟与饮酒

吸烟被公认为头颈部鳞状细胞癌的首要危险因素。烟草中含有的多环芳烃、亚硝胺等化学物质，可直接对黏膜细胞造成损伤，进而显著增加喉癌、口腔癌等疾病的发生风险。饮酒与口腔癌、喉癌的发病密切相关，并且与吸烟存在协同作用。有研究表明，吸烟且饮酒者患癌风险是普通人群的 5~20 倍。在亚洲地区，槟榔咀嚼也是一个重要的危险因素，槟榔中的槟榔碱和粗纤维可引发口腔黏膜慢性损伤，是口腔癌明确的致病因素。

2. 饮食习惯

不健康的饮食习惯是头颈部肿瘤发病的重要潜在因素。具体表现为水果和蔬菜摄入量的缺乏，这会导致机体无法获取足够的维生素、矿物质及膳食纤维等营养成分，影响身体正常的生理功能；过多摄入高脂肪食物，可能引发体内脂肪代谢紊乱，进而影响内分泌系统和免疫系统的平衡；长期食用过热食物，会对口腔、咽喉等部位的黏膜造成反复损伤，增加癌变的可能性。多项研究数据显示，保持健康饮食习惯的人群，头颈部肿瘤的发病风险相对较低。

二、感染因素

1. 人乳头瘤病毒感染

HPV-16、18 型与口咽癌高度相关，在口咽癌病例中占比达 50%~70%，主要通过性传播感染。相关研究显示，HPV 阳性患者通常相对年轻，且预后情况优于 HPV 阴性患者。

2. EB 病毒感染

EB 病毒是鼻咽癌的主要致病因素，尤其在华南地区呈现高发态势。

三、环境因素

长期暴露于化学物质、放射线或石棉等有害物质环境中，以及职业暴露情况，如在化工厂、有毒化学物质生产场所工作,均可能增加头颈部癌的患病几率。环境中的有害物质会对人体细胞的 DNA 造成损伤,干扰细胞的正常代谢和增殖过程,从而增加肿瘤发生的风险。相关职业流行病学研究证实了环境因素与头颈部肿瘤发病之间的密切联系。

四、遗传与免疫因素

1. 遗传易感性

有家族史的患者患头颈部肿瘤的风险更高,这可能与 $BRCA1/2$ 等基因突变有关。鼻咽癌在华南地区呈现的家族聚集性,充分表明了遗传背景在发病中的重要作用。

2. 免疫抑制

免疫力低下的情况,如艾滋病患者或器官移植后人群,其患肿瘤的风险会明显增加。

五、其他因素

1. 慢性刺激与炎症

长期口腔卫生不良、龋齿、慢性溃疡等情况,可能诱发牙龈癌和舌癌。胃食管反流病也可能增加喉癌的发病风险。

2. 激素与性别差异

甲状腺癌在女性中的发病率更高,可能与雌激素水平相关。

综上所述,头颈部肿瘤的发病是多种因素共同作用的结果。通过戒烟限酒、预防 HPV 和 EB 病毒感染、改善饮食习惯(避免过烫食物)、减少职业暴露等措施,可有效降低头颈部肿瘤的发病风险。对于高风险人群,如具有家族史、长期吸烟等特征的个体,应定期进行头颈部检查,如内镜、影像学检查等,以实现疾病的早诊早治。未来的研究方向可进一步聚焦于各危险因素之间的复杂交互作用,以及如何针对不同风险人群制定更为精准、个性化的预防和干预策略,从而更好地应对头颈部肿瘤这一严峻的健康挑战。

第三节　头颈部肿瘤的高危人群

头颈部肿瘤作为一类严重威胁人类健康的疾病,其发病机制复杂且涉及多种因素。深入了解头颈部肿瘤高危人群的特征,对于疾病的早期预防、诊断和治疗具有至关重要的意义。明确高危人群范围,能够针对性地开展筛查和干预措施,从而有效降低头颈部肿瘤的发病率和死亡率,提高患者的生存质量和预后效果。

1. 感染人乳头瘤病毒的人群

高危型人乳头瘤病毒的持续感染与头颈部肿瘤的发生密切相关。HPV 的传播途径主要为密切的皮肤接触,其中性行为传播是最主要的方式,而母婴传播、共用公共卫生洁具传播等相对少见。有研究表明,高危型HPV的持续感染可能引发口咽癌等头颈部肿瘤。在所有感染HPV的人群中,5%~10%的个体在感染后的一两年内无法自行清除病毒,这部分持续性感染人群患头颈部肿瘤的风险显著高于其他人群。此外,性行为活跃、拥有多个性伴侣或未采取安全性行为措施的人群,由于增加了接触HPV的机会,感染该病毒的概率更高,进而增加了患头颈癌的风险,因为特定的某些HPV亚型与头颈癌的发生存在明确关联。

2. 患有特定疾病的人群

糖尿病患者患头颈部肿瘤的风险呈现显著上升趋势。一项相关研究对新诊断糖尿病患者和无糖尿病相关医疗报销的受试者进行对比分析,结果显示,糖尿病组患口腔癌、口咽癌和鼻咽癌的风险分别比对照组高出一定比例,风险比分别达到1.74、1.53和1.40。另外,患有系统性红斑狼疮等自身免疫性疾病的人群,因其免疫系统功能异常,成为HPV感染及相关肿瘤(包括头颈部肿瘤)发生的高危人群。自身免疫性疾病会削弱机体对病毒的免疫防御能力,使得HPV等病毒更容易在体内持续存在并引发肿瘤病变。

3. 有不良生活习惯的人群

吸烟和饮酒是导致头颈肿瘤的重要危险因素。烟草中含有的多种化学物质,可对口腔和喉部组织造成损害,长期积累可能引发细胞癌变。大量饮酒同样与口腔、咽喉等部位的癌症发生密切相关,并且吸烟与饮酒两种行为同时存在时,会产生协同作用,进一步增加患头颈癌的风险。此外,饮食习惯不良也与头颈部肿瘤的发生存在一定联系。长期水果和蔬菜摄入不足、过多食用高脂肪食物,以及经常食用过热食物或长期暴露于高温食物环境中,导致口腔黏膜反复受损的人群,其患头颈癌的风险可能会有所增加。

4. 免疫力低下人群

随着年龄的增长,机体的免疫力逐渐衰退,对HPV的清除能力也随之降低,从而导致HPV感染风险上升。以中国女性为例,40~44岁是HPV感染的一个高峰期,该年龄段人群也相对更容易患头颈部肿瘤。除年龄因素外,本身免疫力较差的人群,如患有免疫性疾病的个体,由于其免疫系统功能缺陷,更容易受到HPV等病毒的侵袭,或者受到其他致癌因素的影响,进而增加了患头颈部肿瘤的风险。

第四节 头颈部肿瘤的预防策略

头颈部肿瘤能够预防吗?答案是肯定的。世界卫生组织数据证实至少1/3的癌症可以得到预防,头颈部恶性肿瘤也不例外。如何科学、有效地预防头颈部肿瘤?

1. 拒绝吸烟和二手烟

香烟中的有害物质,如尼古丁、一氧化碳、煤焦油和一氧化氮等,会对口腔、呼吸道黏膜产生强烈的刺激和损伤,二手烟中的致癌物质,如苯并芘、亚硝胺等,也可以造成身体的基因突变,增加患癌风险。

2. 减少酒精摄入量

酒精与多种癌症之间存在关联,其中包括头颈部肿瘤,2021年发表在《营养素》杂志上的一项研究,指出酒精通过多种方式引发癌症,包括DNA损伤、炎症、激素影响和毒素溶解。这些机制可能导致细胞受损并促进肿瘤生长。

3. 预防病毒感染

在头颈部肿瘤的致病因素中最常见的病毒为HPV和EB病毒。HPV感染已经被证实为头颈部恶性肿瘤的重要危险因素,随着检测技术的逐步完善,发现HPV感染所致头颈恶性肿瘤的发生率在逐年增加。在头颈部肿瘤中最常见的是HPV16、HPV18两个亚型,它们约占与HPV相关的头颈恶性肿瘤病例的90%。EB病毒感染是头颈部恶性肿瘤的另外一个常见致病因素,它已经被证实可以引发鼻咽癌,也在鼻腔鼻窦恶性肿瘤和喉癌的发病中发挥作用。但是也不要过于担心,它不过是个普通的上呼吸道病毒,在我国95%成年人都感染过EB病毒,发生癌症的仅仅是极其微乎其微的一部分人群,而且EB病毒诱发肿瘤还需要其他很多必备条件的协同作用。

4. 合理的饮食

针对头颈肿瘤的预防,有科学家提出功能性食物的概念。所谓功能性食物就是除了满足人体所需的基本营养需求,给我们带来更多健康获益的食物,它提供人体需要量的维生素、脂肪、蛋白和碳水化合物等,尤其是富含抗氧化成分的食物。中国的饮食文化博大精深,但也有很多人的饮食习惯非常不健康,日常饮食中一定要减少腌制、烧烤、熏制和煎炸类食物的摄取量,杜绝霉变食物的摄取。健康、均衡、合理的饮食习惯对预防头颈肿瘤非常必要。

5. 保持良好的生活习惯

口腔癌的发病与进食槟榔有明确的关系,对于喜好嚼食槟榔的人群则需要认识到这是一个非常糟糕的习惯。保持健康的口腔卫生,及时解决牙齿的健康问题也是预防口腔癌的一项重要内容。随着生活节奏的加快,现代人尤其年轻人进食速度快,咀嚼次数减少,进快食和进烫食等人群更容易患口腔癌,建议每口饭咀嚼30次以上,每顿饭的时间控制在20 min以上,不吃特别烫的食物。

研究表明长期郁闷、紧张、愤怒等不良情绪会抑制人体的免疫力,让我们学会管控自己的情绪,释放压力,多保持豁达的心胸、愉悦的心情。规律的睡眠,避免熬夜,长期熬夜会影响中枢,干扰内分泌,影响免疫。适当锻炼身体,保持健康体重,肥胖可以说是万病之源。定期体检和肿瘤筛查是维护身体健康非常必要的手段,尤其对于有长期吸烟史、饮酒史、与 HPV 感染者亲密接触史或有头颈肿瘤家族史的人群,应做到早发现、早治疗。

第五节　头颈部肿瘤高危人群筛查及早诊策略

头颈部肿瘤作为一类严重影响患者生活质量与生存预后的疾病,其早期发现与干预对于改善患者结局至关重要。由于头颈部包含众多重要器官和组织,肿瘤的发生发展具有复杂性和隐匿性。因此,制定科学有效的高危人群筛查及早诊策略,对于降低头颈部肿瘤的死亡率、提高患者生存率具有不可忽视的重要意义。

一、基于症状的初步筛查

1. 自我观察症状

高危人群需密切留意自身头颈部的症状表现。头颈部出现肿块、结节,尤其是颈部无痛性、进行性增大的肿块,可能是头颈部肿瘤的早期迹象之一。吞咽过程中出现异物感或吞咽困难,以及声音嘶哑、咽喉疼痛长时间未见缓解等症状,均应引起高度重视,这些症状可能提示喉部或咽部存在肿瘤病变。此外,口腔内若出现长时间不愈合的溃疡、白斑或红斑,亦可能是口腔癌的早期病变表现,需及时就医进行检查。

2. 家族史排查

了解家族中是否存在头颈部肿瘤患者具有重要意义。若家族中有近亲,如父母、兄弟姐妹等一级亲属患有头颈部肿瘤,个体患头颈部肿瘤的风险将显著增加。此类人群应被列为重点筛查对象,建议定期进行头颈部相关检查,且筛查起始时间应早于普通人群,筛查频率亦需适当提高。

二、专业检查筛查

1. 体格检查

医生对头颈部进行详细的体格检查,是初步筛查的关键环节。该检查涵盖对头颈部各器官的触诊,以探查是否存在肿块、压痛等异常状况;同时观察口腔、鼻腔、咽喉等部位的黏膜颜色与形态是否正常,有无溃疡、出血点等异常表现。例如,医生通过触摸颈部淋巴结,判断其是否肿大,肿大的淋巴结可能是肿瘤转移的表现,也可能与头颈部局部肿瘤相关。

2. 影像学检查

(1) CT:CT 扫描能够清晰呈现头颈部的骨骼结构与软组织情况,对头颈部肿瘤的位置、大小、形态以及与周围组织的关系具有较高的辨识度,在肿瘤的早期发现与定位方面发挥着重要作用。对于怀疑患有头颈部肿瘤的高危人群，CT扫描可作为初步筛查的重要检查项目之一。

(2) MRI：MRI在软组织分辨方面具有显著优势，能够更为清晰地显示头颈部肿瘤与周围神经、血管等重要结构的关系，有助于准确判断肿瘤是否侵犯周围组织，对于头颈部肿瘤的早期诊断和分期具有关键意义。特别是在脑部、颈部软组织等部位的检查中，MRI能够提供更为丰富的诊断信息。

(3) 超声检查：超声检查在颈部浅表淋巴结和甲状腺等部位的检查中具有较高价值。通过该检查可以判断淋巴结的大小、形态、内部结构等情况，对于早期发现甲状腺肿瘤以及判断头颈部肿瘤是否发生颈部淋巴结转移具有一定作用。由于超声检查具有无辐射、操作简便、价格相对较低等优点，适合作为初步筛查手段。

3. 内镜检查

(1) 喉镜检查：对于出现咽喉部不适症状的高危人群，喉镜检查可直接观察喉部情况，包括声带、会厌、梨状窝等部位，能够及时发现早期喉部病变，如肿物、炎症等。若发现可疑病变，可同时进行活检，获取组织进行病理诊断。

(2) 鼻咽镜检查：鼻咽镜检查能够清晰显示鼻咽部的黏膜状况，有助于发现鼻咽癌等鼻咽部肿瘤的早期病变。对于具有鼻咽癌家族史、长期吸烟饮酒等高危因素的人群，鼻咽镜检查是重要的筛查手段。

(3) 口腔内镜检查：口腔内镜检查用于全面检查口腔内部各个部位，包括牙齿、牙龈、颊黏膜、舌体等，能够及时发现口腔内的白斑、红斑、溃疡等可疑病变，对于口腔癌的早期筛查具有重要意义。

(4) 细胞学与组织学检查：对于通过影像学或内镜检查发现的可疑病变，进行细胞学或组织学检查是确诊头颈部肿瘤的关键步骤。细胞学检查可通过细针吸取等方式获取细胞样本，经涂片、染色后在显微镜下观察细胞形态，以判断是否存在癌细胞。组织学检查则是通过手术切除或内镜下钳取一小块组织，经过固定、切片、染色等处理后，由病理医生在显微镜下观察组织结构，确定是否为肿瘤组织以及肿瘤的类型、分化程度等，从而为后续治疗方案的制定提供重要依据。

4. 分子生物学检测

(1) 基因检测：基因检测在头颈部肿瘤的筛查与诊断中具有重要作用。一方面，可识别头颈部肿瘤易感人群，如携带异常 *TP53*、*CDKN2A* 或 *RB1* 等基因变异的个体。通过检测这些变异，能够实现对高危人群的早期发现与干预，进而改善预后。另一方面，基因检测可识别头颈部肿瘤中常见的驱动基因突变，如 *EGFR*、*KRAS* 和 *PIK3CA* 等，有助于为患者制定个性化的治疗方案，同时可用于监测头颈部肿瘤治疗后的微小残留病变，助力早期检测复发。此外，基因特征能够帮助进行预后分层，为治疗决策和后续监测提供指导。对于有头颈部肿瘤家族史或其他高危因素的人群，基因检测可作为一种补充筛查手段,提前发现潜在的肿瘤风险。例如,携带某些遗传性肿瘤基因变异的人群,其患头颈部肿瘤的风险显著高于普通人群,可通过基因检测实现早期预警。

(2)液体活检:液体活检在头颈部肿瘤筛查中亦具备一定的应用价值。通过检测血液、唾液等体液中的肿瘤相关标志物,如循环肿瘤细胞、循环肿瘤DNA等,反映肿瘤的存在和发展情况。对于高危人群而言,液体活检作为一种非侵入性或微创性的筛查方法,有助于早期发现头颈部肿瘤,并可在治疗过程中动态监测肿瘤变化,以便及时调整治疗方案。

综上所述,头颈部肿瘤高危人群的筛查及早诊策略涵盖多个方面,基于症状的初步筛查为早期发现提供线索,专业检查筛查则从不同角度对病变进行精准判断,分子生物学检测进一步提高了筛查的准确性和个性化。这些策略的综合应用有助于早期发现头颈部肿瘤,为患者争取更有效的治疗时机。未来研究方向可聚焦于进一步优化筛查流程,提高筛查效率和准确性;探索更多新型分子生物学标志物,以提升早期诊断的敏感度和特异性;加强多学科协作,为患者提供更全面、精准的诊疗方案。

第六节　头颈部肿瘤高危人群的早治策略

若罹患了头颈部恶性肿瘤,需要科学对待,建议及时于头颈肿瘤专科(包括耳鼻咽喉科、颌面外科及头颈肿瘤内科、放疗科等)进行全面、专业、综合的诊治,达到最大疗效及功能保护。现代医学对于头颈部恶性肿瘤的有效治疗手段也非常多,包括手术、放疗、化疗、生物靶向治疗和免疫治疗等。手术可以切除病灶,放化疗在提高生存率和咽、喉功能的保护方面发挥明显的优势,除初发的鼻咽癌以放疗或放疗辅以化疗之外,其他晚期的头颈部恶性肿瘤多需要放疗、手术和(或)化疗、免疫、靶向等的综合治疗。

2024年NCCN、CSCO指南更新了局部晚期头颈部鳞状细胞癌的综合治疗策略,强调多学科团队的作用,建议在诊断后尽早介入;新增了对于复发和转移性病例的免疫治疗推荐;强调精准治疗的重要性,特别是对于不同分子亚型的个体化治疗;提供了术前和术后辅助治疗的新选择,结合靶向治疗和免疫疗法。早期鳞状细胞癌首选手术切除,即将肿瘤原发灶进行扩大切除,并于必要时行颈部淋巴结清扫,减小复发和转移风险。同时,为保障患者术后功能及外观的恢复,手术切除肿瘤后,需运用皮瓣对缺损进行修复重建。在患者需求增进与皮瓣技术发展的推动下,皮瓣修复各种术式不断改良与更新。目前口腔颌面外科常规开展各类皮瓣修复重建手术,将皮瓣技术广泛运用于舌癌、颊黏膜癌、口底癌、颌骨肿瘤等肿瘤切除后的修复重建,皮瓣手术成功率达97%,为患者根治肿瘤的同时,有效修复缺损,恢复创伤,美容外观。此外,现代医学的快速发展,使得数字化技术、3D 打印技术等广泛应用于肿瘤切除后的缺损重建。其具有个性化、精确性、效果好等特点,能有力提高手术效果,降低手术风险。而技术进步与设备的更新普及,也为外科手术的术式变革带来了新的契机。如腔镜技术的出现与达芬奇机器人的投入使用,为头颈肿瘤手术切除提供了微创治疗的可能。

除外科手术以外,其他非手术方式如放疗、化疗、靶向及免疫治疗也是治疗头颈肿瘤重要的方式。尤其对于无法耐受手术或手术风险过高的患者,放疗都是其重要的选择之一。而术后辅助放化疗对提高患者生存率及降低复发转移风险十分重要,联合放化疗亦是晚期头颈恶性肿瘤非手术治疗的常规推荐方案。

头颈部放疗的具体实施包括以下几方面。

1. 放疗前的准备

(1)患者评估:全面评估患者的身体状况、肿瘤位置和扩展情况,决定是否适合接受放疗;向患者解释放疗的目的、过程以及可能的副作用。倘若合并其他疾病,如高血压、糖尿病、肾病、心脏病、脑血管疾病等,需要先到相应科室诊治。

(2)口腔科就诊:告知口腔专科医生准备放疗,检查有无残根、龋齿、牙龈炎等,进行洗牙、修补和拔除坏牙,以减少放疗后口腔感染、溃疡、放射性龋齿等并发症。一般在处理后休息 1～2 周,待创面愈合后开始放疗。

(3)营养评估:营养科就诊,进行营养评估并指导饮食,做好营养支持准备工作。针对高风险的患者,可置入鼻饲管、空肠营养管,或者行胃造瘘以保证营养。

2. 头颈部放疗的具体实施

(1)放疗体位固定与模具制作:患者放疗体位固定有着极其重要作用,要确保每次治疗中患者的位置一致,减少治疗过程中肿瘤和正常组织的移动误差。临床常使用热塑性材料制作头颈部固定模具,确保患者在治疗期间保持不动,同时模具需符合患者的解剖结构,舒适且固定效果良好、重复性好。

(2)靶区勾画的基本原则:利用 CT、MRI 或 PET-CT 等影像技术获取肿瘤的精确位置和大小。放疗科医生、影像科医生和外科医生共同参与靶区勾画,确保准确性。使用精准放疗计划系统,根据影像层层勾画出大体肿瘤靶区(Gross Tumor Volume,GTV)、临床靶区(Clinical Target Volume,CTV)和计划靶区(Planning Target Volume,PTV),并勾画出重要器官(如脑干、脊髓、视神经等),设置剂量限制,避免放疗损伤。靶区定义如下。GTV:为影像、内镜可见的肿瘤区域。CTV:包含潜在的微小病灶和局部扩散区域的亚临床病灶。PTV:包含治疗过程中可能的位移误差确保放疗覆盖整个肿瘤区。

(3)放疗标准剂量:60～66 Gy,分割为 30～33 次,适用于大部分头颈部肿瘤患者。高危区域可增加剂量至 70 Gy。分割方式如下。常规分割:每天 1 次,每次 2 Gy,总疗程 6～7 周。加速分割:缩短疗程,每天 2 次放疗,适用于高危患者。

(4)根据肿瘤的形状和位置,选择适合的放疗技术(如 IMRT、VMAT、质子治疗等),使用放疗计划系统计算不同射线束的剂量分布,确保肿瘤区接受到足够的剂量,确保 GTV、CTV、PTV 达到预定剂量,同时减少正常组织的受照剂量。

3.放疗期间注意事项

(1)放疗时避免吞咽:如有咳嗽、咳痰、憋气等情况,请在放疗躺下前处理好,放疗时尽量不要做吞咽动作,特别是舌根、咽喉部位肿瘤,这可使得放疗照射更加准确。

(2)气管切开患者放疗前的套管处理:如曾有气管切开,请更换为塑料套管,并且放疗前开放管口。

(3)保护放射区域内的皮肤:头颈部肿瘤的放疗会产生一定的皮肤反应,在急性反应期(放疗期间和放疗后的3个月内),保持皮肤干燥、清洁。①勿抓挠、热敷和贴附膏药及胶布,减少衣物摩擦照射区域皮肤(穿衣尽量开衫、避免套头,穿棉质、柔软布料)。②注意避免曝晒,不使用刺激性皮肤清洁剂,不涂抹化妆品。③当皮肤出现破损、红肿及疼痛时请及时告知主管医生。

(4)保持口腔卫生:①在进食或喝饮料后要及时漱口、每日至少刷牙2次(使用软毛刷、含氟牙膏),口腔疼痛、溃疡时及时汇报。②放疗期间由于腮腺照射损伤,会发生不同程度的口干,因此需多饮水,保持口腔卫生。如唾液黏稠可考虑苏打水漱口。如腮腺区出现红肿热痛,需清淡饮食。③放疗期间尽量不拔牙(口腔科就诊时需告知医生曾接受过放疗)。

(5)饮食及营养:头颈部肿瘤患者在放化疗期间,由于急性放射性黏膜炎可导致口腔和咽部的疼痛,使患者的进食受到较大的影响。而体重下降过多、贫血等可能会影响治疗疗效。①放疗期务必要保证营养,禁过热、油炸、辛辣等刺激性食物,宜食用软温、高蛋白、高纤维素、低脂食物。②如出现口腔和咽部疼痛,及时与主管医生沟通,必要时对症治疗。③如正常饮食受到影响,可将食物打成匀浆,进食流食或配合一些正规的营养品。④每周测量体重,并报告给主管医生,尽最大努力保持体重不下降。

(6)鼻腔及鼻咽护理:需保持鼻腔清洁、湿润,每日 3 次鼻腔冲洗(耳鼻喉科门诊购买洗鼻壶并正确使用)。

(7)保持功能锻炼:①放疗期间颞下颌关节的照射可能出现未来张口困难,表现为张口时颞颌关节处发紧、疼痛、张口门齿距离日渐缩小,严重者甚至牙关紧闭。因此首先应做经常性的张口训练(口唇张至最大限度,停留 5 s,再闭合,每日 100 次以上),治疗期间及治疗结束后长期坚持。②放疗导致的纤维化等因素可引起颈部软组织僵硬。故需长期坚持做颈部运动及按摩,如进行点头、转头锻炼,动作要轻柔、缓慢。颈部按摩为以虎口对齐下巴正中,自上而下,略用力按摩,以利于颈部淋巴回流。

(8)生活习惯:禁烟酒,防治感冒。避免劳累、熬夜等不良习惯,适度锻炼,保持良好的心态和身体机能,适当的运动对身体的恢复及增强体质有促进作用。

(9)放疗后续:放疗 20~23 次提醒医师确定后续计划,确保您的治疗能顺利完成。

第七节 头颈部肿瘤免疫治疗的前景

由于头颈部解剖生理结构复杂,使得头颈部鳞状细胞癌(head and neck squamous cell carcinoma,HNSCC)成为一组极具有异质性的恶性肿瘤,因此探索有效的治疗方案对改善 HNSCC 患者的预后至关重要。尽管手术、放射治疗、化学治疗在不断发展,头颈部肿瘤患者的预后和生存质量仍有待提升。近几年来,免疫检查点抑制剂和其他免疫疗法的出现使得 HNSCC 的治疗驶入了免疫治疗的"快车道"。

在正常生理状态下,免疫系统具有"监视功能",可精准识别"非己"成分。但肿瘤细胞也有多种方法逃避免疫系统监视,最终导致肿瘤的发生和发展。免疫检查点抑制剂(ICI)可阻断抑制性免疫检查点通路,恢复机会对肿瘤细胞的免疫杀伤功能。程序性死亡受体-1(programmed death-1,PD-1)表达在 T 细胞表面的一种重要的免疫抑制跨膜蛋白,其主要配体为程序性死亡受体-配体 1(programmed death-ligand 1,PDL-1)。肿瘤细胞能够表达 PD-L1,与 T 淋巴细胞上的 PD-1 受体结合,导致 PD-1 细胞质域的酪氨酸磷酸化和酪氨酸磷酸酶 SHP-2 的募集,使得 T 淋巴细胞受体信号分子去磷酸化,减弱 T 淋巴细胞受体下游的信号激活,降低 T 淋巴细胞活化和细胞因子生成的能力。针对 PD-1、PDL-1 的单抗正式通过阻断 PD-1、PDL-1 信号转导通路,使 T 淋巴细胞被有效活化,从而恢复机体免疫功能以达到抗肿瘤的效果。

免疫治疗作为 21 世纪肿瘤治疗领域的重大进步,是现今临床上肿瘤诊疗的新模式。其对易复发与转移的头颈恶性肿瘤治疗具有积极意义,在治疗恶性肿瘤、改善患者预后方面具有较大应用前景。免疫治疗是目前头颈部鳞癌治疗方面的研究热点。CheckMate-141 研究和 KEYNOTE-040 研究发现对于晚期铂类化疗失败的复发转移性 HNSCC,免疫治疗能够提高总生存率。早期肿瘤免疫新辅助治疗已有众多研究,应用模式有免疫单药、单抗联合化疗,PD-1 单抗联合放疗,PD-1 单抗联合 CTLA-4 单抗,PD-1 单抗联合靶向治疗。此外,血管生成可能参与免疫治疗原发性耐药或获得性耐药的发生。免疫联合抗血管生成也是研究热点,如 PD-1 单抗联合吲哚胺-2,3 加氧酶抑制剂、PD-1 单抗联合 B7H3 抑制剂、PD-1 单抗联合可诱导 T 细胞共刺激因子等。大部分研究证明,免疫新辅助治疗能够提高病理缓解率,使一部分患者肿瘤分期降期,或由不可切除转为可切除,或可提高短期内的器官保留率,而且免疫治疗总体安全性较好,严重不良反应发生率低,不影响后续手术治疗和辅助治疗。目前免疫治疗临床应用的主要挑战是获益人群的筛选和疗效的精准评估。这有赖于新的生物分子标志物、新的影像评估手段或新型显像剂的开发。免疫治疗打开了晚期 HNSCC 治疗新局面,期待通过更多的基础研究、Ⅲ期临床研究和多中心联合研究聚焦目前面临的挑战，以更深入理解 HNSCC 的免疫治疗，更好应用于临床，让更多患者获益。

第八节 头颈部肿瘤患者的全程管理

绝大部分肿瘤是序贯治疗，但头颈部肿瘤更倾向于将手术、放疗和全身治疗有机结合的治疗模式。头颈包括口腔、鼻咽、喉、下咽等各个部位，其治疗模式不一，情况更为复杂。多数头颈部肿瘤初诊时即为局部晚期，并非某个单一治疗模式能够解决患者的治疗困境，因此 2021 版 CSCO 诊疗指南就一直强调多学科联合诊治的关键性。在头颈部肿瘤的临床治疗中，流传着一句非常经典的名言——最好的治疗就是多学科治疗，不管某个学科再强，没有其他学科的参与，头颈部肿瘤无法达到良好的治疗效果。

另外，在头颈部肿瘤的规范诊疗推广方面，目前国内大部分省级医院或肿瘤中心能够达到规范化诊疗，但与西方发达国家还有一定差距，其很大程度源于中国临床医生患者多、工作压力大，无法达到就某一患者进行多学科的讨论。同时，行政设计包括诸多管理不到位等不利于体现多学科诊疗的价值。以上种种因素，限制了多学科联合诊疗模式在中国头颈部肿瘤的开展。未来，随着多学科诊疗理念的不断普及，越来越多的医生将会了解其重要性，这也是 CSCO 头颈部肿瘤专委会成立之初秉承的理念。CSCO 头颈部肿瘤专委会成员是外科、放疗科与内科三足鼎立的天下，每一次会议巡讲也强调多学科诊疗，兄弟科室之间应相互取长补短，了解对方的优势和短板，才能在诊疗中融会贯通，从联合诊治模式中最大程度地找到最合适患者的治疗，使患者最终获益。

头颈部肿瘤患者全程管理涉及多个方面，包括治疗前的准备、肿瘤中的监测以及治疗后康复和长期管理等。包括以下几方面。

1. 治疗前准备

（1）心理支持：头颈部肿瘤的诊断治疗过程可能给患者造成重大心理压力，因此提供心理支持和咨询服务非常重要。

（2）营养评估：头颈部肿瘤的患者在放化疗中发生口腔黏膜炎的比例很高，味觉减退、口腔疼痛等症状往往影响患者进食，进而使患者的营养状况变差，从而导致免疫力下降等一系列连锁反应，严重者甚至中断治疗，治疗前应评估患者营养状态，营养风险筛查、营养宣教，并根据患者需要给予营养支持，包括肠内、肠外营养，以改善患者治疗耐受性和预后。

2. 治疗中监测

对接受放化疗及免疫治疗患者，需监测放化疗及免疫治疗相关不良反应，如放疗中急性放射性口腔黏膜炎、放射皮炎及口干等;化疗中需密切监测血常规、肝肾功能等,观察有无严重骨髓抑制或胃肠道反应等发生;注意观察免疫检查点抑制剂可能带来的不良反应,如甲状腺功能减退、免疫相关性肺炎、心肌炎等。

3. 治疗后康复

头颈部肿瘤方阿里可引起头颈部组织肌肉纤维化,影响吞咽、张口、转颈等功能,故治疗后康复包括进行发音和吞咽功能的训练,颈部功能锻炼,以有效预防吞咽困难、张口受限及颈部活动障碍等,帮助患者提高治疗后生活质量。

第九节 头颈部肿瘤患者的随访

如果把肿瘤根治性治疗看作是对肿瘤敌军的"进攻",那么治疗后的定期随访就是对胜利果实的"防守",只有攻守兼备才能取得长久的胜利。头颈部肿瘤的随访目的在于动态评估疗效,早期发现复发转移性病灶或第二原发性肿瘤,监测和早期处理治疗相关并发症,提高疗效生存。在治疗结束后的2年内建议每3个月复诊1次,之后的3~5年内建议每半年复诊1次,5年后建议每年复诊1次。患者每次随访需要进行体格检查、内镜(鼻内镜/纤维鼻咽喉镜)和影像学检查(增强CT/增强MRI及超声等)。由于头颈部肿瘤也有肺部、腹部转移的可能,因此也建议每年复查1次肺部CT和腹部超声。对于鼻咽部恶性肿瘤外周血EBV-DNA拷贝数持续升高与肿瘤的复发和转移相关,因此对于鼻咽癌患者建议每3~6个月可以进行1次EBV-DNA的检测。甲状腺是位于颈前正中的器官,对于接受过颈部放疗的患者有可能出现甲状腺功能的减退,建议每6个月可以进行1次甲状腺功能检查。头颈部放射治疗后的患者还建议定期检查牙齿、听力、吞咽功能。及时、有效的随访可使医生定期检阅治疗效果,以及发现由此引发的相关副作用;也可以及时发现复发迹象,并在早期及时给予干涉,让肿瘤的治疗逐渐发展成了一场真正意义上的慢性疾病的持久战,只有严密的随访才能取得长治久安和最后的胜利。

(牛 坡 连利霞)

参考文献

[1] FRIDMAN W H, PAGES F, SAUTES-FRIDMAN C, et al. The immune contexture in human tumours: impact on clinical outcome [J]. Nat Rev Cancer, 2012, 12 (4): 298-306.

[2] DE MEULENAERE A, VERMASSEN T, ASPESLAGH S, et al. Turning the tide: Clinical utility of PD-L1 expression in squamous cell carcinoma of the head and neck[J]. Oral Oncol, 2017, 70: 34-42.

[3] DE VICENTE J C, RODRIGUEZ-SANTAMARTA T, RODRIGO J P, et al. M. PD-L1 Expression in Tumor Cells Is an Independent Unfavorable Prognostic Factor in Oral Squamous Cell Carcinoma[J]. Cancer Epidemiol Biomarkers Prev, 2018, 28(3): 546-554.

[4] ZANDBERG D P, STROME S E. The role of the PD-L1: PD-1 pathway in squamous cell carcinoma of the head and neck[J]. Oral Oncol, 2014, 50(7): 627-32.

[5] LYFORD-PIKE S, PENG S, YOUNG G D, et al. Evidence for a role of the PD-1: PD-L1 pathway in immune resistance of HPV-associated head and neck squamous cell carcinoma[J]. Cancer Res, 2013, 73(6): 1733-1741.

[6] LAWRENCE M, SOUGNEZ C, LICHTENSTEIN L, et al. Comprehensive genomic characterization of head and neck squamous cell carcinomas[J]. Nature, 2015, 517(7536): 576-582.

[7] OCK C Y, HWANG J E, KEAM B, et al. Genomic landscape associated with potential response to anti-CTLA-4 treatment in cancers[J]. Nat Commun, 2017, 8(1): 1050.

[8] SHARMA P, HU-LIESKOVAN S, WARGO J A, et al. Primary, Adaptive, and Acquired Resistance to Cancer Immunotherapy[J]. Cell, 2017, 168(4): 707-723.

[9] MA C, CHEUNG A F, CHODON T, et al. Multifunctional T-cell analyses to study response and progression in adoptive cell transfer immunotherapy[J]. Cancer Discovery, 2013, 3(4): 418-429.

[10] MA C, FAN R, AHMAD H, et al. A clinical microchip for evaluation of single immune cells reveals high functional heterogeneity in phenotypically similar T cells[J]. Nat Med, 2011, 17(6): 738-743.

[11] BURTNESS B, HARRINGTON K J, GREIL R, et al. Pembrolizumab alone or with chemotherapy versus cetuximab with chemotherapy for recurrent or metastatic squamous cell carcinoma of the head and neck (KEYNOTE-048): a randomised, open-label, phase 3 study[J]. Lancet, 2019, 394(10212): 1915-1928.

第十四章

鼻咽癌的早诊早治及高危人群的健康管理

鼻咽癌(nasopharyngeal carcinoma,NPC)是一种鼻咽部黏膜上皮的恶性肿瘤,多发生于鼻咽顶壁及侧壁,尤其是咽隐窝,是我国的常见恶性肿瘤之一。

第一节 鼻咽癌发病的流行病学特征及生物学特点

一、鼻咽癌流行病学特点

1. 地域性

在中国,鼻咽癌主要分布在南方地区,如广东、广西、福建、湖南、江西等省份,其中广东省发病率居首,特别是广东的中西部,年发病率可高达 30~50/10 万。以肇庆、佛山、广州和广西东部的梧州地区互相连成一片,为世界上鼻咽癌最高发的地区,其周围地区发病率逐渐降低。

在世界范围内,东南亚地区属于高发区域,而欧洲、美洲、大洋洲和拉丁美洲国家发病率多在 1/10 万以下,非洲属中等发病区域,不过北美洲的美国阿拉斯加州和加拿大西部(当地土著人群发病较高)、非洲北部和东北部一些国家(如科威特)也属于相对高发区域。

2. 种族性

世界三大人种中,黄种人发病率最高,部分蒙古人种也为鼻咽癌高发人群;黑种人次之;白种人十分罕见。目前的鼻咽癌患者几乎全部来自中国、印尼、新加坡、马来西亚、泰国、越南和菲律宾等亚洲国家的黄种人,其中中国鼻咽癌患者的人数占全世界鼻咽癌患者总数的 80%。

中国南方高发区的原居民迁居北方地区或移民海外后其鼻咽癌发病率比当地居民高,而且其后裔仍保持有很高的发病倾向。印度原居民移民英格兰和威尔士后鼻咽癌发病率高于当地居民;而英格兰和威尔士的居民移民印度后鼻咽癌发病率仍然低于当地居民,可见种族对鼻咽癌的发病有明显影响。

3. 家族性

本病具有明显的家族聚集性,在高、低发地区均发现鼻咽癌高发家族。中国南方鼻咽癌发病率、死亡率较高,家庭癌史是南方鼻咽癌发病的重要因素;北方地区家庭癌史也是发病危险因素之一。例如在高发区广东调查发现,10%的鼻咽癌患者有癌家族史,其中56%是鼻咽癌家族史,香港同样发现有鼻咽癌高发家族。

4. 年龄与性别差异

鼻咽癌发病率及死亡率存在性别差异,总体上男性居多,男女发病率比平均为2.5∶1。根据我国29个省市的肿瘤死亡调查结果,鼻咽癌死亡率全国平均1.88/10万,男性为2.49/10万,女性为1.27/10万,在最高发的广东中西部发病率达34.01/10万(男)和11.15/10万(女)。香港一项长达20年的研究表明鼻咽癌在发病率、死亡率及死亡率/发病率三方面均男性高于女性,且差异有统计学意义,男女发病差异又随年龄增高而增大。

从年龄上看,鼻咽癌的发病率在30岁开始迅速上升,50~59岁呈最高峰,60岁后逐渐稳定。不过在高发区,发病年龄分布呈单峰模式,峰值出现在50~59岁;而在低发区,发病年龄呈双峰分布,分别为10~19岁和50~59岁。国内报道年龄最小患者3岁,最大患者90岁,在高发区中,中壮年(30~50岁组)病例较为多见,儿童期(<14岁)病例在高发区较为少见。

二、鼻咽癌生物学特征

鼻咽癌的生物学特点复杂,涉及EB病毒感染、遗传易感性、环境因素、分子改变、免疫逃逸、高侵袭性和复发转移特性等多方面。这些特点不仅影响其发生发展,也为诊断和治疗提供了潜在靶点。

鼻咽癌与EB病毒感染密切相关,尤其是未分化型非角化性癌。EB病毒的潜伏感染在肿瘤细胞中常见,病毒基因如*LMP*1、*LMP*2和*EBNA*1可能通过影响细胞增殖、凋亡和免疫逃逸促进肿瘤发展。研究显示鼻咽癌患者存在易感基因:HLA基因(如HLA-A、HLA-B)的多态性与鼻咽癌风险相关,其他基因如TNF、IL-1等也可能影响发病。基因突变亦可导致鼻咽癌发病,常见突变基因包括*TP*53、*PIK3CA*、NF-κB通路相关基因等,PI3K/AKT/mTOR、MAPK等信号通路的异常激活在鼻咽癌中较为常见。这些信号通路的异常激活能够促进肿瘤细胞的增殖以及侵袭能力,进而推动肿瘤的进展。DNA甲基化和组蛋白修饰等表观遗传变化在鼻咽癌中常见,影响肿瘤相关基因的表达。肿瘤微环境中存在大量免疫抑制细胞(如Tregs、MDSCs)和抑制性分子(如PD-L1),帮助肿瘤逃避免疫攻击,同时EB病毒通过表达特定蛋白(如LMP1、LMP2)干扰宿主免疫反应。

鼻咽癌细胞展现出较强的侵袭和复发转移能力,这是导致疾病进展迅速、预后不良的重要因素之一。临床中鼻咽癌常在早期发生淋巴结转移,部分患者在确诊时已有远处转移,上皮-间质转化相关分子(如E-cadherin、N-cadherin)在鼻咽癌转移中起重要作用。

鼻咽癌虽对对放疗敏感,但有部分患者即便经过规范治疗,仍具有较高的复发率,其中局部复发尤为常见,严重影响患者的长期生存质量与生存率。并且部分患者会出现放疗抵抗,疗效差,可能与肿瘤微环境、DNA修复机制等有关。

2024年CSCO各期刊鼻咽癌诊疗指南推荐公布的多项临床研究成果及更新要点,为局部晚期鼻咽癌提供了增效或减毒的治疗方法。对于复发转移性疾病,免疫治疗、手术等多手段的使用,延长了患者的生存时间。

第二节 鼻咽癌发病的危险因素

一、遗传因素

鼻咽癌发病存在人种、地域聚集和家族高发的倾向和特点,被认为是一种多基因遗传病,如家族中有鼻咽癌患者,个体患病风险可能增加。在中国,广东、广西、江西等南方地区发病率相对较高,鼻咽癌患者也多见于黄种人,少见于白种人。有报告显示中国鼻咽癌高发区的人群移居国外后,鼻咽癌死亡率随遗传代数逐渐下降。

二、病毒感染因素

EB病毒感染与鼻咽癌关系密切,EB病毒感染后,会长期潜伏在人体的淋巴细胞中,当人体免疫力下降时,病毒可能会被激活,从而导致鼻咽癌的发生。

三、环境因素

1. 化学物质暴露

长期暴露在某些环境污染物中,如砷、镍、铍等,可能增加鼻咽癌的发病风险。研究发现鼻咽癌患者头发中镍含量比其他人要高出很多,镍主要存在于饮水、大米、茶叶、坚果、燕麦、奶油、谷物、肉类等中,镍还被广泛应用于合金及用作催化剂(如硬币或者某些容器等),每天喝含镍量高的水会增加癌症发病率,患癌症者在放化疗期间必须杜绝与镍产品接触。另外,室内甲醛超标、长期处于充满化学毒物的环境也是高危因素。

2. 水质、土壤和气候相关

可能与水质、土壤、气候有关,东南亚地区和我国华南五省(广东、广西、湖南、福建和江西)发病率较高。

3. 饮食因素

长期食用咸鱼、腌肉等腌制食品,以及含有亚硝胺等致癌物质的食品,可能增加鼻咽癌的发病风险。这些腌制食品在制作过程中均有亚硝胺前体物亚硝酸盐，这些物质有较强的致癌作用。在我国南方部分地区，腌制食品食用相对较多，可能也是当地鼻咽癌发病率较高的因素之一。

4. 个人习惯因素

吸烟和饮酒是鼻咽癌的重要危险因素。烟草中的尼古丁和酒精等成分可以刺激口腔和鼻腔黏膜，导致细胞突变和癌变。

5. 其他因素

（1）年龄：鼻咽癌的发病随着年龄的增长而增加，中老年人群体相对更容易受到鼻咽癌的威胁。

（2）免疫系统疾病：免疫系统功能异常可能导致机体对肿瘤细胞的监控和清除能力下降，从而增加鼻咽癌的发病风险。

（3）辐射：长期接触辐射，如医用辐射、核辐射等，可能增加鼻咽癌的发病风险。

综上所述，鼻咽癌的发病与多种因素有关，包括遗传、环境、生活习惯及其他因素。了解这些风险因素，有助于我们采取针对性的预防措施，降低鼻咽癌的发病风险。对于有高危因素的人群，应定期进行鼻咽癌筛查，以便早期发现、早期治疗。

第三节 鼻咽癌的高危人群

EB病毒与鼻咽癌的发生存在紧密联系，EB病毒感染者属于高危人群。然而，需要明确的是，EB病毒检查呈阳性并不等同于患上了鼻咽癌。

免疫功能低下人群诸如AIDS患者、接受免疫抑制剂治疗的患者等，由于其免疫系统无法有效抵御病毒和其他致癌因素的侵袭，患鼻咽癌的几率有所增加。

有鼻咽癌家族史的人群被归类为高危人群。鼻咽癌呈现出家族垂直以及水平遗传倾向，若家族中有直系长辈患有鼻咽癌，其后代的患病风险显著增高。

长期暴露于有害物质、污染环境中的人群属于高危人群。

生活环境中存在明显电离辐射的人群，例如工作中经常接触放射性物质、甲醛等化学物质的人员，这些致癌物质可能对鼻咽部黏膜造成损害，从而增加患病风险。

居住在空气污染程度较高地区的人群，患鼻咽癌的可能性更大，且患病风险更高。

第四节 鼻咽癌的预防策略

一、定期筛查

对于确定的鼻咽癌高危人群,定期开展鼻咽癌的筛查工作十分必要。通过早期筛查,能够实现疾病的早发现、早诊断以及早治疗,从而有效提高患者的生存率和生活质量。

二、健康生活方式

保持健康的生活方式对于降低鼻咽癌发病风险具有积极作用。具体措施包括戒烟限酒、维持均衡的饮食结构、进行适量的运动等。这些健康生活方式有助于增强机体免疫力,减少因不良生活习惯引发疾病的可能性。

三、特定地区居民注意事项

广东、福建等地区由于地理、环境以及饮食习惯等多种因素的综合影响,鼻咽癌发病率相对较高。当地居民应高度关注鼻咽癌的预防措施,尤其要注重保持健康的饮食习惯,尽量减少腌制食品的摄入,降低鼻咽癌的发病风险。

第五节 鼻咽癌的筛查策略

一、高危人群的筛查策略

早发现、早诊断、早治疗是根治恶性肿瘤、提高生存质量的根本途径。就鼻咽癌而言,早期症状的关注和筛查更为重要。

鼻咽癌的早期症状首先是涕血,这是因为肿瘤表面有一些小血管,无被覆黏膜,很脆弱,容易出血。症状可以是直接流鼻血,也可以是血流到喉咙,然后从痰中带出来。通常出血量不是很大。典型的症状就是清晨漱口时回吸,清嗓子时从嘴里咳出,也称回吸性涕血。再有就是鼻塞,肿瘤长大可能会堵塞后鼻孔,通常是单侧,晚期可能双侧,不会随体位改变而缓解。鼻咽癌还有一个经典症状就是"大脖子",无意间发现颈部有一个大包,不痛不痒。还有耳朵的症状,因为鼻咽腔通过咽鼓管和耳朵相连,肿瘤容易堵塞两侧耳朵,导致耳鸣和听力下降。肿瘤继续增大,侵犯颅底骨头,就会出现头痛,侵犯神经则会出现面麻、复视等。

早期鼻咽癌症状隐匿且不典型,极难发现,确诊时大多已是局部中晚期。鼻咽癌流行地区,间隔4周至少检测2次血EBV-DNA的BamHI-W区域,同时联合内镜和MRI,筛查敏感度和特异性分别为97.1%和98.6%。每检测593人可发现1个病例,因此推荐在流行地区发现早期无症状NPC,仅限于高风险人群(如40~62岁男性)。虽然缺少筛查人群的总生存数据,但与匹配的历史队列相比,3年无进展生存显著改善。

目前需注意以下问题。首先,在筛查手段方面,高发区鼻咽癌的初筛目前常基于EBV-DNA和EBV抗体(VCA-IgA、EA-IgA和EBNA1-IgA)检测,但EB病毒在人群中感染非常普遍,约90%以上成人血清EBV抗体阳性,假阳性结果难以避免,易造成医疗资源浪费。而大部分早期患者外周血EBV-DNA检测又为阴性,单一手段敏感度较低,无法有效筛出早期患者。此外,各地在检测机器、试剂、方法等缺乏统一标准,导致数据差异甚至不准确。电子鼻咽镜和鼻咽部MRI是NPC高危人群需行的两项重要检查,但尚难发现早期病变,且对操作人员及阅片者能力要求较高。由于医生对早期NPC的影像学,包括鼻咽镜及MRI图像判断能力参差不齐,可能导致部分早期NPC漏诊。其次,普通光学电子鼻咽内镜可能较难发现鼻咽黏膜上皮的癌前病变或早期肿瘤,也易导致漏诊。

鼻咽癌治疗前基本诊断手段是鼻咽镜活检和影像学检查,可用于定性和分期诊断。鼻咽镜下活检组织病理学是鼻咽癌确诊和治疗的依据;完善的全身检查和准确的临床分期可为判断预后、制定个体化整合治疗方案提供必要依据。

二、早期内镜筛查策略

咽喉早癌的筛查主要依靠电子喉镜检查,临床上常会见到早癌漏诊的情况发生,这主要是由于电子喉镜检查不规范造成的。提高电子喉镜检查的质量,确保整个喉镜检查过程不留死角,同时对肿瘤好发的重点区域进行细致规范化的检查,才能发现咽喉部的早期癌。

电子喉镜检查的具体过程可参照《咽喉内镜检查专家共识》中的介绍,具体如下。①常规经鼻腔进镜,原则上先观察健侧,再观察患侧,发现病变后应确定其部位、范围、与邻近结构的关系,并拍照记录,可以视病情需要进行活检等操作。②检查时嘱患者放松,头部摆正,建议操作者左手握内镜操作部,右手持内镜前端。③将内镜前端置于鼻前庭处,观察鼻甲及鼻道,选择较宽敞的鼻腔(沿鼻底在鼻中隔和下鼻甲之间或沿下鼻甲和中鼻甲之间)插入内镜,尽量无阻力经后鼻孔进入鼻咽部。④嘱患者闭口经鼻吸气,充分暴露鼻咽部;继续向下进入口咽部,观察双侧扁桃体下极、舌根、双侧咽会厌皱襞。⑤嘱患者伸舌,暴露并观察会厌谷。继续沿咽后壁向下,到达会厌尖水平,嘱患者发"yi"音,观察下咽和喉部的结构是否对称及双侧声带的运动情况。⑥内镜前端向下到达杓区水平时,嘱患者做吹气球的动作(改良 Valsalva 法),或配合使用颈前皮肤牵拉法,显露下咽后壁和环后区,然后内镜向两侧探入双侧梨状窝,观察梨状窝内部黏膜情况。如果要贴近喉部及探查到声门下,常需要在喉部喷洒局部麻醉药,待麻药起效后可贴近观察声带及探查到声门下区。如果鼻道明显狭窄,内镜无法通过时,可选择经口途径观察。经口腔进镜观察时,可嘱患者自行拉舌或放置牙垫,先观察口腔内结构,然后嘱患者发"yi"音,重点观察软腭和双侧扁桃体的情况。⑦检查完毕后,缓慢退镜,再次对以上各个解剖分区进行再次观察,以免漏诊。

鼻咽喉部肿瘤具有一定的好发部位,其中鼻咽癌好发于咽隐窝;口咽癌好发于扁桃体窝;下咽癌好发于梨状窝。要针对头颈部肿瘤的好发部位("三窝")有目的性的精细检查,才能够发现隐匿的早癌。

发生在咽喉部的早期癌形态学上最主要的特点是黏膜颜色的发红或略微突出黏膜表面的浅表病变,在普通白光内镜下非常容易漏诊。窄带成像(narrow band imaging,NBI)是近年来发展起来的一种新的内镜下成像技术,在头颈部肿瘤中的应用逐渐得到重视,NBI 内镜通过着眼于黏膜表面及黏膜表面微血管形态的观察,有助于发现一些在普通内镜下难以发现的病灶,为咽喉部恶性肿瘤的早期发现提供了一种全新的途径。

第六节 鼻咽癌的早诊策略

一、临床表现及体征

鼻咽癌最好发部位是咽隐窝,侧壁常见,其次是鼻咽顶壁。早期阶段,NPC 可无任何症状或症状隐匿且不典型,难以发现,确诊时大多已是局部中晚期。随病情进展,可出现耳鸣、听力下降、鼻塞、涕中带血、头痛、面麻、复视等系列症状,以及颈部肿块和颅神经麻痹等相关症状及体征。

二、实验室及影像学检查

1. 常规检测

血常规、尿常规、大便常规、肝功能、肾功能、电解质、血糖、凝血功能和传染病筛查(乙型肝炎、丙型肝炎、梅毒、艾滋病等),是了解患者一般状况、制定整合治疗方案所必需的检测。

2. 肿瘤相关血液学检测

部分 NPC 伴有 EB 病毒 DNA 拷贝数增高,以及血清 EB 病毒抗体 VCA-IgA 和 EA-IgA 效价增高,与预后有一定相关性,可作为一种辅助诊断方法,目前主要用于以下方面。①普查,如血清 EB 病毒抗体效价高,应做鼻咽镜,有助于早期发现 NPC;②对原因不明颈转移患者可找到隐匿在鼻咽的原发病灶;③可用作 NPC 放疗前后的随诊,动态观察疗效辅助手段。

3. MRI

MRI 对软组织分辨率比 CT 高,可更清晰确定肿瘤部位、范围及其邻近结构的侵犯,尤其对脑组织、咽旁组织、肌肉组织的显像效果好。有条件患者均应行 MRI 增强检查,以更好确定分期、治疗方案,以及放疗靶区的范围。后者应包括鼻咽及颈部。应用 T1WI、T2WI 和 Gd-DTPA 增强后 T1WI 序列进行横断位、矢状位和冠状位扫描重建,对 NPC 黏膜下浸润,及对咽颅底筋膜,腭帆提肌,咽旁间隙,颅底骨质和颅内的侵犯了解更清。鼻咽肿瘤 T1WI 信号较肌肉低,T2WI 信号偏高,Gd-DTPA 增强后有明显强化。肿瘤侵犯骨髓腔 T1WI 信号明显减低。

4. CT 或 X 射线

对不能做 MRI 者可行鼻咽颈部 CT 检查。对了解 NPC 的病灶范围及对周围结构的侵犯比临床检查更具优势,尤其是对咽旁、颅底和颅内侵犯。增强扫描对颈动脉鞘区,海绵窦的肿瘤侵犯和颈淋巴结转移的诊断更有帮助。检查部位应包括颅底、鼻咽和颈部。建议年龄>50 岁或长期抽烟者常规行胸部 CT 平扫而非胸部 X 射线片,以明确是否肺内转移或纵隔淋巴结转移。

5. B 超

腹部 B 超可明确是否腹部转移。颈部 B 超有助于颈淋巴结性质判定,根据结内有无血流、高血流或低血流及其分布部位,来判定是否属转移性淋巴结。

6. ECT

全身骨 ECT,常用于排除有无骨转移,其灵敏度较高,在骨转移症状出现前 3 个月或 X 射线片检出骨质破坏前 3~6 个月内即有异常放射性浓聚。但骨外伤或炎症可出现假阳性。

7. PET-CT

对中晚期 NPC,尤其颈部淋巴结或锁骨上淋巴结肿大者,直接行 PET-CT 以明确转移。

三、病理及免疫组化

NPC 好发鼻咽顶前壁及咽隐窝,鼻咽镜可见病变处小结节状或肉芽肿样隆起,表面粗糙不平,易出血,病灶活检可确诊。当鼻咽、颈部都有肿物时,取材部位应首选鼻咽。

只有多次活检病理阴性或鼻咽镜未见原发病灶时才考虑颈部淋巴结活检。且应尽量取单个的、估计能完整切除的为好，尽量不在一个大的转移淋巴结上反复穿刺活检或切取活检，有研究认为这样会增加远处转移概率，最高可达20%，对预后有显著影响。NPC以鳞癌最常见，占95%以上，病理分为角化性、非角化性以及基底细胞样癌3类，以非角化性未分化型癌为主，其次是非角化性分化型癌和角化性癌。偶见鼻咽腺癌、类癌、腺样囊性癌等。角化癌在非流行地区更常见，非角化癌占NPC大多数，与EBV感染有关。

国际癌症研究机构认为有充分证据表明EB病毒对人类具有致癌性，可通过ISH检测NPC组织中EB病毒编码RNAs鉴定EB病毒。高级别异型增生和NPC细胞中发现有迟发EB病毒，但在正常上皮细胞或低级别异型增生中没有发现，同时还发现EB病毒在鼻咽侵袭前病变中的克隆模式，为迟发感染的EBV-RNA特征。EB病毒感染细胞表达多种迟发蛋白，包括EB核抗原和迟发膜蛋白。目前认为这些病毒蛋白免疫原性低，部分解释了NPC逃避免疫识别的方式。EB病毒基因组变异在NPC发展中的作用尚未阐明，全基因组测序显示NPC活检中EB病毒的许多基因组区域具有高度可变性。EB病毒几乎是非角化NPC的必要因素，在角化NPC中的作用不显著。

免疫组化在鼻咽癌的诊断、分期和治疗决策中具有重要作用，首先是病理类型判断，可以区分不同类型的鼻咽癌（如角化型鳞状细胞癌、非角化型鳞状细胞癌等）。免疫组化检测进行分化程度评估，低分化肿瘤通常恶性程度较高，并且结合TNM分期系统评估肿瘤进展，临床中通过免疫组化指标预测患者的生存率和复发风险。常用免疫组化指标见表14-1。

表14-1 常用免疫组化指标

指标	意义
KI-67	表示细胞增殖活性，数值越高，肿瘤增殖能力越强，预后越差。
EB病毒	EB病毒与鼻咽癌密切相关，尤其是非角化型鳞状细胞癌，几乎100%阳性。
p53	p53蛋白异常表达提示肿瘤细胞DNA修复功能受损，预后较差。
EGFR	表皮生长因子受体，阳性表达可能提示对靶向治疗的敏感性。

免疫组化结果可能受到其他因素影响，如EB病毒感染或淋巴组织增生，可能出现假阳性。因此，免疫组化结果需结合其他检查（如影像学检查、临床症状等）综合评估。

鼻咽癌的病理和免疫组化结果对其诊断、分期和治疗具有重要意义。病理检查明确了肿瘤的组织类型和侵袭转移特点，而免疫组化则提供了肿瘤的分子特征和预后信息。两者结合，能够为患者制定个体化的治疗方案提供依据。

第七节 鼻咽癌高危人群的早治策略

当罹患了鼻咽恶性肿瘤,需要科学对待,建议及时去头颈肿瘤专科进行全面、专业、综合的诊治,达到最大化治疗疗效以及功能保护。需要多学科整合诊治的讨论评估,其组成包括放疗科、头颈外科、肿瘤内科、诊断科室(病理科、影像科等)、内镜中心、护理部、心理学专家、营养支持及社会工作者等。多学科会诊评估包括分期诊断评估、病理评估、营养代谢状态评估、疼痛评估、血栓栓塞评估、预后相关因素评估等方面。

现代医学对于头颈恶性肿瘤的有效治疗手段也非常多,包括手术、放疗、化疗、生物靶向治疗和免疫治疗等。目前各大指南(NCCN、ESMO、CSCO)推荐鼻咽癌公认有效的治疗手段为放射治疗,或以放射治疗为主的综合治疗。放射治疗的实施需要全面的检查及准确分期,由多学科医师会诊决定患者治疗方式、口腔处理、合并症的处理、饮食指导、营业支持,心理护理等。

手术可以切除病灶,放化疗在提高生存率和咽、喉功能的保护方面发挥明显的优势,除初发的鼻咽癌以放疗或放疗辅以化疗之外,其他晚期的头颈部恶性肿瘤多需要放疗、手术和(或)化疗、免疫、靶向等的综合治疗。

一、早期鼻咽癌治疗原则

①对于Ⅰ期(TNM)鼻咽癌,采取单纯根治性放疗的方式即可获得满意的治疗效果。②对于Ⅱ期(T2NM)鼻咽癌,在根治性放疗的基础上是否加用同期化疗存在较大争议,但其中TN的患者具有较高的远处转移发生率,提示更应该联合顺铂为主的同期化疗;不适宜顺铂的患者,可以用其他铂类药物替代。不适宜化疗的患者,可以采用单纯放疗。

二、鼻咽癌的放疗技术

鼻咽癌的放疗技术包括固定野调强放疗、容积旋转调强放疗以及螺旋断层放射治疗等。质子或碳离子调强放疗目前仍需要更多的循证依据证实其在鼻咽癌临床实践中的价值。

1. 放疗体位

鼻咽癌患者一般取仰卧位于CT扫描床固定体架上,选择合适角度的头枕(标准头、水活化枕、传统靶型真空垫和发泡胶个体化适形),身体水平面平行于床面、矢状面垂直于床面,使头、颈和躯干中线在一条直线上以保证体位正中对称,双臂自然平行放置于身体两侧,注意左右肩高度一致,双腿并拢伸直。采用头颈肩热塑面罩固定,覆盖从头骨顶点到肩膀的范围;采用4~5点固定法(两侧头、两侧肩±头顶)固定在体架上。扫描中心通常选择在与治疗靶区中心接近的部位,标记点尽量选择在平坦部位(避免选择鼻尖、颏下),以确保摆位重复性好。另外,可加上口腔支架咬合器,口腔支架的使用可以减轻口腔反应、保护味觉,且能减少头颈部的摆位误差,更好地控制下颌的仰度。扫描层厚建议2~3 mm;扫描范围建议从头顶至胸骨切迹下2 cm,宽度需包括双侧肩部。未存在造影禁忌的情况下,CT 扫描需采用静脉碘造影剂增强,并且在条件允许情况下尽可能把原发灶按骨性标志匹配的原则将扫描图像与 MRI 图像进行融合。

2. MRI 模拟定位

鼻咽癌靶区勾画必须将 MRI 作为基本的影像学参照,有条件进行 MRI 模拟定位的单位建议选择鼻咽癌 MRI 模拟定位。定位的体位、扫描中心、扫描层厚及扫描范围参照 CT 模拟定位。

3. 放疗靶区定义

鼻咽癌照射靶区包括鼻咽大体肿瘤区、转移的颈部阳性淋巴结、亚临床病灶和预防区域,尽量避免或减少重要器官的照射。靶区勾画以 MRI 为基础,并通过内镜对鼻前间隙、鼻咽和口腔进行详细的临床检查,结合 CT 及 PET/CT 的影像,全面了解肿瘤的侵犯范围。有条件的单位可考虑增强 MRI 与计划 CT 融合进行勾画。

根治性放疗的靶区勾画鼻癌照射靶区包括鼻咽 GTV、转移的颈部阳性淋巴结、亚临床病灶和预防区域,尽量避免或减少重要器官的照射。靶区勾画以 MRI 为基础,结合 CT 及 PET-CT 的影像勾画。其 CTV 的范围主要基于鼻咽癌的局部进展规律,可分为高、中和低风险区。

(1)GTV:临床和影像学检查所见的鼻咽部原发肿瘤区域。

(2)颈部淋巴结大体肿瘤体积(grosstumor volume of cervical lymph node,GTVnd):临床检查和(或)影像学所见的肿大淋巴结。在靶区勾画时,可根据双颈多个颈淋巴结灶设置多个 GTVnd。

(3)CTV:包括 GTV 及其周围的亚临床病灶区域(一般在 GTV 外5 mm)。

(4)PTV:包括 CTV 及其外缘5 mm 范围。并且包括 GTV 以及需要预防性照射的颈部淋巴结引流区。

4. 放疗剂量

根据鼻咽原发病灶、鼻咽亚临床灶、颈淋巴结和颈淋巴引流区不同分别给予不同的处方剂量,有利于提高肿瘤的局部剂量和减少邻近正常组织的剂量。①鼻咽原发灶处方剂量。PTV:PGTVnx,DT 68~76 Gy/30~33 f;PTV1,DT 60~64 Gy/30~33 f;PTV2,DT 50~54 Gy/30~33 f。②分次剂量:2.00~2.33 Gy/f。③颈淋巴结的处方剂量:PGTVnd,DT 66~70 Gy/30~33 f。

5. 危及器官的勾画和剂量限定

头颈部重要器官众多,需要精准的勾画与剂量给予。鼻咽癌放疗中必须勾画的危及器官包括脑干、颈髓、颞叶、视神经、视交叉、垂体、晶体、颞颌关节、下颌骨、内耳和腮腺等,可选择的器官包括眼球、下颌下腺、口腔、舌、喉、甲状腺和臂丛神经等。

限制剂量参考《放射治疗器官限量国际指南》(2012 年版)标准,并根据临床具体情况给予其范围。可参考下面列举主要器官的限量。脑干:$D_{max} \leqslant 54$ Gy,或 $V_x \leqslant 1\%$。颈髓:$D_{max} \leqslant 45$ Gy。视神经和视交叉:$D_{max} \leqslant 54$ Gy。晶体:$D_{max} \leqslant 12$ Gy。颞叶:$D_{max} < 60$ Gy。下颌骨和颞颌关节:$D_{max} \leqslant 60$ Gy。腮腺:全腮腺 $V_{35} \leqslant 50\%$。内耳:$D_{max} \leqslant 40$ Gy。

有文献报道,在调强适形放疗时代,为了保证肿瘤侵犯部位靶区的剂量进而提高局部控制率,在患者知情同意的前提下,适当调整危及器官限制剂量(如视神经等)并没有明显提高严重的放疗并发症,值得进一步开展临床研究。

第八节　鼻咽癌全程管理

鼻咽癌作为发生于鼻咽部的恶性肿瘤,严重威胁人类健康。近年来,随着医学研究的不断深入以及临床实践经验的积累,对鼻咽癌的认识和治疗手段日益丰富。鼻咽癌的早期症状虽有鼻塞、鼻出血、耳鸣及颈部淋巴结肿大等表现,但往往容易被忽视。准确的诊断、有效的治疗以及全面的全程管理对于改善鼻咽癌患者的预后、提高生存率和生活质量具有极其重要的意义。

一、诊断阶段

1. 诊断方法

鼻咽癌的诊断主要借助鼻内镜检查、影像学检查(如 CT、MRI)以及病理活检等手段。鼻内镜检查可直接观察鼻咽部的形态和病变情况;CT 扫描能够清晰显示肿瘤的位置、大小及与周围组织的关系;MRI 则对软组织的分辨能力更强,有助于更精准地判断肿瘤的侵犯范围;病理活检是确诊鼻咽癌的金标准,通过获取病变组织进行病理检查,明确肿瘤的类型和分级。

2. 早期发现的重要性

众多研究表明,早期发现鼻咽癌对于提高治疗效果和生存率具有显著意义。相关数据显示,早期鼻咽癌患者经有效治疗后,5 年生存率可明显高于中晚期患者。早期病变范围局限,对周围组织和器官的侵犯相对较少,这为采取更有效的治疗措施提供了有利条件,从而提高患者的生存几率。

二、放疗阶段

1. 个体化治疗计划制定

放疗前,医生会依据每位患者详细的影像学检查(如高分辨率 CT、MRI 等)和病理学检查结果,精确评估肿瘤的位置、大小、形态以及扩散情况,为患者制定个体化的放疗计划。该计划旨在确保放疗的精准性,最大程度地杀灭肿瘤细胞,同时减少对周围正常组织和器官的损伤。

2. 精确的体位固定和模拟定位

为保证每次放疗时肿瘤及周围组织处于相同位置,确保放疗剂量的准确投递,患者需进行严格的体位固定。通常采用热塑膜等特殊装置,将患者身体固定在特定位置。随后,通过 CT 扫描或模拟机进行精确的模拟定位,确定放疗的照射区域、角度和剂量分布,以实现精准放疗。

3. 持续的治疗监测和调整

在整个放疗过程中,患者需定期接受影像学检查(如 CT 复查)和血液检测。影像学检查可直观观察肿瘤的大小变化,评估放疗效果;血液检测指标(如肿瘤标志物、血常规等)有助于了解患者的身体状况和肿瘤的反应情况。医生根据这些监测结果,及时对放疗计划进行调整,确保治疗的有效性和安全性。

4. 副作用的预防和管理

放疗不可避免地会引发一系列副作用,如皮肤反应、口腔干燥、吞咽困难、疲劳等。依据相关临床研究,约 95% 的患者会出现不同程度的皮肤反应,73% 的患者会有中度至重度口腔干燥问题。医生会在放疗前详细告知患者可能出现的副作用,并制定相应的预防和管理措施。例如,指导患者做好皮肤护理,使用温和的皮肤保护剂;对于口腔干燥,建议患者保持口腔清洁,使用人工唾液等缓解症状。

5. 心理支持和生活质量管理

放疗期间,患者常因对疾病的担忧、治疗的不适等因素产生心理压力和焦虑情绪。研究发现,15%~45% 的患者在放疗过程中会出现不同程度的心理问题。因此,医院通常会提供专业的心理支持服务,如心理咨询、心理疏导课程等,帮助患者应对治疗带来的心理压力,保持积极的心态。同时,关注患者的生活质量,为其提供饮食、休息等方面的指导,确保患者在治疗期间维持良好的身体和心理状态。

6. 放疗后的康复和随访

放疗结束后,患者需定期进行随访,以便及时发现肿瘤是否复发。随访内容包括全面的身体检查、影像学检查(如 CT、MRI)以及肿瘤标志物检测等。医生会根据患者的恢复情况,为其制定个性化的康复计划,如指导患者进行适当的功能锻炼、合理的营养支持等,促进身体功能的恢复。

三、化疗阶段

对于放疗后复发的患者,可考虑采用化疗作为辅助治疗手段,以进一步控制肿瘤的生长和扩散。多项临床研究证实,化疗在鼻咽癌的综合治疗中具有重要作用,能够提高患者的局部控制率和生存率。通过使用合适的化疗药物,可有效杀灭残留的肿瘤细胞,降低肿瘤复发风险。

四、康复期管理

放疗后,患者可能出现口腔溃疡、皮肤损伤、疲劳等多种副作用。定期检查有助于及时发现并处理这些问题,减轻患者的痛苦。例如,对于口腔溃疡,可通过局部用药、调整饮食等方式促进愈合;对于皮肤损伤,给予相应的皮肤护理指导,预防感染。同时,鼓励患者保持良好的生活习惯,促进身体康复。

五、个体化照护方案

根据患者的年龄、性别、病情严重程度、身体状况、心理状态等多方面因素,制定个性化的照护方案。具体措施包括但不限于以下几点。①定期检查口腔、皮肤状况,指导患者保持口腔清洁,使用合适的口腔护理产品,预防感染的发生。②制定合理的饮食计划,建议患者多摄入富含维生素、蛋白质等营养物质的食物,增强机体抵抗力,满足身体康复的营养需求。③鼓励患者进行适当的运动,如散步、太极拳等,促进血液循环,改善身体机能,提高生活质量。④定期为患者提供心理疏导,帮助患者减轻心理压力,树立战胜疾病的信心,积极配合后续治疗和康复。

六、延续照护与随访

治疗并非一次性过程,延续照护和随访对于鼻咽癌患者的康复至关重要。患者出院后,应按照预定的随访计划定期进行随访,包括门诊复查、电话随访等方式。随访过程中,医生及时了解患者的康复情况,评估治疗效果,对出现的问题进行及时处理,确保治疗的顺利进行和副作用的有效管理。

综上所述,鼻咽癌的全程管理涵盖诊断、放疗、化疗、康复期等多个阶段,涉及多种治疗手段和综合照护措施。通过制定个体化的治疗和照护方案,结合专业的医疗团队支持,能够为鼻咽癌患者提供全面、系统的管理,帮助他们更好地应对治疗过程中的各种挑战,提高生活质量。未来的研究方向可进一步聚焦于优化全程管理方案,探索更精准、有效的治疗技术和综合照护模式,以进一步改善鼻咽癌患者的预后和生活质量。

第九节 鼻咽癌可治愈为目的治疗前景

鼻咽癌作为一种特定的恶性肿瘤，在过去的发展历程中，随着医疗技术与治疗手段的不断进步，患者的生存率呈现出显著提升的态势。然而，针对鼻咽癌患者经过治疗后是否能够被认定为真正治愈这一关键问题，在学术界和临床领域尚未达成广泛且一致的共识。由协和医学院易俊林团队牵头，联合中国多个三级医疗中心开展的研究，首次系统评估了当代治疗模式下鼻咽癌患者的统计学治愈可能性。

易俊林团队分析了来自中国多个区域的 8 000 多名鼻咽癌患者数据，首次运用"治愈模型"对患者的治愈概率进行量化评估。研究结果显示，以死亡作为未治愈事件，鼻咽癌患者达到与普通人群相似预期寿命的概率高达 78.1%；以疾病进展作为未治愈事件，无肿瘤进展生存的概率为 72.4%。这一发现表明，即便在疾病高度异质性的情况下，鼻咽癌的治愈概念依然可行且可靠。研究指出，治疗后存活 2 年的患者，被视作"治愈"的概率达到 82%；若要达到 95% 的治愈概率，以死亡为标准需要 7.1 年，以进展为标准需要 4.7 年。这意味着随着时间推移，患者治愈的希望显著增加。研究团队将鼻咽癌风险因素纳入治愈模型进行分析后发现，无论把死亡还是病情进展视为疾病未治愈，影响治愈概率的因素包括年龄、TNM 分期、EBV DNA 拷贝数、ECOG 评分、乳酸脱氢酶水平。其中，年龄在 18~69 岁人群的治愈模型相对稳定，而 70 岁以上人群不太可能达到治愈。整体而言，从 30 岁开始，随着年龄增长，治愈概率逐渐下降。EB 病毒感染是鼻咽癌的重要病因，其拷贝数与治愈概率密切相关，拷贝数越高，达到与普通人群相似预期寿命的概率越低。本研究利用治愈模型对 NPC 患者展开大规模分析，为肿瘤学研究提供了一种新的分析工具和方法论。通过将患者群体划分为治愈和未治愈两部分，研究揭示了不同患者群体生存结果的异质性，为未来研究提供了新视角与方向。此外，研究中对治愈概率与多种临床因素的相关性分析，为进一步探索影响 NPC 患者治愈的其他潜在生物标志物或环境因素奠定了科学基础。总之，协和医学院易俊林团队的这项研究，不仅为鼻咽癌治疗开拓了新视角，还强调了在现代治疗策略下鼻咽癌治愈的可能性。这一里程碑式的发现，预示着鼻咽癌治疗领域正逐步迈入全新阶段，为患者带来更多治愈希望。

第十节 鼻咽癌患者的随访

鼻咽癌的随访目的在于动态评估疗效,发现尚可接受潜在根治为目的的转移或复发,尽早发现肿瘤进展或第二原发性肿瘤,并及时干预处理,以提高总生存率,改善生活质量。目前尚无证据支持何种随访或监测策略最佳。应按患者情况和肿瘤分期制定个体化、人性化的随访或监测方案。

1. 时间安排

治疗结束后的前2年复查,至少每3月1次;3~5年,至少每6个月1次;5年后,至少每年1次。

2. 随访内容

(1)检查内容:血EBV-DNA、甲状腺功能、垂体激素水平、电子鼻咽镜、鼻咽颈MRI平扫+增强、胸部X射线/CT平扫、全身骨扫描、腹部B超、有条件行全身PET-CT等。

(2)随访记录:①肿瘤消退情况,如消退时间。若有残留,记录部位、有关检查结果、处理方法。②复发情况,如复发部位、时间、检查与处理手段、结果。③远处转移情况,如转移部位、时间、检查与处理手段、结果。④并发症与后遗症,如放射性脑或脊髓损伤、放射性耳损伤、骨坏死、皮肤黏膜损伤、颈纤维化、张口困难、继发肿瘤等。⑤生存时间,包括每次随访时间、死亡时间、死因。⑥其他重要临床表现。

3. 常见问题处理

定期的随访复查能够及时发现复发转移病灶,从而进行针对性的早期干预和处理,以提高疗效。对复发转移,需及时按晚期肿瘤治疗原则积极处理。药物治疗的毒性反应不可避免,因人而异,这与个体差异、化疗方案不同有关。通过积极处理,大部分化疗反应可以控制和减轻,绝大多数肿瘤医生已掌握预防和处理的常规方法。

(1)放射性龋齿:NPC经放疗后,口腔及各唾液腺体受到不同程度的照射损伤,导致患者唾液分泌减少,以及口腔微环境改变,容易诱发龋齿。故放疗后2~3年应尽量避免拔牙或种牙,因易致下颌骨坏死。所有患者在放疗前,都应进行口腔处理,并在放疗前至少2周拔除已有或可能出现的龋齿。若放疗后2~3年需拔牙,应由放疗科及口腔科联合评估。

(2)放射性中耳炎:放疗时耳的所有结构大多位于放射野内,可造成听力下降、中耳炎等症状,成为NPC放疗的常见并发症。应预防感冒,保持耳周清洁,不随意自行掏挖耳道,必要时至专科就诊。

(3)放射性脑损伤:对鼻咽部肿瘤较大尤其治疗前已累及脑组织者,放疗后出现脑损伤的概率较大,可在放疗后2~3年出现。早期患者大多无明显症状,经积极治疗可防止脑损伤范围扩大,疗效较好。而晚期放射性脑损伤患者通常有头痛伴恶心呕吐,甚至肢体运动障碍等明显症状,脑损伤范围较大可能需要手术治疗,整体效果较差。建议NPC放疗后定期复查,可有效发现早期放射性脑损伤,为积极干预提供机会。

(4)面部麻木:面部麻木是NPC颅神经受损常见症状之一,主要是三叉神经受损,约20%可出现面部麻木。有的患者在肿瘤缩退后,短期受压的三叉神经功能可恢复,面部麻木可明显减轻或消失;但有的患者由于三叉神经受到长期压迫或侵犯,造成不可逆性损伤,治疗结束后面部麻木症状持续存在。

(5)复视及眼部症状:肿瘤较大,累及颅内海绵窦或眼球后方时,可侵犯视神经、动眼神经、滑车神经、外展神经,导致复视、视力下降、眼球固定等眼部症状。部分患者治疗后症状可减轻或消失,但若神经长期受压或侵犯造成不可逆性损伤,治疗结束后上述症状可能持续存在。

4. 积极预防

鼻咽癌的预防需从生活习惯、环境控制、健康监测多维度入手,尤其需关注遗传易感性和EB病毒防控。通过科学预防与主动筛查,可显著降低发病风险。健康无小事,防癌始于日常!

(牛　坡　连利霞)

参考文献

[1] MAI H Q, CHEN Q Y, CHEN D P, et al. Toripalimab or placebo plus chemotherapy as first-line treatment in advanced nasopharyngeal carcinoma: a multicenter randomized phase 3 trial[J]. Nat Med,2021,27(9):1536-1543.

[2] YANG Y P, QU S, LI J G, et al. Camrelizumab versus placebo in combination with gemcitabine and cisplatin as first-line treat-ment for recurrent or metastatic nasopharyngealcarcinoma(CAPTAIN-1st): a multicentre, randomised, double-blind, phase 3 trial[J]. Lancet Oncol,2021,22(8):1162-1174.

[3] 李晔雄.肿瘤放射治疗学[M].5版.北京:中国协和医科大学出版社,2018.

[4] CHAN KCA, WOO JKS, KING A, et al. Analysis of plasma epstein-barr virus DNA to screen for nasopharyngeal cancer[J]. New Engl J Med,2017,377(6):513-522.

[5] XIAO Y, PAN J, CHEN Y, et al. Prognostic value of MRI-derived masticator space involvement in IMRT-treated nasopharyngeal carcinoma patients[J]. Radiat Oncol,2015,10(1):204.

[6] FENG Y, CAO C, HU Q, et al. Grading of MRI-detected skull-base invasion in nasopha-

ryngeal carcinoma with skull-base invasion after intensity-modulated radiotherapy[J]. Radiat Oncol,2019,14(1):10.

[7] 宗井凤,潘建基,林少俊,等.MRI 诊断颅神经侵犯在鼻咽癌分期中意义[J].中华放射肿瘤学志,2013,22(3):220-224.

[8] AMIN M B,EDGE S B,GREENE F L,et al. AJCC cancer staging man-ual[M]. 8th ed. New York:Springer,2017.

[9] PENG H,CHEN L,TANG L L,et al. Significant value of 18 F-FDG-PET-CT in diagnosing small cervical lymph node metastases in patients with nasopharyngeal carcinoma treated with intensity-modulated radiotherapy[J]. Chin J Cancer,2017,36 (1):95.

[10] 中国鼻咽癌临床分期工作委员会.中国鼻咽癌分期 2017 版(2008 鼻咽癌分期修订专家共识)[J].中华放射肿瘤学杂志,2017,26(10):1119-1125.

[11] CHEN F P,HUANG X D,LÜ J W,et al. Prognostic potential of liquid biopsy tracking in the posttreatment surveillance of patients with nonmetastatic nasopharyngeal carcinoma[J]. Cancer,2020,126 (1):2163-2173.

[12] YOU R,LIU Y P,HUANG P Y,et al. Efficacy and safety of locoregional radiotherapy with chemotherapy vs chemotherapy alone in de novo metastatic nasopharyngeal carcinoma:a multicenter phase 3 randomized clinical trial[J]. JAMA Oncol,2020,6(1):1345-1352.

第十五章

甲状腺癌早诊早治及高危人群健康管理

第一节 甲状腺癌发病的流行病学特征和生物学特征

一、甲状腺癌的流行病学特征

1. 发病率及死亡率概况

甲状腺癌是一种起源于甲状腺滤泡上皮或滤泡旁上皮细胞的恶性肿瘤,也是最为常见的内分泌恶性肿瘤。近年来,全球范围内甲状腺癌的发病率增长迅速,据全球癌症中心统计,2020年甲状腺癌约有58万例,发病率排名第9,占女性发病率第6,全国肿瘤登记中心2022年最新数据显示,我国甲状腺癌新发病例46.61万,位居第3位,其中女性发病率约是男性3倍,城市高于农村,如图15-1所示。

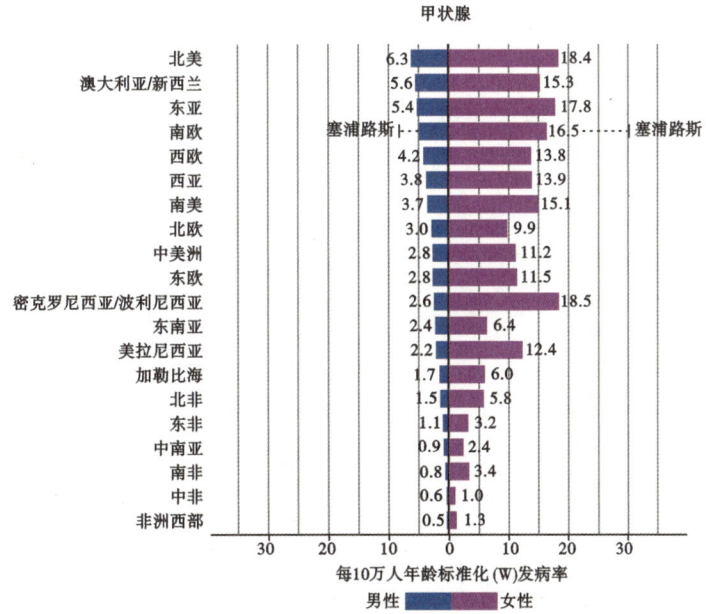

图15-1 甲状腺癌不同地域发病率分布

甲状腺癌患者的死亡率较低，与发病率明显上升不同，甲状腺癌患者的死亡率一直保持在稳定或轻微波动状态，2018年全球大约死亡4.1万人，男、女世界年龄标化死亡率(world age-standardized morality rate, WAMR)均在(0.4~0.5)/10万。中国的甲状腺癌死亡率与世界趋势一致，保持在一个相对稳定的状态，中国2013年甲状腺癌死亡率为0.32/10万，其中男性为0.23/10万，女性为0.40/10万，天津市甲状腺癌死亡率呈现缓慢上升趋势，从1999年的0.25/10万上升到2016年的0.49/10万，浙江省则保持在一个相对稳定的死亡率上，仅由2000年的0.23/10万上升为2012年的0.25/10万。

2. 性别

甲状腺癌多见于女性，男女比约为1:3，这种性别的差异可能与性激素水平有关，雌激素可促进干细胞自我更新，因此可能参与肿瘤的发生。中国女性甲状腺肿瘤患者的发病率从15~19岁开始快速上升，至45~54岁达到高峰，女性各年龄段发病率均明显高于男性。

男性甲状腺癌发病率低于女性，但恶性程度常高于女性，机制尚不明确，其原因可能是女性在就诊时处于甲状腺癌局限期的比例高于男性，男性远处转移的概率是女性的2倍。与其他恶性肿瘤一样，越早发现，越早接受规范治疗，疗效越好。

3. 年龄

儿童至老年均可发病，与一般肿瘤好发于老年不同，甲状腺癌多发于青壮年，平均年龄约为40岁。不同的病理类型好发年龄不同，乳头状癌多见于31~40岁，50岁以后逐渐减少。近年来儿童及青少年甲状腺癌的发病率有上升趋势，其中约90%为分化型甲状腺癌(differentiated thyroid cancer, DTC)。

4. 地理

从全球甲状腺发病情况看，韩国发病率最高，为67.9/10万，非洲各国的甲状腺癌发病率最低，发病率在0~3.9/10万。我国甲状腺癌发病率在一些东部沿海地区要比内陆地区上升趋势更为明显，从各省癌谱来看，北京市、天津市、上海市、浙江省、广东省等社会经济发展水平较高的地区甲状腺癌发病率靠前。

城市发病率高于农村，2022年数据显示，城市地区患甲状腺癌有34.74万，而农村仅9.02万。

总而言之，甲状腺癌的流行病学具有以下几个特征：①发病率高，死亡率低，随着新的影像学检查技术广泛应用、检查设备敏感度的提高、穿刺活检技术的发展、手术方式的改变、病理组织学分类标准的变化，以及医疗资源可及性的提高等因素导致发病率持续增长，如何权衡早诊早治与过度治疗之间的关系是我们亟待解决的问题。②女性好发，呈年轻化趋势，女性发病率高于男性，但整体预后更好；随着甲状腺癌检出率的提高，确诊年龄年轻化，发病年龄在10岁以下的患者一般恶性程度更高，预后较差，大于

40岁复发风险会增加。③城市高于农村,发达国家高于发展中国家,经济水平较高的城市或国家发病率相对更高。

二、甲状腺癌的临床生物学特征

甲状腺癌因独特的高发病率、低死亡率特点被广泛称为"懒癌""幸福癌",但癌细胞在发生发展过程中呈现不同的类型及生物学特点,不同的病理类型、生物学表型等多方因素直接影响疾病的疗效及预后。因此,正确、全面、客观的认识甲状腺癌,充分了解其早诊早治的必要性,对于改善和提升人们的生活质量有极大的价值和意义。

1. 甲状腺癌的临床特征

根据肿瘤起源及分化差异,甲状腺癌又分为:甲状腺乳头状癌(Papillary Thyroid Carcinoma,PTC)、甲状腺滤泡癌(Follicular Thyroid Carcinoma,FTC)、甲状腺髓样癌(Medullary Thyroid Carcinoma, MTC)、甲状腺低分化癌(poorly differentiated thyroid carcinoma,PDTC),以及甲状腺未分化癌(Anaplastic thyroid cancer,ATC),其中PTC最为常见,约占全部甲状腺癌的90%,而PTC和FTC合称DTC。不同病理类型的甲状腺癌,在其发病机制、生物学行为、组织学形态、临床表现、治疗方法,以及预后等方面均有明显的不同。

(1)PTC病程发展缓慢,可能较早出现颈部淋巴结转移,但预后较好,大部分细胞分化较好,属于低度恶性肿瘤,手术切除是最重要、最有效的首选治疗方法。

(2)FTC多发于中年人,也属于低度恶性,较PTC相比不易发生淋巴结转移,但易复发并出现肺、骨等远处器官转移,当出现肿瘤复发或远处转移时往往提示预后不佳。一般来说,DTC整体预后较好,5年总生存率>98%。

(3)MTC发病率低,起源于甲状腺滤泡旁细胞(C细胞),其具有合成分泌降钙素(calctionin,CT)及相关肽作用,因此可能伴随出现腹泻、面部潮红或多汗等类癌综合征或其他内分泌失调的表现,易与神经内分泌相关肿瘤混淆,首选手术治疗;对于晚期或出现远处转移的患者,靶向治疗是其主要的治疗选择;放射性碘治疗不适用于本病。

(4)ATC是甲状腺癌中恶性程度极高的罕见肿瘤,仅占1%~2%,侵袭性强,进展迅速,中位生存时间仅7~10个月。

不同病理类型的甲状腺癌在时间上是连续发展的。越晚发现、越晚诊断,甚至延迟治疗会延长甲状腺癌在体内存在时间,更可能去分化,甚至进展为ATC。因此,早诊早治是十分充分且必要的。

2. 甲状腺癌的分子生物学特征

肿瘤的发生发展离不开细胞的异常分裂与增殖,分子生物学的发展研究有助于推动甲状腺癌患者的早诊早治和精准治疗,也成了潜在的发展方向。

对于最常见的DTC,分子生物学改变包括基因突变、染色体重排、拷贝数异常、异常甲基化等,主要涉及 RAS-RAF-MEK-MAPK-ERK 通路和磷脂酰肌醇 3 激酶(PI3K)通路。基因点突变和染色体重排是目前研究发现最常见的甲状腺肿瘤发生机制,主要有如下方面。

(1) *BRAF* 基因突变: *BRAF* 突变是甲状腺癌最常见的基因突变,40%～70% 的 PTC 可被检出,甲状腺结节细针穿刺活检(fifine needle aspiration biopsy, FNAB)中, *BRAF* 基因突变阳性的结节的恶性率可达 99.8%。最常见为 *T1799A* 转换突变, *T1799A* 突变导致该点位缬氨酸转换为谷氨酸(又称 *V600E* 突变),成为活化蛋白激酶,激活 *MEK/ERK* 激酶,向 MAPK 信号通路下游传递细胞有丝分裂信号,致肿瘤形成。BRAFV600E 突变与肿瘤强侵袭性、淋巴结转移、较差的临床分期、术后复发率等呈正相关,对放射性碘的反应较低,可提示 PTC 的预后。临床药物方面,FDA 于 2018 年已批准了达拉非尼联合曲美替尼在存在 *BRAFV600E* 突变的 ATC 中的应用。

(2) *RAS* 基因突变: *RAS* 突变发生率仅次于 *BRAF* 突变,见于 15%～20% 的甲状腺乳头状癌中,以及 25%～50% 的滤泡性甲状腺癌中。 *RAS* 突变可通过 PI3K、MAPK 和 Wnt-β-catenin 等通路影响细胞生长、增殖和分化。 *RAS* 突变多见于滤泡状肿瘤, *RAS* 基因突变不能独立确定恶性肿瘤诊断,但可作为乳头状癌滤泡变异的标志,据报道该类肿瘤容易发生血管侵犯。

(3) 端粒酶逆转录酶(TERT)启动子突变:多发生在低分化 PTC 和侵袭性更高的亚型,如高细胞型 PTC。最常见的两种 TERT 启动子(*TERTp*)突变为 1 295 228C>T(*C228T*)和 1 295 250C>T(*C250T*),两者互斥发生, *C228T* 突变更为常见。两种突变均可诱发端粒酶异常激活,导致细胞永生化和恶性转化。

(4) *RET/PTC* 基因重排: *RET* 原癌基因位于 10 号染色体长臂(10q11.2),在散发性 PTC 中检出率为 10%～40%,而在有射线暴露史的 PTC 患者中检出率达 50%～85%。 *RET/PTC* 重排在肿瘤内的分布可能相当异质化,也可见于甲状腺良性病变中,如小梁性腺瘤和桥本氏甲状腺炎。2020 年 FDA 批准塞普替尼用于 *RET* 突变的甲状腺髓样癌和 *RET* 融合阳性的甲状腺癌。

(5) *PAX8/PPARγ* 重排: *PAX8/PPARγ* 重排是 FTC 中仅次于 *RAS* 突变的第二大常见的遗传学改变,见于 30%～40% 的滤泡状癌和约 5% 的嗜酸细胞癌。临床上, *PAX8/PPARγ* 重排阳性肿瘤更常见于年轻、瘤体较小、呈实性的、容易的侵犯血管的患者。

第二节　甲状腺癌发病的危险因素

一、环境因素

1. 辐射

辐射是目前甲状腺肿瘤唯一被肯定的危险因素。当甲状腺暴露于 50～100 mGy 剂量辐射时,甲状腺癌发生风险显著上升,且发生风险随甲状腺暴露剂量增加而上升;与成年人相比较,儿童和青少年时期电离辐射暴露者甲状腺癌发生风险更高,甲状腺癌发生风险在出生后第 1 年暴露于电离辐射后最大,随暴露时年龄增加而降低,而成人暴露后发生风险较低。辐射暴露后发生的 1/3 甲状腺肿瘤为恶性,而多数辐射导致的甲状腺癌为甲状腺乳头状癌,甲状腺乳头状癌至少在辐射暴露后 5～10 年才会发生,也可能在暴露后数年至数十年才会发生。一般辐射被认为是暴露在放射物质生活环境,或是在工作中长期接触潜在的放射性危害,此类人员甲状腺肿瘤的发病率明显升高。在医疗过程中,患者也可能多次短时间的暴露于辐射环境中,如 X 射线、CT、全身骨显像、PET-CT 等。

2. 微量元素

微量元素主要指碘。碘缺乏和碘过量均可能是甲状腺癌的危险因素,碘缺乏或碘摄入过量均可能致垂体过度分泌促甲状腺激素,增加甲状腺细胞增殖率,导致甲状腺癌发生。碘缺乏不仅可能促进滤泡状癌的发生,还有可能是未分化癌的危险因素;碘缺乏可增加辐射对甲状腺癌的诱导作用。高碘可能是乳头状癌发病率上升的危险因素。但是无证据表明正常食用碘盐与甲状腺癌有关。根据我国居民膳食碘参考摄入量,18 岁以上居民推荐摄入量为 120 μg/d,最高允许摄入量为 600 μg/d。根据《食盐加碘消除碘缺乏危害管理条例》,我国高碘地区不能供应碘盐,因此我国碘过量暴露主要是通过长期饮用高碘水,高碘地区主要分布于黄河泛滥地区、渤海湾沿海地区、山西省晋中盆地和大同盆地的低洼地带,另外个别地区还存在因长期食用海带等高碘食物引起碘过量。

3. 化学致癌物

化学致癌物如多氯联苯、二噁英、阻燃剂,以及农药等可引起内分泌紊乱。在过去 15 年中这些化学物质在环境中的数量显著增加,提示潜在的环境化学作用可能会影响甲状腺健康。Kilfoy 等的研究提示,环境污染加重是推动美国甲状腺癌发病率增长的主要流行病学危险因素,如人们日常生活用品中广泛应用的外源性雌激素多酚 A、增塑剂及阻燃剂多溴联苯醚等化学材料。

二、自身影响因素

1. 饮食

硝酸盐的摄入与甲状腺乳头状癌及甲状腺滤泡癌的发生呈正相关。饮用被硝酸盐污染过的饮食或水源,食用亚硝酸盐含量较高的动物制品,尤其是加工过的肉制品,会增加甲状腺肿瘤的患病风险。加工过的鱼类产品由于改变碘含量或添加剂等原因可能增加甲状腺肿瘤的发生风险。一项涉及 21 977 名年长女性的调查显示,相对于硝酸盐 ≤ 17.4 mg/d 的暴露量,>41.1 mg/d 的暴露量可致甲状腺癌发生的危险度上升,相对危险度为 2.85(95% CI 1.00~8.11)。

2. 生活习惯因素

绝经后女性睡眠状况差与甲状腺肿瘤的发生相关。睡眠障碍可能引起促甲状腺激素水平升高,同时,睡眠可对一些食欲调节激素(如瘦素和生长素释放肽)产生影响,食欲增加后随之而来的就是体重指数增加风险,从而导致甲状腺肿瘤的患病风险增加。无吸烟、饮酒习惯及服用含碘制剂的人群患甲状腺肿瘤的风险可能相对较低。

三、体重指数

肥胖一直被认为是许多疾病的诱因,如高血压、高胆固醇血症、糖尿病、胰岛素抵抗。除此之外,国际癌症研究机构提出,现有足够的证据证明结肠癌、食管癌、肾癌、肝癌、胰腺癌、前列腺癌、白血病、非霍奇金淋巴瘤和骨髓瘤及绝经后妇女的乳腺癌和子宫内膜癌与超重和肥胖有关,且关系到疾病的发生、发展及治疗。近年来发现肥胖同样被认为是甲状腺癌发生的独立危险因素。体重指数 >25 kg/m^2 是甲状腺癌高危人群。腰围较大(男性>102 cm,女性>88 cm)会带来患甲状腺癌的风险。体重指数的增加对肥胖者尤其是女性身心健康造成影响,使其生活质量下降,精神压力增大,使人处于一种应激状态。而过度应激时产生的刺激因素能破坏甲状腺的细胞形态,干扰甲状腺激素的正常分泌,从而影响甲状腺的功能,破坏免疫系统的正常调节,严重者会激发自身免疫,导致甲状腺疾病的发生。超重或肥胖致甲状腺癌与甲状腺激素、胰岛素抵抗、脂肪因子、炎症和性激素有关。其中,胰岛素能够刺激甲状腺细胞的增殖、分化和转化,胰岛素抵抗在甲状腺乳头状癌中的发生率(50%)要明显高于对照人群(10%),因此,其可能是甲状腺癌发生的机制之一。

四、激素水平

1. 促甲状腺激素

促甲状腺激素(thyroid stimulating hormone,TSH)水平增高可刺激甲状腺癌细胞生长分裂,与甲状腺癌的恶性度和发病率呈正相关。TSH 已被公认为是分化型甲状腺肿瘤的独立危险因素。

2. **女性激素**

女性作为甲状腺癌的高危人群,相较男性有更高的患病率,女性乳头状甲状腺癌的发病率约为男性的3倍,疾病负担较大,危害更严重。女性甲状腺癌发病率自青春期开始急剧上升,一般在40~49岁达到高峰,在绝经后下降。大量流行病学研究显示,甲状腺癌的发病率与月经周期、初潮年龄、更年期年龄、怀孕次数、人工绝经和流产有关。雌激素是甲状腺良性和恶性细胞的有效生长因子,这可能就是甲状腺结节和甲状腺癌患病率存在性别差异的最主要原因;雌激素还参与调节对甲状腺癌结局至关重要的血管生成和转移过程。目前有许多研究发现服用避孕药是甲状腺癌的危险因素,而避孕药的主要成分就是孕激素和雌激素。女性甲状腺癌患者的雌激素受体和孕激素受体表达较高,其中以甲状腺分化癌组织中的受体含量最高,甲状腺肿瘤可能是雌激素依赖性肿瘤。

五、甲状腺相关疾病

许多甲状腺癌患者,在出现甲状腺癌之前,常有其他甲状腺疾病,如地方性或散发性甲状腺肿、甲状腺良性结节、自身免疫性慢性甲状腺炎和 Graves 病等,说明自身免疫与甲状腺肿瘤密切相关。流行病学调查显示结节性甲状腺肿相比甲状腺单个结节更易引发甲状腺肿瘤。甲状腺结节越大,则引发恶性肿瘤的可能性越大。

六、遗传因素

在遗传因素中,只有少数的体细胞突变被证明能推动肿瘤的发生,有可能是常染色体显性遗传,也有可能是常染色体隐性遗传,还可见多基因遗传。与遗传相关的甲状腺癌主要分为遗传性髓样癌和家族性非髓样甲状腺癌(FNMTC)。前者主要由 *RET* 基因胚系突变所致,是多发性内分泌腺瘤病2型(MEN2型)的重要组成部分。根据突变位点不同,在婴幼儿期预防性全甲状腺切除可避免甲状腺髓样癌的发生,但需平衡疾病进展和手术并发症风险之间的利弊。密切监测血清降钙素水平,发现升高不应再推迟手术。非髓样甲状腺癌(NMTC)主要为散发性,甲状腺癌家族史是甲状腺非髓样癌复发的独立危险因素,3%~10%的 NMTC 与家族遗传相关,即家族性非髓样甲状腺癌,FNMTC 的定义是在没有甲状腺癌致病诱因暴露史下,2个或多个一级亲属中被诊断为滤泡上皮细胞来源的甲状腺癌。FNMTC 患者往往比散发性 NMTC 预后更差。

七、过度筛查

超声检查和细针穿刺可能会导致较小的甲状腺癌被更多地检出。检测手段的增强与广泛应用可能是导致甲状腺肿瘤发病率增加因素之一,不过对于有辐射暴露、碘缺乏或甲状腺癌家族史的高危人群,还是需要接受甲状腺癌筛查。

综上所述，目前全球甲状腺癌发病率的上升，很难只用过度筛查和诊断来解释，而是环境和遗传因素共同作用的结果，个体的遗传背景、肥胖、碘摄入状态、辐射暴露，以及其他内分泌干扰物和致癌物的影响也不容忽视。除此之外，吸烟、过度饮酒等也会促进肿瘤的发生发展，了解这些危险因素，以及受到这些因素影响的高危人群，能够为开展更有针对性的筛查、诊断和管理提供基础。

第三节　甲状腺癌的高危人群

甲状腺位于颈部甲状软骨下方、气管两旁，由于位置隐匿，临床上主要表现形式是甲状腺肿块，日常生活中不易发现，因此，有效地识别发生甲状腺癌变的高危患者是一项值得深入研究、全面筛查的工作。

根据我国国家卫生健康委员会2022年发布的《甲状腺癌诊疗指南》，对于有如下病史时需要高度警惕甲状腺癌，应尽早进行筛查明确。

1. 童年期头颈部放射线照射史或放射性尘埃接触史

早期切尔诺核事件中大部分辐射来自 ^{131}I，统计当时历史事件发生过程中，尤其小于15岁的儿童发生甲状腺癌的危险明显增加。同时接受过头颈部放射线照射的患者，发生第二原发性肿瘤，包括甲状腺癌的概率同样增加。

2. 全身放射治疗史

因为各种原因接受过放疗的人群，患甲状腺癌的风险性提高。

3. 相关家族史

有 DTC、MTC 或多发性内分泌腺瘤病 2 型、家族性多发性息肉病、某些甲状腺癌综合征（如多发性错构瘤综合征、Carney 综合征、沃纳综合征和加德纳综合征）等的既往史或家族史。

如前所述，非综合征型 FNMTC 具有更强的侵袭性，常合并甲状腺良性肿瘤和桥本甲状腺炎，还具有"遗传早现"的现象，家族第二代患者发病年龄更早、临床分期更晚。其患第二恶性肿瘤发生率明显增高，此外建议≥3 例患者的家族成员每年行 1 次颈部超声检查。非综合征型 FNMTC 患者均应行双侧甲状腺全切加中央区淋巴结清扫，术后补充甲状腺激素并定期监测激素水平变化。FNMTC 的无病生存期较短，复发率高于散发性病例，预后不良主要与肿瘤大小及术后复发风险分层有关。

第四节 甲状腺癌的预防策略

尽管目前没有明确的证据证实甲状腺癌的具体生物学发生机制,但诸多高危因素不断被证实与肿瘤发生发展息息相关,如果能做好疾病的预防和筛查,可以尽可能地减少甲状腺癌的发生。

一、保持积极向上的生活态度和方式

对于任何一种疾病,保持良好的生活习惯和生活态度是最好的预防方法。乐观向上的生活态度,适当的体育锻炼,丰富有益的生活内容及规律的健康体检,是掌握我们基本身体健康的基本保证。

二、避免或减少放射线的接触

放射线对于甲状腺癌的发生有直接作用,因此,对于长期处于接触放射线的工作或生活环境中的人员,一定要做好相关保护措施,定期完成放射人员的专项体检。同样对于儿童,要尤其注意放射线的辐射剂量,非必要情况尽量避免接受 X 射线、CT 等的照射。

三、关注碘量的摄入

碘摄入过量或碘摄入不足都会影响甲状腺的功能,进而导致甲状腺疾病。不同的地域环境,饮食习惯都会影响日常的碘摄入,一般认为高碘与 PTC 成正相关,而对于碘缺乏地区,通过补充富含碘的鱼和贝类等海产品,可在一定程度降低甲状腺癌的患病风险。同时,正常使用碘盐并无直接致癌证据,因此,根据沿海与内陆的饮食特征,不同的饮食环境需结合自身的饮食习惯进行调整,保证均衡饮食。

四、加强遗传学筛查

在遗传因素中,家族聚集性研究表明甲状腺癌患者一级亲属甲状腺癌发病风险是一般人群的 8.6 倍,遗传度高于其他任何一种恶性肿瘤,提示遗传因素在甲状腺癌的发生中扮演着至关重要的角色。遗传型髓样癌占髓样癌的 20%~25%,是常染色体显性遗传,*RET* 基因突变所引起,基因融合在不同类型甲状腺癌中具有明显的特异性,其中一些可以用于判断癌症类型,并且可以用作诊断和预后工具。因此,对于一些患家族遗传综合征的一级亲属,应增加筛查频率及强度,及早发现,及早治疗。

五、营养饮食，远离肥胖

多吃新鲜蔬菜和水果，均衡蛋白、营养全面、高维生素的食物；忌烟、酒，减少摄入辛辣刺激性食物，如葱、蒜、姜、花椒等；少吃一些油煎、烧烤等热性食物。保持健康均衡的身体，坚持锻炼，避免过度肥胖。

六、鼓励高危人群参加早诊早治研究

肿瘤的预后与肿瘤分期有直接关系，肿瘤越局限，分期越早，预后越好。对于高危人群开展早期发现、早期诊断、早期治疗的临床研究，其目的即是在疾病早期得到认识，尽力提升生活质量，减少患者的心理负担，减轻社会压力，促进医学进展，为疾病的全程诊治提出更优决策。

第五节　甲状腺癌无症状人群的筛查策略

甲状腺癌患者大多初诊时没有症状。一项回顾性研究显示，仅30%的患者在初诊时有临床症状，其主要表现为颈部肿块、吞咽困难、异物感和声音嘶哑，而通常出现上述临床症状的患者发现时病期已经较晚，病情较重。

目前，发表于柳叶刀杂志、美国医学会杂志、新英格兰医学杂志等多篇研究报道表明，无症状的甲状腺癌患者常见的诊断途径包括以下几方面。①与甲状腺无关的影像学检查（如颈动脉超声检查、颈部、脊柱和胸部影像学检查）；②未触及结节的甲状腺功能亢进或甲状腺功能减退患者接受甲状腺超声检查；③已有甲状腺结节的患者多次连续超声检查；④良性疾病手术后病理学检查时意外发现隐匿性甲状腺癌。其中超声是评估和发现甲状腺结节的首选检查方法。该检查在确定甲状腺结节的数量和特征，以及与恶性风险相关的高危特征（如边缘不规则、点状强回声灶和甲状腺外侵犯）方面准确度及敏感度最高。

甲状腺癌过度诊断与治疗是医生和患者都非常关注的问题，临床医生应努力避免过度诊断。但这种平衡很难实现，因为并非所有进展期、转移性甲状腺癌患者都能扪及甲状腺结节，也并非所有低风险甲状腺癌的诊断都是可以避免的。例如，可能永远不会导致症状或死亡的偶发甲状腺微小癌可以在良性甲状腺疾病手术后经组织学诊断出来。为了避免过度诊断，目前国内外的相关文献并不鼓励对无症状者进行甲状腺癌筛查，图15-2列出了应避免使用甲状腺超声和支持使用甲状腺超声的临床情况。

因此，为了避免手术风险和过度治疗惰性肿瘤，对于小的、低风险的甲状腺乳头状癌患者，主动监测可作为替代立即手术的一种选择。一般情况下，小于1 cm的甲状腺结节

和无可疑恶性肿瘤特征的甲状腺结节应采用超声监测,而不是活检。

甲状腺癌的早诊早治,一方面包括对高危人群的积极筛查,另一方面也包括对于如何准确分辨低危人群,避免过度诊疗,在临床工作中,我们仍要谨慎评估每位就诊的人群的个体化风险,不断探索精准诊疗过程。

临床情景及甲状腺超声检查的建议	平衡潜在的过度诊断 vs 漏诊
常规超声检查强烈反对 • 甲状腺癌筛查 • 甲状腺毒症 • 甲状腺功能减退 • 功能正常的桥本甲状腺炎 • 可疑无痛性甲状腺炎或亚急性甲状腺炎	**考虑因素** 诊断原发疾病无需行超声检查 很有可能发现无临床意义的疾病 **推荐** 可触及甲状腺结节的检查 对偶发病潜在危害进行教育
超声检查有一定价值,但解释偶然发现时需谨慎 • 检查时发现的可疑或可能的甲状腺结节 • 其他疾病检查时发现的甲状腺结节	**考虑因素** • 超声明确已知结节的大小和特征 • 很有可能发现无临床意义的疾病 **推荐** • 对偶发病灶的潜在意义进行讨论 • 对偶发疾病潜在危害进行教育
鼓励超声检查 • 甲状腺触及结节	**考虑因素** • 超声明确未知结节的大小和特征 • 很有可能发现无临床意义的疾病 **推荐** • 对偶发病灶的潜在意义进行讨论 • 对偶发疾病潜在危害进行教育

鼓励超声检查,有可能需要进一步影像学检查
• 甲状腺触及结节,而且有以下病史
  辐射暴露,特别是儿童期曾患甲状腺癌
  家族史:有临床意义的甲状腺癌、甲状腺髓样癌、2型多发性内分泌肿瘤综合征
• 甲状腺触及结节或颈部肿物,伴下列病史
  甲状腺结节或颈部肿物快速增大
  压迫症状(例如声音嘶哑或吞咽困难)
  颈前部疼痛
  可疑感染性甲状腺炎
• 颈部肿物增大伴全身症状
• 甲状腺触及结节或颈部肿物伴下列体检特征
  声音嘶哑
  结节质硬
  颈部肿物固定
  淋巴结肿大
• TSH水平低,而且功能性影像检查发现
  甲状腺局灶性摄取(确诊自主性结节)
  甲状腺中存在低功能性区域(确诊存在结节)
	考虑因素
	• 超声明确已知结节的大小和特征
	• 病史或临床特征推测高危病变或严重程度
	• 偶然发现的可能性较低
	• 进一步检查较为合适
	推荐
	• 如果有侵犯或淋巴结显著肿大,应行颈部CT(+/-胸部)

图 15-2 关于使用或避免甲状腺超声检查的建议

第六节 甲状腺癌筛查高危人群的健康管理

参考新版的成人甲状腺结节与分化型甲状腺癌诊治指南,总体诊治思路上"策略更趋保守",其目的在于尽可能减小疾病相关死亡及复发风险,降低对低危患者的过度治疗带来的潜在危害,而给予高危险患者恰当的治疗和监控。

彩超是甲状腺癌筛查、随访中最常用、最便捷的检查手段,在监测过程中,如甲状腺结节的大小和周围淋巴结发生变化,或出现其他临床症状,需进行进一步检查再次评估病情变化。尤其是有上述高危因素的人群,更应提高警惕,及早管理,早期诊断,早期治疗。以下情况如若出现,需引起重视:①甲状腺结节>1 cm,且结节生长迅速,半年内增长到 1 cm 以上;②甲状腺结节>1 cm,伴持续性声音嘶哑、发声困难、伴吞咽困难或呼吸困难,并可排除声带病变(炎症、息肉等);③甲状腺结节>1 cm,伴颈部淋巴结肿大;④降钙素高于正常范围;⑤RET 基因突变。

超声影像中甲状腺结节呈恶性的典型表现包括实性、低/极低回声(包括囊实性结节的实性部分)、纵横比>1,形态不规则、血流信号杂乱、微钙化和被膜外侵犯,往往具备 3 个或以上特征,其恶性风险为 70%～90%。甲状腺影像报告和 TI-RADS 分级见表 15-1。

表 15-1　甲状腺影像报告和数据系统分级(TI-RADS)

分级		解释
0 级		影像学评估不完全,需要进一步评估
1 级		阴性发现
2 级		良性发现
3 级		可能良性发现(恶性可能<5%)
4 级	4a 级	低度可疑恶性(恶性可能 5%～45%)
	4b 级	中度可疑恶性(恶性可能 45%～75%)
	4c 级	高度可疑恶性(恶性可能 75%～95%)
5 级		典型恶性征象(恶性可能≥95%)
6 级		已行活检证实的恶性肿瘤

筛查主要对直径>1 cm 的结节进行评估。另外,若超声提示有可疑或包含上述提及的危险因素(如有淋巴结病变、头颈部放射线照射史,或有甲状腺癌家族史)的高危人群时,也应对一些直径<1 cm 的结节进行评估。已知或可疑甲状腺结节患者,包括 CT、MRI 意外发现的结节或18F 标记的脱氧葡萄糖(18FDG-PET)扫描显示甲状腺有摄取者都应行甲状腺超声检查,检查结果要反映结节的大小、位置、超声特征等。

甲状腺癌大多数表现出较惰性的生物学行为,因此大部分病灶发展较为缓慢,如若发现短期内迅速增大的甲状腺实性肿瘤,应予以重视,其可能为未分化癌等特殊病理类型,往往预后较差。

甲状腺结节的大小与其是否为甲状腺癌并无直接联系。WHO 定义甲状腺微小乳头状癌(PTMC)指肿瘤最大直径≤10 mm 的甲状腺乳头状癌。2016 年《甲状腺微小乳头状癌诊断与治疗专家共识》,指出肿瘤的大小并非评判肿瘤侵袭和转移的唯一指标,临床常见微小乳头状癌侵出被膜或侵犯周围重要组织,也可出现中央区甚至颈侧区淋巴结转移。

初次评估时应同时进行甲状腺功能检查和形态学检查,检查血清 TSH,如果 TSH 水平较低,应该行核素扫描。

特殊的是,如孕早期发现的细胞学提示为甲状腺乳头状癌的结节应行超声密切观察,如果在妊娠 24~26 周时结节明显长大,或超声发现颈淋巴结转移,应考虑手术治疗;但是,如果在妊娠中期仍无明显变化或在妊娠中期诊断的甲状腺癌患者,可将手术延迟至分娩后;对 FNA 结果可疑或确诊甲状腺乳头状癌的孕妇,建议使用左甲状腺素治疗,使 TSH 维持在 0.1~1.0 mU/L。

目前对于有甲状腺结节病史或危险因素的人群,有推荐日常健康体检的频率:20~29 岁每 2~3 年 1 次,30 岁以后每年 1 次。颈部超声检查 30 岁后每年 1 次(包括甲状腺、颈部、锁骨上)。

第七节 甲状腺癌有症状高危人群的早诊策略

一、临床表现

大多数甲状腺结节患者没有临床症状。通常在体检时通过甲状腺触诊和颈部超声检查而发现甲状腺小肿块。

合并甲状腺功能异常时可出现相应的临床表现。如甲状腺功能亢进临床表现易激动、烦躁、心动过速、怕热、多汗、手抖震颤、体重下降、食欲亢进、大便次数增多或腹泻等症状,部分患者双眼明显突出、有异物感、畏光流泪、结膜水肿充血、眼球活动受限、闭眼不合、视力下降甚至失明。

甲状腺功能减退临床表现有畏寒、乏力、食欲缺乏、心率减慢、表情呆滞、反应迟钝、情绪低落、记忆力减退、唇厚舌大、皮温低、头发稀疏、手足肿胀、颜面眼睑水肿、女性月经紊乱,累及心脏时可发生心包积液和心力衰竭,重者发生黏液水肿性昏迷,常发病隐匿,病程较长,不少患者很长时间内缺乏特异性症状。

晚期局部结节侵犯颈丛可出现耳、枕、肩等处疼痛等症状。可出现压迫症状,使气管、食管移位,声音嘶哑,呼吸困难,吞咽困难,Horner 综合征。Horner 综合征表现为一侧眼睛的瞳孔缩小,同时眼球凹陷,眼裂变小,且病变侧出汗也较少。

甲状腺髓样癌表现为腹泻(电解质紊乱导致)、心悸、面色潮红(肿瘤本身产生降钙素和 5-羟色胺导致)等。

二、体征

甲状腺肿大或结节,单发或多发,质地坚硬,表面不平,无压痛,边界不清,初起可随吞咽运动上下移动,后期多不能移动,肿块生长迅速。

若伴颈部淋巴结转移,可触诊颈部淋巴结肿大。

三、侵犯和转移

1. 局部侵犯

甲状腺癌局部可侵犯喉返神经、气管、食管、环状软骨及喉,甚至可向椎前组织侵犯,向外侧可侵犯至颈鞘内的颈内静脉、迷走神经或颈总动脉。

2. 区域淋巴结转移

甲状腺乳头状癌易早期发生区域淋巴转移,大部分甲状腺乳头状癌患者在确诊时已存在颈淋巴转移。甲状腺乳头状癌淋巴结转移常见原发灶同侧、沿淋巴引流路径逐站转移,其淋巴引流一般首先至中央区淋巴结(Ⅳ区),然后引流至颈静脉链淋巴结(Ⅱ~Ⅳ区)和颈后区淋巴结(Ⅴ区),或沿气管旁向下至上纵隔(Ⅶ区)。Ⅵ区为最常见转移部位,其中最常受累的中央淋巴结是喉前、气管前、左右气管旁淋巴结、甲状腺周围淋巴结和咽后淋巴结随后依次为颈Ⅲ、Ⅳ、Ⅱ、Ⅴ区。同时,甲状腺乳头状癌淋巴结转移以多区转移为主,仅单区转移较少见。Ⅰ区淋巴转移少见(<3%)。少见的淋巴结转移部位有咽后或咽旁淋巴结。

3. 远处转移

肺部是甲状腺癌常见的远处转移器官,甲状腺癌也可出现骨转移和颅内转移。分化型甲状腺癌较甲状腺未分化癌或分化差的甲状腺癌出现远处器官转移的可能性低。

四、实验室检查

1. 血常规、肝/肾功能及其他必要的实验室检查

包括血清钙磷镁、24 h 尿钙磷、骨转换生化标志物测定。

2. 甲状腺激素检测

包括血液中甲状腺素(thyroxine,T4)、三碘甲状腺原氨酸(triiodothyronine,T3)、游离 T4(free thyroxine,FT4)和游离 T3(free triiodothy-ronine,FT3)以及 TSH 的测定。TSH 检测是明确甲状腺功能的重要初筛试验,临床普遍将 TSH 作为判断甲状腺功能紊乱的首要

依据。所有甲状腺结节患者,特别是甲状腺癌高度疑似或确诊患者均应检测血清 TSH 水平。在需要应用甲状腺核素显像鉴别诊断甲状腺结节良、恶性时,血清 TSH 水平降低是重要的指征之一。在进行 TSH 抑制治疗的甲状腺癌患者中,也需要定期检测血甲状腺激素水平,并根据检测结果调整左甲状腺素(levo-thyroxine,L-T4),L-T4 最终剂量的确定有赖于血清 TSH 的监测。

3. 甲状腺自身抗体检测

自身免疫性甲状腺疾病相关的自身抗体主要有抗甲状腺球蛋白抗体(anti-thyroglobulin antibodies,TgAb)、甲状腺过氧化物酶抗体(thyroid peroxidase antibodies,TPOAb)和 TSH 受体抗体(thyrotropin receptor antibody,TRAb)。分化型甲状腺癌患者中,TgAb 是血清甲状腺球蛋白(thyroglobulin,Tg)的一个重要的辅助实验。

4. 甲状腺癌肿瘤标志物检测

包括血清甲状腺球蛋白、降钙素和癌胚抗原(carcinoembryonic antigen,CEA)。Tg 是甲状腺产生的特异性蛋白,但血清 Tg 测定对甲状腺疾病病因诊断缺乏特异性价值。因此,临床上一般不将血清 Tg 测定用于 DTC 的术前诊断。DTC 患者治疗后的随访阶段,血清 Tg 变化是判别患者是否存在肿瘤残留或复发的重要指标,可将血清 Tg 用于监测 DTC 术后的复发和转移。还要根据 DTC 患者采取的手术方式和甲状腺组织的保留情况进行综合分析。对于已清除全部甲状腺的 DTC 患者,只要出现血清 Tg 升高就提示有 DTC 复发或转移的可能,应进一步检查。对于未完全切除甲状腺的 DTC 患者,仍然建议术后定期(每 6 个月)测定血清 Tg,术后血清 Tg 水平呈持续升高趋势者,应考虑甲状腺组织或肿瘤生长,需结合颈部超声等其他检查进一步评估。DTC 随访中的血清 Tg 测定包括基础 Tg 测定(TSH 抑制状态下)和 TSH 刺激后(TSH>30 mU/L)的 Tg 测定。为更准确地反映病情,可通过停用 L-T4 或应用重组人促甲状腺激素(recombinant human thyrotropin,rhTSH)的方法,使血清 TSH 水平升高至>30 mU/L,之后再行 Tg 检测,即 TSH 刺激后的 Tg 测定。停用 L-T4 和使用 rhTSH 后测得的 Tg 水平具有高度一致性。复发危险度中、高危 DTC 患者,随诊复查时可选用 TSH 刺激后的 Tg。应注意,如果 DTC 细胞的分化程度低,不能合成和分泌 Tg 或产生的 Tg 有缺陷,也无法用 Tg 进行随访。对超声难以确定良、恶性的甲状腺结节,可进行穿刺活检,测定穿刺针冲洗液(包括囊实性结节的囊液)的 Tg 水平,可有助于提高确诊率;对查体可触及的及超声发现的可疑颈部淋巴结,淋巴结穿刺针冲洗液的 Tg 水平测定,可提高发现 DTC 转移的敏感度。MTC 患者建议在治疗前同时检测血清 CT 和 CEA,并在治疗后定期监测血清水平变化,如果超过正常范围并持续增高,特别是当 CT≥150 pg/mL 时,应高度怀疑病情有进展或复发。血清 CT 和 CEA 检测,有助于 MTC 患者的疗效评估和病情监测。

5. 用于诊断的相关分子检测

FNAB 仍不能确定良、恶性的甲状腺结节,可对穿刺标本进行某些甲状腺癌的分子标记物检测,如 BRAF 突变、RAS 突变、RET/PTC 重排等,有助于提高确诊率。检测术前穿刺标本的 BRAF 突变状况,还有助于 PTC 的诊断和临床预后预测,便于制定个体化的诊治方案。

五、影像学检查

1. 超声

超声是甲状腺最常用且首选的影像学检查方法,推荐所有通过临床触诊或机会性筛查等方式发现甲状腺结节的患者均进行高分辨率颈部超声检查。高分辨率超声可检出甲状腺内直径>2 mm 的微小结节,可同时评估颈部淋巴结情况。

甲状腺结节恶性征象中特异性较高的有微小钙化、边缘不规则、纵横比>1;其他恶性征象包括实性低回声结节、晕圈缺如、甲状腺外侵犯、伴有颈部淋巴结异常超声征象等。颈部淋巴结异常征象主要包括淋巴结内部出现微钙化、囊性变、高回声、周边血流,此外还包括淋巴结呈圆形、边界不规则或模糊、内部回声不均、淋巴门消失或皮髓质分界不清等。

优势:价廉、无创、无辐射、实时成像。

不足:对操作者的习惯和经验依赖性强;对中央组淋巴结、上纵隔组淋巴结和咽后组淋巴结评估受限;对胸骨后甲状腺病变、滤泡性结节、较大病变及其与周围结构的关系评估受限;对孤立性粗钙化和厚壁环形钙化判断存在一定困难;在鉴别诊断甲状腺癌和结节性甲状腺肿患者时,可能因形态不规则出现误诊和漏诊。

2. 超声引导下细针穿刺活检(US-FNAB)

利用细针对甲状腺结节进行穿刺,从中获取细胞成分,通过细胞学诊断对目标病灶性质进行判断。FNA 是评估甲状腺结节最精确且性价比最高的方法。是否需要 FNA,应根据结节恶性风险的超声征象分类后评估恶性风险进行 FNA。评估标准为:高度、中度可疑恶性的结节穿刺最大直径>1 cm;低度可疑恶性的结节>1.5 cm;极低度可疑恶性的结节>2 cm,不符合上述标准的结节和单纯的囊性结节不做 FNA。

若结节没有达到 FNA 标准,但超声高度怀疑恶性者,应在 6~12 个月内复查超声;低到中等度怀疑恶性者在 12~24 个月内重复超声检查;对于极低度怀疑恶性、>1 cm 的结节,若重复超声检查应间隔 24 个月以上。

优势:可提高取材成功率和诊断准确率;有利于穿刺过程中对重要组织结构的保护;判断穿刺后有无血肿。

不足:具有出血倾向;穿刺针途径可能损伤邻近重要器官;长期服用抗凝药;频繁咳嗽、吞咽等难以配合者;拒绝有创检查者;穿刺部位感染,须处理后方可穿刺;女性行经期为相对禁忌证。

3. CT

优势：对操作者的经验依赖性小，可对中央组淋巴结、上纵隔组淋巴结和咽后组淋巴结进行评估，观察肿瘤的范围和数目，对邻近器官侵犯情况，甲状腺病变可侵入上纵隔或出现纵隔淋巴结肿大，故扫描范围应常规包括上纵隔。可对胸骨后甲状腺病变、较大病变及其与周围结构的关系进行观察，可清晰显示各种形态大小的钙化灶。

不足：射线暴露；软组织分辨率较低；碘过敏、甲状腺功能亢进时短期内需行 ^{131}I 治疗是 CT 检查禁忌证。对于最大径 5 mm 结节及弥漫性病变合并结节的患者观察欠佳，无法对淋巴结内微转移及最大径<5 mm 的淋巴结性质进行判断。

4. MRI

甲状腺 MRI 检查不如超声及 CT 检查普及，目前在甲状腺的影像检查方面应用不多。

优势：对操作者的经验依赖性小；无射线损伤；组织分辨率高；可以多方位、多参数成像；可评价病变范围及与周围重要结构的关系；可对中央组淋巴结、上纵隔组淋巴结和咽后组淋巴结评估；可对胸骨后甲状腺病变、较大病变及其与周围结构的关系、病变内囊变和出血情况进行观察。

不足：MRI 检查禁忌证较多，如幽闭恐惧症、病情较重、有心脏起搏器者；分辨率不高，仅适用于最大径>1 cm 的结节检查；对钙化不敏感；检查时间长，易受呼吸和吞咽动作影响。

5. PET-CT

不推荐作为甲状腺癌诊断的常规检查方法。

6. 甲状腺癌功能代谢显像

利用示踪剂确定甲状腺形态、大小，诊断异位甲状腺，了解甲状腺结节部位、数量、性状及其功能状态，查找甲状腺癌转移灶，颈部肿块鉴别诊断。

六、声带功能评估

甲状腺癌患者术前应常规进行间接喉镜检查，评估双侧声带活动情况，若出现声带活动减弱甚至固定的征象，应高度怀疑肿瘤压迫或侵犯喉返神经，在术前做好相应的手术预案，并和患者充分沟通，告知术后气管切开或气管造瘘的风险。如果术前间接喉镜检查不满意，可进行术前电子纤维喉镜或纤维支气管镜检查，评估双侧声带活动情况。此外，对于临床或影像学检查（如颈部 CT）怀疑肿瘤紧邻或侵犯气管的患者，应进行术前纤维支气管镜检查，评估肿瘤是否侵透气管全层至气管腔内，以及侵犯范围大小，是否影响麻醉气管插管等，据此来制定相应的手术方案和麻醉方案。

七、甲状腺癌鉴别诊断

1. 甲状腺腺瘤

本病多见于 20～30 岁年轻人，多为单结节，边界清，表面光滑，生长缓慢，突然增大常为囊内出血，无颈淋巴结转移和远处转移。

2. 结节性甲状腺肿

多见于中年以上妇女，病变可长达数年至数十年，常累及双侧甲状腺。为多结节，大小不一，病程长者可有囊性变，肿物巨大可出现压迫气管，使气管移位，并有不同程度的呼吸困难的表现；当肿瘤压迫食管，会出现吞咽困难的表现。可发生癌变，表现为肿物增大明显加快。

3. 亚急性甲状腺炎

常认为是由病毒感染引起，病期数周或数月，发病前常有呼吸道感染病史，可伴有轻度发热，局部有疼痛，吞咽时明显，可放射到耳部。甲状腺弥漫性增大，也可出现不对称的结节样肿物，肿物有压痛。本病为自限性疾病，经数周的病程可自愈。少数患者需手术以排除甲状腺癌。

4. 慢性淋巴细胞性甲状腺炎

为慢性进行性双侧甲状腺肿大，有时与甲状腺癌难以区别，一般无自觉症状，自身抗体滴度升高。本病对肾上腺皮质激素较敏感，有时需要手术治疗，少量 X 射线治疗效果好。

5. 纤维性甲状腺炎

甲状腺普遍增大，质硬如木，但常保持甲状腺原来的外形。常与周围组织固定并产生压迫症状，常与癌难以鉴别。可手术探查，并切除峡部，以缓解或预防压迫症状。

第八节　甲状腺癌有症状高危人群的早治策略

根据病理类型不同，预后不同，指南通常依据此进行分别决策。分化型甲状腺癌的治疗以外科治疗为主，辅以术后内分泌治疗、放射性核素治疗，某些情况下需辅以放射治疗、靶向治疗。甲状腺髓样癌以外科治疗为主，某些情况下需辅以放射治疗、靶向治疗。甲状腺未分化癌的治疗，少数患者有手术机会，部分患者行放疗、化疗可能有一定效果，但总体来说预后很差、生存时间短。

一、甲状腺乳头状癌

目前对于有符合下列任一条高危因素的甲状腺微小乳头状癌患者均建议行手术治

疗。①青少年或童年时期颈部放射暴露史；②甲状腺癌家族史；③已确定或高度怀疑颈淋巴结转移甚至远处转移；④癌灶有腺外侵犯（如侵犯喉返神经、气管、食管等）；⑤病理学高危亚型（高细胞亚型、柱状细胞亚型、弥漫硬化型、实体/岛状型、嗜酸细胞亚型）；⑥穿刺标本检测 *BRAF* 基因突变阳性；⑦癌灶短期内进行性增大（6个月内直径增大超过3 mm）。

一般来说，对于某些甲状腺小乳头状癌患者，可以考虑采用主动监测策略而不进行手术。在主动监测期间，患者要定期复查颈部超声，包括甲状腺和颈部淋巴结，以确定疾病的进展情况。主动监测的理想肿瘤特征是单灶甲状腺乳头状癌，大小不超过10 mm，远离喉返神经和食管，无甲状腺外侵犯、转移或侵袭性细胞学证据。而结节持续增大，与周围组织浸润粘连，出现淋巴结转移或已经病理明确诊断的甲状腺癌，也给出了相关建议，如图15-3所示。

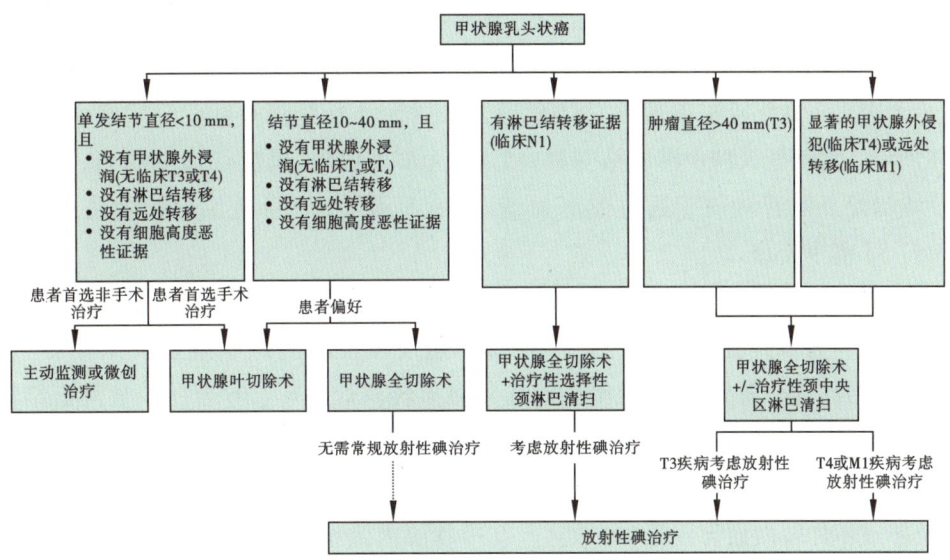

图15-3 甲状腺乳头状癌的初始治疗

（一）手术治疗

手术方式包括患侧腺叶及峡部切除、全甲状腺切除、扩大峡部切除、姑息性减状治疗。一般原发肿瘤的初始治疗根据肿瘤大小选择甲状腺全切或部分切除术，对于临床未发现淋巴结转移的PTC是否行预防性中央区淋巴结清扫一直存在争议，侧颈淋巴结清扫通常都是治疗性清扫，PTC常见的转移部位是ⅡA、Ⅲ、Ⅳ区，也是清扫侧颈淋巴结清扫术的最小手术范围。

对于原发灶、中央区或颈部淋巴结复发的DTC患者，只要有手术指征，挽救性手术是首选的根治性治疗手段。再次手术应结合MDT会诊讨论意见，制定合理的手术方案。

若仅为缓解局部严重并发症的姑息性手术,应尽量缩小手术范围,控制手术并发症的发生。

(二)^{131}I 治疗

DTC 细胞在一定程度上保留了甲状腺滤泡上皮细胞的特性,如钠/碘转运体的表达和摄碘、合成 Tg、依赖于 TSH 生长等,这些生物学基础为 ^{131}I 治疗提供了坚实的基础。

1. 复发风险分层

2009 年 ATA 指南首次提出复发风险分层的概念,并于《2015ATA 指南》进行了更新,根据术后复发风险分层系统指导是否对分化型甲状腺癌患者进行 ^{131}I 治疗。复发风险分层以术中病理特征如病灶残留程度、肿瘤大小、病理亚型、包膜侵犯、血管侵犯程度、淋巴结转移特征、分子病理特征及术后刺激性 Tg(sTg)水平和 ^{131}I 治疗后全身显像(Rx-WBS)等权重因素将患者的复发风险分为低、中、高危 3 层。对高危复发危险分层患者强烈推荐 ^{131}I 治疗。对中危分层患者可考虑 ^{131}I 治疗,但其中有镜下甲状腺外侵犯但癌灶较小或淋巴结转移个数少、受累直径小且不伴高侵袭性组织亚型或血管侵犯等危险因素的中危患者经 ^{131}I 治疗后未能改善总体预后,可不行 ^{131}I 治疗。对低危分层患者,不推荐行 ^{131}I 治疗。对低危人群中淋巴结受累≤5 枚(无节外侵犯、累及<0.2 cm)者,已不再推荐行 ^{131}I 治疗。但若从便于通过监测血清 Tg 水平及 ^{131}I 全身显像后续随访的角度来看,可行 ^{131}I 清甲治疗。

(1) 低风险分层:符合以下全部条件。①无远处转移。②所有肉眼所见肿瘤均被彻底切除。③肿瘤未侵犯周围组织。④肿瘤不是侵袭性的组织学亚型及未侵犯血管。⑤若行 ^{131}I 治疗后全身显像,未见甲状腺床外摄碘转移灶显影。⑥合并少量淋巴结转移(如 cN0,但是病理检查发现≤5 枚微小转移淋巴结,即转移灶最大直径均≤0.2 cm)。⑦甲状腺内的滤泡亚型甲状腺乳头状癌。⑧甲状腺内的分化型甲状腺滤泡癌合并被膜侵犯及伴或不伴轻微血管侵犯(<4 处)。⑨甲状腺内微小乳头状癌不论是否多灶、是否伴有 BRAFV600E 突变阳性。

(2) 中风险分层:符合以下任 1 项。①镜下见肿瘤侵犯甲状腺外软组织。②侵袭性组织学表现(如高细胞、靴钉样、柱状细胞癌等)。③伴血管侵犯的甲状腺乳头状癌。④若行 ^{131}I 治疗后全身显像,可见颈部摄碘转移灶显影。⑤淋巴结转移(cN1,病理检查发现>5 枚转移淋巴结,转移灶最大直径均<3 cm)。⑥BRAFV600E 突变阳性的甲状腺内乳头癌(直径 1~4 cm)。⑦BRAFV600E 突变阳性的多灶的甲状腺微小癌合并腺外浸润。

(3) 高风险分层:符合以下任 1 项。①明显的腺外浸润。②癌肿未完整切除。③证实存在远处转移。④术后高 Tg 水平提示远处转移者。⑤合并较大淋巴结转移(任何淋巴结转移灶直径≥3 cm)。⑥甲状腺滤泡癌广泛侵犯血管(>4 处血管侵犯)。

2. ^{131}I 治疗禁忌证

(1)妊娠期或哺乳期妇女。

(2)计划 6 个月内妊娠者。

3. ^{131}I 甲状腺清除治疗剂量

(1)推荐采用 30 mCi 进行中、低危患者的甲状腺清除治疗。

(2)对于伴有可疑或已证实的镜下残存病灶或高侵袭性组织学亚型(高细胞型、柱状细胞型等)但无远处转移的中、高危患者,推荐 ^{131}I 辅助治疗剂量为 150 mCi。

(3)对于甲状腺未全切/近全切术后,有较多残留甲状腺组织或需要清灶治疗的患者,考虑使用较高剂量的 ^{131}I。

(4)颈部残留手术未切除的 DTC 组织、伴发颈部淋巴结或远处转移,但无法手术或患者拒绝手术的、全甲状腺切除术后不明原因血清 Tg 尤其是刺激性 Tg 水平升高者,甲状腺清除治疗同时应兼顾清灶治疗,^{131}I 剂量为 100～200 mCi。对于青少年、育龄妇女、高龄患者和肾功能轻中度受损的患者可酌情减少 ^{131}I 剂量。

(三)TSH 抑制治疗

TSH 抑制治疗原理是应用左甲状腺激素将血清 TSH 水平抑制到正常低限,甚至低限以下,以求通过抑制 TSH 对甲状腺细胞的促生长作用。TSH 抑制治疗的目标如下。①对于高危患者,初始 TSH 目标值建议<0.1 mU/L。②对于中危患者,初始 TSH 目标建议 0.1～0.5 mU/L。③对于未检出血清 Tg 的低危患者,不论是否已行 ^{131}I 甲状腺清除治疗,TSH 目标建议在 0.5～2.0 mU/L。④对于已行 ^{131}I 甲状腺清除治疗并且低水平 Tg 的低危患者,或未行 ^{131}I 甲状腺清除治疗,Tg 水平稍高的低危患者,TSH 目标建议 0.1～0.5 mU/L。⑤对于腺叶切除患者,TSH 目标建议 0.5～2.0 mU/L。⑥对于影像学评估疗效不满意的患者,在没有特殊禁忌证的情况下,TSH 目标建议<0.1 mU/L。⑦对于血清学评估疗效不满意的患者,根据初始 ATA 危险分层、Tg 水平、Tg 变化趋势及 TSH 抑制治疗的不良反应,TSH 目标建议 0.1～0.5 mU/L。⑧对于初始评为高危,但治疗反应为满意(临床或血清学无病状态)或疗效不明确的患者,TSH 目标建议 0.1～0.5 mU/L 最多 5 年,并随后降低 TSH 抑制程度。⑨对于治疗反应为满意(临床或血清学无病状态)或疗效不明确的患者,特别是复发危险为低危者,TSH 目标建议 0.5～2.0 mU/L。⑩对于未行 ^{131}I 甲状腺清除治疗或辅助治疗并且为疗效满意或疗效不明确的患者,满足颈部超声阴性,抑制性 Tg 较低或未检出,并且 Tg 或 TgAb 未呈增高趋势,TSH 目标建议 0.5～2.0 mU/L。

(四)放射治疗

甲状腺癌对放射治疗敏感度差,单纯放射治疗对甲状腺癌的治疗并无好处,外照射治疗仅在很小一部分患者中使用。放射治疗原则上应配合手术使用,对于术后高危、持续/复发及转移性DTC患者,术后放射治疗有利于局部区域控制,具体实施应根据手术切除情况、病理类型、病变范围、年龄等因素而定。对整体治疗起到辅助和补充作用,如图15-4所示。

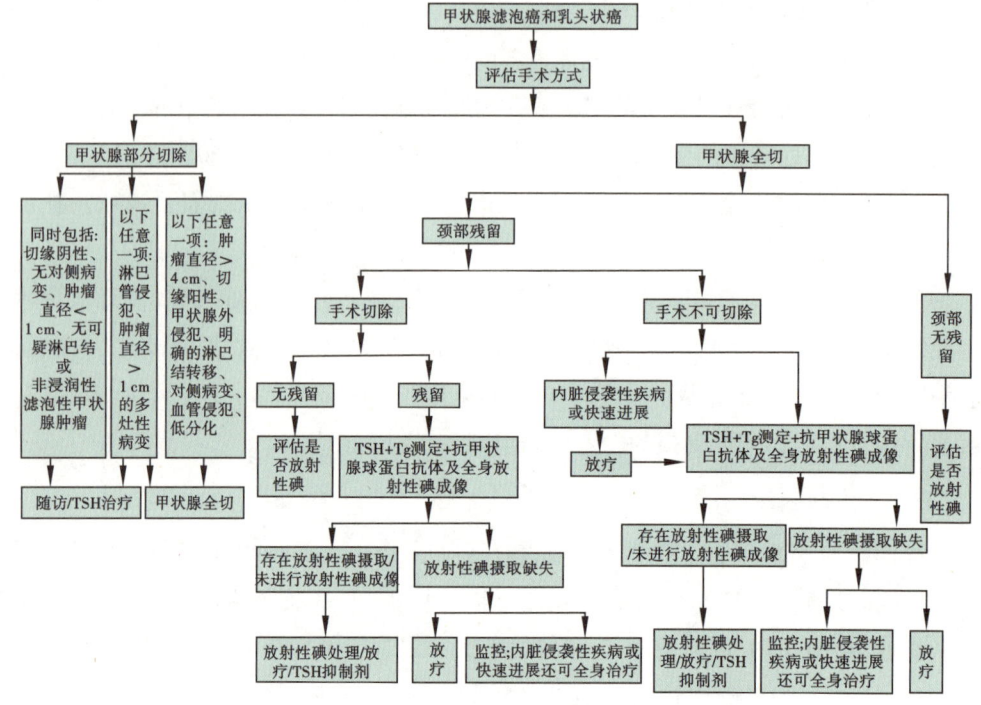

图15-4 中国头颈部肿瘤放射治疗指南(2021年版)

对恶性程度较低的癌如分化好的甲状腺乳头状癌或甲状腺滤泡癌仅在无法再次手术切除时才考虑介入。

当肿瘤累及较重要的部位如气管壁、气管食管沟、喉、动脉壁或静脉内有瘤栓等而手术又无法切除干净,且^{131}I治疗又因残存较大无明显效果时才可考虑术后放射治疗。

对年轻患者,病理类型一般分化较好,即使出现复发转移也可带瘤长期存活,且^{131}I治疗和再次手术都为有效的治疗手段,应慎用外照射。对分化差的癌或甲状腺未分化癌,如手术后有残留或广泛淋巴结转移,应及时给予大范围的术后放射治疗,以尽可能地降低局部复发率,改善预后。

中国医学科学院肿瘤医院放疗科外照射的指征包括:①肿瘤肉眼残存明显而且不能手术切除,单纯依靠放射性核素治疗不能控制者;②术后残存或复发病灶不吸碘者。

甲状腺癌出现远处转移病灶如肺、肝、骨、脑且伴有临床症状,可以考虑手术/放射性碘联合外照射/立体定向体部放射治疗姑息性放疗,以减轻症状,减缓肿瘤进展。

外照射的并发症包括:①急性并发症,1~2级的反应较常见,在80%以上,包括咽炎、黏膜炎、口干、味觉改变、吞咽困难、吞咽疼痛、放射性皮炎等。3级以上的反应少见,咽炎的发生率最高(<10%),其余反应<5%。②晚期并发症包括皮肤肌肉纤维化、食管气管狭窄、咽部狭窄导致吞咽困难、颈内动脉硬化、第二原发癌等。

(五)全身治疗

内科治疗对部分对放射性碘治疗不敏感并出现远处转移患者和甲状腺未分化癌有效。化疗对分化型甲状腺癌疗效差,靶向治疗更为重要;而对甲状腺未分化癌,主要的内科治疗是化疗。

1. 分子靶向治疗

分化型甲状腺癌存在血管内皮生长因子及其受体的高表达和诸如 RET 异位、BRAFV600E 突变、RAS 点突变等变异。作用于这些靶点的多激酶抑制剂可延长中位无进展生存期,并使部分患者的肿瘤缩小。

对于进展较迅速,有症状的晚期放射性碘难治性分化型甲状腺癌(乳头状癌、滤泡癌和 Hürthle 细胞癌)患者,可考虑使用多激酶抑制剂索拉非尼。索拉非尼在我国获批的适应证为局部复发或转移的进展性的放射性碘难治性分化型甲状腺癌。

2. 化学治疗

对于ⅣA 期和ⅣB 期甲状腺未分化癌,可考虑在放疗基础上加用化疗。化疗可以与放疗同步使用,也可在放疗后辅助性给予。使用的药物包括紫杉类、蒽环类和铂类。同步化放疗时,化疗方案推荐采用每周方案。对于ⅣC 期甲状腺未分化癌,可考虑给予全身化疗,推荐使用的方案包括紫杉醇联合铂类、多西紫杉醇联合多柔比星、紫杉醇单药、多柔比星单药。

3. 中医中药治疗

甲状腺癌在中医学中属瘿瘤范畴,现代研究结合古代医家对本病的认识,都认为情志因素是本病发病的主要原因,此外还与虚、痰、瘀、热、毒、饮食关系密切,临床常见虚实兼杂,多因素相杂共同致病。目前,中医在治疗甲状腺癌方面一是配合手术、化疗、放疗,减轻化疗、放疗以及术后的负荷,在减轻不良反应、提高体力、改善食欲、抑制肿瘤发展、控制病情等方面起到辅助治疗及终末期支持治疗作用;二是作为不接受手术和放化疗患者的主要治疗手段。

(六)消融治疗

消融治疗是在超声引导下经皮穿刺利用物理或化学的方法对肿瘤细胞进行原位灭活,最后坏死细胞被吸收。主要包括热消融、冷冻消融、化学消融和放射性消融,热消融包括射频消融、微波消融、激光和聚焦超声消融。常用的化学消融为无水乙醇消融。消融的治疗优点包括操作简便、定位准确、损伤小、恢复快等,针对较小病灶或位置良好的残留病灶有有效的局部控制作用,同时可以重复多次操作,可以作为 DTC 的一种补充治疗选择。目前,大多数医生都认为最优的消融适应证是甲状腺乳头状癌,直径<10 mm,距

离热敏感结构（如气管、食管和喉返神经）>5 mm。治疗后最常见的并发症仍然是不慎损伤附近的喉返神经，导致声音嘶哑。为了尽量减少对周围结构的损伤，建议在目标病灶之外留出安全距离。由于剂量无法精确计算，可能出现治疗后复发或多次重复治疗。

二、甲状腺髓样癌

对于 MTC，CSCO 指南、诊疗指南等因其与 DTC 生物学特性的不同，治疗敏感度及预后都存在差异，但首选根治性手段仍是手术。

关于手术，建议行全甲状腺切除。如为腺叶切除后确诊的 MTC，建议补充甲状腺全切除。MTC 较易出现颈部淋巴结转移，大部分患者就诊时已伴有淋巴结转移，切除原发灶同时还需行颈部淋巴结清扫术（中央区或颈侧区），清扫范围除临床评估外，还需参考血清降钙素水平。MTC 的手术治疗宜比 DTC 手术略激进一些，追求彻底切除。部分 MTC 属于遗传性髓样癌，可通过检测 RET 基因的胚系突变（通过体细胞或血液白细胞的基因检测）来诊断，这部分患者宜行全甲状腺切除及颈淋巴结清扫，若为 MEN Ⅱ 患者，应注意评估全身情况，如合并嗜铬细胞瘤等，需要先处理后再考虑甲状腺手术。

对于无法手术且病情进展的甲状腺髓样癌，化疗的效果不佳。自 2011 年以来，FDA 已经批准了两种多靶点酪氨酸激酶抑制剂凡德他尼和卡博替尼用于治疗局部晚期或转移性甲状腺髓样癌。2020 年，FDA 批准塞普替尼和普拉替尼用于治疗晚期或转移性 RET 突变甲状腺髓样癌患者。

第九节 甲状腺癌有症状高危人群的健康管理

一、甲状腺癌的随访

甲状腺癌的治疗、随访过程中应以外科为主导。根据患者不同病情与核医学科、内分泌科、放疗科、肿瘤内科等共同协商制定个体化的综合治疗方案。

大体上来说，对于低危分化型甲状腺癌患者，外科手术+术后的外源性甲状腺素的替代治疗或 TSH 抑制治疗即可；对于远处转移高危分化型甲状腺癌患者，外科手术+术后 ^{131}I 治疗+术后 TSH 抑制治疗是主要的综合治疗模式；对于不可手术切除的局部病灶，可以考虑局部射频消融或外照射；对于甲状腺髓样癌的治疗应以外科治疗为主，不需要 TSH 抑制治疗，但需要甲状腺素补充治疗；对于甲状腺未分化癌，如果无远处转移和气道梗阻，可首选外照射+手术。外科的作用主要是解除气道梗阻（气管切开），在条件许可的情况下尽量切除肿瘤。

甲状腺癌患者的随访是长期的，其目的包括：①对临床治愈者进行监控，以便早期发现复发肿瘤和转移；②对分化型甲状腺癌复发或带瘤生存者，动态观察病情的进展和治疗效果，调整治疗方案；③监控 TSH 抑制治疗的效果；④对分化型甲状腺癌患者的某些伴发疾病（如心脏疾病、其他恶性肿瘤等）病情进行动态观察。

具体来说，甲状腺腺叶切除术后，患者每年都要接受甲状腺超声检查，随访 5 年。由于 29% 的患者会在甲状腺腺叶切除术后出现甲状腺功能减退，因此每年也要监测甲状腺激素。对于甲状腺全切术后的患者，每年甲状腺超声检查、甲状腺球蛋白水平、甲状腺球蛋白抗体水平和 TSH 水平可用于检测低危甲状腺癌患者的持续性或复发性疾病。颈部超声检查评估甲状腺床和颈部中央区、侧颈部的淋巴结状态；分化型甲状腺癌患者在手术和 ^{131}I 清甲治疗后，可根据复发危险度，在随访中选择性应用 Dx-WBS 检查（^{131}I 诊断性全身显像）；CT 和 MRI 检查不是分化型甲状腺癌随访中的常规检查项目；18F-FDG PET 显像不推荐常规使用。而血清 CT 和 CEA 为甲状腺髓样癌术后随访复查时的必查项目。对于 CEA 和降钙素水平持续升高且超过 150 pg/mL 的患者，应进行胸部 CT 和肝脏 MRI 检查。

二、不良反应的处理

1. ^{131}I 治疗相关的不良反应

部分患者治疗后可能出现胃肠道反应、放射性甲状腺炎、涎腺炎、一过性骨髓抑制等不良反应，治疗前和治疗后根据患者情况给予糖皮质激素等药物改善症状。^{131}I 治疗后可含服酸性食物，促进唾液分泌。^{131}I 治疗时生殖腺受到间接照射，25% 女性可能出现月经不规则，建议 ^{131}I 治疗后 6~12 个月避孕。而 ^{131}I 治疗是否增加第二种原发性肿瘤患病风险仍存在争议，还需进一步研究探索。

2. 内分泌治疗相关的不良反应

长期超生理剂量的 TSH 抑制治疗，会造成亚临床甲状腺毒症，有诱发心律失常、骨质疏松、病理性骨折等不良反应风险，当 TSH 长期维持在低水平时可能加重心脏负荷和心肌缺血，引发或加重心律失常。多项研究表明，TSH 抑制治疗主要影响绝经后女性的骨密度，可明显增加老年患者骨质疏松发生率。因此，后期监测尤其需关注老年人的心血管风险及对必要人群进行骨质疏松初级预防，建议确保钙摄入 1 000 mg/d，补充维生素 D 400~800 U/d。也有数据提示，过量的甲状腺素摄入可能增加神经兴奋性，可能造成多种情绪障碍，或与抑郁相关。因此，对于中高危因素的 DTC 患者，在控制 TSH 的同时，应兼顾毒副作用风险，将 TSH 控制至接近达标的最大可耐受程度。

3. 放射治疗相关不良反应

DTC 术后外照射一直存在争议，目前仅术后具有高危复发风险的患者会慎重考虑是否接受外照射。目前数据证实外照射可改善局部无复发生存，但对总生存无显著影响。不良反应主要包括急性期反应和晚反应损伤，常见的有急性放射性黏膜炎、放射性皮炎、后期颈部纤维化、放射性肺炎等。在较高剂量的外照射治疗时，建议通过使用三维或调强技术合理设计靶区，降低治疗不良反应发生率。

第十节 甲状腺癌早诊早治发展方向的探索及实践

一、甲状腺癌发生发展的基因改变

不同亚型的甲状腺癌具有不同程度的侵袭性，且治疗方案和预后均存在差异。精准的分类为后续治疗方案的制定及预后评估等提供重要参考依据。随着病理诊断的细化及发展，基因检测也成为病理诊断的重要组成部分，具有不可或缺的意义。术前通过对 FNA 样本进行分子标记物检测，可提高甲状腺癌确诊率及为手术方案的制定提供参考依据。在术后，综合性的基因检测有助于临床医师评估患者的复发风险，指导科学化、个体化治疗方案的制定。对于晚期患者而言，基因检测有助于精准识别靶向药物受益人群。

精准治疗的前提是精准诊断，*BRAF*、*RAS*，以及 *RET* 等基因是 MAPK 及 PI3K-AKT 信号通路中的关键基因，这些基因的突变或重排在甲状腺癌的发生及发展中发挥着重要作用，另外 *TERT* 启动子突变，以及 *TP53* 基因突变等在甲状腺癌进展过程中也承担着重要"角色"。随着研究的深入、基因检测技术的进步，以及相关指南和共识的更新，在甲状腺癌诊疗的全程管理中，基因检测愈发受到重视。目前，临床中常用的检测方法主要有一代测序、荧光定量 PCR(RT-PCR)法和二代测序(NGS)。

甲状腺癌的起始、演进、侵袭及转移机制，与基因变异、信号转导途径及其相关分子的功能失调紧密相连。这些深层次的分子变化，不仅是甲状腺癌诊断与预后评估的关键指标，同时也为生物治疗提供了潜在的干预靶点。随着分子生物学的不断突破，晚期转移性甲状腺癌的靶向疗法与免疫治疗迎来了新的曙光。

二、甲状腺癌发生发展的相关信号通路

TSH 主要通过 TSHR 在正常甲状腺组织发挥促进甲状腺激素合成、甲状腺组织生长、甲状腺细胞形态改变、调节钠碘同向转运体(sodium iodide symporter, NIS)转录后激活，以及甲状腺外效应等作用。有研究报道 TSHR 的表达是 PTC 患者预后的独立影响因素，其主要作用机制包括：① TSH 与 TSHR 结合后促进肿瘤组织分泌血管内皮生长因子 A (vascular endothelial growth factor A, VEGF-A)、白细胞介素-8(interleukin-8, IL-8)等细胞因子促进肿瘤血管生成，从而促进肿瘤生长；② TSH 通过抗氧化传导通路促进甲状腺癌侵袭能力；③ TSH 与 TSHR 结合后引起受体功能区基因突变，导致信号转导异常，从而促进正常甲状腺组织癌变。目前的研究集中于探索 TSH 抑制治疗的适用范围及靶向

TSHR 治疗的可行性，为 DTC 患者制定更精准、更有效的治疗方案。术前 TSH 水平与 DTC 发病风险之间的明确关系，以及 TSH 与 DTC 发生发展的分子机制尚未完全明确。

甲状腺癌是内分泌系统最常见的肿瘤之一，因其发病率逐年上升而受到广泛关注。甲状腺癌的早期筛查和早期诊断对于降低整个群体的相关死亡率至关重要。尽管甲状腺癌大部分预后良好，但精细化诊治仍有许多问题亟须解决。明确甲状腺癌筛查高危人群的定义、对微小结节的鉴别诊断、不同病理类型的甲状腺癌治疗方式合理运用，将有利于进一步提高早筛早诊的临床获益。本研究对甲状腺癌早诊早治的解决路径和思路进行梳理，以期为临床实践及科研方向提供参考。

三、甲状腺癌早诊早治的临床实践

1. 协和医院的实践

甲状腺癌患者的发病率逐年攀升，如何发现、鉴别、评估甲状腺结节并建立完善、准确的监测系统是近年来亟待解决的问题，就此北京协和医院以庞大的患者就诊资源及全面的多学科诊治水平，进行了多维数据分析，深入全面地探索了甲状腺癌的发生发展规律。其中李小毅教授发布了针对不同危险因素等级的甲状腺结节监测研究报告，从肿瘤的细胞学、基因学改变，到不同年龄、不同心理学特点，从医学到社会心理学，多维度针对不同人群对于不同危险等级的甲状腺结节都进行的多方位、多层次的分析，为甲状腺肿瘤的早诊早治和避免过度诊疗提供了相当丰富的诊疗经验，同时以高超精准的手术技术不断探索精进手术技巧，联合全国多家单位共同制定编写我国的甲状腺肿瘤诊疗指南。核医学科主任医师林岩松教授更是深入甲状腺癌的精准治疗，尤其对于预后不良或晚期甲状腺癌的基因组学深入，主持多项国内外多中心临床试验，在国际上多次代表中国发声，为国际甲状腺癌研究做出了重要贡献。

2. 复旦大学附属肿瘤医院的实践

复旦大学附属肿瘤医院头颈外科 2021 年科室头颈部恶性肿瘤手术量>8 800 例，其中甲状腺恶性肿瘤 7 600 余例。面对如此庞大的数据量，该科室在国内较早开始探索甲状腺癌单病种数据库的建设。该科室通过与医院信息科、预防部及第三方公司合作，建立了本院甲状腺癌单病种数据库；其目的是提供高质量的临床数据，以支撑高质量的临床研究，让每一位临床患者都能成为临床研究的对象。截至 2023 年 2 月，该科室甲状腺癌单病种数据库投入使用临床数据共计 69 032 例，包括 465 个字段变量，在此数据库基础上科室开展多项临床研究。

免疫微环境也是目前研究的热点。肿瘤免疫微环境中有着大量影响肿瘤进展的关键调控成分，在免疫检查点抑制剂的抗癌免疫治疗中，免疫检查点抑制剂可以促进淋巴细胞活化，破坏癌细胞，并减少来自肿瘤细胞的免疫抑制信号。通过这种方式，它们还能激活免疫记忆，导致持续的抗肿瘤反应。但是，靶点免疫抑制剂治疗也会增加患者甲状腺功能障碍的风险,如免疫检查点阻断剂抗 CTLA-4、抗 PD-1、抗 PD-L1 与甲状腺自身免疫高风险相关。这种风险在抗 PD-1 中最高,当联合使用检查点抑制剂时进一步增加,所以免疫治疗开始后定期评估很重要。因此,对肿瘤免疫微环境研究有助于临床研究人员进一步发现新的分子靶点、新的免疫治疗方法以及新的生物标志物,以便临床医生更好的诊断、治疗及预防。

(高未华 蒋 强)

参考文献

[1] SUNG H, FERLAY J, SIEGEL R L, et al. Global Cancer Statistics 2020: GLOBOCAN Estimates of Incidence and Mortality Worldwide for 36 Cancers in 185 Countries[J]. CA Cancer J Clin, 2021, 71(3):209-249.

[2] HE J, ZHENG R S, CHEN R, et al. Cancer incidence and mortality in china, 2022[J]. Zhonghua Zhong Liu Za Zhi, 2024, 46(3):221-231.

[3] BRAY F, FERLAY J, SOERJOMATARAM I, et al. Global cancer statistics 2018: GLOBOCAN estimates of incidence and mortality worldwide for 36 cancers in 185 countries[J]. CA Cancer J Clin, 2018, 68(6):394-424.

[4] SIPOS J A, MAZZAFERRI E L. Thyroid Cancer Epidemiology and Prognostic Variables[J]. Clinical Oncology, 2010, 22(6):395-404.

[5] KWEON S S, SHIN M H, CHUNG I J, et al. Thyroid cancer is the most common cancer in women, based on the data from population-based cancer registries, South Korea[J]. Jpn J Clin Oncol, 2013, 43(10):1039-1046.

[6] GANLY I, NIXON I J, WANG L Y, et al. Survival from Differentiated Thyroid Cancer: What Has Age Got to Do with It? [J]. Thyroid, 2015, 25(10):1106-1114.

[7] ABE I, LAM A K. Anaplastic thyroid carcinoma: Updates on WHO classification, clinico-pathological features and staging[J]. Histol Histopathol, 2021, 36(3):239-248.

[8] RASHID F A, MUNKHDELGER J, FUKUOKA J, et al. Prevalence of *BRAF* (*V600E*) mutation in Asian series of papillary thyroid carcinoma - a contemporary systematic review[J]. Gland Surg, 2020, 9(5):1878-1900.

[9] XING M, ALZAHRANI A S, CARSON K A, et al. Association between BRAF V600E mutation and recurrence of papillary thyroid cancer[J]. J Clin Oncol, 2015, 33(1):42-50.

[10] YAMASHITA S, TAKAMURA N, OHTSURU A, et al. Radiation Exposure and Thyroid Cancer Risk After the Fukushima Nuclear Power Plant Accident in Comparison with the

Chernobyl Accident[J]. Radiat Prot Dosimetry,2016,171(1):41-46.

[11] NETA G,RAJARAMAN P,BERRINGTON DE GONZALEZ A,et al. A prospective study of medical diagnostic radiography and risk of thyroid cancer[J]. Am J Epidemiol,2013,177(8):800-809.

[12] 中华医学会地方病学分会,中国营养学会,中华医学会内分泌学会. 中国居民补碘指南[M]. 北京:人民卫生出版社,2018.

[13] LIU T,LI Y,TENG D,et al. The Characteristics of Iodine Nutrition Status in China After 20 Years of Universal Salt Iodization:An Epidemiology Study Covering 31 Provinces[J]. Thyroid,2021,31(12):1858-1867.

[14] DENG Y,LI H,WANG M,et al. Global Burden of Thyroid Cancer From 1990 to 2017[J]. JAMA Netw Open,2020,3(6):e208759.

[15] FRANCHINI F,PALATUCCI G,COLAO A,et al. Obesity and Thyroid Cancer Risk:An Update[J]. Int J Environ Res Public Health,2022,19(3):1116.

[16] KLOOS R T,ENG C,EVANS D B,et al. Medullary thyroid cancer:management guidelines of the American Thyroid Association[J]. Thyroid,2009,19(6):565-612.

[17] CHEN D W,LANG B H H,MCLEOD D S A,et al. Thyroid cancer[J]. Lancet,2023,401(10387):1531-1544.

[18] BOUCAI L,ZAFEREO M,CABANILLAS M E. Thyroid Cancer:A Review[J]. Jama,2024,331(5):425-435.

[19] HAUGEN B R,ALEXANDER E K,BIBLE K C,et al. 2015 American Thyroid Association Management Guidelines for Adult Patients with Thyroid Nodules and Differentiated Thyroid Cancer:The American Thyroid Association Guidelines Task Force on Thyroid Nodules and Differentiated Thyroid Cancer[J]. Thyroid,2016,26(1):1-133.

[20] 中华人民共和国国家卫生健康委员会医政医管局. 甲状腺癌诊疗指南[J]. 中国实用外科杂志,2022,42(12):1343-1357,1363.

[21] SONG E,JIN M,JANG A,et al. Mutation in Genes Encoding Key Functional Groups Additively Increase Mortality in Patients with BRAF(V600E)-Mutant Advanced Papillary Thyroid Carcinoma[J]. Cancers(Basel),2021,13(22):5846.

[22] LIU T R,SU X,QIU W S,et al. Thyroid-stimulating hormone receptor affects metastasis and prognosis in papillary thyroid carcinoma[J]. Eur Rev Med Pharmacol Sci,2016,20(17):3582-3591.

[23] HUANG N S,WEI W J,XIANG J,et al. The Efficacy and Safety of Anlotinib in Neoadjuvant Treatment of Locally Advanced Thyroid Cancer:A Single-Arm Phase II Clinical Trial[J]. Thyroid,2021,31(12):1808-1813.

第十六章

软组织肉瘤早诊早治及高危人群健康管理

第一节 软组织肉瘤发病的流行病学特征和生物学特征

一、软组织肉瘤的流行病学特征

软组织肉瘤(soft tissue sarcoma, STS)是指来源于非上皮性骨外组织的一组恶性肿瘤,但不包括网状内皮系统、神经胶质细胞和各个实质器官的支持组织。软组织肉瘤主要来源于中胚层,部分来源于神经外胚层,主要包括肌肉、脂肪、纤维组织、血管及外周神经。软组织肉瘤是一组高度异质性肿瘤,其特点为具有局部侵袭性、呈浸润性或破坏性生长,可局部复发和远处转移。

软组织肉瘤占人类所有恶性肿瘤的0.72%~1.05%,不同国家和地区所报道的发病率不尽相同,美国年发病率约3.5/10万,欧洲年发病率为(4~5)/10万,我国年发病率约为2.91/10万。根据SEER数据库统计,STS不同人种可能存在发病率的差异。尽管美国男女发病患者数比例约为1.4:1,但我国男女发病患者数比例接近1:1。随着年龄的增长,发病率明显增高,80岁时发病率约为30岁时的8倍。中国目前缺乏软组织肉瘤的确切统计数据,但按人口推算应该年增4~5万新病例。近年来,国内软组织肉瘤的发病率似有上升趋势,一方面是真正的发病率增加,定期体检加上快速发展的影像学等辅助手段发现了越来越多的病例,另外,病理技术及病理医师在软组织肿瘤诊断水平上不断提高也是因素之一。

软组织肉瘤可发生在身体的任意部位,最常见的部位是肢体,约占53%,其次是腹膜后(19%)、躯干(12%)和头颈部(11%)。软组织肉瘤依据组织学来源共分12大类,再根据不同形态和生物学行为,有50种以上亚型,随着分子生物学的不断进步,目前2020版WHO软组织肉瘤病理学分类达到70多种亚型。最常见亚型包括未分化多形性肉瘤(undifferentiated pleomorphic sarcoma, UPS)、脂肪肉瘤(liposarcoma, LPS)、平滑肌肉瘤(leiomyosarcoma, LMS)和滑膜肉瘤(synovial sarcoma, SS)。儿童和青少年最常见的软组织肉瘤为横纹肌肉瘤(rhabdomyosarcoma,RMS)。

二、软组织肉瘤的生物学特征

从宏观的角度来讲,软组织肉瘤有几个比较典型的生物学特点:①软组织肉瘤的生长通常呈离心状球形增大,其周围异常组织受压平行排列,不久出现萎缩,使肉瘤呈现有边界的肿块。高度恶性肉瘤,周围组织会出现水肿,并有新生血管增生,呈间叶组织肉芽肿样改变,形成"假包膜",与正常组织明显分开。②筋膜为强有力的天然屏障,多数肉瘤局限于原发组织内,只有到晚期或者恶性程度高的才能穿透筋膜至邻近的肌肉间室中。在高度恶性肉瘤中,小肉瘤还可突破间室屏障,出现跳跃式转移。③远处转移和预后:软组织肉瘤多发生血行转移;淋巴转移少,但常见于胚胎性横纹肌肉瘤、恶性纤维组织细胞瘤、滑膜内瘤等;肺转移预后差,而骨、脑转移较少见。低度恶性肉瘤常在局部复发,远处转移少;高度恶性肉瘤具有局部复发及远处转移的特征。

近年来,随着肿瘤遗传学分析的开展,对软组织肉瘤的分子生物学机制也有了更加深入的了解。肉瘤通常具有简单的核型,包含遗传易位或激活突变,或高度复杂的核型,包括大量基因组重排和大量染色体增加和丢失,通常会涉及细胞周期基因,例如 *TP53*、*MDM2*、*RB1* 和 *CDK4*。癌症基因组图谱网络对软组织肉瘤进行过全面的研究,分析了 7 个常见亚型的 206 个样本,罕见的只有 5 例。因此,对更大队列的分析可以确定肉瘤不同亚型中潜在可操作突变的频率,并广泛比较不同亚型的遗传突变频率,将有助于提高诊断精度、识别预后生物标志物和改善治疗决策。2022 年 6 月,《Nat Commun》(《自然·通讯》)报告了对代表 44 种肉瘤亚型的 7 494 名成人和儿童肉瘤患者的 NGS 检测数据,结果发现:其一,多达 10.5% 的肉瘤患者病理结果可能不正确或有改进空间;其二,31.7% 的肉瘤患者携带有潜在的可操作突变,其中激酶基因重排的患者占 2.6%,肿瘤突变负荷(TMB)≥10 mut/Mb 的患者占 3.9%,微卫星高度不稳定(MSI-H)的患者占 0.3%,错配修复缺陷(dMMR)的患者占 2.1% 等。该研究数据表明,基于 NGS 的基因组分析对肉瘤患者的临床管理有益,在精确诊断、预后评估、治疗决策及结果预测等方面发挥重要作用,支持在肉瘤患者中更广泛地运用 NGS 检测。

不同亚型软组织肉瘤也有其特定的分子生物学特点,分子生物学不同,同时也意味着不同的预后。

1. 脂肪肉瘤

高分化脂肪肉瘤与去分化脂肪肉瘤临床最为多见,该两种病理类型通常存在染色体 12q13-15 区域变异,该区域包括 *MDM2*、*CDK4* 和 *HMGA2* 等基因。95% 的黏液样脂肪肉瘤中存在 *FUS-DDIT3* 基因的异位,少部分存在 *EWSR1-DDIT3* 基因的异位。而在多形性脂肪肉瘤中往往缺乏抑癌基因 *p53* 及 *RB*。去分化脂肪肉瘤的 5 年生存率约为 44%,高分化脂肪肉瘤可达到 93%,而 50% 的多形性脂肪肉瘤患者会发生转移,预后极差。

2. 平滑肌肉瘤

目前认为,平滑肌肉瘤是一种基因组不稳定的肿瘤,存在复杂基因组重排,如染色体碎裂以及全基因组加倍。约90%的病例会检测到关键的抑癌基因如 *TP53*、*RB1* 的突变或失调。原发于四肢部位的平滑肌肉瘤中,约31%会发生转移,转移患者的预后很差,中位总生存期为12～24个月。

3. 滑膜肉瘤

超过90%的滑膜肉瘤患者存在染色体异位,18号染色体上的 *SYT* 基因与 X 染色体上的 *SSX1*、*SSX2* 或 *SSX4* 融合,形成 *SYT-SSX* 融合基因。超过90%的滑膜肉瘤发生于四肢,约有一半病例会出现远处转移,且多转移至肺部,5年生存率仅为14.4%。

4. 多形性软组织肉瘤

多形性未分化肉瘤的基因组学研究尚未取得重大突破。但研究发现,Hedgehog 信号通路、Notch 信号通路以及 Wnt 信号通路可能在多形性未分化肉瘤(UPS)中发挥作用。

5. 横纹肌肉瘤

大多数胚胎型横纹肌肉瘤显示 $11p15$ 位点杂合性缺失,该位点是 *IGF-II* 基因所在之处。80%的肺泡型横纹肌肉瘤与几种平衡染色体易位相关,最常见的是 $t(2;13)(q35;q14)$、$t(1;13)(p36;q14)$、$t(X;2)(q13;q35)$。这些染色体融合导致异常转录因子的表达,从而诱发癌症发展。其中胚胎型横纹肌肉瘤占所有横纹肌肉瘤病例的57%,儿童多见;腺泡型横纹肌肉瘤约占23%,多发生在躯干和四肢,在5岁以上的儿童中常见。该两种病理类型对化疗敏感。而多形型横纹肌肉瘤较为罕见,多发生于成年人,在儿童中极为罕见,其进展迅速,预后较差。

6. 上皮样肉瘤

绝大多数经典型和近端型上皮样肉瘤均显示 *INI*1 表达缺失,*INI*1 是由位于 $22q11.2$ 的 *SMARCB1* 基因编码的,是 SWI/SNF 染色质重塑复合物的组成部分。*INI*1 是抑癌基因,*SMARCB1/INI*1 失活会导致目的基因下调,WZH2 酶过度活跃,使细胞生长失控,出现恶性增殖。上皮样肉瘤恶性程度高,77%的患者出现复发,45%的患者发生转移。

7. 腺泡状软组织肉瘤

具有不平衡易位的特征,这种不平衡易位是由 $Xp11$ 的转录因子3(*TFE3*)基因与 $17q25$ 的 *ASPACR1* 基因的基因融合导致的,产生了 ASPACR1-TFE3 融合蛋白,引起 MET 自身磷酸化和下游信号转导的激活。该肉瘤恶性程度高,通常在早期出现转移,发生转移患者的5年生存率为20%～46%。

软组织肉瘤的分子生物学进展,主要集中在癌基因及抑癌基因等相关的研究。这些研究成果除了帮助诊断之外,最重要的是能指导治疗及预后。值得注意的是,软组织肉瘤领域还涉及非突变表观遗传重编程,即表观遗传调控。所谓表观遗传调控,即通过化学修饰(而非改变 DNA 序列)来调控基因表达。从软组织肉瘤的基础研究中可以观察到,肉瘤存在 *HDAC*、*EZH2*、*LSD1* 等多种表观遗传因子异常。表观遗传主要通过以下 5 种调控方式影响肿瘤的发生发展。①DNA 甲基化:影响"转录开放区域"及转录过程,在软骨肉瘤中的 *IDH*1 或 *IDH*2 突变为代表。②组蛋白修饰:影响"转录开放区域"及转录过程(包括乙酰化、甲基化等)。③非组蛋白的修饰:影响蛋白稳定性及信号传递等(包括乙酰化等)。④非编码 RNA:影响转录后修饰。⑤染色质重构复合体:影响"转录开放区域"。

第二节 软组织肉瘤发病的危险因素

软组织肉瘤的病因不明,除了有限的几种肿瘤可能与遗传因素、环境因素、放射辐射、病毒感染、免疫抑制和免疫缺陷等相关外,大多数软组织肿瘤并无明确诱因。另有一些软组织肉瘤与某些综合征相关。

一、外伤

外伤与软组织肿瘤之间并无明显的因果关系,但外伤常促使患者注意到已存在的肿瘤而就医。仅有少数报道证实在手术、烫伤或化学灼伤形成的瘢痕组织附近组织中发生软组织肿瘤。

二、化学致瘤物质

石棉可引起胸膜恶性胸膜间皮瘤;氯乙烯、无机砷、胶质二氧化钍和雄性代谢激素可诱发肝血管肉瘤;苯氧乙酸、氯苯酚和二噁英等除锈剂可诱发软组织肉瘤;战争产生的榴弹散片,医疗用金属植入体或塑料植入体也可诱发软组织肉瘤,特别是血管肉瘤和多形性未分化肉瘤。

三、电离辐射

癌和恶性淋巴瘤等患者在接受放射治疗 5～10 年后,可在放射野内发生软组织肉瘤,也称放疗后肉瘤,组织学上多为高度恶性的肉瘤,以多形性未分化肉瘤、纤维肉瘤和骨肉瘤最为常见,少数情况下可为平滑肌肉瘤、恶性周围神经鞘膜瘤和血管肉瘤等。例如,少数乳腺癌患者在接受放射治疗后若干年,其上肢和胸壁可发生血管肉瘤;发生于膀胱的上皮样血管肉瘤曾有前列腺癌或宫颈癌放疗病史;鼻咽癌或鼻腔 NK/T 细胞淋巴瘤在放疗后若干年可发生平滑肌肉瘤或多形性未分化肉瘤等。引起继发性肉瘤的放射剂量多在 5 000 cGy 以上。

四、致瘤病毒

人类疱疹病毒 8 在卡波西肉瘤,EB 病毒在部分平滑肌肉瘤的发生中起了重要的作用,这两种肉瘤多发生于有免疫缺陷(如艾滋病)或免疫抑制(如心肾移植)的患者中。

五、免疫因素

肾移植患者长期应用免疫抑制剂如环孢霉素等可诱发软组织肉瘤。局部免疫监视功能受限或丧失也可导致肿瘤的发生,如卡波西肉瘤。又如乳腺癌根治术后可患慢性淋巴水肿,在水肿的肢体上可发生淋巴管肉瘤(Stewart-Treves 综合征)。

六、遗传因素

一些软组织肿瘤具有家族性或遗传性,如神经纤维瘤病Ⅰ型,也称 von Reckling-hausens disease,是一种常染色体显性遗传性疾病,由 $NF1$ 基因的功能丢失和突变缺失所致,发生率为 1/3 000,约半数患者具有家族史。恶性周围神经鞘膜瘤的发生与 $NF1$ 基因的失活以及 $CDKN2A$ 或 $P53$ 基因的突变相关。Ⅱ型神经纤维瘤病相对Ⅰ型来说比较少见,发生率为 1/40 000,也属于一种常染色体显性遗传病,50% 的病例显示 $NF2$ 基因突变。

七、综合征

一些软组织肿瘤还与某些综合征相关,如 FAP/Gardner 综合征、Bannayan-Zonana 综合征、Cowden 综合征、Proteus 综合征和 Li-Faumeni 综合征等(表 16-1)。如盆腔和肠系膜纤维瘤病常发生于 Gardner 综合征患者。除纤维瘤病外,还包括肠道腺瘤样息肉病、骨瘤、脂肪瘤和表皮囊肿。Li-Faumeni 综合征是一种少见的常染色体显性遗传性疾病,由 $TP53$ 基因突变引起,近半数患者在 30 岁时可发生恶性肿瘤,其中约 30% 为软组织肉瘤和骨肉瘤;视网膜母细胞瘤基因($RB1$)的突变也可导致软组织肉瘤的发生。

表 16-1 软组织肿瘤与综合征

综合征	遗传方式	染色体位点	涉及基因	肿瘤类型
Bannayan-Riley-Ruvalcaba	常染色体显性	10q23	PTEN	脂肪瘤,血管瘤
Beckwith-Wiedemann	散发/常染色体显性	11p15	CDKA1C IGF2	胚胎性横纹肌肉瘤 黏液瘤,纤维瘤,错构瘤
Blue rubber bleb nevus	常染色体显性	?	?	海绵状血管瘤

续表 16-1

综合征	遗传方式	染色体位点	涉及基因	肿瘤类型
Carney complex type 1 type 2	常染色体显性	17q23-24 2q16	PRKAR1A -	心脏和其他部位黏液瘤,皮肤和黏膜色素病变 色素性神经鞘瘤
Carney-Stratakis	-	-	SDHB/SDHC/SDHD	GIST,副节瘤
Costello	散发	12p12.1	HRAS	横纹肌肉瘤
Cowden	常染色体显性	10q23	PTEN	硬化性纤维瘤
Familial GIST	常染色体显性	4q12	KIT, PDGFRA	多发性 GIST
Familial paraganglioma type 1 type 2 type 3 type 4	常染色体显性	11q23 11q13 1q21 1p36	SDHD ? SDHC SDHB	
Familial rhabdoid predisposition	常染色体显性	22q11.33	SMARCB1/INI1	恶性横纹肌肉瘤
Familial schwanomatosis	常染色体显性	22q12.2 22q11.33	NF2 SMARCB1	多发性神经鞘瘤
FAP/Garder	常染色体显性	5q21	APC	胃肠道息肉病,Garder 纤维瘤,侵袭性纤维瘤病
Glomus tumors	常染色体显性	1p22.1	Glomulin GLMN	血管球瘤
Gorlin-Goltz nevoid basal cell carcinoma	常染色体显性	Xp11.23	PTCH	胎儿型横纹肌瘤,横纹肌肉瘤
Leiomyomatosis/renal cancer	常染色体显性	-	FH	子宫平滑肌肉瘤
Leiomyomatosis-Alport	-	Xp22.3	COL4A6	多发性,弥漫性平滑肌瘤
Li-Faumeni	常染色体显性	17p13.1	TP53	横纹肌肉瘤,多形性未分化肉瘤
脂肪瘤,家族多发性	常染色体显性	12q14	HMGA2	脂肪瘤
脂肪瘤病,对称性	散发	-	-	脂肪瘤,头颈部脂肪瘤病

续表 16-1

综合征	遗传方式	染色体位点	涉及基因	肿瘤类型
Mafucci	散发	2q34 15q26.1	*IDH1* *IDH2*	多发性内生性软骨瘤 梭形细胞血管瘤
Mazabraud	散发	20q13.32	*GANS1*	肌内黏液瘤，纤维结构不良
肌纤维瘤病	常染色体隐性	-	-	肌纤维瘤
神经纤维瘤病Ⅰ型	常染色体显性	17q11.2	*NF1*	神经纤维瘤，恶性外周视神经鞘膜瘤，胃肠道间质瘤
神经纤维瘤病Ⅱ型	常染色体显性	22q11.2	*NF2*	双侧听神经鞘瘤
Nijmegen breakage	常染色体隐性	8q21.3	*NBS1*	肛周横纹肌肉瘤
Noonan	-	12q24	-	横纹肌肉瘤，淋巴管瘤
POEMS	-	-	-	肾小球样血管瘤
Proteus	散发	-	-	脑回样纤维增生，脂肪瘤，血管瘤
视网膜母细胞瘤	常染色体显性	13q14	*RB1*	横纹肌肉瘤，平滑肌肉瘤
Rhabdoid predisposition	常染色体显性	22q11	*SMARCB1*	恶性横纹肌肉瘤
Rubinstein-Taybi	常染色体显性	16q13	*CREBBP*	横纹肌肉瘤，神经母细胞瘤
Tuberous sclerosis type 1	常染色体显性	9q34	*TSC1*	淋巴管肌瘤，血管平滑肌脂肪瘤，心脏横纹肌瘤
type 2		16p13	*TSC2*	甲下纤维瘤
Von Hippel-Lindau	常染色体显性	3q25	*VHL*	血管母细胞瘤
Werner	常染色体阴性	8p11-12	*WRN*	横纹肌肉瘤，多形性横纹肌肉瘤，平滑肌肉瘤

第三节 软组织肉瘤的高危人群

软组织肉瘤的筛查工作相当繁琐,如何经济有效地开展软组织肉瘤的筛查,最重要的是找到高危人群。那么,软组织肉瘤的高危人群都有哪些特点呢?从发病原因及疾病特点上看,有遗传因素或者某些综合征、某些化学物质长期接触史、既往曾罹患过软组织肉瘤的患者可能并发软组织肉瘤。

一、具有家族史

具有家族聚集性特点的软组织肉瘤,多数是由于基因突变引起。比如 $TP53$ 基因突变,近半数患者在 30 岁时可发生恶性肿瘤,其中的 30% 为软组织肉瘤和骨肉瘤;视网膜母细胞瘤基因($RB1$)的突变也可导致软组织肉瘤的发生。神经纤维瘤病 I 型约半数患者具有家族史。恶性周围神经鞘膜瘤的发生同样与基因突变相关。

二、化学物质接触史

比如有石棉接触史的工人多年后可引起胸膜恶性胸膜间皮瘤;氯乙烯、无机砷、胶质二氧化钍和雄性代谢激素可诱发肝血管肉瘤;长期从事染发工作的群体也可以观察到时有软组织肉瘤发生的报道。

三、病史相关者

曾经接受过放疗的患者,罹患皮肤癌或者其他实体瘤的患者接受过放疗,5~10 年后放射野内可能会发生肉瘤,也称放疗后肉瘤,组织学上多为高度恶性的肉瘤;既往因为某种类型的软组织肉瘤做过手术,但因病理类型分级高、不规范手术及肿瘤体积大等因素,导致患者多年后仍有再次软组织肉瘤的发生,病理类型可与前次相同,亦可完全不同;一部分免疫功能缺陷的患者(如获得性免疫缺陷),也容易有软组织肉瘤的发生。

第四节 软组织肉瘤的预防策略

前面详细阐述了软组织肉瘤可能的发病原因及高危人群,尽管软组织肉瘤的病因至今尚不完全明确,但是按照肿瘤的发生发展过程来讲,机体是经历内在因素(基因、情绪等)与外在因素(环境、外伤、炎症等)持续不断的打击,最终形成病理性改变。我们可以通过改变这些环节中的人为因素,避免受到持续的伤害,是可以在一定程度上减缓软组织肉瘤的发生发展的。

一、改善内在因素

某些软组织肉瘤因为与基因突变相关,如果家族内有很多类似肿瘤疾病史,可至专门的遗传咨询门诊或者相关科室,早期发现,早期干预;保持积极向上的生活态度和生活方式。

二、外在因素

尽量避免直接接触有毒化学物质,做好职业防护;高度重视慢性感染,发现问题及时就医,尤其是某些特殊的病毒感染(比如人类疱疹病毒8等)。

三、积极的生活态度

情绪对身体机能的影响是巨大的,乐观豁达的性格可以促进免疫功能的提高;避免劳累、熬夜导致免疫力下降,养成规律作息时间;定期参加适量的运动,增强体魄;饮食选择营养全面,食材新鲜,遵循规律进食,切勿暴饮暴食。

四、定期随访

鼓励软组织肉瘤高危人群定期随访观察,通过改变生活方式延缓肿瘤的发生或发展,必要时建立谱系筛查。

第五节 软组织肉瘤无症状高危人群的筛查策略

一、筛查方法

软组织肉瘤几乎可以发生在身体的任何部位,为方便描述,姑且分为浅表部位及体腔深处。

1. 浅表部位软组织肉瘤

由于位于肢体的浅表部位,更容易早期发现。通常肿瘤体积较小,但由于无症状,容易被忽视。针对浅表部位软组织肉瘤,我们首选推荐行超声检查,优势在于可以鉴别浅表软组织肿块性质,特别是对于神经源性肿瘤、脂肪瘤、血管瘤、各种囊肿和动静脉畸形有较高的诊断价值。

2.体腔深处软组织肉瘤

体腔深部软组织肉瘤起病隐匿，多在体检时被发现。CT和MRI是常用检查手段，各有优势。CT定位精准、定性诊断能力强，增强扫描能清晰显示肿块大小、边界及与周边组织关系，对细小钙化、骨化及骨质破坏的显示优于MRI，在腹盆腔和腹膜后软组织肉瘤检查中优势明显，但软组织分辨力不及MRI。MRI软组织分辨率高，可多平面、多序列扫描，能从不同角度精准呈现病变部位及与周围结构的关系，通过增强扫描或磁共振血管造影可明确病变血供及与邻近血管神经干的关系。软组织肉瘤特殊成分在MRI序列中有特定信号特征，利用不同回波序列有助于明确病变病理性质，区分软组织肿块、术后改变与复发。在四肢、躯干、脊柱等部位软组织肉瘤的诊断、鉴别诊断、分期、手术方案制定及术后随访中，MRI是首选影像检查方法；而CT更适用于体腔深部软组织肉瘤的初步检查。

虽然目前的影像学发展迅速，但对于软组织肉瘤无症状高危人群的筛查来讲，体格检查、家族史、既往史、职业接触及生活习惯等的追问仍是最重要的一环。

二、筛查时间

针对软组织肉瘤无症状高危人群，有相关家族史或者化工接触史等高危因素者，建议每年定期体检；浅表肿块的快速增大或者质地变硬时，应该立即进行筛查。

第六节　软组织肉瘤筛查高危人群的管理

软组织肉瘤筛查高危人群的管理是需要多个相关专业共同参与的，因为高危因素复杂，涉及遗传、生殖、职业病防治及肿瘤分子生物学等多个专业，这些高危人群里有长时间致瘤因素（如氯乙烯，石棉等）接触史的，也有存在某种已知的染色体异常或信号转导异常的人群，还有一些主动或被动免疫缺陷的患者（器官移植需要服用免疫抑制剂、HIV患者等）。针对不同的人群应该分层管理，不同专业从各自角度结合高危个体的认知状况等，给予一个综合性指导意见。

对于软组织肉瘤高危人群来讲，除了尽量避免致瘤因素的接触之外，最重要的是建立患者管理库，加强随访，做到早发现早治疗。随访的内容不仅仅局限于高危个体的定期体检（每年一次全面体检），还应包括高危个体的家庭随访。

作为新兴的一个瘤种，目前尚无针对软组织肉瘤高危人群的研究，也亟需更多的专业人员来不断完善对该人群定义及管理的加强。

第七节 软组织肉瘤的早诊策略

目前关于软组织肉瘤术后复发高危人群的界定:①病理高级别肿瘤;②肿瘤最大径>5cm;③手术切缘阳性或未达到安全外科边界,肿瘤侵犯周围血管、神经等。

软组织肉瘤总的5年生存率为60%~80%。影响软组织肉瘤生存预后的主要因素有年龄、肿瘤部位、大小、组织学分级、是否存在转移及转移部位等,影响软组织肉瘤局部复发的因素主要有不充分的外科边界、多次复发、肿瘤体积大、组织学分级高等。软组织肉瘤分期系统可以反映疾病生存预后,例如,病理学分级1级、2级和3级的无转移生存率分别为98%、85%和64%;肿瘤大小为<5 cm、5~10 cm、10~15 cm、>15 cm,其5年生存率分别为84%、70%、50%和33%。MSTS分期Ⅰ期、Ⅱ期和Ⅲ期的5年总生存率分别为90%、81%和56%。AJCC分期ⅠA期、ⅠB期、Ⅱ期、ⅢA期、ⅢB期和Ⅳ期的5年总生存率分别为85.3%、83.0%、79.0%、62.4%、50.1%、13.9%。

从各种指南及文献中可以看出,早期诊断对于生存及预后至关重要。早期诊断分为三个部分:物理诊断、影像学诊断及病理诊断。当然,病理诊断仍是"金标准",它包括病理类型、病理分级及分期。

由于发病率低、组织病理学分类复杂、生物学行为差异大、临床表现千差万别等多种原因,软组织肉瘤的诊断难度和误诊率远高于其他瘤种,因此软组织肉瘤的诊断尤其强调"临床-影像-病理"三结合的原则。

一、体格检查

全面详尽的体格检查是必不可少的诊断环节。经验丰富的专科医师可以根据肿块的部位、大小、质地、活动度、生长速度和区域淋巴结等初步判断其良、恶性及其可能的组织来源。良性肿瘤呈膨胀性生长,基本上不侵犯其周围的骨、血管和神经组织,触诊大多活动度较好,质地相对较柔软。其生长较为缓慢,往往不伴有疼痛和酸胀等局部症状。一旦发现肿块生长加速或伴有临床症状时,要及时就诊进行活检,明确病理诊断。常见软组织肉瘤中,胚胎性横纹肌肉瘤生长速度最快,其次是未分化多形性肉瘤,分化较好的黏液脂肪肉瘤生长缓慢。透明细胞肉瘤、滑膜肉瘤、上皮样肉瘤、血管肉瘤、胚胎性横纹肌肉瘤和未分化肉瘤等易发生淋巴结转移。

二、影像学检查

在选择检查方法前,应充分考虑到各种检查方法的优缺点,根据检查部位和诊治要求以选择合适的检查方法。

1. X射线

X射线平片对软组织肉瘤的定度和定位诊断敏感度和特异性都不高,只有在肿瘤内有较多的钙化、骨化或以成熟的脂肪组织为主的病变中,X射线有特征性表现,才显示出一定的诊断价值。另外,X射线平片可以清楚地显示肿瘤邻近骨骼的改变,可帮助显示软组织肿块与邻近骨与关节的关系。

2. 超声

超声检查的优势在于以下几点。①鉴别浅表软组织肿块性质:特别是对于神经源性肿瘤、脂肪瘤、血管瘤、各种囊肿和动静脉畸形有较高的诊断价值。②区域淋巴结检查:主要用于手术前、后检查易于发生淋巴结转移的软组织肉瘤。③腹盆腔和腹膜后检查:用于了解该部位软组织肉瘤的范围及其与周围组织的关系,发现肝脏等腹盆腔器官转移。④超声引导下穿刺活检:操作时间短,准确性与CT引导相当。

3. CT

CT具有理想的定位效果和较好的定性诊断能力,增强扫描可以明确显示肿块的大小、边界及其与周边各相邻组织的关系。对于细小钙化、骨化及骨质破坏的显示优于MRI;对于腹盆腔和腹膜后软组织肉瘤的检查,CT增强扫描也显示出更多的优越性,但其对软组织的分辨力仍不及MRI;对于早期发现软组织肉瘤肺转移和胸腔积液,胸部CT检查可作为首选。四肢黏液样脂肪肉瘤的患者容易出现腹腔转移,需要常规进行腹部CT检查。腺泡状软组织肉瘤、透明细胞肉瘤和血管肉瘤患者容易出现头面部转移,需要常规进行头颅CT检查。在诊断和鉴别诊断困难时,根据治疗的需要可以采用CT引导下穿刺活检,具有损伤少、费用低和准确性高的特点。

4. MRI

MRI具有较CT更好的软组织分辨率,又具备多平面扫描、多序列检查的特点,可以从各种不同的角度和方向准确显示病变的部位及其与周围结构的关系,还可以通过增强扫描或磁共振血管造影检查以明确病变血供及其与邻近血管神经干的关系。软组织肉瘤内某些特殊成分在MRI序列中有特定的信号特征,可以通过选择MR的不同回波序列帮助确定病变的病理性质,正确区分软组织肿块、手术后改变或术后复发等。MRI是目前四肢和躯干、脊柱等部位软组织肉瘤诊断与鉴别诊断、分期、手术治疗方案制定、术后随访的首选影像检查方法。软组织肉瘤于MRI引导下穿刺活检定位更准确,可以避免穿刺到坏死、囊变和出血部位,提高活检成功率,但费用相对较高。

5. 核医学检查

(1) 发射型计算机断层成像术:全身骨骼放射性核素显像是早期发现软组织肉瘤骨转移的首选方法,由于假阳性率较高,其不能作为诊断依据,可进行疾病分期、预后判断和疗效观察等。对于发现可能出现病理性骨折的危险部位、肿瘤与骨骼的相互关系等帮助不大。

（2）正电子发射计算机断层扫描（positron emission tomography/computed tomography，PET-CT）：不同组织来源和不同性质的软组织肉瘤对 ^{18}F-脱氧葡萄糖（^{18}F-FDG）的摄取有一定的差异，目前无法单纯通过最大标准化摄取值确定肿瘤的组织来源、良恶性和恶性程度分级。由于PET-CT显示软组织肉瘤的大小、范围及其与周边组织的关系等局部细节不如CT和MRI，因此不作为手术前常规的检查手段，目前主要用于判断软组织肉瘤的手术后残留、复发和远处转移，对于转移性软组织肉瘤可以帮助寻找原发病灶。

三、病理学检查

（一）病理类型、病理分级、分期

目前软组织肉瘤的病理类型采用2020第五版软组织肉瘤WHO分类（表16-2）；软组织肉瘤的分级采用法国国家抗癌中心联合会（FNCLCC）组织学与病理学分级法；规范的病理报告（表16-3）有助于临床医生判断预后及决定治疗策略，而且随着对软组织肉瘤认识越来越深入，分子生物学从诊断到治疗都变得不可或缺，关于软组织肉瘤的分子检测方法详见表16-4；除此之外，软组织肉瘤的分期主要采用MSTS/Enneking外科分期系统和AJCC分期系统，但不包括卡波西肉瘤、隆突性皮肤纤维肉瘤、纤维肉瘤（硬纤维瘤），以及由硬膜、脑、实质脏器和空腔脏器发生的肉瘤。

表16-2　第五版软组织肉瘤WHO分类（2020）和ICD编码

名称	ICD-O
脂肪细胞肿瘤	
非典型性脂肪瘤性肿瘤	8850/1
高分化脂肪肉瘤	8851/3
去分化脂肪肉瘤	8858/3
黏液样脂肪肉瘤	8852/3
多形性脂肪肉瘤	8854/3
黏液样多形性脂肪肉瘤	8859/3
纤维母细胞/肌纤维母细胞肿瘤	
隆突性皮肤纤维肉瘤	8832/1
纤维肉瘤型隆突性皮肤纤维肉瘤	8832/3
色素性隆突性皮肤纤维肉瘤	8833/1
孤立性纤维性肿瘤	8815/1
恶性孤立性纤维性肿瘤	8815/3

续表 16-2

名称	ICD-O
纤维母细胞/肌纤维母细胞肿瘤	
炎性肌纤维母细胞瘤	8825/1
低度恶性肌纤维母细胞肉瘤	8825/3
黏液炎性纤维母细胞性肉瘤	8811/1
婴儿型纤维肉瘤	8814/3
成人型纤维肉瘤	8810/3
低度恶性纤维黏液样肉瘤	8840/3
硬化性上皮样纤维肉瘤	8840/3
所谓的纤维组织细胞性肿瘤	
恶性腱鞘滑膜巨细胞瘤	9252/3
脉管肿瘤	
卡波西肉瘤	9140/3
上皮样血管内皮瘤	9133/3
血管肉瘤	9120/3
血管周皮细胞（血管周）肿瘤	
恶性血管球瘤	8711/3
平滑肌肿瘤	
炎性平滑肌肉瘤	8890/3
平滑肌肉瘤	8890/3
骨骼肌肿瘤	
胚胎性横纹肌肉瘤	8910/3
腺泡状横纹肌肉瘤	8920/3
多形性横纹肌肉瘤	8901/3
梭形细胞/硬化性横纹肌肉瘤	8912/3
外胚层间叶瘤	8921/3
软骨-骨肿瘤	
骨外骨肉瘤	9180/3
周围神经鞘膜肿瘤	
恶性周围神经鞘膜瘤	9540/3
上皮样恶性周围神经鞘膜瘤	9542/3

续表 16-2

名称	ICD-0
恶性蝾螈瘤	
恶性色素性神经鞘膜瘤	9540/3
恶性颗粒细胞瘤	9580/3
恶性神经束膜瘤	9571/3
分化不确定的肿瘤	
恶性混合瘤	8940/3
肌上皮癌	8982/3
恶性磷酸盐尿性间叶性肿瘤	8990/3
NTRK 重排梭形细胞间叶性肿瘤	
滑膜肉瘤（非特指性）	9040/3
滑膜肉瘤（梭形细胞型）	9041/3
滑膜肉瘤（双向型）	9043/3
滑膜肉瘤（差分化型）	9043/3
上皮样肉瘤	8804/3
腺泡状软组织肉瘤	9581/3
软组织透明细胞肉瘤	9044/3
骨外黏液样软骨肉瘤	9231/3
结缔组织增生性小圆细胞肿瘤	8806/3
恶性肾外横纹肌样瘤	8963/3
恶性血管周上皮样细胞肿瘤（PEComa）	8714/3
（动脉）内膜肉瘤	9137/3
恶性骨化性纤维黏液瘤	8842/3
未分化肉瘤	8805/3
未分化梭形细胞肉瘤	8801/3
未分化多形性肉瘤	8802/3
未分化圆细胞肉瘤	8803/3
骨和软组织未分化小圆细胞肉瘤	
尤因肉瘤	9364/3
伴有 EWSR1-非 ETS 家族融合基因的未分化肉瘤	9366/3
CIC 重排肉瘤	9367/3
伴有 BCOR 遗传学改变的肉瘤	9368/3

表16-3 软组织肉瘤病理规范化报告内容

参数	内容
标本类型	活检标本:FNA,粗针穿刺活检,开放性活检 手术标本:病灶内切除,边缘性切除,扩大切除,间室切除,根治性切除,截肢,盆腔廓清术,其他(非特指),阳性区域淋巴结清扫
肿瘤解剖部位	头颈部,躯干,四肢,盆腔/腹膜后,纵隔,关节内,其他
肿瘤深度	浅表真皮内,皮下,深部筋膜下,肌肉内,骨旁,深部体腔,其他
镜下肿瘤境界	境界清楚,或有假包膜;境界不清,或呈浸润性
组织学类型	第5版WHO《软组织和骨肿瘤分类(2020)》,其他
组织学分级	FNCLCC,不能分级[a],不能评价,其他评估系统[b]
疾病编码	ICD-O,ICD-11
肿瘤数目	孤立性;多发性,具体数目:_____
肿瘤大小	长径×横径×纵径(cm),或直径范围:_____
核分裂象	/2 mm^2(10HPF),不作评估(不能分级者),不能评估
坏死评估	无;有,50%,>50%
脉管和神经侵犯情况	有,无
其他病理形态特征	间质改变,其他
切缘情况	假包膜;≥2 cm;<2 cm,注明哪一侧并测量(mm);紧邻,注明哪一侧;累及,注明哪一侧
淋巴结	无转移;转移,具体数目:_____
免疫组化	标记结果
分子检测	FISH,或DNA测序,或NGS,或RT-PCR
新辅助放/化疗后组织学评估	存活肿瘤细胞所占比例

注:

a.腺泡状软组织肉瘤、血管肉瘤、骨外黏液样软骨肉瘤、软组织透明细胞肉瘤和恶性颗粒细胞瘤等不作分级。

b.胃肠道间质瘤、上皮样血管内皮瘤、孤立性纤维性肿瘤和血管周上皮样细胞肿瘤有着各自的危险度评估或分级系统。

表16-4 软组织肉瘤的分子检测

组织学类型	细胞遗传学异常	分子检测
非典型脂肪瘤样肿瘤/高分化脂肪肉瘤 去分化脂肪肉瘤	amp(12)(q13-15)	MDM2、CDK4、HMGA2、YEATS4、CPM、FRS2、GLI 基因扩增
黏液样脂肪肉瘤	t(12;16)(q13;p11) t(12;22)(q13;q12)	FUS-DDIT3 EWSR1-DDIT3
孤立性纤维性肿瘤	inv(12)(q13q13)	NAB2-STAT6
炎性成纤维细胞瘤	t(1;2)(p22;p23) t(2;19)(p23;p13.1) t(2;17)(p23;q23) t(2;2)(p23;q13) inv(2)(p23;q35) t(2;11)(p23;p15) t(2;4)(p23;q21) t(2;12)(p23;p11) t(6;3)(q22;q12) t(6;17)(q22;p13)	TPM3-ALK TPM4-ALK CLTC-ALK RANBP2-ALK ATIC-ALK CARS-ALK SEC31L1-ALK PPFIBP1-ALK TFG-ROS1 YWHAE-ROS1
隆突性皮肤纤维肉瘤/巨细胞成纤维细胞瘤	r(17;22) t(17;22)(q21;q13)	COL1A1-PDGFB
婴儿型纤维肉瘤	t(12;15)(p13;q25)	ETV6-NTRK3
低级别纤维黏液样肉瘤	t(7;16)(q33;p11) t(11;16)(p13;p11)	FUS-CREB3L2 FUS-CREB3L1
硬化性上皮样纤维肉瘤	t(11;22)(p11;q12) t(11;16)(p11;p11) t(7;16)(p21;q11)	EWSR1-CREB3L1 FUS-CREB3L1 FUS-CREB3L2
腱鞘巨细胞瘤	t(1;2)(p13;q37)	CSFI-COL6A3
上皮样血管内皮瘤	t(1;3)(p36.3;q25) t(X;11)(p11;q22)	WWTR1-CAMTA1 YAP1-TFE3
腺泡状横纹肌肉瘤	t(2;13)(q35;q14) t(1;13)(p36;q14) t(X;2)(q13;q35) t(2;2)(q35;p23) t(2;8)(q35;q13) t(8;13)(p12;q13)	PAX3-FOXO1 PAX7-FOXO1 PAA3-FOXO4 PAX3-NCOA1 PAX3-NCOA2 FOXO1-FGFR1

续表 16-4

组织学类型	细胞遗传学异常	分子检测
梭形细胞/硬化性横纹肌肉瘤 先天性/婴儿梭形细胞横纹肌肉瘤	8q13	SRF-NCOA2 TEAD1-NCOA2 VGLL2-NCOA2 VGLL2-C1TED2
成人梭形细胞/硬化性横纹肌肉瘤	-	MYOD 基因突变
间叶性软骨肉瘤	del(8)(q13;q21) t(8;8)(q21;q13)	HEY1-NCOA2
恶性色素性神经鞘膜肿瘤	17q22-24	PRKAR1A 基因突变
软组织肌上皮肿瘤	t(6;22)(p21;q12) t(1;22)(q23;q12) t(1;16)(p34;p11) t(9;22)(q33;q21) t(19;22)(q13;q12)	EWSR1-POU5F1 EWSR1-PBX1 FUS-KLF17 EWSR1-PBX3 EWSR1-ZNF444
NTRK 重排梭形细胞肿瘤	-	LMNA-NTRK1 TPR-NTRK1 TPM3-NTRK1 NTRK2/NTRK3 重排
滑膜肉瘤	t(X;18)(p11;q11)	SS0-SSX1、SS18-SSX2 或 SS18-SSX4
上皮样肉瘤	22q11.2 异常 +8q 常为 i(8)(q10)	SMARCB1（INI1）失活，缺失或突变
腺泡状软组织肉瘤	t(X;17)(p11;q25)	ASPSCR1-TFE3
软组织透明细胞肉瘤/胃肠道透明细胞肉瘤样肿瘤	t(12;22)(q13;q12) t(2;22)(q33;q12)	EWSR1-ATF1 EWSR1-CREB1
骨外黏液样软骨肉瘤	t(9;22)(q22;q12) t(9;17)(q22;q11) t(9;15)(q22;q21) t(3;9)(q11;q22)	EWSR1-NR4A3 TAF2N-NR4A3 TCF12-NR4A3 TFG-NR4A3
促结缔组织增生性小圆细胞肿瘤	t(11;22)(p13;q12)	EWSR1-WT1
肾外横纹肌样瘤	22q11.2 异常	SMARCB1（INI1）失活
内膜肉瘤	Gain or amp(12)(q12-15) 和 4q12	MDM2、CDK4、TSPAN31、GLI 基因扩增

续表 16-4

组织学类型	细胞遗传学异常	分子检测
血管周上皮样细胞肿瘤（PEComa）	16p13.3 t(X;17)(p11;p13)	TSC2 基因突变 DVL2-TFE3
尤因肉瘤	t(11;22)(q24;q12) t(21;22)(q22;q12) t(2;22)(q33;q12) t(7;22)(p22;q12) t(17;22)(q12;q12) inv(22)(q12;q12) t(16;21)(p11;q22) t(2;16)(q35;p11)	EWSR1-FLI1 EWSR1-ERG EWSR1-FEV EWSR1-ETV1 EWSR1-ETV4 EWSR1-ZSG EWSR1-ETV4 FUS-ERG FUS-FEV
CIC 重排肉瘤	t(4;19)(q35;q13) t(10;19)(q26;q13) t(X;19)(q13;q13.3) t(15;19)(q14;q13.2) t(10;19)(q23.3;q13)	CIC-DUX4 CIC-DUX4 CIC-FOXO4 CIC-NUTM1 CIGNUTM2B
婴幼儿未分化圆细胞肉瘤/婴幼儿原始黏液样间叶性肿瘤	t(10;17)(q23.3;p13.3)	BCOR-ITD YWHAE1-NUTM2B
EWSR1-非 ETS 融合的圆细胞肉瘤	t(20;22)(q13;q12) t(1;22)(q36.1;q12) t(2;22)(q31;q12) t(6;22)(p21;q12) t(4;22)(q31;q12) i(20;16)(q13.2;p11.2)	EWSR1-NFATC2 EWSRI-PATZ1 EWSR1-SP3 EWSR1-POU5F1 EWSR1-SMARCA5 FUS-NFATC2

1. 分期

（1）美国癌症联合委员会（AJCC）肢体/躯干软组织肉瘤分期系统（表 16-5）

表 16-5　美国癌症联合委员会（AJCC）肢体/躯干软组织肉瘤分期系统（第八版,2017）

临床分期	T（原发肿瘤）分期	N（区域淋巴结）分析	M（远处转移）分期	肿瘤分化程度
ⅠA 期	T1	N0	M0	G1,GX
ⅠB 期	T2/T3/T4	N0	M0	G1,GX
Ⅱ期	T1	N0	M0	G2,C3

续表 16-5

临床分期	T(原发肿瘤)分期	N(区域淋巴结)分析	M(远处转移)分期	肿瘤分化程度
ⅢA期	T2	N0	M0	G2,G3
ⅢB期	T3/T4	N0	M0	G2,G3
Ⅳ期	任何T 任何T	N1 任何N	M0 M1	任何 任何

TNM 定义如下。

1) 原发肿瘤(T)。①TX:原发肿瘤无法评价。②T0:无原发肿瘤证据。③T1:肿瘤最大径≤5 cm。④T2:肿瘤最大径>5 cm,≤10 cm。⑤T3:肿瘤最大径>10 cm,≤15 cm。⑥T4:肿瘤最大径>15 cm。

2) 区域淋巴结(N)。①N0:无局部淋巴结转移或局部淋巴结无法评价。②N1:局部淋巴结转移。

3) 远处转移(M)。①M0:无远处转移。②M1:有远处转移。

(2) 法国国家抗癌中心联合会(FNCLCC)分级。①肿瘤细胞分化:肉瘤非常类似正常成人间叶组织(如低级别平滑肌肉瘤)为 1 分;肉瘤细胞有自己特定的组织学特点(如黏液样脂肪肉瘤)为 2 分;胚胎样特点和未分化的肉瘤,滑膜肉瘤,类型不明确的肉瘤为 3 分。②核分裂计数:0~9/10 HPF 为 1 分;10~19/10 HPF 为 2 分;>19/10 HPF 为 3 分。③坏死:无坏死为 0 分;<50%肿瘤坏死为 1 分;≥50%肿瘤坏死为 2 分。

组织学分级=①+②+③。1 级=2,3 分。2 级=4,5 分。3 级=6,7,8 分。

(3) 骨及软组织肿瘤外科分期系统(表 16-6)

表 16-6 骨及软组织肿瘤外科分期系统

分期	病理分级	部位	转移
ⅠA期	低恶(G1)	间室内(T1)	无转移(M0)
ⅠB期	低恶(G1)	间室外(T2)	无转移(M0)
ⅡA期	高恶(G2)	间室内(T1)	无转移(M0)
ⅡB期	高恶(G2)	间室外(T2)	无转移(M0)
Ⅲ期	任何G	任何T	区域或远处转移(M1)

(4) 横纹肌肉瘤的分期

1) 横纹肌肉瘤治疗前 TNM 临床分期标准(表 16-7)。

表16-7 横纹肌肉瘤治疗前TNM临床分期标准

分期	原发部位	肿瘤浸润	肿瘤最大径(cm)	淋巴结	远处转移
Ⅰ期	预后良好的位置	T1或T2	≤5或>5	N0、N1、NX	M0
Ⅱ期	预后不良的位置	T1或T2	≤5	N0、NX	M0
Ⅲ期	预后不良的位置	T1或T2	≤5或>5	N0、N1、NX	M0
Ⅳ期	预后良好和不良的位置	T1或T2	≤5或>5	N0、N1	M1

位置:预后良好,眼眶、头颈(除外脑膜旁区域)、肝脏、胆道、非膀胱和前列腺区泌尿生殖道。预后不良,膀胱和前列腺、肢体、脑膜,背部腹膜后、盆腔、会阴部及肛周、胃肠道。

T分期:T1,肿瘤局限于原发解剖部位;T2,肿瘤超出原发解剖部位,侵犯邻近器官或组织。

N分期:N0,无区域淋巴结转移;N1,有区域淋巴结转移;NX,区域淋巴结转移不详。

M分期:M0,无远处转移;M1,有远处转移。

2)美国横纹肌肉瘤研究组(IRS)术后病理分期系统(表16-8)。

表16-8 美国横纹肌肉瘤研究组(IRS)术后病理分期系统

分组	临床特征
Ⅰ期	局限性病变,肿瘤完全切除,且病理证实已完全切除,无区域淋巴结转移(除头颈部病灶外需要淋巴结活检或切除以证实无区域淋巴结受累) Ⅰa期肿瘤局限于原发肌肉或原发器官 Ⅰb期肿瘤侵犯至原发肌肉或器官以外的邻近组织,如穿过筋膜层
Ⅱ期	肉眼所见肿瘤完全切除,肿瘤具有局部浸润或区域淋巴结转移 Ⅱa期肉眼所见肿瘤完全切除,但镜下有残留,区域淋巴结无转移 Ⅱb期肉眼所见肿瘤完全切除,镜下无残留,但区域淋巴结转移 Ⅱc期肉眼所见肿瘤完全切除,镜下有残留,区域淋巴结有转移肿瘤未完全切除或仅活检取样肉眼有残留肿瘤Ⅱa期仅做活检取样
Ⅲ期	肿瘤未完全切除或仅活检取样,肉眼有明显残留肿瘤 Ⅲa期仅做活检取样 Ⅲb期肉眼所见肿瘤大部分被切除,但肉瘤有明显残留肿瘤
Ⅳ期	有肺、肝、骨、骨髓、脑、远处肌肉或淋巴结转移(脑脊液细胞学检查阳性、胸腔积液或腹水,以及胸膜或腹膜有瘤灶种植)

3)胚胎型和腺泡型横纹肌肉瘤危险分度(表16-9)。

表16-9 胚胎型和腺泡型横纹肌肉瘤危险分度

危险组	病理亚型	TNM 分期	IRS 分组
低危	胚胎型	1	Ⅰ~Ⅲ
低危	胚胎型	2~3	Ⅰ~Ⅱ
中危	胚胎型	2~3	Ⅲ
中危	腺泡型	1~3	Ⅰ~Ⅲ
高危	胚胎型、腺泡型	4	Ⅳ
中枢侵犯组	胚胎型、腺泡型	同时伴有颅内转移扩散、脑脊液阳性、颅底侵犯或者颅神经麻痹中任意一项	

4)在上述基础上,推荐有条件的单位对腺泡型横纹肌肉瘤常规进行 FOXO1 融合基因检测并结合年龄进行危险分度(表16-10)。

表16-10 腺泡型横纹肌肉瘤危险分度

危险组	FOXO1 融合基因及年龄	TNM 分期	IRS 分组
低危	融合基因阴性	1~2	Ⅰ~Ⅲ
		1(仅眼眶)	Ⅲ
中危	融合基因阳性	1~3	Ⅰ~Ⅲ
	融合基因阴性	3	Ⅰ~Ⅱ
		1~3(1 期眼眶除外)	Ⅲ
	融合基因阴性且<10 岁	4	Ⅳ
高危	融合基因阴性且>10 岁	4	Ⅳ
	融合基因阳性	4	Ⅳ
中枢侵犯	任何基因状态及年龄	同时伴有颅内转移扩散、脑脊液阳性、颅底侵犯或者颅神经麻痹中任意一项	

(二)病理与细胞学检查

1.软组织肉瘤的病理标本处理和大体标本检查

(1)标本拍照:分别拍摄新鲜状态下和固定后的大体形态,包括切面情况。

(2)标本固定:有组织库的单位,在标本固定前取小块新鲜肿瘤组织,液氮或超低温冷冻保存,以备分子检测所需。标本应在离体 30 min 内充分固定,固定前需用染料标识各切缘,体积大的肿瘤需分层剖开后再固定。固定液采用中性福尔马林,固定时间不超过 48 h。

(3)标本取材:包括肿瘤和各切缘组织。具体的取材数量视具体情况而定,体积较小者全部取材,体积较大者尽可能多取肿瘤组织,并包括坏死灶和肉眼可见的正常组织等不同区域。

2. 软组织肉瘤穿刺活检标本的处理和要求

(1)细针穿刺活检标本:细针穿刺活检获得的是细胞,缺乏组织的完整性,病理诊断的局限性较大,难以作出准确诊断,仅能用于与上皮组织的鉴别,足够量的标本有可能确定肿瘤的性质,但是分型较为困难,因此无法替代软组织肉瘤的组织病理学诊断。

(2)空芯针穿刺活检标本:空芯针穿刺活检是目前最常用的活检手段,定性诊断较细针穿刺活检容易,但毕竟标本量有限,明确病理分型有其局限性,最终有待术后病理诊断证实。

(3)软组织肉瘤的术中冰冻诊断:原则上不主张进行术中冷冻切片诊断,对一些可能需要采取重大手术(如截肢或半骨盆切除等)的病例,应尽可能在术前明确病理诊断。

3. 病理科医师对手术标本的基本要求

(1)将标本送至病理科前做好标本各切缘的定位标记工作,便于病理医师准确报告各切缘情况。

(2)有组织库的单位应由专职人员在不毁损标本的情况下留取少量新鲜的肿瘤组织。

(3)有条件进行标本预处理的单位应将术后离体标本迅速送至病理科,或者在 30 min 内用中性福尔马林固定标本,对体积较大的肿瘤应分层剖开完全浸泡于固定液内,以使标本得到充分固定。

第八节 软组织肉瘤的早治策略

目前,软组织肉瘤由于分型复杂,部位广泛,治疗方式多样,治疗的基本原则基于其病理组织亚型、临床分期、病变部位、基因变异状态,以及患者体能、治疗意愿和经济情况等多种因素综合决定,总的来讲涉及外科手术、化疗、放疗、靶向治疗及免疫治疗等策略。

一、外科治疗

正确的外科手术是治疗软组织肉瘤最有效的方法,也是绝大多数软组织肉瘤唯一的治愈措施。手术的目标不仅是完整切除肿瘤,而且要求获取安全的外科边缘。术后功能恢复与安全边界发生矛盾时,通常以牺牲部分功能为代价。通常,安全外科边界是指 MRI 显示软组织肉瘤边缘或反应区外 1 cm 处,手术是在保证安全外科边界基础上追求完整切除肿瘤。对于体积较大、较深或侵犯邻近大血管、神经、关节和骨骼等重要组织的肿瘤,预计一期手术难以达到根治切除,而对放化疗相对敏感的肿瘤,需要术前放化疗和介入治疗等手段使肿瘤体积缩小、坏死和形成明显的假包膜,从而为手术获得安全外科边界创造条件。

不规范的手术操作往往会导致以下后果。①非计划再次手术,即软组织肉瘤患者在第 1 次手术时,因各种原因导致肿瘤残留(R1~R2 切除)或切缘未达到安全外科边界,需接受计划外再次手术;②人为破坏肿瘤包膜不能完整切除肿瘤;③活检穿刺道不包括在手术切除的范围内;④手术中反复挤压肿瘤组织等影响外科手术治疗的成功率。

规范的手术操作建议如下。①术前基于病理和 MRI 等资料制定手术方案,设计最佳瘤体取出路径和重建所需的技术准备;②将活检道与肿瘤作为一个整体同时切除;③直视下必须努力获得安全边界,必要时可以同期进行 2 个方向的显露,如躯干和骨盆的软组织肉瘤;④误入肿瘤时无论是否达到肿瘤实质,均应立即严密缝合并扩大切除;⑤贴肿瘤面切除时需要特别标记,并在术后获取切缘信息;⑥切除的标本必须标记极相,并要求病理医师出具边缘是否残留的评价报告;⑦肢体位置较深的高级别软组织肉瘤,尽量实施间室切除或间隙切除。软组织肉瘤手术不推荐常规清扫区域淋巴结,对于容易发生淋巴结转移的透明细胞肉瘤、上皮样肉瘤、血管肉瘤、胚胎性横纹肌肉瘤和未分化肉瘤等,应常规检查淋巴结。如影像学检查怀疑有淋巴结转移,应在切除原发肿瘤的同时行淋巴结清扫术,术后病理若证实区域淋巴结转移且侵及包膜外者,需要术后放疗。

(一) 四肢软组织肉瘤的外科治疗

1. 辅助检查

四肢软组织肉瘤术前应尽量明确病理诊断,通过影像学检查了解肿瘤与周边组织的关系后再制定相应的手术方案。

(1) MRI:首选的影像学检查为 MRI,活检或术前需要进行增强扫描,必要时选择弥散谱成像、脂肪抑制等功能,以便进一步鉴别肿瘤的类型。如 MRI 无法清晰显示病灶与周围组织的相互关系,推荐行增强 CT 作为补充。

(2) 病理组织活检:活检主要采取空芯针穿刺和切开活检 2 种方式。空芯针穿刺活检明确诊断后,可对手术者制定完整的手术方案提供帮助。切开活检创伤较大,只用于空芯针穿刺活检无法明确诊断的患者。术中冰冻切片病理诊断的准确率与病理学家诊断软组织肉瘤的水平密切相关，仅推荐有条件的医院开展。切除活检仅用于初步诊断为良性肿瘤，且可以一次完整切除的患者。

2.手术方式

四肢软组织肉瘤手术治疗的标准方式有以下几种。①间室切除；②广泛切除；③截肢。积极推荐间室切除和广泛切除，尽可能保留肢体的全部或部分功能。如果肿瘤侵犯多个间室或主要血管、神经，不能达到间室切除或广泛切除，保肢手术不可能获得满意的外科边界，截肢手术将使患者获益。截肢的适应证：①重要血管、神经束受累；②缺乏保肢后骨或软组织重建条件；③预计假肢功能优于保肢；④患者要求截肢。区域或远处转移不是截肢手术的禁忌证。

3.局部复发的外科治疗

局部复发的软组织肉瘤，无论是否合并远处转移，局部复发灶均可以考虑手术切除。基本要求是将复发肿瘤和皮肤切口在内的瘢痕组织一并切除。切除方式有以下几种。

（1）根治性切除：在解剖结构允许的情况下完整间室切除或关节离断。

（2）扩大广泛切除：切除复发肿瘤和瘢痕组织，及其周边>5 cm 正常组织。

（3）边缘切除：切缘通过复发肿瘤瘢痕的切除。

（4）广泛切除：切缘通过正常组织，但切除范围未达到扩大广泛切除术的要求。

一期完整切除困难者，仍然可以选择术前化、放疗和介入等治疗手段。低级别肉瘤未出现远处转移可以仅仅手术切除，原则上无需术后全身化疗。高级别肉瘤需要在全身治疗的基础上，待复发病灶稳定后再进行手术切除，术后辅助化、放疗。

4.远处转移的外科治疗

软组织肉瘤最常见的远处转移器官是肺，是否能够完整切除转移病灶对患者的生存期至关重要。孤立病灶一次性手术切除，可切除的多发转移者建议经化疗病情稳定后再接受手术治疗。对于化、放疗较敏感的多部位转移灶经化、放疗病情控制后，姑息性切除影响患者生活质量的病灶，也已经被学界广泛接受。

（二）躯干软组织肉瘤的外科治疗

硬纤维瘤（纤维瘤病）、脂肪肉瘤和肌原性肉瘤是最常见的胸壁肉瘤。脊柱是骨转移癌和多发性骨髓瘤的好发部位，发病率是原发性骨肿瘤的 30 倍以上，其次是原发性骨肿瘤，软组织来源的肿瘤相对较少，主要是发生于神经末梢的脊索瘤和神经鞘瘤、血管肉瘤，以及来源于椎旁软组织的未分化多形性肉瘤、滑膜肉瘤、脂肪肉瘤等。胸部软组织肉瘤多以无痛性肿块作为首发症状就诊，脊柱旁软组织肉瘤早期可能侵及脊髓或神经根，可能出现相应部位疼痛及运动和（或）感觉神经功能障碍。躯干和脊柱软组织肉瘤 R0 切除率明显低于四肢，其局部控制率和预后远不如四肢。脊柱及其椎旁软组织肉瘤邻近脊髓、神经根及其周边的重要血管，手术中难有清晰的肿瘤边界，且需考虑保留脊髓、神经功能,即使 En-bloc 手术有时也很难达到 R0 切除。术前病理诊断为化、放疗敏感肿瘤者推荐术前化、放疗后再择期手术。术中注意保护脊髓、神经和重要血管,术后再进行化、放疗可以提高局部控制率。对于肿瘤无法彻底切除者推荐先行减瘤手术,缓解肿瘤对脊髓及神经的压迫,改善症状,提高患者生活质量。

(三)腹、盆腔软组织肉瘤的外科治疗

腹、盆腔软组织肉瘤包括腹膜后、盆腔侧壁,以及腹、盆腔脏器来源的软组织肉瘤,占所有软组织肉瘤的 10%~15%,多见于 50 岁左右的患者。腹膜后和盆壁来源的软组织肉瘤主要的病理亚型是脂肪肉瘤、平滑肌肉瘤、未分化多形性肉瘤、孤立性纤维瘤和神经鞘膜瘤,脏器来源的软组织肉瘤最常见的是子宫平滑肌肉瘤。该部位的肉瘤预后较肢体和躯干软组织肉瘤差,手术完整切除和病理分级是影响预后的主要因素。

手术仍是腹、盆腔软组织肉瘤获得根治的唯一可能手段,一期完整切除肿瘤是决定患者长期生存的最重要预后因素。因该部位解剖结构复杂,肿瘤常累及相邻的器官和重要的血管、神经等结构,术前需有充分的预估,常需要多学科团队协作共同完成手术。

1. 最佳手术方式

首次手术是患者获得可能根治的最佳时机,最佳的手术方式和切缘需要根据肿瘤的病理级别和分期而定。低级别肉瘤应尽可能做到广泛切除,高级别肉瘤需要手术联合放、化疗等手段综合治疗,不推荐腹腔镜手术。

2. 手术计划

应以详尽的影像学和病理学诊断为基础,充分认识到不同类型肿瘤不同的生物学行为和预后,一般不建议根据术中冰冻切片的病理结果决定手术切除范围,也不建议进行探查性手术。冰冻病理仅在处理如血管平滑肌肉瘤或评估神经切缘等特殊情况下有辅助作用。对放、化疗敏感的肿瘤提倡术前新辅助放、化疗直至肿瘤明显缩小,力求获得完整切除。

3. 局部复发

肉眼残留或镜下切缘阳性增加了局部复发的风险,如肿瘤紧邻不能安全切除的结构或器官,术后放疗可以提高肿瘤的局控率,并延长无复发生存期。姑息减瘤术仅对某些低级别的肉瘤是一种合理的治疗选择,对于高级别肉瘤患者虽然可以暂时缓解部分临床症状,但不能改善总生存时间,手术并发症和死亡率都很高,需要对手术利弊进行权衡。

可切除的局部复发病灶,应努力争取获得再次完整切除;对于组织学分级高、进展迅速、无复发间期短和多灶性的肿瘤,应谨慎选择再次手术的患者。部分经过选择的患者可能从放疗、化疗、局部热疗中获益。

4. 不完整切除的肿瘤

经影像学检查发现以下情况时应判断为肿瘤不可完整切除。

(1) 广泛的大血管动脉、腔静脉和(或)髂血管侵犯(腔静脉和髂血管受累是手术的相对禁忌证)。

(2) 广泛的腹膜种植。

(3) 多部位远处转移。

(4) 肠系膜根部主要大血管侵犯。

(5) 椎体和(或)脊髓侵犯。

二、放射治疗

局部广泛切除+辅助放疗目前是可手术切除、病理高级别软组织肉瘤的标准治疗模式,放疗的疗效取决于软组织肉瘤的病理类型和肿瘤负荷量。通常,病理高级别软组织肉瘤,如尤因肉瘤和横纹肌肉瘤等对放疗的敏感度较高,肿瘤负荷量愈小放疗效果愈好。不同病理类型软组织肉瘤的放疗时机、放射野设计和射线种类与能量、照射剂量和分割方式等的选择仍有待进一步达成统一意见。

1. 主要方式

(1) 单纯放疗:单纯放疗是软组织肉瘤治疗最常应用的放疗方式,放疗剂量和照射野视不同大小、部位和病理类型的软组织肉瘤而定,常规剂量为 50～75 Gy,分 25～38 次完成。

(2) 同步放、化疗:主要针对身体状况良好、无严重脏器疾病的中青年患者,局部控制率高于单纯放疗,尤其适用于恶性程度高和肿瘤体积较大的软组织肉瘤患者。同步放、化疗中采用的化疗增敏药物主要有多柔比星、异环磷酰胺和顺铂等。根据患者情况,可以使用单药或联合用药,如 AI 方案(阿霉素+异环磷酰胺)、AD 方案(阿霉素+达卡巴嗪)或 MAID 方案(美司钠+阿霉素+异环磷酰胺+达卡巴嗪)等同步放、化疗。

(3) 序贯放、化疗:序贯放、化疗是指在放疗前、后使用化疗,其局部肿瘤控制率不及同步放、化疗,但优于单纯化疗或放疗,血液学和胃肠道等不良反应相对同步放、化疗较轻,适用于无法耐受同步放、化疗的患者。

(4) 立体定向放射治疗(stereotactic body radiation therapy, SBRT):主要包括 γ 刀、X 刀、射波刀、TOMO 刀,以及属于高 LET 射线的质子和重粒子照射。目前 SBRT 用于脊髓侵犯、神经根受压等治疗效果优于普通直线加速器治疗,对治疗进展缓慢的孤立性远处转移灶的软组织肉瘤有较好的近期疗效。

2. 主要类型

(1) 术后辅助放疗(1 类推荐):可以杀灭手术后残存的肿瘤细胞,减少局部复发甚至远处转移的机会。主要适应证:①病理高级别肿瘤;②肿瘤最大径>5 cm;③手术切缘阳性或未达到安全外科边界,肿瘤侵犯周围血管、神经;④肿瘤位置表浅、体积小、病理低级别、手术已达到安全外科边界者,术后辅助放疗不作推荐。

（2）术前放疗（2A 类推荐）：对于肿瘤较大、较深，与血管、神经关系密切，局部切除困难或预期无法达到安全外科边界者，术前放疗联合或序贯化疗、介入治疗等可能缩小肿瘤体积，提高 R0 切除或保肢治疗的概率。

（3）姑息性放疗：主要适应证如下。①经术前抗肿瘤治疗仍无法手术切除或手术可能严重影响肢体功能、无法保肢或拒绝截肢的局部晚期软组织肉瘤患者；②局部晚期无法手术切除肿瘤导致的各种并发症，如疼痛、急性脊髓压迫症和肢体功能障碍等。

主要目的：①较长时间控制局部肿瘤生长；②尽量延缓或减轻局部严重症状，提高生活质量；③联合或序贯化疗、介入等其他治疗方法，达到延长患者总生存时间的目的。

三、内科治疗

1. 内科治疗的地位与作用

病理高级别的软组织肉瘤患者，初诊时 10% 已发生了转移，即使肿瘤局部控制良好，术后仍有 40%～50% 的患者会出现局部复发，>50% 的患者会发生远处转移。因此，软组织肉瘤特别是高级别软组织肉瘤，需要多学科综合治疗已成为共识。内科治疗作为全身治疗手段，化疗有助于提高肿瘤 R0 切除率、增加保肢机会，还可以降低术后复发转移风险，对于复发转移的晚期患者可延长患者的总生存期和提高生活质量。

2. 化学治疗

化疗仍是当今软组织肉瘤最重要的内科治疗手段，分为新辅助化疗、辅助化疗和姑息性化疗等。

（1）新辅助化疗：对一期切除困难或不能获得 R0 切除，且对化疗敏感的成人高级别软组织肉瘤，可以使用新辅助化疗。具体适应证：①化疗相对敏感的高级别软组织肉瘤；②肿瘤体积较大，与周围重要血管、神经关系密切，预计无法一期 R0 切除或保肢治疗；③局部复发需要二次切除或远处转移行姑息手术前。

《2023 年 CSCO 软组织肉瘤指南》推荐术前化疗指征及方案见表 16-11。

（2）辅助化疗：对于Ⅰ期有安全外科边界的软组织肉瘤患者，不推荐辅助化疗。对于Ⅱ～Ⅲ期患者，建议术后放疗±辅助化疗。对有以下情况的Ⅱ～Ⅲ期患者强烈推荐术后辅助化疗（2A 类推荐）：①化疗相对敏感；②高级别、深部、直径>5 cm；③手术未达到安全外科边界或局部复发二次切除后的患者。横纹肌肉瘤建议术后辅助化疗 12 个周期，骨外骨肉瘤 12～15 个周期，骨外尤因肉瘤 16～18 个周期。除此以外的其他软组织肉瘤的辅助化疗一致推荐 ADM±IFO 方案，建议化疗 6 个周期。

表16-11 《2023年CSCO软组织肉瘤指南》推荐术前化疗指征及方案

病理类型		Ⅰ级推荐	Ⅱ级推荐	Ⅲ级推荐
非多形性横纹肌肉瘤（包括胚胎性横纹肌肉瘤、腺泡状横纹肌肉瘤、梭形细胞/硬化性横纹肌肉瘤）	可切除	直接手术（1A类）	术前化疗（1A类） 化疗方案如下 VAC（长春新碱+更生霉素+环磷酰胺）	-
	不可切除	术前化疗（1A类） 化疗方案如下 低危：VAC（长春新碱+更生霉素+环磷酰胺）或VA（长春新碱+更生霉素） 中危：VAC（长春新碱+更生霉素+环磷酰胺）或VAC（长春新碱+更生霉素+环磷酰胺）/VI（长春新碱+伊立替康）交替或VDC（长春新碱+多柔比星+环磷酰胺）/IE（异环磷酰胺+依托泊苷）交替 高危：VAC（长春新碱+更生霉素+环磷酰胺）/VI（长春新碱+伊立替康）/VDC（长春新碱+多柔比星+环磷酰胺）/IE（异环磷酰胺+依托泊苷）交替 中枢侵犯：VAI（长春新碱+更生霉素+异环磷酰胺）/VDE（长春新碱+更生霉素+卡铂）/VDE（长春新碱+多柔比星+依托泊苷）/VDI（长春新碱+多柔比星+异环磷酰胺）交替	-	-
多形性横纹肌肉瘤	可切除/不可切除	参照非特指型软组织肉瘤	参照非特指型软组织肉瘤	-
未分化小圆细胞肉瘤（包括尤因肉瘤、伴有EWSR1-non-ETS融合的圆细胞肉瘤、CIC重排肉瘤、伴有BCOR遗传学改变的肉瘤）		术前化疗（1A类） 化疗方案如下 VDC/IE交替 VDC VAI VIDE（长春新碱+异环磷酰胺+多柔比星+依托泊苷） VAIA（长春新碱+更生霉素+异环磷酰胺+多柔比星） EVAIA（依托泊苷+长春新碱+更生霉素+异环磷酰胺+多柔比星） VACA（长春新碱+更生霉素+环磷酰胺+多柔比星）	可切除者，可以考虑直接手术（2B类）	-

续表 16-11

病理类型		Ⅰ级推荐	Ⅱ级推荐	Ⅲ级推荐
非特指型软组织肉瘤	可切除	直接手术(1A 类)	鼓励参加新辅助治疗临床研究	-
	不可切除	术前放疗(1A 类)	术前化疗(2A 类) 化疗方案如下 A(多柔比星) AI(多柔比星+异环磷酰胺) MAID(美司钠多柔比星+异环磷酰胺+达卡巴嗪) EI(表柔比星+异环磷酰胺)	-

《2023 年 CSCO 软组织肉瘤指南》推荐术后辅助化疗指征及方案见表 16-12。

表 16-12 《2023 年 CSCO 软组织肉瘤指南》推荐术后辅助化疗指征及方案

肿瘤类型及风险分级		Ⅰ级推荐	Ⅱ级推荐	Ⅲ级推荐
非多形性横纹肌肉瘤	低危	术后化疗(1A 类) 化疗方案:VA	-	-
	中危	术后化疗(1A 类) 化疗方案如下 VAC VACMI 交替 VDC/E	-	-
	高危	术后化疗(1A 类) 化疗方案:VAC/VI/VDC/IE 交替	-	-
	中枢侵犯	VAI/VACA/VDE/VDI 交替	-	-
未分化小圆细胞肉瘤(包括尤因肉瘤、伴有 CIC-CIC-ETS 融合的圆细胞肉瘤、CIC 重排肉瘤、伴有 BCOR 遗传学改变的肉瘤)		术后化疗(1A 类) 化疗方案如下 VDC/IE 交替(无转移) VDC(伴转移) VAI VIDE EVAIA(无转移) VAIA(伴转移)	-	-

续表 16-12

肿瘤类型及风险分级		Ⅰ级推荐	Ⅱ级推荐	Ⅲ级推荐
非特指型软组织肉瘤	Ⅰ~Ⅱ期	观察(2A类)	伴高危因素时可行术后化疗(2B类) 化疗方案如下 AI EI A	-
	Ⅲ期	术后化疗(2A类) 化疗方案如下 AI EI A	观察(2B类)	-

(3)姑息性化疗:对于不可切除的局部晚期或转移性软组织肉瘤,积极有效的化学治疗有利于减轻症状、延长生存期和提高生活质量。对于多次多线化疗失败,已经证明很难从化疗中获益,且美国东部肿瘤协作组体能状态(Eastern Cooperative Oncology Group Performance Status,ECOG-PS)评分>1分的患者,不推荐再次化疗。

《2023 年 CSCO 软组织肉瘤指南》推荐术后辅助化疗指征及方案见表 16-13。

表 16-13 《2023 年 CSCO 软组织肉瘤指南》推荐术后辅助化疗指征及方案

肿瘤类型	线数	Ⅰ级推荐	Ⅱ级推荐	Ⅲ级推荐
非多形性横纹肌肉瘤	一线	姑息性化疗(1A类) 化疗方案:VAC/VI/VCD/IE 交替 VAI/VACA/VDE/VDI 交替 (中枢侵犯)	-	-
	二线	姑息性化疗(2A类) 化疗方案如下 环磷酰胺+托泊替康 长春瑞滨 环磷酰胺+长春瑞滨 吉西他滨+多西紫杉醇 多柔比星+异环磷酰胺 卡铂+依托泊苷	临床试验(2A类) 最佳支持治疗(2B类)	-

续表 16-13

肿瘤类型	线数	Ⅰ级推荐	Ⅱ级推荐	Ⅲ级推荐
未分化小圆细胞肉瘤（包括尤因肉瘤、伴有 *EWSR1-non-ETS* 融合的圆细胞肉瘤、*CIC* 重排肉瘤、伴有 *BCOR* 遗传学改变的肉瘤）	一线	姑息性化疗（1A类） 化疗方案如下 VCD VCD/IE 交替 VAIA	-	-
	二线	姑息性化疗（2A类） 化疗方案如下 异环磷酰胺+卡铂+依托泊苷 环磷酰胺+托泊替康 伊立替康+替莫唑胺 吉西他滨+多西紫杉醇	临床试验（2A类） 最佳支持治疗（2B类）	-
非特指型软组织肉瘤	一线	姑息性化疗（2A类） 化疗方案如下 A AI	临床试验（2A类） 最佳支持治疗（2B类）	-
	二线	姑息性化疗（2A类） 化疗方案依据具体类型选择	临床试验（2A类） 最佳支持治疗（2B类）	-

3.二线化疗药物及方案：一线化疗失败的软组织肉瘤目前尚无公认的二线化疗药物及方案。对于一线化疗已使用过 ADM+IFO 方案且 PFS≥1 年者，可以考虑再次使用原方案治疗，以下均为1类推荐：①一线化疗未用 ADM 和 IFO，ADM±IFO 方案。②一线化疗已用 ADM 或 IFO，ADM 和 IFO 两药可以互为二线。③一线化疗已用 ADM 和 IFO，ADM 或 IFO 单药高剂量持续静脉滴注。使用 ADM±IFO 方案辅助化疗后不足1年复发或转移者，可选用以下药物单药或联合化疗（2A类推荐）：①吉西他滨（GEM），平滑肌肉瘤和血管肉瘤的二线化疗药物。②达卡巴嗪（DTIC），平滑肌肉瘤和孤立性纤维瘤的二线化疗药物。③曲贝替定（ET-743），欧洲药品管理局批准曲贝替定 $1.5\ mg/m^2$，每3周为1个周期，用于治疗蒽环类药物和 IFO 治疗失败，或不适合这些药物治疗的晚期软组织肉瘤患者，主要用于治疗平滑肌肉瘤和脂肪肉瘤，尤其是黏液样/圆细胞型脂肪肉瘤。④艾瑞布林（E7389），艾瑞布林 $1.4\ mg/m^2$，第1、8天，每3周为1个周期。平滑肌肉瘤和脂肪肉瘤的二线化疗药物。⑤联合化疗：GEM+多西他赛可作为平滑肌肉瘤和未分化多形性肉瘤的二线首选化疗方案，GEM+DTIC、GEM+长春瑞滨作为二线联合化疗方案，较单药有生存优势。

4.分子靶向治疗

分子靶向治疗目前尚无软组织肉瘤辅助和新辅助治疗指征，主要作为局部晚期无法手术切除或转移性软组织肉瘤的二、三线治疗。

《2023年CSCO软组织肉瘤指南》推荐靶向治疗指征及方案见表16-14。

表16-14 《2023年CSCO软组织肉瘤指南》推荐靶向治疗指征及方案

靶向药物	Ⅰ级推荐	Ⅱ级推荐	Ⅲ级推荐
培唑帕尼	-	软组织肉瘤(脂肪肉瘤除外)(1A类)	-
安罗替尼	软组织肉瘤(1A类)	-	-
瑞戈非尼	-	-	软组织肉瘤(脂肪肉瘤除外)(2B类)

《2023年CSCO软组织肉瘤指南》关于特殊类型软组织肉瘤推荐靶向治疗指征及方案见表16-15。

表16-15 《2023年CSCO软组织肉瘤指南》关于特殊类型软组织肉瘤推荐靶向治疗指征及方案

病理亚型	Ⅰ级推荐	Ⅱ级推荐	Ⅲ级推荐
血管肉瘤	-	-	贝伐珠单抗+化疗(二线治疗)(3类) 索拉非尼(二线治疗)(3类)
腹膜后高分化/去分化脂肪肉瘤	-	-	哌柏西利(一线治疗)(3类)
腺泡状软组织肉瘤	安罗替尼(一线治疗)(2A类)	-	培唑帕尼(一线治疗)(3类) 舒尼替尼(一线治疗)(3类)
ALK融合的发性肌纤维母细胞瘤	-	-	克唑替尼(一线治疗)(3类) 塞瑞替尼(一线治疗)(3类)
恶性孤立性纤维瘤	-	-	索拉非尼(二线治疗)(3类) 舒尼替尼(二线治疗)(3类) 培唑帕尼(二线治疗)(3类) 贝伐珠单抗+替莫唑胺(二线治疗)(3类)
隆突性皮肤纤维肉瘤	-	-	伊马替尼(一线治疗)(3类)
恶性血管周上皮样细胞瘤	-	-	依维莫司(一线治疗)(3类) 西罗莫司(一线治疗)(3类) 替西罗莫司(一线治疗)(3类)
上皮样肉瘤	-	-	他泽司他(二线治疗)(3类)

4. 免疫治疗

特殊病理亚型晚期或不可切除软组织肉瘤的免疫治疗见表 16-16。

表 16-16 特殊病理亚型晚期或不可切除软组织肉瘤的免疫治疗

病理亚型	Ⅰ级推荐	Ⅱ级推荐	Ⅲ级推荐
腺泡状软组织肉瘤	-	阿特珠单抗(3类) 帕博利珠单抗(3类) 帕博利珠单抗联合阿昔替尼(3类)	其他获批上市的免疫检查点抑制剂
任何亚型:TMB-H、dMMR/MSI-H	-	帕博利珠单抗(3类) 纳武利尤单抗+/-伊匹单抗(3类)	其他获批上市的免疫检查点抑制剂
未分化多形性肉瘤 皮肤血管肉瘤 经典型卡波西肉瘤 黏液纤维肉瘤	-	帕博利珠单抗(3类) 纳武利尤单抗+/-伊匹单抗(3类)	其他获批上市的免疫检查点抑制剂
去分化脂肪肉瘤	-	-	帕博利珠单抗(3类) 其他获批上市的免疫检查点抑制剂

最近的基础和临床研究已经证实了免疫检查点与恶性肿瘤进展的关系,以及免疫检查点抑制剂对各种恶性肿瘤的疗效。目前,NCCN 及 CSCO 指南仅推荐帕博利珠单抗应用于腺泡状软组织肉瘤(ASPS)和未分化多形性肉瘤(UPS)的二线及以上治疗。

四、软组织肉瘤复发转移的诊治

软组织肉瘤术后复发转移率与分期、病理类型和发生部位密切相关,初次治疗不规范也是引起软组织肉瘤复发转移的重要原因。

第九节 软组织肉瘤术后复发高危人群的健康管理

一、多学科讨论

对于软组织肉瘤术后复发高危人群来讲,术后的辅助治疗必不可少,具体采用什么样的治疗方式,由于软组织肉瘤的分型复杂,部位广泛,就需要多学科团队的参与,遵循多学科综合诊治原则及流程。

组织骨与软组织肉瘤外科、肿瘤内科、放疗科、影像科、病理科和介入治疗科等相关科室的专家进行讨论。根据患者的年龄、身体基本状况、病理类型和肿瘤侵犯范围等,认真阅片分析病情,依据最有利于患者疾病治疗和改善预后的原则,制订出有计划、按步骤地逐步实施的整体治疗方案,尽量让患者在治疗计划中获得最大的收益。但是对于已经获得R0切除、病理级别较低的Ⅰ级或部分Ⅰ级软组织肉瘤,术后予以定期随访或局部辅助放射治疗即可,无需所有病例均一成不变、刻板地进行多学科讨论。

二、随访

随访可以早期发现治疗相关并发症、局部复发和远处转移,有助于及时进行干预治疗。手术治疗后需要随访伤口是否愈合及假体有无松动移位等;药物治疗结束后需要随访检测患者的药物不良反应,比如心功能、骨髓造血功能等;放疗后的患者需关注肢体功能及皮肤反应等;青少年还需要关注身高发育及肢体对称等问题;对于育龄期患者还要关注治疗前后对生育的影响等。

治疗结束后2~3年内是肉瘤复发的高峰时间,高危患者的复发早于低危患者,因此病理中、高级别软组织肉瘤患者术后前2~3年每3~4个月随访1次,之后每年随访2次,5年后每年随访1次;低级别患者前3~5年内每4~6个月随访1次,之后每年随访1次。值得注意的是,肉瘤治疗结束多年以后仍有复发或者继发肿瘤的可能性。

随访的内容除了常规询问相关的病史和体格检查以外,根据不同的部位选择不同的影像学检查项目,高级别软组织肉瘤通常推荐至少包括原发部位及胸部CT,甚至更全面的CT、MRI、PET-CT。

第十节 软组织肉瘤治疗方向的探索

恶性软组织肿瘤发病率较低,在人体恶性肿瘤分类中也最为复杂,国际通用的病理分类有19个组织类型和70余种不同的亚型。与常见恶性肿瘤相比,国内外专门从事研究和临床软组织肿瘤治疗的科研人员和临床医师较少,学术活动、相关论文和书籍等也不够普及,临床医师可获得的继续教育资源相对匮乏。因此,临床上误诊、误治现象较为普遍。

每一种类型的软组织肿瘤或者同种类型不同分化的恶性软组织肿瘤,都有其独特的生物学行为和转归。随着影像学技术的发展,以及各种免疫组织化学技术及其基因和分子诊断使得软组织肿瘤的诊断越来越精准,为选择个体化的综合治疗方法奠定了良好的基础。尤其应该注意到,影像技术和分子病理并不能够代替询问病史和物理检查。物理检查、影像学分析和病理检验三结合的临床诊断方法,对软组织肿瘤的诊断,缺一不可。

对化疗、放疗、手术、靶向和免疫治疗等各种治疗的精细化选择,必将使骨与软组织肉瘤患者获益。新型化疗药物的研发甚至 ADC 类药物的研发,将进一步提高化疗的有效性。精确放射治疗技术(SBRT)如伽马刀、TOMO 刀、质子重粒子刀等,使得一部分失去手术机会的软组织肿瘤患者,再次有了治愈的机会。基因检测技术和靶向药物的快速发展,使一些骨与软组织肿瘤的疗效获得突破性进展。迪诺单抗治疗骨巨细胞瘤、克唑替尼治疗炎性肌纤维母细胞瘤等已获得不少成功案例。抗血管生成药物培唑帕尼、安罗替尼及瑞格菲尼等在晚期软组织肉瘤中不断地尝试应用并取得一定的成绩。Sarcoma028 研究揭示免疫治疗在晚期软组织肉瘤治疗中给某些亚型带来曙光。目前,对于恶性软组织肿瘤需要多学科综合治疗的理念已被学界广泛接受。由于分类复杂,治疗方法多样,专业医生缺乏,因此,强烈建议患者寻求有经验的软组织肉瘤多学科诊疗团队的帮助,以达到早期诊断、早期规范化治疗的目的。

(崔勇霞 吴广银)

参考文献

[1] SIEGEL RL, MILLER KD, JEMAL A. Cancer statistics, 2020 [J]. Ca Cancer J Clin, 2020, 70(1):7-30.

[2] CASALI PG, ABECASSIS N, ARO HT, et al. Soft tissue and visceral sarcomas: ESMO-EURACAN Clinical Practice Guidelines for diagnosis, treatment and follow-up [J]. Ann Oncol, 2018, 29(Supplement 4):iv268-269.

[3] YANG Z, ZHENG R, ZHANG S, et al. Incidence, distribution of histological subtypes and primary sites of soft tissue sarcoma in China [J]. Cancer Biol Med, 2019, 16(3):565-574.

[4] MEHREN VON M, RANDALL RL, BENJAMIN RS, et al. Soft Tissue Sarcoma. Version 2. 2018. NCCN Clinical Practice Guidelines in Oncology [J]. J Natl Compr Canc Netw, 2018, 16(5):536-563.

[5] WHO CLASSIFICATION OF TUMOURS EDITORIAL BOARD. Soft Tissue and Bone Tumours: WHO Classification of Tumours 5th Edition [M]. World Health Organization, 2020.

[6] FISHER SB, CHANG YJ, FEIG BW, et al. Comparative performance of the 7th and 8th

Editions of the American Joint Committee on Cancer Staging Systems for soft tissue sarcoma of the trunk and extremities[J]. Ann Surg Oncol,2018,25(5):1126-1132.

[7] FERRARI A,SULTAN I,HUANG TT,et al. Soft tissue sarcoma across the age spectrum:a population-based study from the Surveillance Epidemiology and End Results database[J]. Pediatric Blood & Cancer,2011,57(6):943-949.

[8] ATTIAX I, POINTREAU Y, BROSSET P, et al. Prognostic factors of extremity soft tissue sarcoma in adults. A single institutional analysis[J]. Cancer Radiother,2012,16(8):661-666.

[9] BURNINGHAN Z,HASHIBE M,SPECTOR L,et al. The epidemiology of sarcoma[J]. Clinical Sarcoma Research,2012,2(1):14.

[10] 李远,牛晓辉,徐海荣. 原发肢体软组织肉瘤208例预后的影响因素分析. 中华外科杂志,2011.49(11):964-969.

[11] ZAGARS GK, BALLO MT, PISTERS PW, et al. Prognostic factors for patients with localized soft-tissue sarcoma treated with conservation surgery and radiation therapy:an analysis of 1225 patients[J]. Cancer,2003,97(10):2530-2543.

[12] EDGE SB,COMPTON CC. The American Joint Committee on Cancer:the 7th edition of the AJCC cancer staging manual and the future of TNM [J]. Annals of Surgical Oncology,2010,17(6):1471-1474.

[13] JUDSON I,VERWEIJ J,GELDERBLOM H,et al. Doxorubicin alone versus intensified doxorubicin plus ifosfamide for first-line treatment of advanced or metastatic soft-tissue sarcoma:a randomised controlled phase 3 trial[J]. The Lancet Oncology,2014,15(4):415-423.

[14] SCHöFFSKI P,RAY-COQUARD IL,CIOFFI A,et al. Activity of eribulin mesylate in patients with soft-tissue sarcoma:a phase 2 study in four independent histological subtypes[J]. The Lancet Oncology,2011,12(11):1045-1052.

第十七章

黑色素瘤早诊早治及高危人群的健康管理

黑色素瘤的发生和发展与基因变异息息相关,依据基因变异情况的不同,黑色素瘤分为4种基本类型:肢端型、黏膜型、慢性日光损伤型(CSD,主要包括头颈部和四肢的黑色素瘤)和非慢性日光损伤型(non-CSD,主要包括躯干部及原发灶不明型黑色素瘤)。皮肤黑色素瘤(包括肢端皮肤型和非肢端皮肤型)生长部位表浅,容易早期发现与观察,因此,在黑色素瘤的早诊早治策略中占据关键地位。东西方人群的发病类型迥异,西方人群以非肢端皮肤黑色素瘤为主,黏膜型和肢端型非常罕见,而东方人群主要以黏膜和肢端型黑色素瘤为主,以我国为例,黏膜型和肢端型黑色素瘤占我国黑色素瘤发病总人数的70%左右。本篇主要以皮肤黑色素瘤为基础,阐述其早诊早治策略及健康人群的管理。

第一节 黑色素瘤发病的流行病学特征

一、黑色素瘤的流行病学特征

皮肤黑色素瘤是最具侵袭性的皮肤恶性肿瘤,目前在世界范围内,皮肤黑色素瘤的发病率呈明显上升趋势。2020年,全球皮肤黑色素瘤发病数超过了32.5万例,全球恶性肿瘤发病率排名第19位,也是皮肤恶性肿瘤导致死亡的主要原因。皮肤黑色素瘤仅占皮肤恶性肿瘤的5%,但却占皮肤恶性肿瘤相关死亡的65%。全球各大洲和国家之间,黑色素瘤的发病率存在很大的差异。其中,全球发病率最高的地区在澳大利亚和新西兰,该地区发病率达到33.6/10万。在澳大利亚的昆士兰州,男女发病率分别为55.8/10万和41.1/10万,其次为北美地区,加拿大和美国的皮肤黑色素瘤发病率均在12/10万左右。欧洲人群的皮肤黑色素瘤的发病率明显低于澳大利亚和美国,中亚地区的发病率最低。在欧洲,不同地区发病率也存在显著差异,南欧国家,如希腊、塞浦路斯等发病率低于瑞士、丹麦、挪威等其他地区。黑色素瘤的发病率在赤道地区最高,随着地球赤道中线向北或以南,发病率逐步降低。在我国,黑色素瘤整体发病率较低,为0.36/10万。

在过去的10年中，美国的皮肤黑色素瘤新发病例以平均每年1.4%的速度在增长。中国肿瘤防治办公室的数据显示，我国黑色素瘤的发病率也呈逐年上升的趋势，这一特点在国内大城市中更为凸显。上海市统计数据显示，1995年上海市黑色素瘤男性发病率为0.2/10万，女性为0.3/10万；而2005年则分别达到0.5/10万和0.4/10万。北京市数据显示，1998年北京市黑色素瘤男性和女性发病率分别为0.3/10万和0.2/10万，而2004年则上升至0.8/10万和0.5/10万。

与结直肠、肺、前列腺等其他肿瘤不同，皮肤黑色素瘤患者的中位诊断年龄仅为57岁。20~24岁的年轻女性比男性的发病率更高（男女比例为4∶10）。然而，随着年龄的增长，男性患黑色素瘤的可能性不断增加，在年龄超过65岁的患者中，男女患者比例为17∶10。60岁以上的男性，黑色素瘤的发病率急剧增加。相比较女性患者，男性患者的临床预后更差，整体疾病复发率、进展率和死亡率要更高。这可能与男性患者对可疑病变的自我检查与监测不足，最终导致就诊延迟，初诊时分期较晚等因素有关。

二、黑色素瘤的临床生物学特征

当产生色素的黑色素细胞发生恶性转化时，就会发生黑色素瘤。黑色素细胞是来源于神经嵴的细胞，通常存在于眼的基底层表皮、毛囊、胃黏膜表面、脑膜以及葡萄膜和脉络膜层。由于紫外线辐射会对黑色素细胞造成损害，皮肤中的角质细胞会产生促黑素细胞激素，该激素与局部黑色素细胞表面的黑素皮质素受体结合，从而诱导黑色素的产生和释放。分泌的黑色素在局部起保护层的作用，从而防止紫外线辐射对DNA的进一步损伤。

在对皮肤黑色素瘤进行分类和分层时，必须同时考虑到疾病的许多独特特征，例如，肿瘤发生前阳光暴露的程度和持续时间、肿瘤的解剖位置、诊断时的患者年龄、致癌驱动因素的类型以及突变负荷等。具有慢性和高紫外线辐射病史的老年患者（如室外职业或者强烈日光下太阳浴），肿瘤通常更容易发生于上肢的背侧。通常，这种继发于长期紫外线伤害的黑色素瘤，突变负荷较高。这些慢性日光损伤型黑色素瘤主要的驱动基因包括 *BRAF*、*NF-1* 和 *NRAS*。而对于躯干和肢体近端仅接受过有限的或间断性的日光暴露的年轻患者来说，通常他们的病变常与 *BRAF* 突变相关，且突变负荷较低。

对于年轻患者来说，不同组织病理学亚型的皮肤黑色素瘤通常是从他们身体本身存在的不同前体病变演变而来，并且整个演变过程可能涉及多种基因突变，而非单一基因变异的结果。约80%的良性痣中存在 *BRAF* 基因突变，但大多数的黑色素细胞可通过正常的癌基因介导的细胞衰老途经，来限制黑色素细胞的增殖。这种存在 *BRAF* 基因突变的良性痣可长期处于休眠状态，而不会导致肿瘤的发生。这也再次表明单独的 *BRAF* 突变可能并不足以导致肿瘤的发生，外源性触发因素在肿瘤的演变过程中也至关重要。同样，在肿瘤发生过程的致癌级联反应中，一些关键性的遗传调节因子（如 *CDK2NA* 或

TERT）的变异也起到非常重要的作用。

而老年皮肤黑色素瘤患者，其病变则很少由先前存在的痣演变而来。他们的病变多数为新发或异型增生所致。从基因突变谱来讲，老年患者和年轻患者的基因变异类型存在显著的差异。

由于驱动肿瘤发生的病理生理学因素不同，仅依赖组织病理学进行的分类会导致对一些重要特征的忽略以及重要风险分层、预后信息的缺失。对于驱动黑色素瘤致癌作用的遗传、表观遗传和生物因素的重新认识，可能会使我们对黑色素的诊断、预后判断和治疗等有更积极的影响。

黑色素瘤患者死亡的主要原因为远处转移，而其通常以快速、压倒性的方式发生。这一过程，也与多种分子因素作用有关。肿瘤细胞通过改变其所在微环境中的局部生物学特性，并过表达某些促进肿瘤细胞侵袭周围组织的因子而达到侵袭或转移的目的。基质金属蛋白酶（MMP）过表达导致局部细胞结构内的细胞外基质和基底膜降解，释放细胞因子和基质因子，为肿瘤细胞浸润和血行扩散创造有利条件。肿瘤局部微环境的改变是由 NF-κB 通路的基因突变和激活所介导的，该通路的激活最终诱导 MMP-9 的表达。在转移性黑色素瘤中，大量研究发现了 MMP-9 的过表达，再次提示其在黑色素瘤转移过程中的重要作用。

皮肤黑色素瘤是体细胞突变负荷最高的肿瘤之一。一般来说，皮肤黑色素瘤中最常见的体细胞基因突变是由阳光照射造成的，这些突变基因通常是负责控制和维持细胞主要活动（如生长和代谢、复制、抵抗细胞凋亡、细胞周期控制和增殖）的基因。体细胞基因突变的检测，构成了临床实践中黑色素瘤靶向治疗的基础。黑色素瘤体细胞突变主要集中在两条细胞通路：丝裂原活化蛋白激酶（MAPK）信号通路和磷酸肌醇-3-激酶（PI3K）信号通路。MAPK 通路异常激活已被公认为黑色素瘤肿瘤生物学的关键调节因子，是黑色素瘤肿瘤发生中最常见的功能障碍途径。多数皮肤黑色素瘤患者都具有导致其疾病发生的 MAPK 通路功能失调，其主要通过该通路上的 *BRAF* 或 *NRAS* 基因突变后导致的异常激活而实现。MAPK 通路在将细胞外信号（如关键调节蛋白和激素）传递到细胞核中，进而调控对细胞增殖和分化至关重要基因的表达中起到关键作用。PI3K 信号转导主要涉及细胞稳态，并且被认为是皮肤黑色素瘤中受体细胞突变影响第二大的分子通路。

有相当多的机制导致 MAPK 信号转导功能障碍，其中，*BRAF* 是迄今为止最常见的致病体细胞突变。*BRAF* 是一种丝氨酸/苏氨酸激酶，编码在染色体 7q34 上，在生理状态下，负责激活 MAPK 信号通路，调控细胞的增殖。体细胞 *BRAF* 突变见于大约 50% 的皮肤黑色素瘤，这通常是日光照射损伤的结果。在黑色素瘤中检测到的 *BRAF* 突变，超过 80% 是错义突变，这会导致 600 位的缬氨酸被谷氨酸（V600E）取代，另外 5%~12% 是 600 位点的缬氨酸被赖氨酸取代（V600K），还有不到 5% 是缬氨酸被天冬氨酸（V600D）或精氨酸（V600R）取代。一旦发生 V600E 突变，BRAF 蛋白结构就会发生变异，亲水的谷氨酸取代了疏水的缬氨酸,这导致催化结构域的异常翻转,致使其激酶活性比野生型 BRAF 激酶高 500 倍以上,从而最终导致细胞增殖的失控。BRAFV600E 的检测,能够筛选出对 BRAF 抑制剂敏感的人群,指导靶向药物的选择。然而,在这些患者中也会存在一定比例的原发性耐药,或者在用药后一定时间后最终出现继发性耐药。耐药的机制包括 MAPK 通路其他信号分子的激活以及一些旁路信号的激活等,目前 BRAF 下游信号分子 MEK 抑制剂也已应用于临床,BRAF 和 MEK 的双靶向药物的治疗策略用于克服原发性耐药的发生。

RAS 突变是 MAPK 通路中信号转导异常的第二大常见原因,在皮肤黑色素瘤中发生概率约30%。通常,NRAS 和 BRAF 突变是相互排斥的,只有不到1%的皮肤黑色素瘤患者存在共突变。大多数 NRAS 突变是密码子 12、13 和 61 的错义突变,这些突变都会影响 GTP 酶活性。在皮肤黑色素瘤中,密码子 61 突变占所有 NRAS 突变的 80%。在具有 NRAS 突变的细胞中,GTP 酶被锁定在活性状态,从而持续激活 NRAS 信号,诱导该通路内的下游信号传导。NF1 是 PI3K 通路中的重要信号分子,它是一种抑癌基因,通过灭活 RAS-鸟嘌呤三磷酸复合物,对 RAS 家族进行调控,抑制 RAS 下游信号的激活。NF1 是皮肤黑色素瘤中第 3 常见突变,NF1 的缺失导致 MAPK 和 PI3K 通路内的信号转导增加,从而导致肿瘤的发生。NF1 突变或缺失在慢性日光损伤型的发病机制中更常见,通常与其他突变(如 NRAS 或 BRAF)同时发生。2%~8% 的黑色素瘤存在受体酪氨酸激酶 KIT 基因体细胞突变,其通过 PI3K 和 RAS 通路导致细胞增殖和肿瘤发生。这些突变与肢端黑色素瘤和间歇性阳光照射有关。

第二节 黑色素瘤发病的高危因素

一、紫外线照射

暴露于日光下会增加罹患黑色素瘤的风险。间歇性的强烈日光照射与黑色素瘤的发病呈正相关,也就是说急性的短期的高强度日光照射所致的皮肤损伤是黑色素瘤发病的高危因素,而长期慢性积累性的日光照射相对来说对于黑色素瘤的发生所起作用要远远低于短期间歇的高强度日光照射。研究显示,儿童时期接受慢性累积性日光照射对于黑色素瘤发病的影响较成人为重,同时,儿童时期的高强度日光短期照射也是成年后黑色素瘤患病风险增加的高危因素。

室内紫外线照射(所谓的美黑沙龙)在西方国家盛极一时,尤其是北欧和美国。研究也显示,这一流行趋势的兴起,大大增加了西方黑色素瘤患病率。当人们将自己暴露在多余的紫外线下时,皮肤的细胞生物学会发生发育不良的变化,导致黑素细胞失调,并最终导致黑素细胞内的肿瘤变化。研究发现,30岁之前接受室内照射的人群发生黑色素瘤的风险比未接受室内照射的人群高出75%。

着色性干皮病患者有发展为皮肤和结膜黑色素瘤的倾向,这是由于修复紫外线诱导的DNA损伤能力的遗传性缺陷。超过20%的着色性干皮病患者随后发展为皮肤黑色素瘤,也再次验证了紫外线这一危险因素在特殊人群中的重要性。

二、痣

痣是导致皮肤黑色素瘤的一个重要因素,大部分的黑色素瘤都是由痣恶变而来。痣的类型和分布部位与其恶变的风险相关。全身多发痣、先天性巨大痣、发育不良痣等均是黑色素瘤的高危因素。先天性巨大痣(直径≥20 cm),特别是一些皮肤覆盖面积较大的特殊亚型,其终身罹患黑色素瘤的风险很高,为2.3%~14%。对于因先天性巨大痣面积较大,而无法祛除的人群,需要进行终身定期的随访和监测。不同部位的痣,其恶变风险也存在显著差异,在亚洲人群中,肢端及外阴部位的交界痣恶变风险较高,需要高度警惕。

三、免疫因素

皮肤黑色素瘤作为一种免疫原性肿瘤疾病,机体免疫力降低时,会促进肿瘤的生长。这使机体处于免疫抑制状态的人群,成为易感性人群。免疫缺陷被认为是肿瘤发生的重要危险因素。在皮肤黑色素瘤的肿瘤生物学中,抑制典型的免疫反应对黑色素细胞的增殖至关重要,细胞的增殖异常最终不可避免地导致肿瘤的发生。

四、遗传学风险因素

现已证实,相关基因的突变(如 *NPAS2*、*BAP1*、*TERT*、*MITF*、*MC1R*、*POT1*、*EZH2*、*CDKN2A*、*CDK4* 等)与皮肤黑色素瘤的发生也存在一定的联系。作为黑色素瘤的易感基因,这些基因的变异,可能导致黑色素瘤发病风险的增高。

虽然只有5%~12%的黑色素瘤被认为是遗传性的,但其中约有40%的遗传性黑色素瘤归因于 *CDKN2A* 基因的突变。具有 *CDKN2A* 突变的人群,其罹患黑色素瘤的风险高达28%~76%,具体还与其他伴随因素等有关。

BAP1 基因突变最初发现于葡萄膜黑色素瘤,与 *BAP1* 胚系突变相关的恶性肿瘤包括皮肤及葡萄膜黑色素瘤、间皮瘤、肾细胞癌和基底细胞癌。*TERT* 突变首先在黑色素瘤中被发现,目前,越来越多的研究也已证实,*TERT* 为肿瘤中常见的非编码突变之一。存在 *TERT* 突变的个体,除黑色素瘤的遗传易感性增加之外,同时也提示着不良的预后因素,包括肿瘤厚度的增加、溃疡的出现、高有丝分裂率,以及淋巴结转移率。

第三节 黑色素瘤的高危人群

一、种族

白种人是皮肤黑色素瘤发病的高危人群,其黑色素瘤的发病风险是黑色人种的20倍以上,不同种族背景的人群即便生活在同一城市,相同环境,其黑色素瘤的发病率仍然存在明显差异。其他如肤色白皙、红色或金色头发以及眼睛呈蓝色、绿色或其他浅色的人群也易发生黑色素瘤。皮肤黑色素瘤的发病存在种族或皮肤差异,但实际上任何人都可能会发生皮肤黑色素瘤,包括黑色皮肤的人群。

二、年龄、性别

研究发现,皮肤黑色素瘤的发生与年龄、性别相关。流行病学调查显示,50岁以上的人群更易出现皮肤黑色素瘤。在西方人群中,男女性黑色素瘤的发病率在中年几乎都呈平行升高趋势。同时,随着年龄的增长,男女发病率的差异也逐渐增大,老年阶段男性黑色素瘤的发病率显著高于女性。

三、家族史

有证据显示,家族中存在异常痣,如非典型痣综合征的人群,很可能会发生皮肤黑色素瘤,应密切观察并及时处理。约10%的黑色素瘤患者有家族性黑色素瘤的病史。一级亲属如患有黑色素瘤,则本人的黑色素瘤发病率为正常人群的2倍。这种黑色素瘤的家族性主要归结为2个原因,一方面与家族成员之间具有相同的肤色、日照习惯及生活环境等有关,另一方面与遗传性的基因改变相关。

第四节 黑色素瘤的预防策略

一、随时注意色素痣是否有恶变的现象

身体原有的痣一旦发生变化,一定要及时就医。以下情况出现时,色素痣患者应保持警惕:色素痣体积增大,色素加深或变浅脱色;色素痣呈放射状向周围扩展浸润,原有

的边界变模糊;原本对称的痣,近期形状发生改变,不再对称;色素痣无故疼痛或不适,表面有少量的渗出物;色素痣区域淋巴结无明显诱因出现肿大。

二、发生在容易摩擦部位的色素痣应及早处理

对于色素痣的不正确处理会加速其恶变的进程。容易摩擦部位的色素痣,或者肢端及外阴部位的交界痣,以及近期出现变化的色素痣应尽可能地整体切取活检,以明确病理。腐蚀类药物、激光、冷冻等方法会刺激色素痣,导致恶变。

三、避免紫外线的照射

紫外线的照射与黑色素瘤的发病关系密切,因此,减少和限制紫外线暴露是黑色素瘤一级预防的关键环节。这里包括来自自然阳光和人工来源(如日光浴床)的紫外线。遵循并结合以下原则,将有效降低罹患黑色素瘤的风险。

1. 避免强烈紫外线照射

在紫外线照射强烈环境下要戴帽子、戴墨镜、撑伞,尽可能穿长袖上衣及长裤。

2. 正确使用防晒霜

(1)使用可提供广谱 UVA 和 UVB 射线防护且防晒系数(SPF)至少为 30 的防晒霜。

(2)使用防晒霜要足量,要达到标准的 SPF 值时,通常需要每平方厘米至少涂抹 2 mg 的防晒霜。如涂抹量不达标,则防晒效果也将无法达到产品表明的 SPF 数值。

(3)日晒前约 15 min 进行防晒霜的涂抹,然后每 2 h 重新涂抹一次,并在游泳或出汗后重新涂抹。

(4)防晒霜只是防晒安全的一个组成部分,因此,即使是在有效涂抹防晒霜的情况下,也不应无限制的在日光下持续暴露。

(5)外出时,尽量走在树荫下或建筑的阴影下。太阳光线在上午 10 点到下午 4 点之间最强,尽量避免该段时间在日光下长期暴露。

3. 警惕反光环境中晒伤风险

在反光环境中要格外小心。水、雪和沙子会反射并放大太阳的有害光线,增加晒伤机会,因此,在此类环境中更要做好防晒工作。

4. 避免晒伤

严重的晒伤,尤其是儿童时期严重的晒伤,会增加罹患黑色素瘤和其他皮肤癌的风险。一次急性日晒损伤,特别是水泡伤,会使黑色素瘤发病风险增加 1 倍。

5. 避免故意晒黑和室内日光浴床

任何人为通过紫外线照射晒黑的方式都会增加罹患皮肤癌的风险。

6. 用药期间防皮肤光敏风险

一些处方药和非处方药会增加皮肤对阳光的敏感度,在使用这些药物的同时,应充

分做好防护工作,避免紫外线对皮肤的损伤。

四、非防晒化学预防剂的探索

1. 烟酰胺

烟酰胺是维生素 B_3 的酰胺形式,在暴露于紫外线辐射的皮肤的临床前研究中显示出显著的抗氧化、抗增殖和抗免疫抑制作用。在口服烟酰胺以减少光化性癌的研究中,与安慰剂组相比,接受烟酰胺治疗的患者的角质形成细胞癌和光化性角化病分别减少了23%和13%,但研究组的黑色素瘤发病率没有显著差异。值得注意的是,该研究入组黑色素瘤患者样本量较少,可能会影响到最终结果的判定。目前没有临床研究进一步探索烟酰胺作为化学预防剂的疗效。但2016年的一项 I 期临床研究中,探索了外用肉豆蔻醇烟酸酯(一种外用烟酸衍生物)用于健康志愿者的化学预防,但与安慰剂相比,未达到其安全性的主要终点,36.36%的治疗中患者出现不良皮肤事件,而安慰剂组为9.09%。

2. 非甾体抗炎药(NSAID)

增强的前列腺素合成,特别是COX-2过表达,可能参与皮肤恶性肿瘤的发生。流行病学研究的相关 Meta 分析尚未证明这一观点。大多数 Meta 分析表明,长期使用 NSAID 与黑色素瘤的发生没有相关性。在3项病例对照研究分析中,阿司匹林使用者患黑色素瘤的风险略有降低,而另外一项研究认为阿司匹林对黑色素瘤发病率没有直接影响。尽管这些流行病学相关研究的结论不尽相同,但目前已有相关临床试验探索 NSAID 作为皮肤化学预防剂的使用。

一项开放标签、非随机研究中,对41名连续1周每天接受325 mg 或 81 mg 阿司匹林的受试者进行检测,发现使用阿司匹林后每个痣样本中都检测到水杨酸。在325 mg队列中,受试者检测到较高水平的水杨酸。在功能研究中发现,动物痣的前列腺素 E_2(PGE_2,在黑色素瘤中高表达,与黑色素瘤的发生发展相关)水平受到抑制,接受阿司匹林325 mg 和 81 mg 队列的 PGE_2 水平分别降低了50%～70%和35%～50%。基于这一结果,目前 II 期试验正在进行,进一步探索阿司匹林作为皮肤化学预防剂的价值。

3. 维生素A衍生物

维生素A衍生物通过与视黄酸受体 α、β 和 γ 以及类视黄酸 X 受体结合而发挥作用。虽然维生素A衍生物诱导的化学预防背后的作用机制尚未明确阐明,但有研究表明这些药物可能具有有利于预防癌症生长的抗炎和抗增殖作用。然而,口服和局部药物均未在临床试验中证明明确的疗效。

在一项对5名着色性干皮病患者每天口服异维甲酸治疗2年的研究中,新发皮肤癌平均减少63%。当停用异维甲酸并对患者持续随访1年,新发肿瘤的发生率比治疗期间高出8.5倍。然而,在另一项随机、双盲、安慰剂对照试验中,纳入了525名至少有4种角质形成细胞肿瘤病史的患者,这些患者随机接受口服视黄醇、异维甲酸或安慰剂治疗,持续 3 年,结果显示,与安慰剂组相比,两个实验组的角质形成细胞癌发病率均未观察到显著差异。在一项关于口服维甲酸的研究中,70 例 5 年内至少有 2 种角质形成细胞肿瘤病史的患者被随机分配至维甲酸 25 mg 口服,每周 5 日或安慰剂组,随访 2 年,相比较对照组,新发角质形成细胞肿瘤的发生率无显著降低。在一项Ⅲ期研究中,1 131 名患者随机接受每天 2 次的 0.1% 维甲酸或安慰剂治疗,持续 1.5~5.5 年,维甲酸组的角质形成细胞肿瘤发病率没有显著改善。

4. 维生素 D

在一项双盲、安慰剂对照试验中,20 名受试者在实验性晒伤后 1 h 被随机分配至维生素 D_3 或安慰剂治疗组。在晒伤后 48 h 收集的皮肤活检标本中,维生素 D_3 治疗组患者的促炎介质 TNF-α 和 iNOS 水平显著降低。此外,治疗后血清维生素 D_3 水平较高的患者表现出抗炎介质精氨酸酶-1 的表达增加和红斑的持续减少。

一项随机、安慰剂对照试验中,探索了口服维生素 D_3 对 24 名患者的黑色素细胞生物标志物的影响,其中超过 270 个基因在黑色素瘤与良性痣中出现了表达差异,完整数据尚待进一步的公布。

针对黑色素瘤化学预防剂的探索越来越多,但目前还没有确定疗效的预防剂报道,多数研究结论还存在不确定性,需要更多的研究来进一步确定这些药物的真实临床疗效。

第五节 黑色素瘤高危人群的筛查策略

一、裸眼皮肤自我检查

皮肤自我检查(SSE)是一种得到广泛认可的策略,该策略简便易行,需要监测的高危人群在家即可实现该筛查策略。此类检查可有效检测早期黑色素瘤的发生。该筛查策略使用"ABCDE 原则"来记录追踪身体重点痣的变化情况。这个首字母缩略词中的每个字母代表痣的一个关键特征,该特征可能会随着癌变病变的存在而发生明显变化(表 17-1)。

表 17-1　ABCDE 法则

ABCDE 法则	
A	不对称：良性痣通常具有对称或均匀的形状，而恶性痣通常不对称或不规则
B	边界：良性痣具有圆形和明显的边界，而恶性痣通常具有不规则或锯齿状的边界
C	颜色：良性痣往往是单一颜色，而恶性痣通常存在多种不同颜色
D	恶性痣的直径通常超过 6 mm（大约与普通铅笔的直径相似）
E	演变：与良性痣不同，恶性痣的大小、形状和颜色通常随着时间的推移而变化

ABCDE 方法最初于 1985 年在纽约大学开发，作为一种教育工具，旨在帮助医生和公众区分普通痣和黑色素瘤。这种方法的一个主要优势是它能够在个人有足够时间和隐私的任何地方执行。有关数据显示，利用该方法每年进行多次自我检查，可以增加黑色素瘤的检出率。与每年 1~2 次专业皮肤门诊的检测相比，个体通过反复多次简便的自我检查也更有可能早期识别出自己皮肤的异常，实现黑色素瘤的早诊早治。

虽然 ABCDE 方法明确定义了在 SSE 期间要观察的重要特征，但并没有对检查的细节及如何进行等进行统一的规范。因此，不同的个体之间通过该原则进行自我检查时，可能存在显著的差异。研究显示，只有不到 8% 的人在进行 SSE 时会具体到每个身体部位，而一般的自检者仅能检查到自己身体的 2/3。临床上还观察到，通过 SSE 发现的黑色素瘤通常局部分期更晚，预后更差。这些数据表明，SSE 并不是万能的，对于大多数人来说，缺乏对疾病的敏感度或全面的自我检测能力，无法在黑色素瘤发展到危险状态之前更早的识别病变，从而实现早期就诊。

尽管如此，ABCDE 方法依然是公共宣传计划的有用起点，但对于具体实施过程，还需要进一步的改进，以使普通人能够更可靠地更早期地识别可疑病变。

与 ABCDE 方法类似的是七点格拉斯哥检查表（7PCL），该量表已被英国国家卫生与临床优化研究所推荐使用，并已在英国专业机构广泛应用。7CPL 确定了区分良性痣和恶性痣的 7 个关键标准，如果评分达到 ≥3 分，建议转诊至专科进一步明确（表 17-2）。

表 17-2　七点格拉斯哥检查表

特征	分值
病灶大小的变化	2
病变形状的不规则	2
病变颜色的不规则	2
病灶内或周围炎症	1

续表 17-2

特征	分值
病变感觉异常	1
病变较大或直径大于 7 mm	1
病变或周围渗出或结痂	1

作为另一种有可能被公众广泛使用的 SSE 工具，7PCL 在相关研究中已被证明可以比 ABCDE 方法更有效地来协助专业医生判断痣的良恶性。目前在一些地区，特别是英国，该方法已经被专业机构广泛使用。尽管如此，仍需相关研究来衡量该方法作为公众自我筛查工具的有效性。

二、丑小鸭法

另一种可供个体使用的方法是寻找"丑小鸭征"——看起来与同一个体身上的其他痣不同的痣。一般来说，个体皮肤中的良性痣具有共同的视觉特征，与分别分析每个痣相比，通过"丑小鸭征"筛选特殊痣，可以显著降低活检率。丑小鸭法是 SSE 最简单的诊断工具，并且可以更简单直接地进行科普及宣传。然而，该方法并没有传达任何需要注意观察的额外特征，仅仅将身体上不同于普通痣的特殊痣筛选出来，从一定程度上淡化了恶性的特征，有可能造成个体求助于专业机构的延迟。"丑小鸭征"更适合作为其他诊断工具的补充，而并不适合作为一项独立的 SSE 方法。

第六节 高危人群的健康管理

高危人群需接受初级预防建议（定期自我皮肤检查）和至少每年 1 次由医生进行的皮肤检查。

在进行皮肤检查之前，首先应观察近期是否有新生的皮肤变化或原有旧的皮损有特殊改变，可疑痣的特征包括以上"ABCDE"法则。通过"丑小鸭征"筛选出来的特殊痣，也应给予重点关注。结节性黑色素瘤（预后相对更差）在过去一个月中常表现为局部的升高、硬结和进行性生长。七点格拉斯哥检查表是评估色素性皮肤病变的替代方法，也是唯一一种经过验证可以提升黑色素瘤早期识别的方法。经筛查可疑的重点痣，应接受专科医生的定期皮肤检查。对于明确怀疑黑色素瘤的病变，应考虑切除活检。

第七节 黑色素瘤的早诊策略

一、非侵入性成像技术

医学诊断技术的不断进步,使黑色素瘤的非侵入性成像的检测技术成为可能。为了扩大早期检测的可行性及便捷性,目前已开发有多个智能手机应用程序,用于黑色素瘤的早期鉴别及检测,如 SkinVision、UMSkinCheck 和 MoleScope 等。然而,现有多项研究证据表明,这些应用程序准确性仍然较低,存在较大程度的假阴性率,从而导致诊断的延迟,给患者造成不可逆的损失。后续通过对这些应用程序的严格监管可能进一步提高其诊断的准确性,但目前建议采取此类方式进行初步筛查时应辨证性看待结果,必要时应前往专业机构进一步检测或病理活检进一步明确。

除此以外,还有一些新的非侵入性影像技术作为临床医生视觉筛查的辅助手段。这些设备可以帮助临床医生进一步判断是否需要对临床上鉴别困难的病变进行活检明确。分光光度法皮内分析 MelaFind 和 SIAscope 两种设备使用可见光和近红外光辐射范围(400 nm 至 1 000 nm)来观察病变并提供信息,帮助临床医生确定活检的必要性。MelaFind 是 2010 年开发的计算机辅助全自动诊断系统,以 3D 成像的方式对皮肤病变进行评估。它利用光使皮肤病变的可视化深度达 2.5 mm,并提供病变中细胞形态紊乱的信息,可以帮助临床医生决定是否需要对病变进行活检以排除黑色素瘤。研究表明,使用 MelaFind 可以做出更准确的活检决定。在 2017 年进行的一项研究中,160 名皮肤科医生分别通过使用或不使用 Melafind 对 25 个黑色素瘤和 25 个良性痣进行多光谱数字皮肤病变分析。研究人员发现,使用 MelaFind 进行评估,可以将活检灵敏度从单独临床评估的 76% 提高到 92%,将特异性从 52% 提高到 79%,将总体活检准确性从 64% 提高到 86%。

SIAscope 是一种类似于 MelaFind 的设备,于 2002 年开发。它能够测量胶原蛋白、血液和黑色素。该设备显示黑色素是否局限于表皮,并对病变的血管网络和色素组成进行成像。SIAscope 技术灵敏度为 82.7%,特异性为 80.1%,该数值类似于由经验丰富的皮肤科医生进行的皮肤镜检查的灵敏度和特异性。因此,其使用价值被认为有一定局限性,相比较目前常规检测方式并没有进一步提高诊断的准确度。然而,对于一些基层皮肤科医生来讲,该设备系统确实能够提高诊断的准确度,具备一定的应用价值。

皮肤镜是一种非侵袭性图像显示技术,它利用液体界面或偏振光技术,放大皮损,可进一步深入观察角质层甚至真皮浅层结构。目前已证明该技术相比肉眼检查可改善原发性皮肤黑色素瘤的诊断准确度,并减少良性皮肤肿瘤不必要的活检。此外,连续数字皮肤镜图像可实时捕获不确定的皮损信息,实现"痣的监测",这项技术相比皮肤镜可减少良性病变不必要的切除,且对缺乏临床或皮肤镜诊断特点的黑色素瘤实现随访监测。数字人体摄影常用于有多量痣和(或)非典型痣患者。照片可用于医务人员的随访检查,以此帮助识别新发或有改变的病损。皮肤镜、连续性数字皮肤镜成像和数字人体摄影通常以互补的方式一起使用。针对高风险黑色素瘤患者的回顾性分析显示,结合使用这些技术可早期发现黑色素瘤,并减少良性皮肤病变活检率。在体反射激光共聚焦显微镜是一种不断发展的非侵入性床旁成像方式,它可使表皮和真皮浅层可视化,分辨率接近组织学清晰度。已证明将此技术作为结合皮肤镜检查的二级诊断可改善黑色素瘤诊断的准确度,并减少良性黑色素细胞肿瘤不必要的活检。

检测黑色素瘤的自动诊断系统具有较高的敏感度和特异性,得到医务人员和患者的一致好评。过去十年中在美国和欧洲,计算机辅助多光谱数字分析和电化学阻抗谱已进入商业性开发阶段。作为黑色素瘤的诊断手段,虽然这两个系统已取得了可喜的初步结果,但证据的总体质量和数量仍然不充分,还需要进一步的完善。无色素性黑色素瘤是皮肤黑色素瘤的一小部分,但临床和皮肤镜检查难以识别,因此,与色素性黑色素瘤相比,通常诊断时分期更晚。目前,病灶区的潜在阶段识别是协助性可视化成像设备和早期诊断无色素性黑色素瘤的发展方向。

二、免疫组织化学

1. 临床标记

病理活检依然是黑色素瘤诊断的"金标准"。然而,黑色素瘤是一种异质性疾病,一些组织学变异不容易通过传统的苏木精和伊红(HE)检查确诊,分子生物标志物常常用于协助黑色素瘤的诊断。免疫组织化学(immunohistochemistry,IHC)在大多数医院及病理科都很容易获得,相对便宜,可靠且可重复,因此 IHC 检测是病理学家用来协助黑色素瘤诊断的最常用的辅助技术。

有两种类型的生物标志物最常用于黑色素瘤的诊断和预后判断:黑色素细胞标记物和增殖标记物。黑色素细胞标记物用于确定病变是否起源于黑色素细胞,这些标志物往往是参与黑色素合成、黑素体生物发生或黑色素细胞分化的蛋白质。而增殖标志物用于评估病变中的细胞周期活性。目前,肿瘤增殖的测定通常是通过计数有丝分裂率来完成的,然而最近的研究表明,IHC 检测增殖标志物可以作为具有预后的增殖活性的有力指标。

IHC 的使用在分期系统中也非常重要。从第 7 版美国癌症联合委员会(AJCC)开始,如果 HE 上肿瘤细胞不明显,则推荐 IHC 用于前哨淋巴结的评估,从而提高了微转移的检测效率。目前有几种黑色素细胞标志物为黑色素细胞起源提供了强有力的支持。Melan-A 和 MART-1 是针对同一抗原(T 细胞识别的黑色素瘤抗原)而产生的两种抗体。

Melan-A 和 MART-1 是黑色素瘤最广泛使用的生物标志物之一,它比 HMB-45 敏感度更高。HMB-45 是一种识别黑色素细胞抗原 gp100 的抗体。gp100 在黑色素聚合,黑色素小体生物发生和黑色素形成中起重要作用。其他用于黑色素瘤诊断的常见黑素细胞标志物还包括 S100 蛋白、小眼畸形相关转录因子(MITF)、酪氨酸酶和 SOX10。其中 Melan-A、MART-1 和 HMB-45 特异性最高,它们仅在黑色素细胞肿瘤和极少数其他实体瘤中表达。

然而,黑素细胞标志物也有其缺点,即它们会染色所有的黑色素细胞,这意味着它们无法区分黑色素瘤和良性黑色素细胞。此外,某些类型的黑色素瘤(特别是促结缔组织增生型黑色素瘤)往往缺乏最特异性的黑色素细胞标志物的表达,如果不使用更敏感的标志物,这可能会导致假阴性的诊断。

2. 预后标志物

黑色素瘤最常用的增殖标志物是 Ki-67,这是一种参与核糖体转录的蛋白质,其表达与细胞增殖有关,在最具侵袭性的黑色素瘤中显著升高。1997 年引入了第 2 个有丝分裂标记物,磷酸组蛋白 H3(PHH3)。PHH3 是一种与细胞周期 G2/M 期晚期染色质凝聚相关的组蛋白,因此对于检测正处于有丝分裂期的细胞更具有特异性。不同于 Ki-67,PHH3 不仅能检测处于细胞周期中的细胞,而且能进一步区分所处细胞周期的阶段。PHH3 用于诊断和预后的目的已经在许多癌症中进行了研究,并被证明可用于区分黑色素瘤和良性痣。Ki-67 和 PHH3 为黑色素瘤提供了相对有限的独立预后信息,然而,我们也应该看到其局限性,这些增殖性标记物对黑素细胞缺乏特异性,在有丝分裂活跃和免疫细胞高浸润的肿瘤中,这两种标记物的表达水平都可能被高估。

对于黑色素瘤来说,目前还没有完美的诊断或预后生物标志物。作为一种异质性较高的肿瘤,临床上很难通过一种生物标志物来诊断黑色素瘤,因此在临床中,病理学家会通过多种生物标志物的 IHC 结果来联合诊断黑色素瘤,以克服单个生物标记物的缺陷。

3. 血清学预后生物标志物

黑色素瘤最强的独立预后指标之一是乳酸脱氢酶(LDH)。LDH 在缺氧条件下催化丙酮酸转化为乳酸,这在缺氧的肿瘤微环境中经常发生。在 AJCC 第 8 版黑色素瘤分期系统中,升高的 LDH 被认为是Ⅳ期黑色素瘤患者的不良预后指标。

其他一些生物标志物目前也正在研究中,其中包括染色质重塑和表观遗传调控相关蛋白。

一些表观遗传修饰与黑色素瘤有关。赖氨酸的去乙酰化可以导致肿瘤抑制基因 *CDNK1A* 的沉默,从而导致 p21 Cip1 蛋白的下调,组蛋白的低乙酰化也被证明有助于黑色素瘤的进展,导致凋亡相关蛋白(如 Bim、Bax/Bak)和 PIB5PA 的下调,而 PIB5PA 是阻断 PI3K/Akt 信号传导和抑制增殖所必需的。当低乙酰化导致 PIB5PA 下调时,黑色素瘤细胞生长不受控,最终导致肿瘤的发生。

4. H3k27 me3 与黑色素瘤

组蛋白甲基转移酶在黑色素瘤的发生发展中也扮演重要角色。PRC1 和 PRC2 是细胞中重要的染色质重塑复合物。PRC2 能够促进 EZH2 甲基转移酶的活性,而 EZH2 催化 H3K27 me3(组蛋白 H3 第 27 位赖氨酸三甲基化)的甲基化。EZH2 的高表达或激活突变及其所催化的 H3K27 me3 在黑色素瘤的发生中也具有重要作用。PRC2 也是 CDKN2A 位点和 pRB-E2F 通路等关键肿瘤抑制基因的重要调节因子。CDKN2A 位点在细胞周期调控和细胞凋亡中起作用。生理情况下,CDKN2A 在胚胎发生和正常细胞增殖过程中沉默,但在肿瘤细胞中沉默后,导致肿瘤细胞的增殖。EZH2 和 H3K27 me3 同时也可以调节细胞黏附分子 E-cadherin 的表达,EZH2 过表达导致 E-cadherin 的下调,导致细胞黏附性的降低,从而使细胞的侵袭性和转移性增加。

低水平的 EZH2 和 H3K27 me3 在黑色素瘤患者中目前也有少量报道,但仍然需要进一步的研究明确其与黑色素瘤的发生及发展的关系。

三、影像学检查

病理诊断是黑色素瘤诊断的金标准,病理一旦确诊之后,就需要对黑色素瘤进行临床分期,影像学检查是明确临床分期的重要手段。

黑色素瘤主要的影像学检查方法包括超声、CT、MRI、PET-CT、PET-MRI 等。不同的检查所应用的范围不同,应结合个体病情及经济情况不同,选择合适的检查,明确临床分期。

1. 超声检查

超声检查操作简便、安全性高、经济便捷,是不同级别医疗机构常用的无创性检查方式。对于皮肤和肢端黑色素瘤,超声检查主要用于浅表区域淋巴结及皮下结节性质的判断,也可用于肝转移的初步判断。实时超声造影技术通过对转移灶血流动力学的观察,可以协助鉴别和诊断较小的肝脏转移灶及淋巴结转移。在一些情况下,借助超声引导可进行特定部位的穿刺活检。其中,超声在判断浅表淋巴结转移情况的临床应用最多。

2. CT

可以用于原发肿瘤病灶局部侵犯范围、侵犯深度的评价,以及全身器官转移灶的检查。在治疗过程中,CT 可用于抗肿瘤治疗疗效的评估。通常采用平扫+增强扫描的方式,来判定肿瘤性病变。

3. MRI

MRI 的应用范围和 CT 基本类似,但相对于 CT,MRI 对软组织病灶和神经系统病灶的检出敏感度更高。黑色素瘤因富含黑色素,在磁共振影像中,部分黑色素瘤会有特殊信号,通过特殊信号的检出,可以帮助进一步判断黑色素瘤的转移。对于肢端黑色素瘤，必要的四肢肢端部位的磁共振有助于了解局部软组织浸润与侵犯范围，是术前常规的检查手段。

4. PET-CT

常规的 CT 对于皮肤或者皮下转移的诊断灵敏度较差，PET-CT 可弥补 CT 这一不足。另外，对于常规 CT 扫描无法显示的部位，例如四肢，PET-CT 可进行完整全面的显示，这在肢端黑色素瘤及部分皮肤黑色素瘤的诊断中非常重要。

第八节　黑色素瘤的早治策略

黑色素瘤一旦发生，它的病理分期和后续治疗方案的实施密切相关，同时，黑色素瘤的发生与个体基因的变异及免疫等因素息息相关，因此，在黑色素瘤的治疗开始前对于其病理分期及相关基因的全面了解和把控也至关重要。

一、病理分期

与其他实体肿瘤一样，皮肤黑色素瘤的分期也采用 TNM 分期方法，T 代表皮肤局部浸润情况，主要取决于局部皮肤浸润的厚度、是否伴有溃疡等因素，而 N 代表淋巴结转移情况，以及是否伴有卫星或微卫星转移，M 代表远处脏器转移情况。

一张合格的黑色素瘤病理诊断报告中必须包含肿瘤浸润的厚度，以及是否伴有溃疡，这两个指标直接决定肿瘤的 T 分期，也是判断黑色素瘤预后的最为重要的两个特征。T1a 为肿瘤厚度<0.8 mm，且不伴有溃疡，T1b 为肿瘤厚度 0.8～1.0 mm，或肿瘤厚度<0.8 mm 且伴有溃疡；T2a 为肿瘤厚度>1.0～2.0 mm 不伴有溃疡；T2b 为肿瘤厚度>1.0～2.0 mm 伴有溃疡；T3a 为肿瘤厚度>2.0～4.0 mm 不伴有溃疡；T3b 为>2.0～4.0 mm 伴有溃疡；T4a 为肿瘤厚度>4.0 mm 不伴有溃疡；T4b 为肿瘤厚度>4.0 mm 伴有溃疡。

N 分期根据淋巴结转移个数而定，区域淋巴结无转移定为 N0；区域淋巴结存在 1 个淋巴结或者无淋巴结转移但是出现了移行转移、卫星或微卫星结节定为 N1；2～3 个淋巴结或 1 个淋巴结伴有移行转移、卫星或微卫星转移定为 N2；4 个以上淋巴结或 2 个以上淋巴结伴有移行、卫星或微卫星转移或存在融合淋巴结则定为 N3。

M 分期则与远处脏器转移相关，其中又依据转移的脏器不同及是否伴有 LDH 升高这 2 个因素而对 M 分期进一步分层。

充分掌握了 TNM 信息之后，就能够对黑色素瘤进行病理分期。目前采用的病理分期系统为第 8 版的 AJCC 病理分期，依据 TNM 信息，将黑色素瘤分为ⅠA～ⅠB、ⅡA～ⅡC、ⅢA～ⅢD 和Ⅳ期。

二、基因检测

目前 CSCO 指南上推荐在黑色素瘤治疗前进行 *BRAF*、*CKIT* 和 *NRAS* 3 个基因的检测。基因检测结果与患者的预后、术后及晚期的治疗等有关。不同部位的黑色素瘤以上 3 个基因的突变概率不同。对我国原发黑色素瘤标本的基因检测显示，*BRAF* 基因的突变率为 25.9%，其中肢端和黏膜黑色素瘤的突变率分别为 17.9% 和 12.5%，*KIT* 基因的突变概率为 10.8%，肢端和黏膜黑色素瘤的突变率分别为 11.9% 和 9.6%。多因素分析结果也显示，*BRAF* 和 *CKIT* 基因是黑色素瘤的独立预后因素，发生突变患者的预后要显著的差于野生型的患者。

三、皮肤黑色素瘤的治疗原则

1. 手术

手术切除是黑色素综合治疗中的至关重要的环节，早期黑色素瘤以手术切除为主，晚期黑色素瘤如果能将单个或多个转移病灶达到 R0 切除，也首先推荐手术切除。

由于黑色素瘤局部容易伴有卫星或微卫星灶，因此对于早期黑色素瘤局部的扩大切除是十分必要的。临床上通常需要活检病理报告的厚度来决定进一步扩大切除的切缘范围。原位癌手术切缘通常为 0.5~1.0 cm；厚度<1 mm 的病灶，手术切缘为 1 cm；肿瘤厚度>1.0~2.0 mm 患者，手术切缘为 1~2 cm；厚度>2.0 mm 以上，手术切缘为 2 cm，就目前研究数据显示，大于 2 cm 的切缘也并不能使患者得到更大的获益，因此目前推荐的最大切缘为 2 cm。

局部手术时，除了对切缘有严格的要求之外，对于是否行前哨淋巴结活检也有明确的指南。黑色素瘤发生局部淋巴结转移非常常见，特别是对于中国人群来说，肿瘤浸润深度往往更深，且容易伴有溃疡，因此局部淋巴结转移更为常见。并不是所有的淋巴结转移都可以通过影像或肉眼观察到，一些早期的临床隐匿性淋巴结转移需要进行前哨淋巴结活检后方能病理确诊。对于 0.8 mm<厚度<1.0 mm 且合并有溃疡、高有丝分裂率及淋巴与血管侵犯等危险因素的患者，可考虑行前哨淋巴结活检，而对于厚度>1.0 mm 的患者来说，前哨淋巴结的活检是非常必要的。合理的前哨淋巴结活检，有助于对 N 分期进行更精确的判断，从而进一步提高患者术后的无复发生存时间。病理一旦证实存在隐匿的淋巴结转移，或是临床、影像学已经证实存在淋巴结转移，以及对于伴有卫星结节或移行转移灶的患者，对于区域淋巴结的清扫或是卫星及移行转移结节的切除是非常必要的。

2. 术后辅助治疗

局部切除之后的辅助治疗对于延长术后的无复发生存时间，甚至是延长总生存时间至关重要。目前推荐用于黑色素瘤术后辅助治疗的药物包括干扰素、BRAF 抑制剂及免疫检查点抑制剂 PD-1 单抗。

根据具体术后分期的不同,3 种药物的选择而不同。ⅠA～ⅡA 期患者术后可仅进行观察随访,暂无可推荐的术后辅助治疗药物;而ⅡB～Ⅲ期的高危黑色素瘤患者则推荐大剂量干扰素的辅助治疗。目前,虽然没有研究能够证实大剂量干扰素能够延长患者的总生存时间,但是大部分研究认为大剂量干扰素能够延长术后患者的无复发生存时间。特别是对于存在溃疡的ⅡB～Ⅲ期的患者,无复发生存时间延长更为显著,同时无远处转移风险减低也更为明显。临床上推荐应用干扰素 α2b,大剂量干扰素注射后最常见的不良反应主要包括流感样症候群、血细胞计数改变、肝功能损伤等。但多数不良反应为一过性,患者通常在应用 2～3 d 后耐受,或是在接受对症处理后明显缓解。

ⅡC～ⅢB 期 *BRAF*V600 突变的患者,还可选择单药 BRAF 抑制剂的辅助治疗,Ⅲ期 *BRAF*V600 突变的患者,相比较单药 BRAF 抑制剂的辅助治疗,更为推荐 BRAF 抑制剂联合 MEK 抑制剂双靶向药物的辅助治疗。用于辅助治疗时,靶向药物推荐应用的时间为 1 年,单药 BRAF 抑制剂与双靶的 BRAF 抑制剂联合 MEK 抑制剂的不良反应谱不同,单靶药物主要表现为皮肤相关不良反应,包括皮疹、光敏感等,而双靶药物主要不良反应为发热。

ⅡB～Ⅲ期及Ⅳ期术后的患者,PD-1 单抗的治疗也同样推荐方案,在 PD-1 单抗进行的术后辅助治疗研究中,相比较安慰剂,术后 PD-1 单抗的辅助治疗显著延长的患者的无复发生存时间。用于辅助治疗时,PD-1 单抗的推荐应用时间是 1 年。

放疗可以增加局部术后的控制率,但目前没有数据可以证实其能够改善术后患者的无复发生存时间和总的生存时间。并且放疗可能会增加局部不良反应,降低生活质量,因此放疗不作为皮肤黑色素瘤术后辅助治疗的主要推荐,而仅仅作为以控制局部复发为首要目的,或是不能进行全身辅助治疗的患者中的备选方案。是否进行辅助放疗,以及放疗方案的实施,要通过专业的放疗科医师来判断。

3. 晚期皮肤黑色素瘤的治疗

晚期黑色素瘤的全身治疗药物包括化疗、抗血管药物、免疫检查点抑制剂 PD-1 单抗、CTLA-4 单抗,以及 BRAF、MEK、NRAS 和 CKIT 抑制剂等。对于存在脑转移的患者,还可以考虑进行局部处理,包括手术及放疗等手段。

BRAF 基因在中国黑色素瘤患者中的突变率为 20%～25%,针对 *BRAF* 突变的抑制剂有效率为 60% 以上,是所有全身治疗手段中有效率最高的药物。目前,我国临床上应用的 *BRAF* 突变药物包括单靶药物和双靶药物(BRAF 抑制剂+MEK 抑制剂),双靶药物相比较单靶药物延长了耐药时间,并且进一步增加了有效率。

靶向药物虽然有效率高,且服用方便,但并不适用于所有患者。在我国 *BRAF* 突变仅占到黑色素瘤患者的 20%～25%,也就是说仅有约 1/4 的患者有可能从 BRAF 抑制剂中获益。免疫检查点抑制剂和化疗以及抗血管药物不需要特异靶点突变,适用于所有晚期患者人群。

然而,免疫检查点抑制剂单药、化疗联合抗血管药物总体有效率远远低于靶向药物。应用于晚期黑色素瘤的化疗药物主要包括达卡巴嗪、替莫唑胺、紫杉醇、白蛋白紫杉醇、顺铂、卡铂、福莫司汀等。这些化疗药物单药有效率低于10%,联合治疗有效率20%~30%,和抗血管药物的联合可以进一步提高有效率,但总体提高有限。目前我国临床上应用的晚期黑色素瘤的免疫检查点抑制剂主要为PD-1单抗,PD-1单抗在晚期黑色素瘤中的有效率为20%左右。

第九节 术后高危人群的健康管理

研究结果显示,很大一部分早期黑色素瘤患者在完全切除术后2年内会发生复发,ⅡB、ⅡC和ⅢA期黑色素瘤的两年复发率分别为29%、44%和46%。因此,具有术后高危复发风险的早期黑色素瘤患者,术后规范的监测和辅助治疗能够延缓或降低复发,改善生存。从该角度来讲,高危术后复发风险人群的健康管理尤为重要。

一、术后随访

对于皮肤和肢端黑色素瘤的术后随访,依据分期不同,而从监测手段和随访间隔上作以区分。

1. 0期(原位)

每年1次随访,随访内容主要为常规随访,包括病史和查体(主要以皮肤为主),目前暂不推荐常规影像学检查用于排除此类人群无症状的复发或转移。

2. ⅠA-ⅡA期(NED)

前5年每6~12个月1次,5年后根据临床要求每年1次,随访内容除常规随访项目(病史和查体)外,对于有特殊症状或体征的此类人群可行相应的影像学检查,排除可疑的复发或转移。

3. ⅡB-Ⅳ期(NED)

前2年每3~6个月1次,第3~5年每3~12个月1次,5年后根据临床需求每年1次,随访内容除常规随访项目(病史和查体,其中查体重点以淋巴结和皮肤为主)外,要求还涵盖浅表淋巴结超声、胸部CT、腹盆腔增强CT或MRI、头颅增强MRI或CT、骨扫描,有特殊症状和体征的人群可根据具体部位进行相应的影像学检查,必要时可行PET-CT检查。对于症状恶化或存在新发症状的术后高危人群,应随时进行相应随访,及时发现可能存在的复发或转移。

因地区医疗水平差异或个人原因等问题,部分应行前哨淋巴结活检而最终没有进行的人群,或前哨淋巴结活检阳性但未进行区域淋巴结清扫术的人群,建议在原发灶切除术后的前2~3年每3~12个月行区域淋巴结浅表超声检查。其中,针对前哨淋巴结阳性而未行淋巴结清扫术的患者,随访时间也可为前2年每4个月1次,第3~5年每6个月1次,随访模式可参照选择性淋巴结切除术试验(MSLT-Ⅱ),通过区域淋巴结超声进行随访。

二、术后辅助治疗

对于高危术后患者的辅助治疗非常重要,多项Ⅲ期临床研究中已经证实术后辅助治疗能够改善患者无复发生存,降低远处转移风险。术后辅助治疗手段包括全身药物治疗和局部放疗两种形式,其中全身药物包括BRAF靶向药物、免疫检查点抑制剂、干扰素等。对于黏膜等特殊类型黑色素瘤,化疗也作为辅助治疗药物的主要选择。具体可参见本章第八节。

第十节　黑色素瘤早诊早治发展方向的探索及实践

一、黑色素瘤早诊早治发展方向的探索

黑色素瘤检测方法在过去十年取得了许多进步,通过对重点部位特殊类型痣的长期监测,有助于早期发现黑色素瘤。虽然通过边缘不规则、不对称、直径大、颜色不均匀、短期内变化或隆起等要素可以初步判断是否需要进一步进行相关检查,但是有一部分病变并不典型,很难通过肉眼进行大致的判断。无创诊断方式的最新进展,有助于提高诊断的准确性,尤其是对于难以诊断的黑色素细胞病变。人工智能的开发也在黑色素瘤的诊断中显示出令人兴奋的潜力。新的诊断技术,如连续数字皮肤镜成像、自动二维及三维全身成像、反射共聚焦显微镜、电阻抗谱等在不断地成熟和完善。然而需要指出的是,尽管目前无创诊断技术在不断地进步和推进,在现有的证据条件下,其都无法完全取代组织病理学。病理诊断依然是黑色素瘤诊断的"金标准"。

随着基因组学、转录组学和液体活检等新兴技术的进步,黑色素瘤的分子诊断也取得了重大进展。单细胞转录组学的最新发展使详细分析黑色素瘤的肿瘤微环境成为可能,这一技术有利于识别肿瘤异质性,进一步解释肿瘤的耐药机制。液体活检也正成为一种有价值的非侵入性诊断工具。其可以监测治疗反应和疾病进展等,是对传统诊断技术的补充。

早期发现、早期切除是提高黑色素瘤患者总体生存和预后的重要原则。目前我国黑色素瘤患者在初次就诊时,约50%已存在淋巴结或远处脏器的转移,进入Ⅲ~Ⅳ期。对于晚期不可手术切除患者来说,近几年创新性药物也在不断地开发,越来越多的新的全身治疗手段进入到临床试验阶段,这些药物不断地提高着晚期患者的生存时间,有望将黑色素瘤的治疗推入到新的阶段。其中包括新的免疫检查点抑制剂类药物的研发,免疫刺激疗法、瘤体内溶瘤病毒注射等,通过不同的免疫激活形式的联合,进一步提高免疫治疗的有效率。同时,研究者也在不断尝试靶向与免疫的联合,如何将联合治疗达到增效而不增毒,甚至减毒而增效,是未来晚期黑色素瘤全身药物治疗的重要方向。另外,针对靶向治疗的耐药性和免疫治疗疗效的参差不齐等的研究,仍然是未来黑色素瘤治疗所要面临的巨大挑战。

二、黑色素瘤早诊早治的临床实践

在一些黑色素瘤高发国家,有效的一级及二级预防措施正在实施。在澳大利亚,一项名为SUNSMART的针对性预防和早期检测计划始于1988年,旨在提高全国范围内对紫外线暴露和晒黑行为危害的认识,降低皮肤癌的发病率和死亡率。计划实施后,在1988年至1998年期间,问卷调查显示,澳大利亚民众希望晒黑的百分比由61%下降至35%。近年来,澳大利亚政府还通过采取法律措施来减少室内日光浴的行为。从禁止未成年人日光浴开始,逐步将禁令扩大到全人群,直至2016年,澳大利亚政府在全民范围内禁止开展商业化日光浴室。预计该措施将防止31 009例黑色素瘤的发生,并避免695万澳大利亚年轻人中约3017例黑色素瘤的死亡。

提高公众意识和筛查实践可显著降低黑色素瘤的发病率。在德国石勒苏益格-荷尔斯泰因州的另一项研究中,全身皮肤检查计划启动后的5年内,男性和女性的黑色素瘤死亡率分别降低了47%和49%。美国预防服务工作组于2018年开始提倡对不同人群提供有关黑色素瘤等皮肤癌预防策略的咨询,并出台了相关指南。这些指南鼓励自我皮肤检查及专业医生介导的皮肤检测措施,目前美国社会已经有部分人群从该措施中获益。

这些结果表明了采取一级预防措施的可能性及有效性,以及实施国家筛查计划和公众指南的价值。

(朱琰琰 闫君雅)

参考文献

[1] CANCER GENOME ATLAS NETWORK. Genomic Classification of Cutaneous Melanoma. CancerGenome Atlas Network[J]. Cell,2015,161(7):1681-1696.

［2］崔传亮,李忠武,连斌,等.212例中国黏膜黑色素瘤患者的临床病理及预后分析［J］.临床肿瘤学杂志,2012,17(7):626-633.

［3］王尧,文习之,丁娅,等.可切除的肢端黑色素瘤预后影响因素分析及预测模型建立［J］.中山大学学报(医学科学版),2017,38(2):301-306.

［4］HYUNA SUNG, JACQUES FERLAY, REBECCA L. SIEGEL, et al. Global Cancer Statistics 2020:GLOBOCAN Estimates of Incidence and Mortality Worldwide for 36 Cancer in 185 Countries［J］. CA CANCER J CLIN,2021,71(3):209-249.

［5］AMIR REZA DJAVID, CONNOR STONESIFER, BENJAMIN T FULLERTON, et al. Etiologies of Melanoma Development and Prevention Measures: A Review of the Current Evidence［J］. Cancers(Basel),2021,13(19):4914.

［6］NITYANAND MADDODI, VIJAYASARADHI SETALURI. Role of UV in cutaneous melanoma［J］. Photochem Photobiol,2008,84(2):528-536.

［7］S KRENGEL, A HAUSCHILD, T SCHAFER. Melanoma risk in congenital melanocytic naevi:a sysrematic review［J］. Br J Dermatol,2006,155(1):1-8.

［8］MARCO RASTRELLI, SAVERIA TROPEA, CARLO RICCARDO ROSSI, et al. Melanoma: epidemiology,risk factors,pathogenesis,diagnosis and classification［J］. In Vivo,2014,28(6):1005-1011.

［9］CONOR H O NEILL, CHARLES R SCOGGINS. Melanoma［J］. J Surg Oncol,2019,120(5):873-881.

［10］SIMONE RIBERO, DAN GLASS, VERONIQUE BATAILLE. Genetic epidemiology of melanoma［J］. Eur J Dermatol,2016,26(4):335-339.

［11］MATTHEW G DAVEY, NICOLA MILLER, NIALL M MCLNERNEY. A Review of Epidemiology and Cancer Biology of Malignant Melanoma. Cureus,2021,13(5):e15087.

［12］ZACHARY R GARRISON, CONNOR M HALL, ROSALYN M FEY, et al. Advances in Early Detection of Melanoma and the Future of At-home Testing. Life(Basel),2023,13(4):974.

［13］LAUREN E, DAVISA, SARA C. SHALINB, et al. Tacket. Current state of melanoma diagnosis and treatment［J］. Cancer Biology and Therapy,2019,20(11):1366-1379.

［14］MONHEIT G, COGNETTA A B, FERRIS L, et al. The performance of MelaFind:a prospective multicenter studythe performance of MelaFind［J］. Arch Dermatol,2011,147(2):188-194.

［15］EMERY J D, HUNTER J, HALL P N, et al. Accuracy of SIAscopy for pigmented skin lesions encountered in primary care:development and validation of a new diagnostic algorithm［J］. BMC Dermatol,2010,25(10):9.